고령자 약물 사용법

OUCHI YASUYOSHI

이상화 · 이동현 옮김

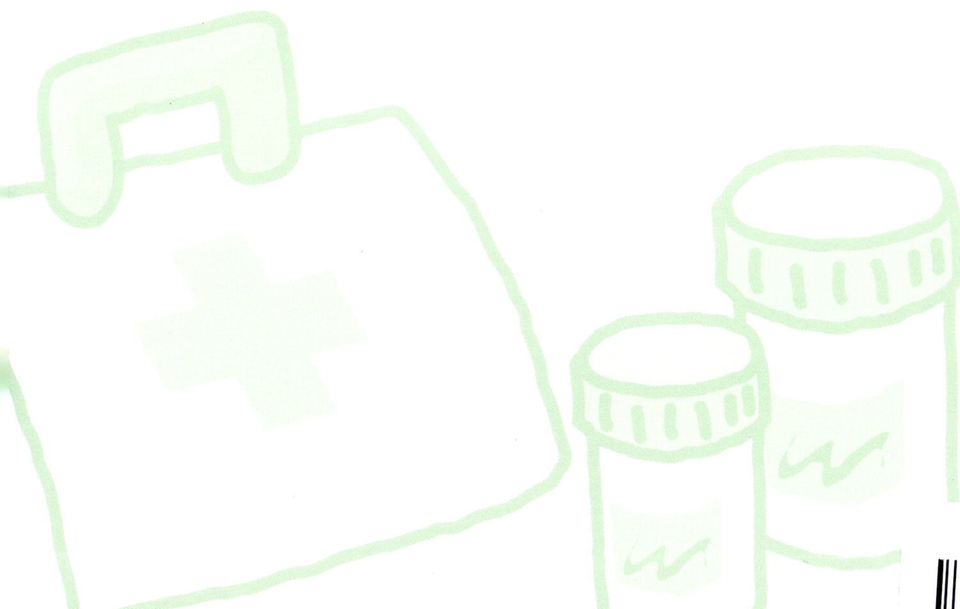

신흥메드싸이언스

고령자 약물 사용법

2009년 10월 발행

지 은 이 : OUCHI YASUYOSHI
옮 긴 이 : 이 상 화 · 이 동 현
발 행 인 : 홍 성 혁
발 행 처 : **신흥메드싸이언스**
편 집 : 박 혜 림
디 자 인 : 소 유 미

주 소 : 서울시 영등포구 양평동3가 15-1번지
월드메르디앙 비즈센터 501호
등록번호 : 제318-2007-000077호
전 화 : 02) 2165-8670~4
팩 스 : 02) 2165-8675
홈페이지 : www.shmed.co.kr

ISBN : 978-89-90933-92-8 93510
정 가 : 48,000원

역자소개

이 상 화 교수

학력 연세대학교 의과대학 의학과
연세대학교 대학원 의학과(석사)
연세대학교 대학원 의학과(박사)

경력 미국노인병학회 정회원
대한가정의학회 평회원
대한임상노인의학회 학술이사
대한임상노인의학회 홍보이사
대한노화방지연합회 이사
대한가정의학회 학술위원
대한가정의학회 홍보이사

1984. 3 ~ 1984. 2 세브란스병원 가정의학과 전공의
1990. 3 ~ 1992. 2 세브란스병원 가정의학교실 연구강사
1992. 3 ~ 1993. 6 강동카톨릭병원 가정의학과장
1993. 7 ~ 2001. 8 이대동대문병원 가정의학과장
2001. 9 ~ 2005. 2 이대목동병원 가정의학과 교수
2004. 2 ~ 2005. 2 캐나다 McGill(맥길) 의과대학 노인병센터 교환교수
2005. 2 ~ 현 재 이대목동병원 가정의학과장, 가정의학교실 주임교수, 진료협력센터소장

저서 『가정의학』, 『임상증례로 본 노인의학』, 『임상노인의학』, 『노화방지의학』, 『최신가정의학』, 『스테로이드 사용법』, 『일상진료에 꼭 필요한 기본치료제 115가지』, 『노화방지와 미병 클리닉』

이 동 현 교수

학력 연세대학교 의과대학 졸업
연세대학교 대학원 의학과(석사)
연세대학교 대학원 의학과(박사)

경력
1991. 3 ~ 1992. 2 연세대학교 병원 인턴
1992. 3 ~ 1996. 2 연세대학교 병원 레지던트

1997. 4 ~ 1997. 5 미국 Mayo Clinic 연수
1997. 10 ~ 1998. 11 미국 Baylor college of Medicine, postdoctoral fellow
1996. 3 ~ 2002. 2 연세대학교 의과대학 비뇨기과학교실 연구강사
2000. 1 ~ 2001. 8 일산병원 비뇨기과 전문의 및 과장
2001. 9 ~ 현 재 이화여자대학교 의과대학 조교수 및 부교수
2003. 10 미국 University of California Irvine 로봇수술 단기연수
2007. 9 ~ 2008. 8 미국 UNDMJ assistant professor 로봇수술 연수
미국 Rutgers University outcomes research 연수

preface

저자서문

고령화 문제가 인식된 지도 오래되었다. 현재 고령 인구는 18%를 넘었고 머지않아 이 고령 인구가 25%를 돌파하게 될 것이고, 일찍이 세계의 어느 나라도 경험하지 못한 초고령화 사회를 맞이하게 될 것이다. 이처럼 급속한 고령화 사회의 도래로 의학 · 의료 분야에서도 고령자를 위한 의료를 창출하고 실천해 나가는 것이 전공에 관계없이 요구되어진다.

고령자를 위한 의료는 어떤 것일까? 고령자의 질병은 기능 장애를 일으켜 간호를 필요로 하는 상태를 만들며, 생명 예후는 물론 삶의 질(QOL)을 떨어뜨린다는 점이 특징이다. 따라서 고령자 의료에 있어 개개인의 질병 진단 · 치료와 더불어 신체 기능을 유지시키는 것이 중요하고, 노인질환에 걸려 기능이 떨어진 고령자는 처해진 사회적 상황 파악을 포함한 전인적인 접근이 필요하다. 이러한 문제가 장기별(臟器別) 의학에서는 결코 해결하지 못한다는 것은 누구라도 인식하고 있지만 종래의 노인의학이 그 요구에 정확히 대응했는지는 의문으로 남아 있다. 그러나 최근 고령자 종합 기능 평가의 실천, 노인증후군의 중요성 인식과 그 조절에 관한 연구 진전, 고령자 의료에 관한 여러 가지의 증거 확립, 약물 요법에 있어서의 새로운 사고방식, 퇴원 후 지원으로 대표되는 임상의학과 복지, 간호의 협동 작업 등 새로운 고령자 의료의 전개가 보여진다.

노화는 인간이면 누구나 피할 수 없는 것으로 건강하게 늙어가면서 충실한 삶을 살아 천수를 다하는 것이 이상적일 것이다. 이것을 성공적 노화라고도 하지만, 고령자 의료는 이 성공적 노화를 목적으로 한 고도의 광범위한 지식과 기술에 입각한 의료 체계라고 할 수 있다. 본 시리즈는 고령자 의료에 있어서의 새로운 흐름을 바탕으로 고령자 의료를 실천해 나가기 위해서 필요한 지식을 가능한 한 구체적이고 증거

preface

에 근거한 것을 제공하여 소위 고령자 의료의 실천적인 체계를 세우는 것을 목적으로 하였다. 본 시리즈는 8권으로 구성되어 있으며, 각각 노인증후군, 약물 요법, 고령자의 생활습관병 진료, 치매 · 우울증 · 수면 장애의 진료, 골다공증, 고령자에게 있어 흔히 보이는 그 밖의 질환 진료, 포괄적인 의료, 고령자의 퇴원 후 지원과 재택 의료를 테마로 하였다. 본 시리즈가 고령자 의료에 종사하는 분들에게 도움이 됨은 물론 일본 고령자 의료의 수준을 한층 더 높이는 데 미미하게나마 공헌할 수 있게 되기를 기대해 본다.

대표 편집자 **OUCHI YASUYOSHI**(大内 尉義)
도쿄대학 대학원 의학계 연구과 노화(加齡, aging) 의학 강좌 교수

서론

고령자 의료에서 약물 요법의 위치

일본의 평균수명은 남성 78.32세, 여성 85.23세(2002년 간이생명표에 의하면)이고, 세계 제1의 장수국이다. 65세 이상의 고령 인구는 이미 19.4%에 달하며(2004년 8월), 2015년에는 26.0%에 이르는 초고령화 사회가 될 것이다. 노화는 아무도 피할 수 없다. 그렇다면 건강하게 늙어 활동적이고 충실한 삶을 살아 천수를 다하는 것이 이상적인 인생일 것이다. 이것을 성공적 노화(successful aging) 또는 적극적 노화(active aging)라고 하며, 이것을 모든 사람이 달성되도록 하는 것이 노인의학과 고령자 의료의 궁극적인 목표이다. 이러한 상황 속에서 의료에 종사하는 모든 사람이 고령자에 관한 올바른 지식을 가질 것이 요구되는 시대이다. 약물 요법이 임상의학의 큰 기둥인 것은 말할 필요도 없이 이러한 고령사회를 맞이한 오늘날 모든 임상의는 고령자에 있어서의 약물 요법에 정통해야 한다. 즉 고령자에 있어서는 신체의 구성이나 생리 기능의 노화 변화로 약물 동태, 약역학이 청년에 비해 크게 변화하여, 유해 사상이 일어나기 쉽고, 또 지적 기능의 저하 등으로 잘못된 약물 복용 등 젊은이들에게는 생각지도 못한 것이 일어난다. 따라서 고령자에게 유해 사상을 최소화하고 최대의 치료 효과를 내기 위해서는 젊은이들과는 다른 사고방식으로 약물 요법에 임해야 한다.

서론에서는 고령자에 있어서 약물 요법의 사고방식과 과제에 대해 개관하고자 한다.

❖ 고령자의 약물 동태(pharmacokinetics)와 약역학(pharmacodynamics)

경구투여된 약물은 장기와 기관으로 흡수(absorption)되어 체내로 분열(distribution)해, 대사(metabolism)를 일으킨 후에 체외로 배설(excretion)된다. 이 약물 동태(앞 글자를 따서 ADME라고 불린다)의 노화 변화의 일반적인 사항과 각 약제가 어떠한 동태를 나타내는지를 이해하는 것은 고령자 약물 요법의 기초 사항이며 잘 이해해 두어야 한다.

투여된 약물은 우선 소장 점막에 능동 수송 또는 수동 수송의 메커니즘으로 흡수되지만 일반적으로 노화가 흡수에 미치는 영향은 그다지 크지 않다.

흡수된 약물은 혈액 순환에 들어가 체내로 분포된다. 약물이 체내에서 분포하는 용적을 분포 용적(Vd)이라고 하는데, 약물의 체내 농도는 체내 약물량을 분포용적으로 나눈 것이 된다. 고령자에서는 몸의 구성이나 노화 변화에 의해 세포내 수분량이 감소하고 지방 성분이 증가하여, 수용성 약물은 분포 용적이 감소하고 지용성 약물은 반대로 분포 용적이 증가하기 때문에 혈중농도는 각각 증가, 감소하게 되지만 지용성 약물은 또한 반감기가 연장된다.

장기와 기관으로 흡수되어 체내에 분포된 약제는 대사과정을 거친다. 대사의 중심적인 장기는 간장이며, 시토크롬(cytochrome) P-450 의존적 산화, 환원, 또는 가수분해되고(약물 대사의 제1상), 그 다음에 글루크론산(glucuronic acid) 포합, 아세틸화, 황산 포합 등의 수식을 받는다(약물 대사의 제2상). 안티피린(antipyrine), 퀴니딘(quinidine), 프로프라놀롤(propranolol) 등은 제1상의 변화가 저하하고, 인도메타신(indomethacin), 와파린(warfarin) 등은 변화하지 않는다. 또한 제2상은 노화와 함께 불변한다고 여겨진다. 고령자에서는 간 혈류가 큰 폭으로 저하하여 약물의 간 제거율(liver clearance)에 크게 영향을 준다. 간에서의 제거율이 높은 약물〔프로프라놀롤, 리도카인(lidocain) 등〕의 약물 동태는 간 혈류에 크게 의존하고 노화에 의해 Cmax(최대혈중농도)는 크게 증가하지만, 혈중반감기는 약간 증가할 뿐이다. 간에서의 제거율이 낮은 약물〔인도메타신(indometacin), 디아제팜(diazepam), 와파린 등〕은 간기능에 크게 의존하여 Cmax는 그다지 변하지 않지만 혈중반감기는 현저히 증가한다. 따라서 전자는 투약 양을 줄이고 후자는 투여 횟수를 줄여야 한다.

투여된 약물은 마지막으로 체외로 배설되지만, 그 경로로는 신성배설과 담즙, 유즙, 호흡, 타액 등의 신외성 배설 두 종류가 있다. 주로 신성 배설을 받는 약물로는, 디곡신(digoxin), 비스테로이드성 소염진통제(NSAIDs), 안지오텐신(angiotensin) 변환효소 저해제 등이 있지만, 고령자에서는 신장기능이 저하된 경우가 많아 충분한 주의가 필요하다. 신장기능 저하 시의 약물 투여량은 Giusti-Hayton법에 따라

$$투여량 = 표준\ 투여량 \times \{1\text{-}fu \times (1 - Ccr / 100)\}$$

〔fu: 뇨중 미변화체배설률, Ccr: 크레아티닌 제거율(creatinine clearance)〕

으로 계산된다. fu는 약물의 고유 값이며, 예를 들어 디곡신에서는 0.7이다. Ccr가 30 mL/min이면 디곡신의 투여량은 표준 투여량의 절반인 0.125 mg으로 계산한다. Ccr를 외래에서 구하는 것이 어려울 때는 혈청 크레아티닌 값에서 환산식을 이용해도 괜찮다. 고령 여성은 근육량이 적기 때문에 혈청 크레아티닌 값이 실제의 신장기능에 비해 낮을 때가 많기 때문에 주의가 필요하다. 환산식에서는 이런 것을 감안하여 여성용을 사용한다.

약물 동태가 ADME로 기술되는 데 비해 약역학은 약물과 인체의 상호작용을 나타내는 개념이며, 최종적인 약제의 효과는 약역학으로 결정되게 된다. 예를 들어, β-차단제의 효과는 노화와 함께 저하하고 α-차단제의 효과는 노화와 함께 증강하는 것으로 알려져 있다. 이는 노화와 함께 β-수용체의 기능이 저하하고 α-수용체의 기능이 항진하기 때문이라고 여겨진다.

❖ 고령자 약물 요법의 원칙과 주의점

실제로 고령자에게 약물을 투여할 때의 원칙과 주의점은 아래처럼 9항목으로 요약된다. 이 항목들을 염두해 두고 약물 요법에 임하는 것이 고령자에게 올바른 약물 요법을 실천하고 유해 사상의 발현을 최소한으로 억제하는 데 유용할 것으로 생각된다.

표 고령자에게 많은 증상을 야기하는 약제 (문헌 4에서 인용)

착란 증상
최면제, 정신안정제, 항우울증제, 항정신병제, 항콜린제(중추작동성), 비스테로이드성 소염진통제, 브로모크립틴(bromocriptine), 당뇨병 치료제(혈당저하제), 부신피질 스테로이드, 디기탈리스(digitalis)성 강심배당체, 항경련제, 시메티딘(cimetidine)
우울증
메틸도파(methyldopa), 레세르핀(reserpine), β-차단제, 정신안정제, 레보도파, 부신피질 스테로이드
전도
최면제, 정신안정제, 항우울증제, 항정신병제, 항히스타민제, 카르바마제핀(carbamazepine), 페니토인(phenytoin), 페노바비탈(phenobarbital), 니트로글리세린(nitroglycerin), 기립성 저혈압을 야기할 수 있는 약물 전군
기립성 저혈압
모든 강압제, 이뇨제, 항협심증약, β-차단제, 수면제, 정신안정제, 항우울증제, 항정신병제, 항히스타민제, 레보도파, 브로모크립틴
변비
코데인(codeine), 마약성진통제, 이뇨제, 항콜린제, 디소피라미드, 베라파밀(verapamil), 니페디핀(nifedipine), 항정신병제, 항우울증제
요실금
이뇨제, 최면제, 정신안정제, 항정신병제, 프라조신(prazosin), 라베타롤(labetalol), β-차단제, 리튬*
파킨슨병
항정신병제, 메틸도파, 레세르핀, 메토클로프라미드(metoclopramide), 항현기증제

* 다뇨에 의함

❶ 약물 복용력을 상세하게 청취한다

특히 다른 과나 병원의 처방을 간과하기 쉽다. 한방약이나 보충제는 약으로 인식을 하지 않는 경우가 많으니, 그 점에도 주의해 청취한다.

❷ 투여 약제의 체내 동태 및 약역학의 노화 변화를 바르게 인지한다

이것은 ❶에서 말한대로 개개인의 약물의 약물 동태와 약역학이 어떠한 노화 변화를 일으키는지에 대해서는 한 번에 기억하기 어렵다. 따라서 상술한 기본 원칙을 잘 이해한 다음, 번용하는 개개인의 약물에 관한 지식을 얻어 두는 것이 가장 현실적인 대응이다. 혈중농도의 측정이 가능한 약물에 대해서는 치료 약물 감시(therapeutic drug monitoring, DM)를 활용해야 한다. 약물 동태와 약역학의 노화 변화에 대해서는 제1장에서 자세하게 진술되어 있다.

❸ 진단을 확실히 한 후에 약물 투여를 시작한다

올바른 약물 요법이 올바른 진단 후에 성립되어야 하는 것은 당연한 일이다.

❹ 첫 회 투여량을 줄이고, 그 후에도 여러 차례로 조정한다

분포 용량, 약불의 대사, 배설의 노화 변화를 감인히여 특히 신배설성인 수용성 약제에서는 첫 회 투여량을 줄여, 반응을 보면서 천천히 증량하고 투여량이 일단 정해진 후에도 투여량을 여러 차례로 조정한다.

❺ 투약 횟수를 가능한 한 줄인다

노화에 수반하여 일인당 질환 수가 증가하고 고령자에서는 투약 횟수가 증가한다. 투약수와 유해 사상의 빈도는 정상 관계를 나타내, 이러한 결과, 약제에 의한 유해 사상의 발현은 노화 모두 증가한다. 또한 고령자는 약제의 유해 작용을 일으키기 쉬운 생리적 노화 변화(신장기능, 간혈류, 간기능 등)를 가지고 있는 것에도 주의한다. 또 고령자에게 많은 저알부민혈증에서는 유리형 약물의 증가를 초래하고 약효가 생각한 것 이상으로 나오는 경우가 있으므로 주의한다.

그러면 투약수를 필요 이상으로 늘리지 않기 위해서는 어떻게 하면 좋을까? ① 약효가 확립된 약제 이외는 처방하지 않고 ② 증상에 대증적인 약제의 처방은 가능한 한 하지 않으며 ③ 긴급사태 이외에는 관찰 기간을 두어 곧바로 약물 투여를 시작하지 않고 ④ 증상, 소견, 검사치를 종합해 보아 필요성이 낮은 약제는 처방하지 않으며 ⑤ 약물 요법 이외의 수단을 고려 등이 있다고 생각된다.

❻ 복용법은 간단 명료하게 한다

고령자에 있어서의 잘못된 약물 복용을 방지하기 위해서는 복용 방법은 가능한 한 간단하게 하여야 한다. 우리들 조사에 따르면 중등도의 지적 기능 장애가 있는 고령자는 3제 이상의 복약 관리가 어렵다.

❼ 약제간의 상호작용이나 질환과의 상호작용을 항상 관찰해 유해 사상의 발현을 방지한다

❽ 복약 순응도(compliance)에 주의한다

복약 순응도란 투약된 약제를 어느 정도나 환자가 받아들여 복용하는가 하는 것이다. 고령자는 일반적으로 복약 순응도가 낮다고 생각되기 쉽지만, 모든 고령자가 낮은 것은 아니다. 외래 통원이 가능한 비교적 건강한 고령자는 오히려 연령과 함께 높아지는 경향조차 보이기도 한다. 복약 순응도가 양호한 것은 일반적으로는 좋은 일이지만, 고령자의 경우 유해 사상이 발현해도 그대로 복약을 계속할 수도 있으니, 본인 및 가족에게 잘 설명해 두어야 한다.

❾ 고령자에게 많은 증상(노인 증후군)을 일으키는 약물에 주의한다

고령자에게 여러 가지의 급성적인 일이 생겼을 경우, 약의 유해 사상은 아닌지를 우선 생각할 필요가 있다. 고령자에게 많은 증상을 일으키는 약물은 표를 참고하기 바란다.

본서는 위에서 말한 것처럼 고령자 의료의 핵심이 되는 약물 요법의 기본적인 생각과 그 실천적인 응용에 대해, 고령자 약물 요법의 임상과 연구의 최일선에서 종사하는 분들이 집필해 주셨다. 내용은 크게 네 부분으로 나누어 우선, 약물 동태와 약역학의 노화 변화, 고령자 약물 요법의 주의점, 복약 지도, 항노화 요법, 한방 요법 등을 총론적으로 다룬 후 노인증후군에 대한 약물 요법을 다루고, 세 번째로 고령자 개개인의 질환, 병태에 있어서의 구체적인 약물 요법, 마지막으로 악성종양의 약물 요법에 대해 정리되어 있다. 본서가 고령자에 있어서의 올바른 약물 요법의 발전에 기여할 것을 기대하면서 서론을 맺고자 한다.

OUCHI YASUYOSHI

contents

차례

CHAPTER 1

총론

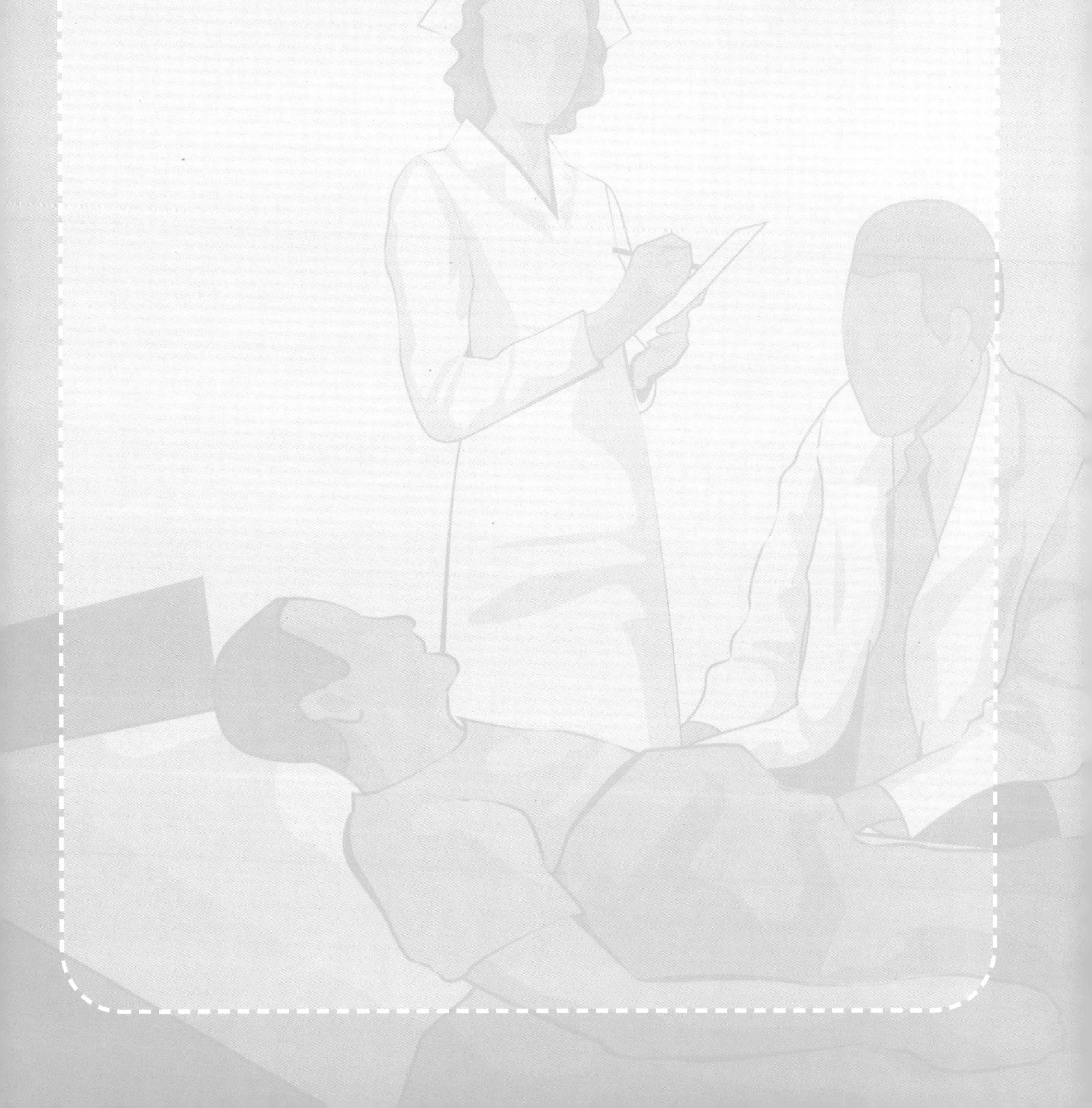

PART 1

고령자 약물 요법의 기초

약물동태학, 약역학에서의 접근법

유효하면서 안전한 약물 요법을 실시하려면 적절한 약제의 선택과 적절한 사용법이 불가결하다. 환자 개개인의 치료에 있어 약제의 선택은 적절한 진단에 근거하여 이루어지지만, 그것을 합리적으로 적정하게 이용하려면 그 약물이 가지는 약물동태학적 및 약역학적 특징을 충분히 파악해 둘 필요가 있다. 특히 고령자에서는, 약제의 약물동역학적 특징이 젊은층과는 다르기 때문에 약물 요법 시작 시에는 그것들에 관해서 사전에 잘 검토해 두어야 한다. 본장에서는 고령자 약물 요법에 있어서의 약물동태학 및 약역학적 접근법에 대해 개설한다.

약물동태학과 약역학

인체에 투여된 약제가 약물 작용(약효 · 부작용)을 발현할 때까지의 과정은 약물이 작용 부위에 도달할 때까지의 과정(약물동태학: pharmacokinetics)과 작용 부위에 도달 후 인체와 반응을 일으켜 작용을 발현할 때까지의 과정(약역학: pharmacodynamics)으로 크게 나눌 수가 있다(그림 1).

따라서 '약제의 용량과 작용 부위에서의 농도를 관계짓는 약물 동태 모델'과 '그 농도와 효과를 관계짓는 약역학 모델'을 연관지어 얻은 것으로 약제 투여에서 약물 작용 발현까지의 과정을 계통적으로 취급할 수 있고, 용량과 반응 관계의 이해에 근거한 환자 개별의 이론적인 처방 설계를 가능하게 하였다(그림 2).

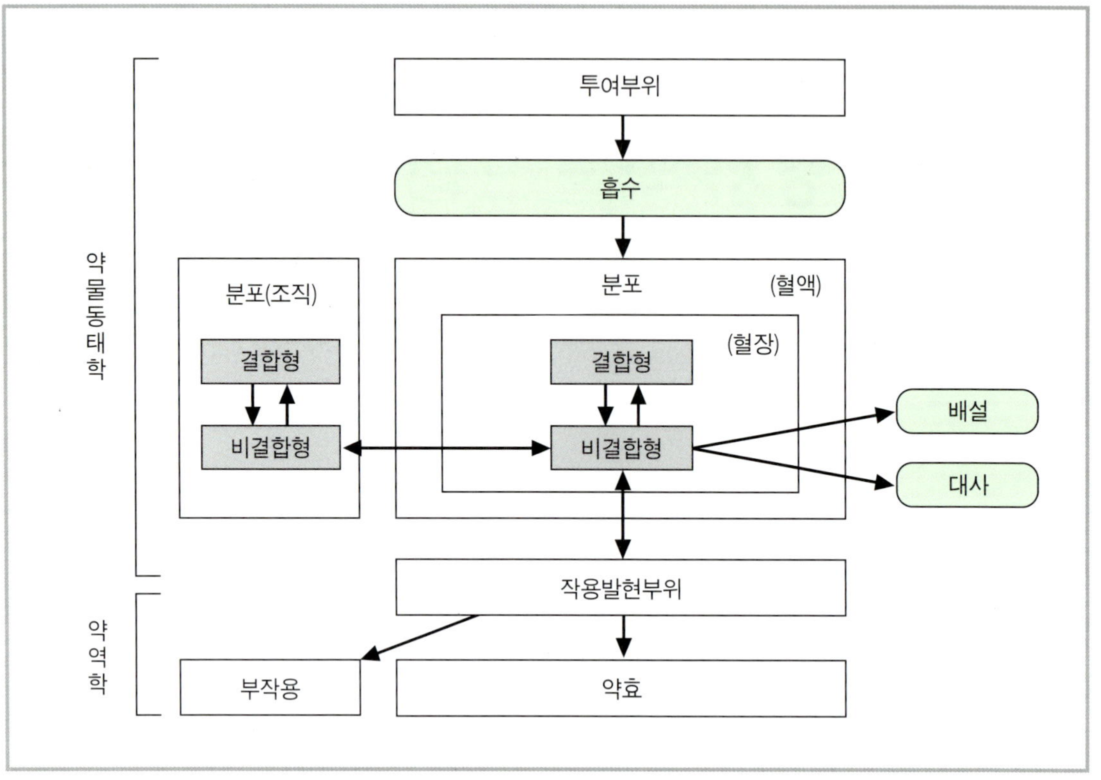

그림 1 약제 투여 후에 약물 작용(약효 · 부작용)이 발현할 때까지의 과정

(Goldberg PB, Roberts J : Med Clin North Am 67:315-331, 1983.)

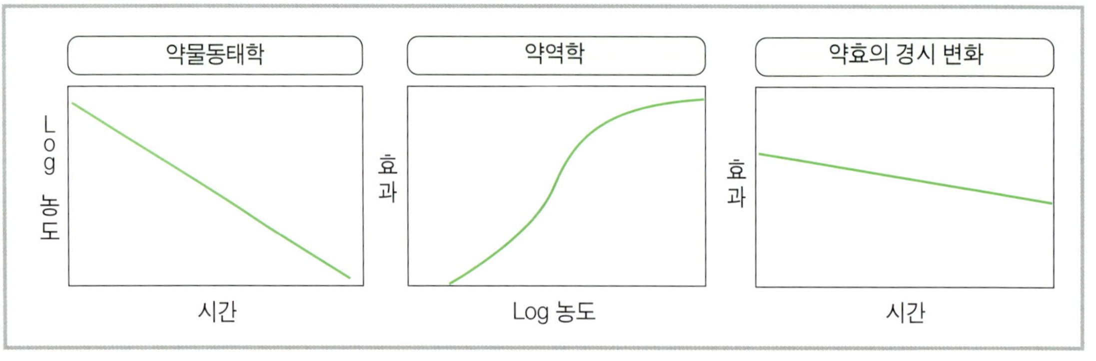

그림 2 약효 평가에 있어서의 약물동태학과 약역학의 통합

(安原眞人: 임상약리학(일본 임상약리학회편). 의학서원, 1996, p109-115.)

❖ 약물동태학

약물이 투여된 후 작용 부위에 도달할 때까지 약물은 흡수, 분포, 대사, 배설의 과정을 거쳐 체내를 움직이게 된다. 약효를 평가하는 경우, 작용 부위에 있어서의 약물 농도의 시간 추이를 파악하는 것이 중요하지만, 사람에게 직접 측정하는 것은 거의 불가능하기 때문에, 혈중 약물 농도를 하나의 지표로 생각하는 경우가 많다. 약물의 작용이 혈중 농도와 직접적으로 관계하는 경우, 그 약제의 체내 동태 파라미터(표 1)는 임상상 특히 중요하다.

혈중 소실반감기는 혈중농도의 지속 시간과 관련하여 약물의 투여 횟수 등의 결정, 약효의 판정 시기 및 약효의 소실 시기를 생각할 때 지표가 된다. 예를 들면, 칼슘 길항제인 암로디핀은 혈중 소실반감기가 35시간으로 길고, 그림 3에 나타난 것처럼 투여를 시작하고 나서 정상 상태에 이르기까지 6~7일이 필요하기 때문에 효과 발현이 천천히 일어나는 것을 감안하여 약제 도입 시 또는 다른 약제로의 변환 시에는 신중한 용법 · 용량의 설정이 요구된다.

또한 약물이 주로 간장으로 대사되어 소실하거나 또는 미변화체(활성체)인 채로 신장에서 배설되는지 등의 소실 경로는, 장기 장애나 노화에 의한 기능 저하 시의 약

표 1 의약품의 주요 체내 동태 파라미터와 임상 사용에의 적용

체내 동태 파라미터	임상 사용에의 적용
혈중 소실반감기	투여 횟수, 약효의 판정 시기, 약효의 소실 시간
생체이용률(bioavailability)	투여 경로, 제형 변경 시의 투여 설계
체내분포	작용 발현 부위, 부작용 발현 부위로의 이행성
소실경로	장기 장애 시(질병, 노화 등)의 투여 설계

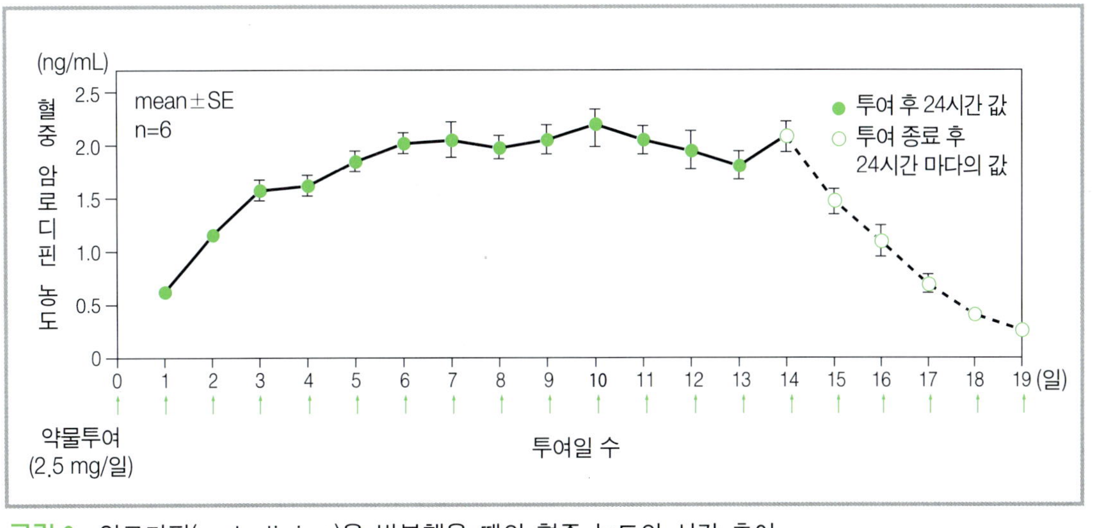

그림 3 암로디핀(amlodipine)을 반복했을 때의 혈중 농도의 시간 추이

(中島光好 외: 임상의약 7:1407-1435,1991.)

물 동태학적 변화를 파악할 때에 중요하고, 용법 · 용량의 설정에 꼭 필요한 정보이다. 예를 들면 ACE 저해제의 경우 간신배설형인 테모카프릴(temocapril)은 신배설형인 에나라프릴(enalapril)과 비교해 신 장애 시에 혈중 활성체 농도의 변동이 적어(그림 4) 신 장애의 정도가 분명하지 않은 경우에 사용하기 쉽다고 볼 수 있다.

❖ 약역학

약물이 작용 부위에 도달하고 나서 인체와 반응을 일으켜, 약물 작용을 발현할 때까지의 과정인 약역학에 있어서는 작용 부위에 있어서의 약물 농도와 효과의 관계를 파악하는 것이 중요하다. 예를 들면 β-차단제는, 심장의 β_1과 함께 폐의 β_2 리셉터도 차단하여 호흡기계 부작용을 야기한다고 알려져 있다. 이 안전계수로 심선택성이 있어, β_1과 β_2 리셉터로의 결합 친화성 비율로 평가되고 있다. 그러나 이 평가로 100배 이상의 심선택성을 가지고 있는 약물에 대해서도 기관지 천식을 일으킨 증례가 보고되었다. 이는 작용 발현 부위에 있어서의 농도를 고려하지 않았기 때문이다.

따라서 약리 효과의 지표가 되는 리셉터 결합 점유율과 작용 발현 부위 중 농도와 거의 동등하다고 생각되는 혈장 중 비결합형 농도와의 관계에 대해서 비선택성 β-차

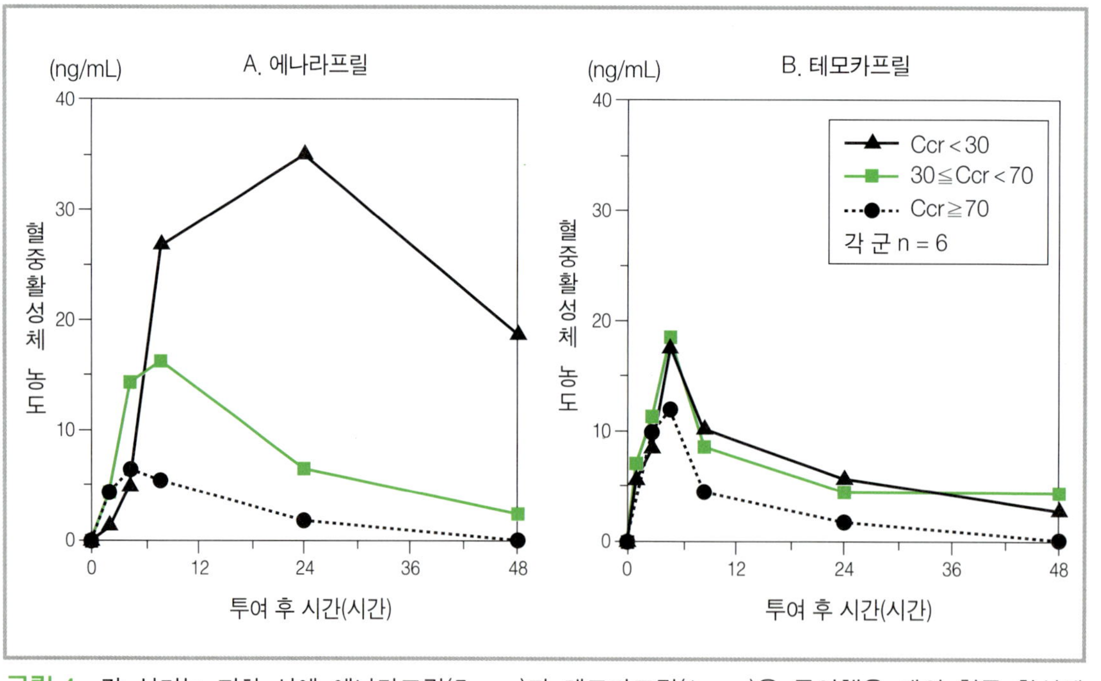

그림 4 각 신기능 저하 시에 에나라프릴(5 mg)과 테모카프릴(1 mg)을 투여했을 때의 혈중 활성체 농도의 시간 추이

(吉田精市, 小口壽夫: Ther Res 14: 669-677, 1993.)

단제에 있어서의 관계를 그림 5A에, 친화성비가 30배인 심선택성 β-차단제를 그림 5B에 나타냈다.

이들 약물의 임상에서의 용량 범위가, 그림 5에 나타낸 용량 1과 용량 2인 경우를 생각해 본다. 약물 A의 경우, β_1과 β_2 리셉터 결합 점유율의 비율 즉 심선택성에 용량 1과 용량 2와의 사이에 큰 차이는 보이지 않지만 약물 B의 경우 용량 1에 있어서 어느 정도의 심선택성을 가지고 있지만 용량 2에 있어서는 그 정도의 심선택성을 가지지 않았다. 이와 같이 작용 발현 부위 중 농도와 약리 활성을 같이 생각하는 것이 중요하다.

고령자에 있어서의 약물동태학과 약역학

고령자에게는 일반적인 의약품의 용량 · 용법으로 투여하더라도 약물 작용(약효, 부작용)이 젊은층에 비해 증대되는 경우가 많다. 이러한 이유로 우선 노화에 수반하

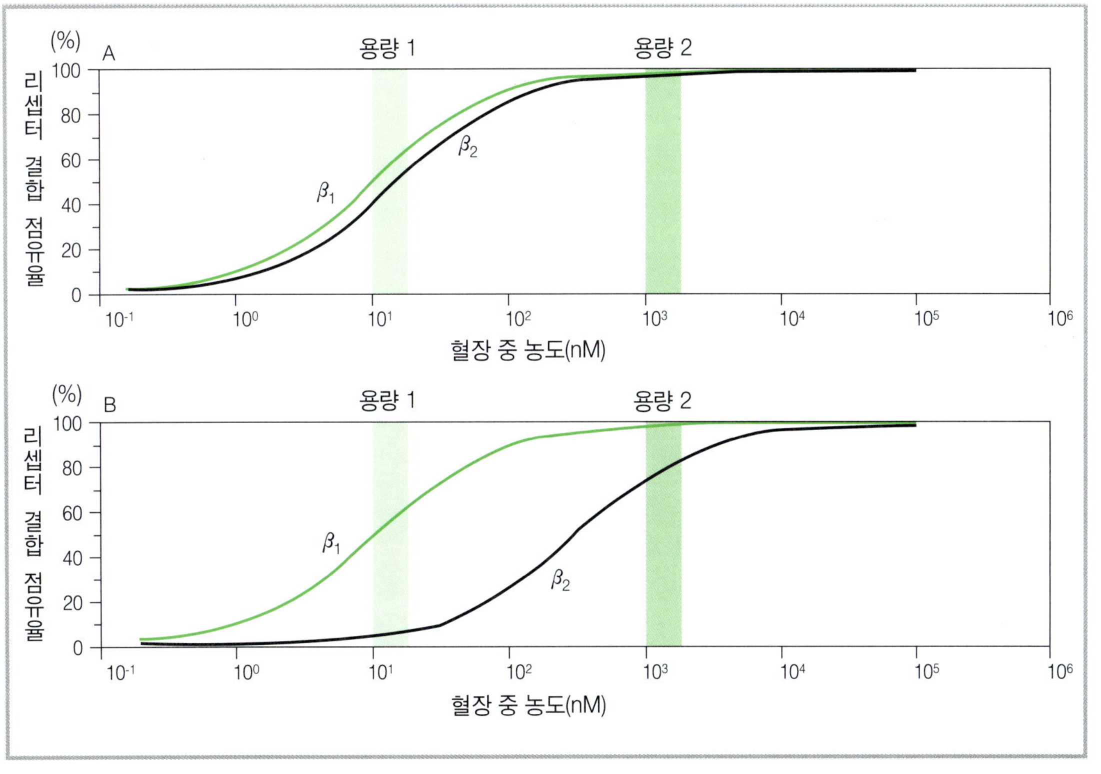

그림 5 서로 다른 심선택성 β-차단제의 혈장 중 비결합형 농도와 리셉터 결합 점유율의 관계

(山田安彦 외: 都藥雜誌 19(12):11-14, 1997.)

는 약물동태학 및 약역학의 변화를 생각한다.

❖ 고령자에 있어서의 약물 동태의 변동

일반적으로 고령자는 노화에 따라 많은 장기의 기능 저하가 초래되어 여러 가지 생리기능이 쇠약해져 있다(표 2). 특히, 심장, 폐, 신장 및 간장의 기능 저하가 현저하여, 약물의 체내 동태에 크게 영향을 미친다.

약물 흡수의 변화

고령자에서는 위산 분비량이 저하하여 무산증의 빈도가 증가한다. 또한 소화관 혈류량이나 소화관 운동 등이 저하하고 게다가 소화관 점막 세포의 감소로 흡수 면적이 적어져 약물의 흡수가 젊은층에 비해 저하하는 것으로 생각된다. 그러나 많은 약물은 수동 확산에 의해 흡수되기 때문에 능동적으로 수송되는 철이나 비타민류 등의 약물을 제외하면 노화가 흡수에 미치는 영향은 그렇게 크지 않다고 생각된다.

약물 분포의 변화

약물이 흡수되고 전신 순환으로 이행한 후, 어떤 장기에 분포하고 그곳에서의 분포 속도가 어느 정도일지를 생각하는 것은 약물 작용을 평가하는 데 중요하다. 약물의 체내 분포에 영향을 미치는 중요한 인자로 체지방, 알부민 등의 약물 결합 단백 농도, 막투과성 등의 변화가 있다. 고령자는 젊은층에 비해 총 수분량의 감소 및 지방이 증가하기 때문에 안티피린 등 수용성 약물의 분포 용적은 감소하고 투여 초기의 혈중약물 농도가 상승해 약물 작용이 증대한다. 반면에 디아제팜 등의 지용성 약물에서는 노화에 수반하는 분포 용적이 증가하는 경향을 보여 혈중약물 농도는 저하하지만 소실반감기가 연장되어 약물 작용이 지속한다(그림 6).

표 2 약물 동태에 영향을 미치는 노화에 수반하는 생리기능 등의 변화

생리기능 등	노화에 수반하는 변화
신기능	↓
간혈류량	↓
혈청알부민	↓
α_1-산성 당단백	↑
체지방질	↑
근육량	↓
총 수분량	↓

(Williams L, Lowenthal DT: South Med J 85:127-131,1992.)

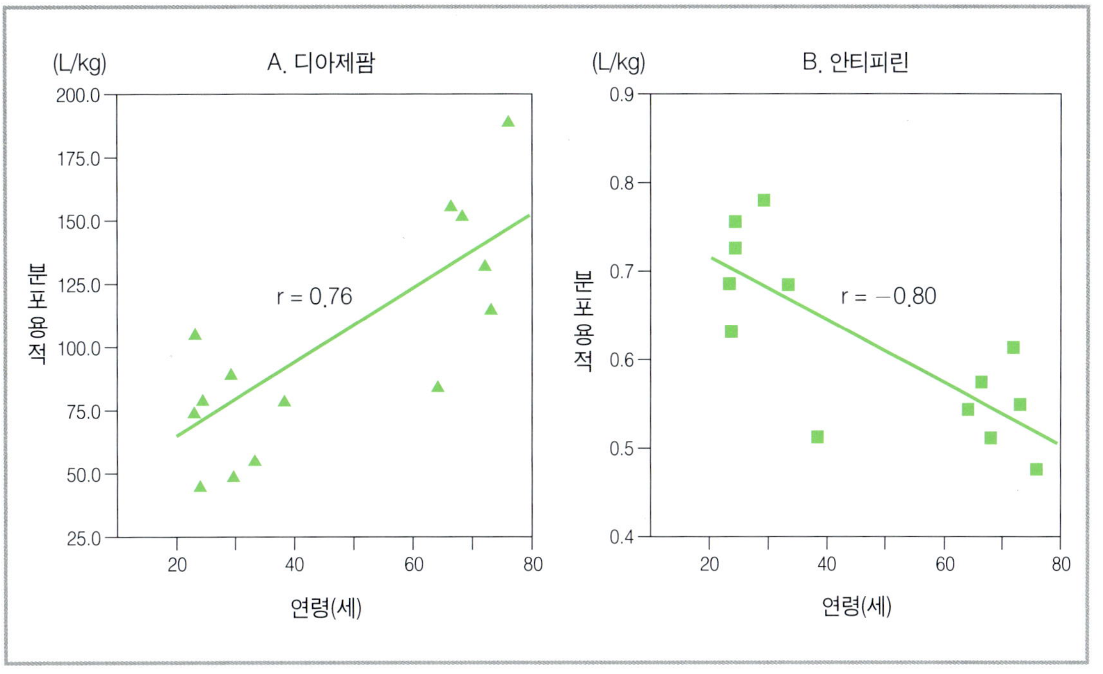

그림 6 디아제팜과 안티피린의 외관의 분포 용적과 연령과의 관계
약물은 13명의 정상 남성에게 정주투여되었다. 디아제팜의 분포 용적은 단백 결합률로 보정된 값.
(Greenblatt DJ, et al: N Engl J Med 306: 1081-1088, 1982.)

또한 분포에 크게 영향을 미치는 약물 결합 단백에 관해서는 혈청 알부민량이 노화와 함께 저하하기 때문에 혈청 알부민과 결합이 강한 살리실산염(salicylate)이나 페니토인(phenytoin) 등의 약물의 단백 결합률이 저하하여 비결합형 약물 농도가 증대하는 효과가 강하게 나타난다. 한편, 혈청 α_1-산성 당단백(p-glycoprotein) 양은 노화에 수반해 증대하는 경향이 있으므로, 주로 α_1-산성 당단백과 결합하는 프로프라놀롤, 디소피라미드 등 약염기성 약물의 단백 결합률은 증대하여 유리형 약물 농도가 저하하고 약물 작용이 감약하게 되는 것이라고 생각된다.

약물 대사의 변화

약물 대사의 주요 장기인 간은 노화에 의해 간 중량(실질세포수), 간혈류량, 약물 대사(시토크롬 P-450) 활성, 담즙 유량의 저하가 보인다. 연령과 안티피린의 대사제거율과의 관계를 그림 7에 나타내었다. 대사기능의 개인차는 크지만, 노화에 수반하여 대사제거율이 감소하는 경향이 있는 것을 알 수 있다.

따라서 주로 간에서 대사되는 약물의 혈중에서의 소실은 고령자에서는 지연되고 젊은층과 비교하여 작용 시간이 지속하며, 부작용이나 독성 작용을 야기할 가능성이

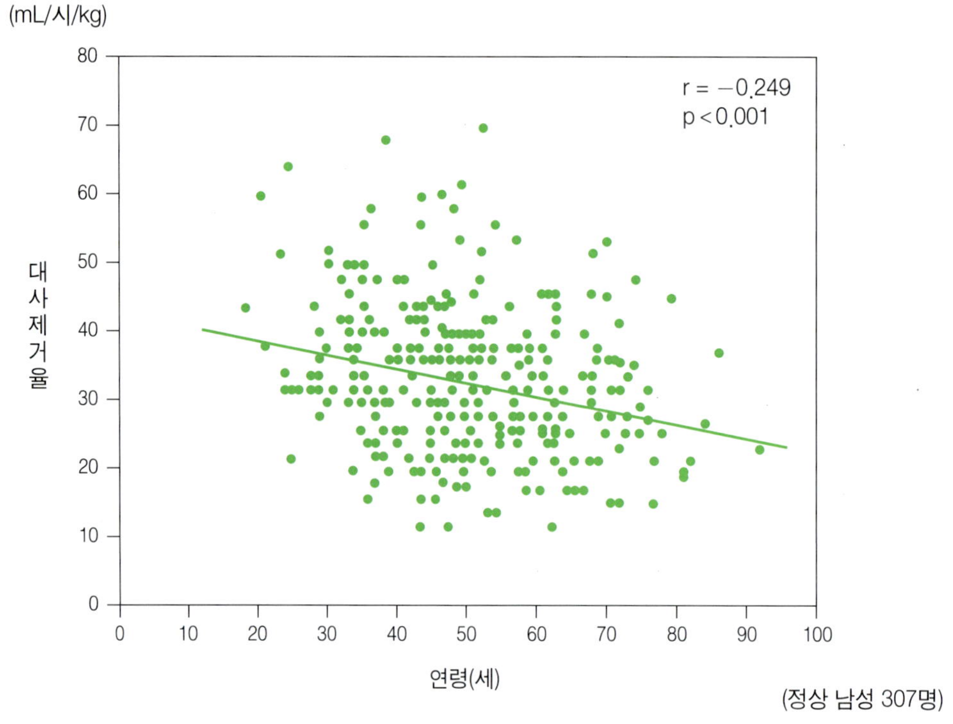

그림 7 안티피린 대사제거율의 노화에 의한 저하

(Evans WE, et al: Applied Pharmacokinetics, 3rd ed, Applied Therapeutics Inc. Vancouver 1986.)

있다. 이 간대사으로의 노화의 영향은 산화 대사에 있어 크고, 글루쿠론산(glucuronic acid) 포합 대사에서는 비활화되는 약물 쪽이 산화 대사로 비활화되는 약물보다 비교적 사용하기 쉽다고 말할 수 있다. 또한 경구투여되는 약물에 있어서는 약물 대사 효소 활성 등의 저하에 근거한 첫 회 통과 효과의 감소 때문에, 전신순환혈로의 약물 이행량이 고령자에서는 증대하고 바이오 생체이용률이 커지는 약물이 있어 주의가 필요하다. 프로프라놀롤, 라베타롤 등이 이에 해당한다.

약물 배설의 변화

약물의 가장 중요한 배설기관인 신장은, 노화와 함께 네프론 수 및 신혈류량이 감소해, 사구체여과속도(GFR)가 저하한다. 약물은 사구체여과, 요세관으로의 분비, 재흡수 등의 과정을 거쳐 오줌 속으로 배설되나, 상기의 요인에 의해 고령자에서는 약물의 요중배설속도가 저하한다. 연령과 신장으로부터의 약물배설의 사용인 크레아티닌제거율 수치의 관계를 그림 8에 나타내었고 노화에 수반해 그 값이 직선적으로

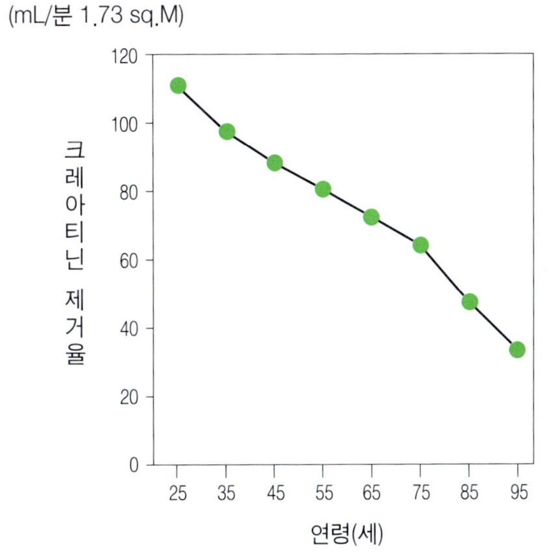

그림 8 크레아티닌제거율 수치의 노화에 의한 변화(Scr.이 1.4 mg/dL 이상인 남성)

(Braganza J, Howat HT: Lancet 1:1133-1134, 1971.)

저하하고 있는 것을 알 수 있다.

따라서 아테놀롤(atenolol) 등의 신배설형의 약물 혈중농도는 고령자에서는 증대하고 젊은층에 비해 효과가 강하게 나타나거나 부작용이나 독성 작용을 야기할 위험성이 있다.

약물 동태의 변화에 근거한 약물 작용의 변화

고령자는 상기의 과정에서 약물의 체내 동태가 젊은층과는 달라 같은 투여량으로도 혈중 약물 농도가 상승하여 그 결과 효과의 증대와 함께 부작용을 발현하는 예가 많다. 트리아졸람(triazolam)의 상용량 복용으로도 고령자에서는 비틀거림 등의 부작용이 발현하기 쉽다고 알려져 있다. 그 때의 트리아졸람의 혈중 농도 추이 양자를 비교해 보면 그림 9A에 나타난 것처럼 고령자 쪽이 젊은층에 비해 약 2배 높고, 진정 효과도 약 2배임을 알 수 있다(그림 9B).

이 약물 작용과 혈중 약물 농도와의 관계를 보면 고령자와 젊은층과의 차이가 보이지 않는 것으로 보아 이 약물 작용의 변화는 체내 동태의 변동에 의한 것이라고 생각된다(그림 10).

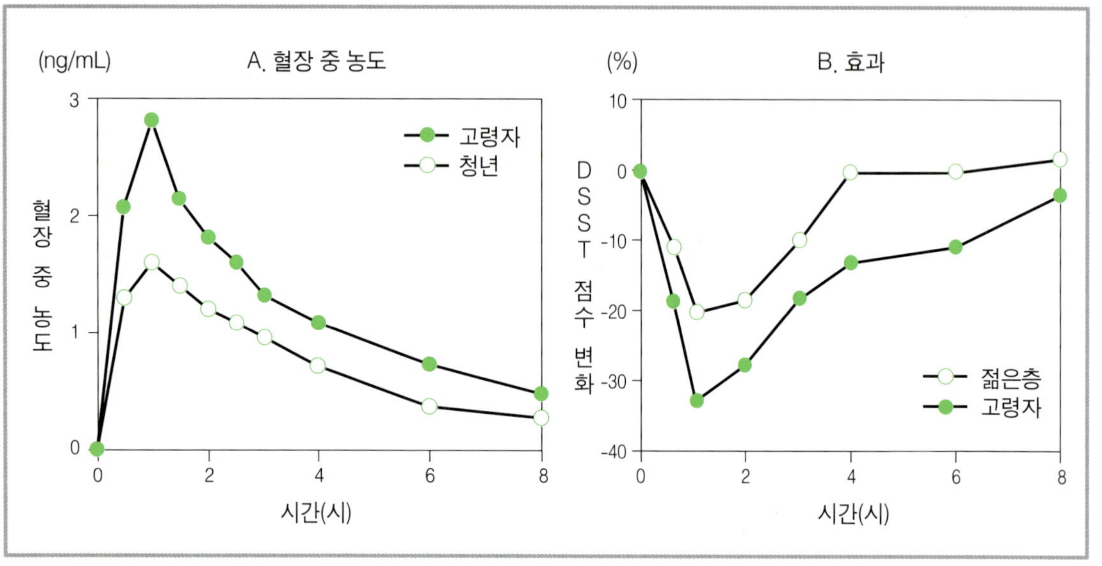

그림 9 젊은층과 고령자에 있어서의 트리아졸람(0.25 mg)의 혈장 중 농도 추이와 약리 효과의 차이

(Greenblatt DJ, et al: Engl J Med 324: 1691-1698, 1991.)

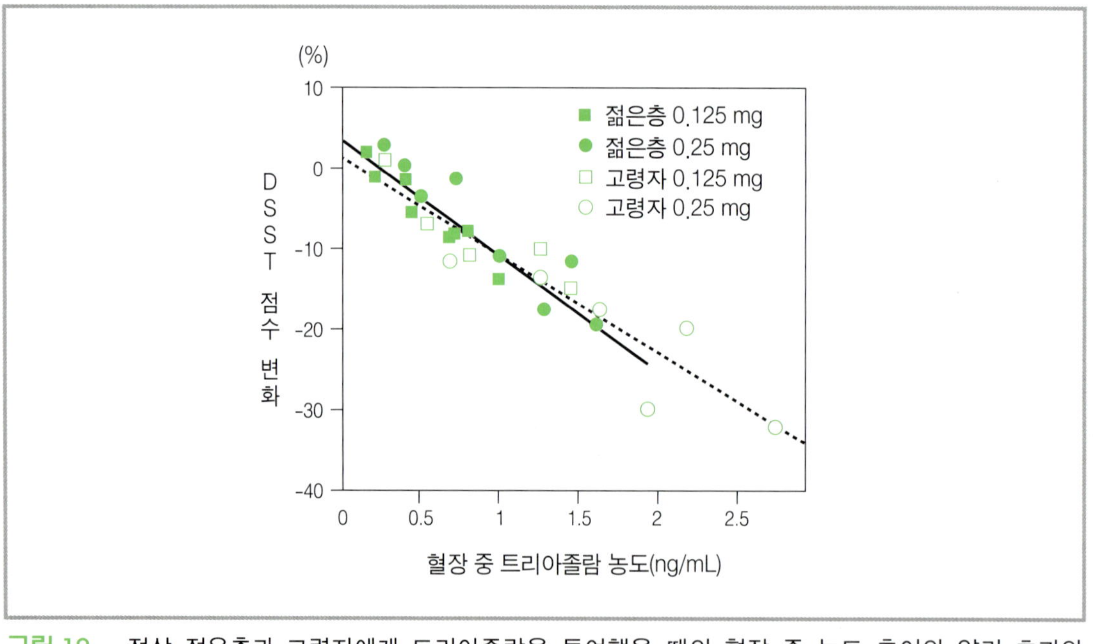

그림 10 정상 젊은층과 고령자에게 트리아졸람을 투여했을 때의 혈장 중 농도 추이와 약리 효과와의 관계

(Greenblatt DJ, et al: Engl J Med 324: 1691-1698, 1991.)

❖ 고령자에 있어서의 약역학의 변동

고령자에 있어서의 약물 동태의 변동에 관해서는 비교적 많은 연구가 보고되어 있지만, 약역학적 차이에 관한 연구는 적다. 노화에 수반하는 약물 작용을 감소시키고 약하게 하는 약물로 β-차단제, α-차단제 등이 알려져 있다. β-차단제에 관해서는 β-리셉터 수의 감소, 결합친화성의 저하, 정보 전달 과정의 장애 등이 기초 실험에 의해 시사되었고 다른 약물에서는 아직도 충분한 검토는 되지 않았다. 한편, 고령자에서 약물 작용이 증대하는 약물로 와파린, 진통제, ACE 저해제 등이 보고되고 있다. 와파린의 예를 그림 11에 나타내었고 동등한 항응고 효과를 얻을 수 있기 때문에 혈장 중 비결합형 약물 농도가 노화에 수반해 감소하여 약물 농도와 인체와의 반응성이 고령이 될수록 높아지는 것을 알 수 있다.

● ○ ● ○

고령자에 있어서의 약물 요법에 임할 때 노화와 약물과의 관계는 환자 개개인을 충분히 고려한 후에 처방 설계를 세워야 한다. 특히 고령자에 대한 제한량이 정해진 약제에 대해서는 환자의 신기능 또는 간기능 등을 고려해 투여량을 설정해야 한다. 그리고 복수의 합병증을 수반하는 다제 병용에 의한 약물간 상호작용의 위험성이나,

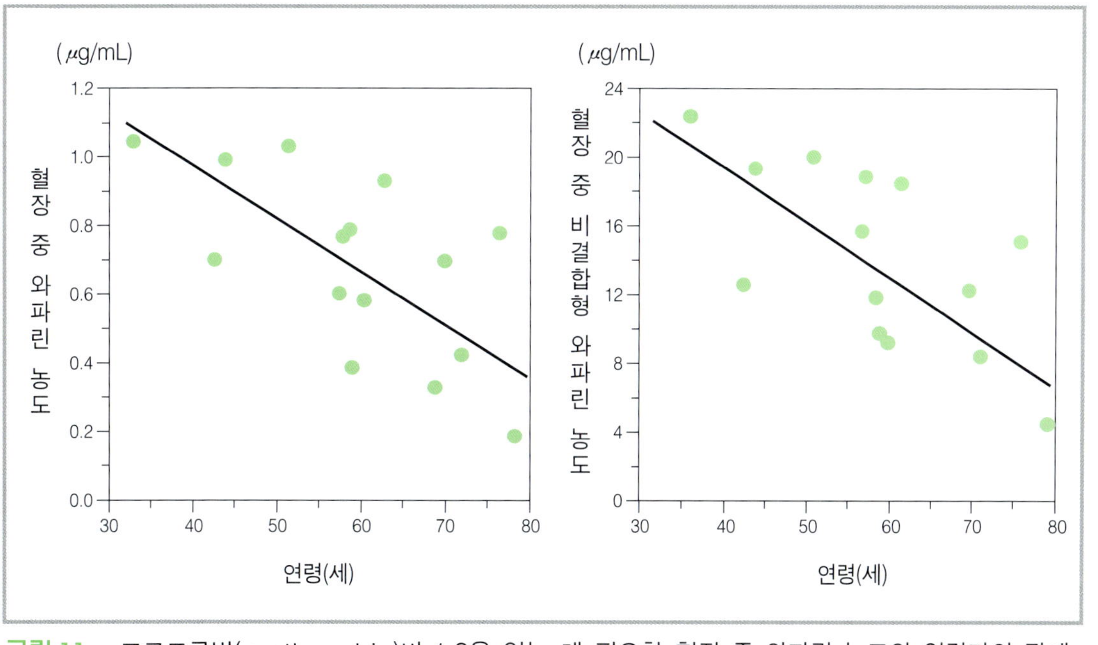

그림 11 프로트롬빈(prothrombin)비 1.8을 얻는 데 필요한 혈장 중 와파린 농도와 연령과의 관계

(Routledge PA, et al: Br J Clin Pharmacol 8:243-347, 1979.)

시력, 청력, 이해력, 연하(deglutition) 능력 등의 저하를 근거로 고령자에게 유효하면서 안전한 약물 요법을 실시해야 한다(표 3). 여기에서는 노화에 수반하는 약물동태학 및 약역학적 변화를 중심으로, 약물 요법상의 이론적 배경을 설명했다.

표 3 고령자의 특징과 처방상의 유의점

특징	약물 요법에의 영향	약물 요법의 문제점	처방 시 유의점	회피법
생리기능의 저하	약물동태학의 변화, 약역학의 변화	약물 작용의 증대, 부작용의 역발현	약물 · 약제(제형, DDS)의 선택, 용법 · 용량의 설정	처방의 적정화, 복약지도
복수의 질병	다제 병용	약물간 상호작용, 불순응(noncompliance)	모든 약제(다른 진료과 · 시설로부터의 약제, 일반용 의약품)의 파악	
인체기능의 저하	약제 사용성에의 영향	약제의 적용 불가	복약 · 사용가능성의 파악	

PART 2

고령자 약물 요법의 주의점

- 임상의 입장에서 -

고령자 병태의 특징과 약물 요법

표 1에 고령자의 질환 · 병태상의 특징과 그에 따른 약물 요법으로의 영향을 정리했는데, 대체로 고령자에서는 다제 병용(polypharmacy)에 의한 약물 상호작용이나 복약 순응도의 저하가, 약물 유해 작용의 증가란 형태로의 폐해가 나타나기 쉽다. 또한 노인질환의 대부분이 만성 질환으로 복약이 장기화되어 약효를 제대로 평가하는 것이 고령자의 약물 요법에 있어서는 꼭 필요하다. 그러나 증후가 비정형적으로 증상 발현이 늦게 나타나는 고령자의 특징 때문에 약 효과의 충분한 평가가 곤란한 증례가 많다. 따라서 적응질환에서도 일률적으로 투약하지 않고 개개인의 증례의 전체상, 즉 병태나 장기기능, 인지기능, ADL로부터 약제의 적응과 우선 순위를 판단하여 안전성에도 유의해 처방하는 것(질환보다 환자)이 중요하다.

고령자에 있어서 약물 유해 작용의 증가

일반적으로 부작용이라 불리는 것은 약물에 대한 알레르기 등 확률적 유해 작용(협의의 부작용, side effect) 외에 약효가 지나치게 강한 경우에 생기는 유해 작용이나, 혈중농도의 과상승에 의해 초래되는 장기 장애 등도 포함하여 약물 유해 작용(adverse drug reaction)이라고 불러야 한다. 급성기 병원 입원 증례에서는 고령자의 6~15%가 약물 유해 작용이 보이고,[1,2] 60세 미만에 비해 70세 이상에서 1.5~2배의 출현율을 보인다(그림 1). 또한 미국 요양소의 보고에서는 1년 동안에 15~20%가

표 1　약물 요법과 관련한 고령자의 질환 · 병태상의 특징

• 약물 동태의 노화 변화	→	과량 투여
• 복수의 질환	→	다제 복용
• 만성 질환이 많다	→	장기 복용
• 호소가 비정형적	→	잘못 투약, 다제 복용
• 인지기능, 시력 저하	→	순응도 저하

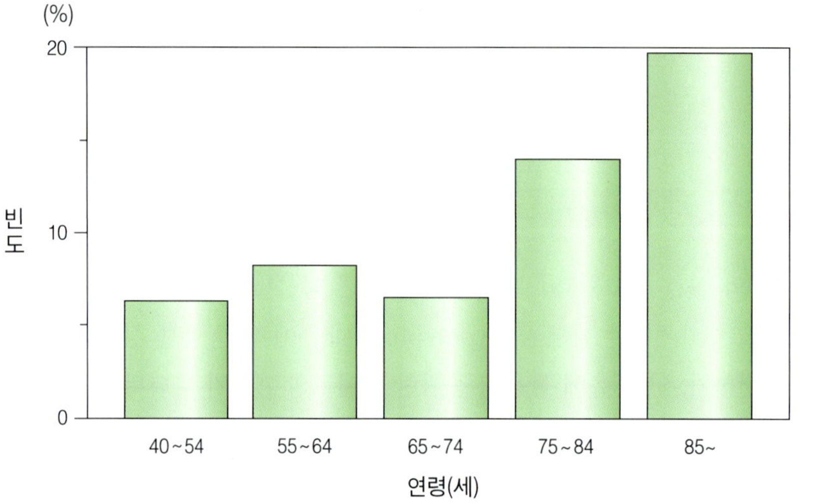

그림 1　연령과 약물 유해 작용 출현 빈도　(문헌 2에서 인용)

약물 유해 작용 출현율이다. 외래 증례에서는 자가 신고 또는 진료기록카드 조사라는 방법에 의지할 수 밖에 없지만, 그런데도 고령자에서는 1년 동안에 10% 이상 약물 유해 작용이 출현한다고 보고 있다.[1] 또한 급성기 병원 입원 증례에서도 주치의에 의한 유해 작용의 인식은 제3자에 의한 판정보다 약 30% 적을 가능성이 지적되고,[3] 의사, 환자 모두 유해 작용에 대해서 항상 주의해야 한다.

고령자에게 많은 약물 유해 작용

고령자에서는 여러 종류의 장기에 유해 작용이 출현하기 쉽고, 특히 중증 예가 많은 것이 특징이다. 대학병원 노인병과에서 필자의 조사에 의하면 64세 이하에서는

피부 증상, 간기능 이상, 소화기 증상 등 비교적 경도의 증상이 대부분을 차지한 반면에 65세 이상에서는 혈액 장애, 정신 신경 장애, 순환기 장애, 신 장애 등 여러 장기에서 무거운 증상을 보인 비율이 높았다.[2)] 표 2[4)]에 고령자에게 많이 보이는 약물 유해 작용을 정리했다.

표 2 고령자에게 사용되는 약물의 주의해야 할 부작용

약물 분류	약물	의원성 질환 · 사고	적요
강심배당체	• 디곡신	• 디기탈리스 중독	• 신기능 저하가 관여. 저K혈증이 존재할 때에 감수성 증대. 혈중 약물 농도의 모니터링이 필요
강압제 및 항부정맥제	• α_1-차단제 • β-차단제 • 딜티아젬, 베라파밀	• 전도(기립성 저혈압에 의함) • 전도(서맥에 의함), 심부전, 천식 악화 • 전도(서맥에 의함), 심부전	• 혈관 확장 작용에 의한다 • 심기능 억제 작용에 의한다 • 심기능 억제 작용에 의한다
이뇨제	• 루프 이뇨제 및 티아지드	• 요실금 • 변비, 마비성 장폐쇄(ileus) • 부정맥 • 뇌경색, 신기능 장애	• ADL 저하의 요인, 요창감염증 유발 • 저K혈증에 의한다. 신기능을 보면서 K의 보급 • 탈수에 의한다. 헤마토크릿(Hct.) 등 탈수의 지표에 주의
항응고제	• 와파린	• 출혈	• 간에서의 비타민 K 의존 성 인자의 합성 저하
항생 물질	• 아미노글리코시드	• 신기능 장애	• 노화에 수반하는 신기능 저하
소염진통제	• 비스테로이드성 항염증제	• 소화관 출혈 · 천공 • 저혈압, 실신	• 소화관에 있어서의 점막 보호 인자(PGE 1) 생산 저하 • 특히 좌약에서는 급격한 혈중 농도 상승으로 다발
수면제	• 벤조디아제핀계 〔로라제팜(lorazepam), 옥사제팜(oxazepam), 알프라졸람(alprazolam), 트리아졸람(triazolam)〕	• 전도(근이완과 평형기능 장애에 의한다) • 건망, 주의력 저하	• 대사 효소(CYP3A4) 저해에 의한 혈중 농도의 상승

(계속)

표 2 *(계속)* 고령자에게 사용되는 약물의 주의해야 할 부작용

약물 분류	약물	의원성 질환 · 사고	적요
항우울증제	• 3환계 항우울증제〔로페프라민(lofepramine) 등〕 • 4환계 항우울증제〔미안세린(mianserin), 마프로틸린(maprotiline) 등〕	• 구갈, 변비, 배뇨 곤란 • 약제성 진정	• 항콜린 작용에 의한다. 본 약제의 간대사는 노화에 의해 저하하기 때문에 통상 투여량의 1/3~1/5양으로 설정
항정신병제	• 티오리다진, 할로페리돌, 설피리드, 타이프리드	• 약제성 파킨슨증 • 약제성 진정 • 구갈, 변비, 배뇨 곤란 • 전도(기립성 저혈압) • 지발성 운동 장애(dyskinesia) • 좌불안석증(정좌 불능)	• 도파민 수용체 차단 작용에 의한 추체외로증상 • 항콜린 작용에 의한다 • α_1 차단 작용에 의한다 • 입, 혀, 안면을 중심으로 한 불수의 운동, 치료 곤란 • 침착성이 없는 상태, 종종 흥분 상태라고 오인된다
경구 혈당강하제	• 술포닌 요소	• 저혈당에 의한 건망, 주의력 저하	• 비구아니드계는 고령자에게는 사용하기 어렵다
갑상선 호르몬	• 레보티록신(levothyroxine)	• 협심증	• 소량으로 투약 시작, 협심증 증상 발현 시는 반으로 감량

(문헌 4에서 인용)

약물 유해 작용 증가의 요인과 대책

약물 유해 작용은 ① 처방하는 측의 인위적인 잘못 ② 복약하는 환자의 과오 ③ 약 자체가 가지는 확률적 유해 사상(협의의 부작용)의 세 가지로 분류할 수 있으며(표 3), 고령자의 약물 유해 작용에서는 투약 과오(medication error)로 여겨지는 것의 비율이 많다(그림 2).[2] 특히, 약물의 대사 · 배설기능 저하(p.7 참조)를 배경으로 과량 투여(통상의 성인 투여량이더라도)라고 판단되는 경우가 가장 많다. 따라서 고령자의 약물 대사를 이해한 후에 소량 투여(성인량의 1/2 정도)로 시작하는 배려가 필요하다.

또한 복용 약제수가 많을수록 약물 유해 작용도 많아지므로(그림 3)[2] 다제 병용도 큰 요인이다. 다제 병용에 의한 약물 상호작용의 증가와 순응도로의 영향이 원인으로 생각된다. 입퇴원 시의 투약수 변화와 유해 작용의 관계를 조사하면 투약수의 대폭적인 증감으로 약물 유해 작용이 특히 증가하고,[2] 대폭적인 투약 변경이 약물 유해 작용의 위험이 되는 것으로 여겨진다. 필자의 대학병원 노인병과 5시설에서의 조사[3]에서도 다질환 합병 및 노인증후군의 누적, 다제 병용, 입원 중 2약제 이상의 증

표 3 약물 유해 작용의 분류

원인	약제 자체(소위 부작용) 개체(과민 반응 등) 의사, 약사 환자(복약 관리 능력이 없는 경우, 가족, 간호사 등)
기전	오약(오처방, 오복약) 과대량(일약제, 상가 작용) 과소량(감약, 중지) 상호작용
병태	약효 과대, 과소 피부, 점막 손상 중독, 세포 독성 과민 반응, 면역 억제 지연성 면역 반응 균교대현상

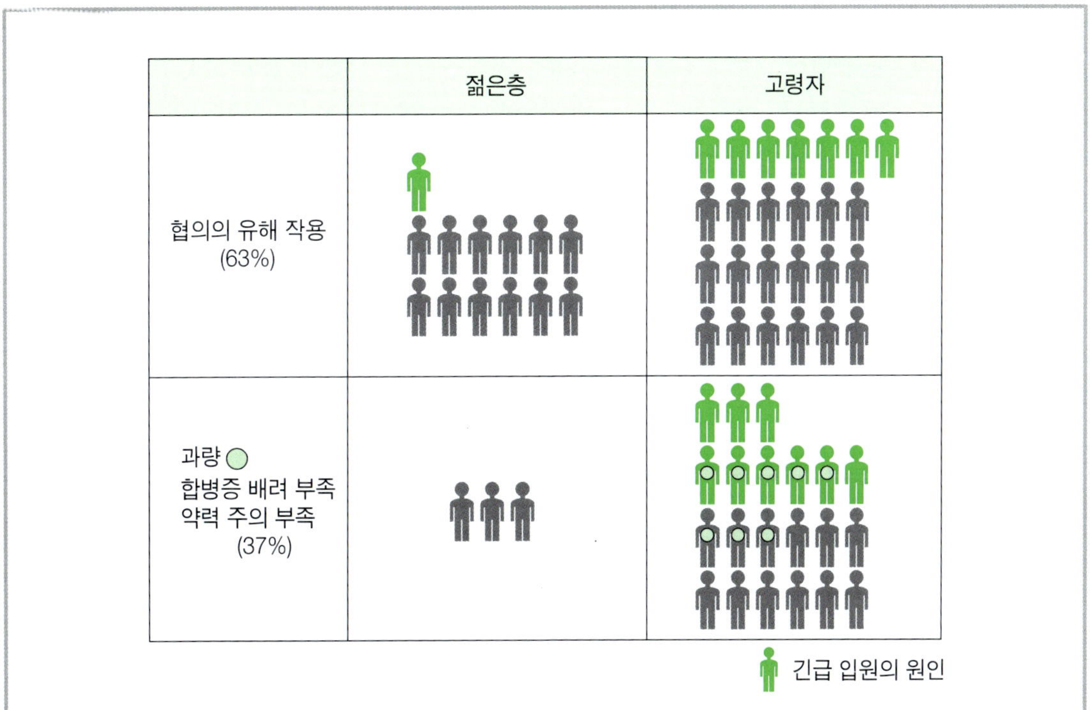

그림 2 젊은층과 65세 이상의 고령자에 있어서의 약물 유해 작용의 원인 (문헌 2에서 인용)

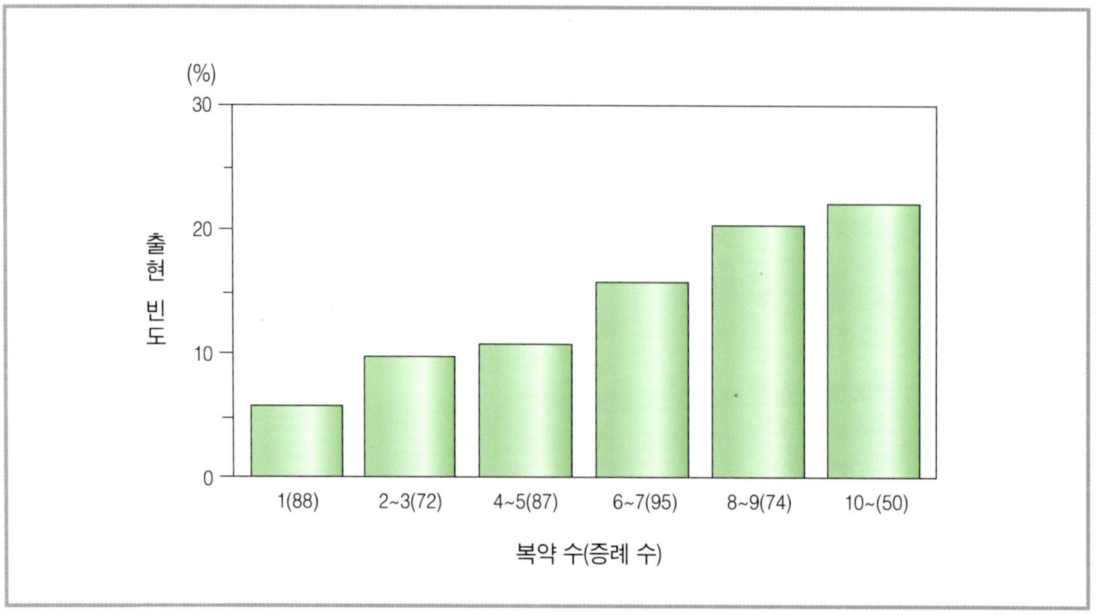

그림 3 복약 수와 약물 유해 작용 출현 빈도 (문헌 2에서 인용)

가, 장기 입원, 긴급 입원, 우울, 의욕 저하는 약물 유해 작용과 관련한 인자로 추출되었다. 게다가 고령자에서는 약제수의 증가, 인지기능 및 시력·청력의 저하 등의 수반으로 복약 순응도의 저하가 유해 작용 증가의 한 요인이 될 가능성이 있다. 고령자라고 해서 순응도가 저하하는 것은 아닌 듯 하고,[5] 치매 환자 등 복약 관리 능력이 저하한 증례에서는 복약을 항상 확인할 뿐만 아니라, 투약수를 줄여 일관화하는 등 복용하기 쉬운 방법을 고안해야 한다. 약물 유해 작용의 예방·진단을 위한 주의점을 표 4에 정리했다.

표 4 약물 유해 작용의 예방·진단을 위한 주의점

1. 위험 인자
다제 복용(5제 이상), 다른 과·병원에서의 처방 치매, 시력 저하, 난청 등 커뮤니케이션 장애 신 장애(만성 신부전), 간 장애(만성 간염, 간경변), 저영양
2. 정기 검사
약제 복용(순응도), 약효 확인 일반 혈액검사: 간 장애, 신 장애, 과립구 감소 등 약물 혈중 농도(필요한 것)

(계속)

표 4 *(계속)* 약물 유해 작용의 예방 · 진단을 위한 주의점

3. 진단
의식 장애, 식욕 저하, 저혈압 등, 모든 신규 증상에 대해 우선 약물 유해 작용을 의심한다. 신규 약제 복용에 수반하는 피진, 호흡 곤란에서는 약물 알레르기를 의심한다.
4. 치료
원인 약제의 중지 · 감량(경우에 따라서는 모든 약제를 중지해 경과를 관찰) 중지에 의해 원병이 악화되는 경우가 있으니 주의. 약물 요법: 증후가 위독한 경우, 대증 요법으로 실시한다. 약제성 위염에 대해서는 예방적 투약도 고려.

고령자에 있어서의 약효 평가

청장년처럼 고령자에서도 병태에 수반하는 증상, 이학적 소견 및 검사치가 개선했는지 어떠했는지를 약효로 평가한다. 특히 예방적 투여나 만성 질환 치료의 경우에는 투약 전에 효과 판정의 재료가 되는 소견이나 검사를 해 두지 않으면 판단이 곤란한 예가 많다. 고령자라도 Evidence-Based Medicine(EBM)이 어느 정도 확립되어 있는 질환에서는 치료의 최종 목표를 관찰한 당면의 치료 지침이 나타나 있다. 예를 들면 고혈압이나 고지혈증에서는 뇌혈관 장애나 심질환이란 미래의 장기 합병증을 막는 관점에서 혈압이나 혈청 콜레스테롤치의 관리 목표가 설정되고 있어 참조해야 한다. 약효 평가에 해당해서는, 순응도의 양부(良否)와 유해 작용의 유무를 아울러 체크하는 것을 잊어서는 안 된다.

실제의 대응은 다음과 같다.

- 질환이 치유되었다고 생각되는 경우는 약물 요법을 중지해도 괜찮다.
- 병태가 개선하더라도 치유까지는 되지 않은 경우나 만성 질환의 경우에는 계속 또는 감량을 고려한다. 다만 약제가 유효해도 유해 작용이 강한 때에는 약제의 감량이나 변경을 고려하는 것과 동시에 환자가 지시대로 복용하고 있는지 재확인한다.
- 약제의 효과가 보여지지 않을 경우에는 많은 검토 항목이 있다. 진단의 정확성, 약제에 기대할 수 있는 효과, 용량(너무 적지 않은가?), 복약 방법과 실제의 순응도에 대해 재차 평가하여 처방 변경을 고려한다. 약제를 변경할 때 갑자기 중지하면 병상이 악화될 수 있으니(표 5) 주의가 필요하다.

약효 평가를 정확하게 실시하는 것은 고령자의 다제 병용을 피하기 위해서도 중요하다. 고령자에서 투약수가 증가하는 원인으로 다병이 지적되고 있다.[2,5] 75세 이상의 입원 환자에서는, 평균 8 이상의 증상이나 소견이 있다고 여겨지지만, 이에 대증

적으로 투약을 실시했을 경우, 다제 병용을 피할 수 없다. 따라서 고령자에 대한 투약에 관해서는 새로운 발상이 필요하다. 우선 투약을 시작하기 전에 적어도 아래의 5개의 사항을 점검해야 한다.

1. 약효가 확립되어 있는지?
2. 호소하는 모든 증상에 처방했는지?
3. 만성 질환에 관찰 기간을 준비했는지?
4. 증상, 소견, 검사치로부터 종합하여 투여할 약 적응의 우선 순위를 생각했는지?
5. 약물 요법 이외의 수단은 없는지?

한 발 앞서, 복용하는 입장에서 약제의 가치를 생각함에 따라 약제의 상대적 가치나 우선 순위를 생각하는 것도 유용하다. 표 6에 환자의 입장에서 본 약의 분류를 나

표 5 서서히 감량해야 할 약제

• 항경련제	• 마약
• 바르비투르산(barbituric acid)	• 부신피질스테로이드
• 항우울증제	• β-차단제
• 벤조디아제핀	• 아초산약
• 향정신제	• 메틸도파

표 6 환자의 입장에서 본 약의 분류

1. 생명을 구하는 약
수혈, 수액, 항생 물질, 인슐린, 승압제, 강압제(고혈압 긴급증), 스테로이드, 관동맥 확장제, 급성 췌장염 치료제 등 **급성 질환의 치료제**
2. 통증을 완화시키는 약
진통제, 수면제, 설사약, 지사제, 위장약, 해열제 등 **대증제**
3. 병에 의한 기능 저하를 막는 약
항파킨슨병제, 항콜린제(빈뇨 치료제) , 갑상선질환제, 항천식제 등 현성 증상을 억누르는 약
4. 만성 질환의 예방, 예후를 좋게 하는 약(evidence-based medicine)
강압제, 고지혈증 치료제, 당뇨병약, 항부정맥제, 항암제, 골다공증 치료제, 요생성성 저해제, 혈소판응집 저해제 등
5. 장기 예후와의 관계가 명확하지 않은 약
뇌순환 개선제, 뇌대사 활력제, 심근대사 개선제, 항경련제, 간 보호제의 일부, 한방약의 대부분

(문헌 2에서 인용)

타내었고, ADL나 인지능력이 저하된 증례는 1~3까지의 약제만이 적응이라고 생각되어진다. 종말기 의료에 대해서는 분류 2 「괴로움을 완화시키는 약」만이 적응이 될 것이다. 전기 고령자의 예방 의료에 대해도 증거가 확립된 약제만이 선택되어야 한다. 유럽에서는 75세 이상의 후기 고령자나 전기 고령자에서도 ADL 저하를 인정한 허약 고령자를 대상으로 「고령자에게 사용을 삼가야 할 약물의 리스트」가 작성되어(표 7)[6] 약제 선택 시에 참고해야 한다. 고령자에게 유해 작용이 특히 잘 나타나고 위독한 유해 작용이 보인다. 또는 유효성으로 다른 약제에 뒤떨어진다는 점에서 리스트에 올려져 있기도 하고, 일본 노인의학회에서도 동일한 리스트를 포함한 고령자 약물 요법의 가이드라인을 작성 중이다.

표 7 고령자에게 사용을 삼가야 할 약물 리스트

계통	약물(일반명)	이유
강압제	메틸도파	서맥, 우울
	레세르핀	우울, 발기부전, 진정, 기립성 저혈압
강심배당체	디곡신(> 0.125 mg/일)	디기탈리스 중독이 발생하기 쉬움
항부정맥제	디소피라미드	음성 변력 작용에 따른 심부전, 항콜린 작용
혈소판 응집 억제제	디피리다몰(dipyridamole)	기립성 저혈압
	티클로피딘(ticlopidine)	아스피린에 비해 부작용 큼
수면제 〔바르비투르염(barbiturate)계〕	펜토바르비탈(pentobarbital) 아모바르비탈(amobarbital) 바르비탈(barbital)	중추성 부작용, 의존성
수면제 (벤조디아제핀계)	프라제팜(prazepam)	과진정, 전도, 항콜린 작용, 근이완 작용, 장시간 작용
항불안제 (비벤조디아제핀계)	메프로바메이트(meprobamate)	의존성, 과진정(장기 사용자에는 신중한 감량 필요)
항불안제 (벤조디아제핀계)	클로르디아제폭시드(chlordiazepoxide) 디아제팜	과진정, 전도, 항콜린 작용, 근이완 작용
항우울증제	아미트립틸린(amitriptyline)	항콜린 작용, 기립성 저혈압
항간질제	페노바르비탈	중추성 부작용, 전도
마약성 진통제(경구)	펜타조신	중추성 부작용(착란, 환각)

(계속)

표 7 *(계속)* 고령자에게 사용을 삼가야 할 약물 리스트

계통	약물(일반명)	이유
비스테로이드성 소염진통제	인도메타신	중추성 부작용, 소화성 궤양, 신 장애
골격근 이완제	메토카르바몰(methocarbamol)	항콜린 작용(구갈, 변비, 배뇨 곤란), 진정, 허약
평활근 이완제	옥시부티닌(oxybutynin)	항콜린 작용(구갈, 변비, 배뇨 곤란), 진정, 허약
장관진경제	디시클로민(dicyclomine) 프로판테린(propantheline)	항콜린 작용(구갈, 변비, 배뇨 곤란)
경구 혈당 강하제	클로르프로파미드(chlorpropamide)	장시간 작용형, 저혈당
철제	철(> 325 mg/일)	흡수량의 상한, 소화기계 부작용만 증가

* 디곡신, 철제는 괄호 안의 용량인 경우

〔Beers의 리스트(문헌 6)를 기초로 하여 일본 미발매약이나 실질적으로 사용되지 않는 약제는 제외하고 작성〕

【참고문헌】

1) Rothschild JM, Bates DW, Leape LL : Preventable medical injuries in older patients. Arch Intern Med 160 : 2717-2728, 2000.
2) 鳥羽研二, 秋下雅弘, 水野有三, ほか : シンポジウム「老年者の薬物療法」: 薬剤起因性疾患. 日老医誌 36 : 181-185, 1999.
3) 秋下雅弘, 寺本信嗣, 荒井秀典, ほか : 高齢者薬物療法の問題点 : 大学病院老年科における薬物有害作用の実態調査. 日老医誌 41 : 303-306, 2004.
4) 森本茂人 : 高齢者の薬物処方上の留意点. 『老年医学テキスト』(日本老年医学会編). メジカルビュー社, 東京, 2002, p138-145.
5) 秋下雅弘, 大内尉義, 鳥羽研二, ほか : 高齢者の服薬状況および副作用に関する検討. 日老医誌 32 : 178-181, 1995.
6) Beers MH : Explicit criteria for determining potentially inappropriate medication use by the elderly. An update. Arch Intern Med 157 : 1531-1536, 1997.

PART 3

고령자 약물 요법의 주의점

-약제부의 입장에서-

고령자에서는 의약품을 통상의 용법 · 용량으로 투여하더라도 약물 작용(약효 · 부작용)이 젊은층에 비해 증대하는 경우가 많이 보인다. 그 원인은 체내의 약물 농도 즉 약물동태학적 요인에 의한 것이 크다. 따라서 고령자에 있어서의 약물 요법의 주의점으로는 약물 농도 추이에 근거한 의약품의 적정 사용이 하나의 포인트가 된다. 게다가 고령자는 시청력이나 이해력 등의 저하 및 연하기능이나 손발의 장애를 수반하는 경우가 많기 때문에 환자마다 복약성을 고려해 제제를 선택하는 것이 처방 작성에서 중요하다.

약물 동태에 근거한 의약품의 선택

❖ 약물의 선택[1)]

고령자는 약물의 대사 및 배설기능이 저하되어 있기 때문에, 소실반감기가 긴 약물의 처방에는 주의가 필요하다. 그림 1에 여러 가지의 비스테로이드성 항염증제의 혈장 중 농도 추이의 예를 나타냈지만, 피록시캄(piroxicam)은 혈장 중 소실반감기가 1.5일로 길고, 고령자에서는 과도의 축적을 일으켜 부작용의 위험성이 높을 것으로 추측되기 때문에 필요한 최소한의 사용에 그쳐야 함을 알 수 있다. 의약품 중에는 소실반감기가 다른 동종동효약이 여러 가지 발매되고 있기 때문에, 고령자에게는 소실반감기가 짧은 약제를 투여하는 편이 안전성의 면에서 바람직하다고 할 수 있다. 또한 DDS 개발 기술 진보로 여러 가지의 전구약물(prodrug) 제제가 개발되고 있다. 그림 2에 인도메타신의 여러 가지의 전구약물 제제의 상용량을 경구 투여한 후의 혈

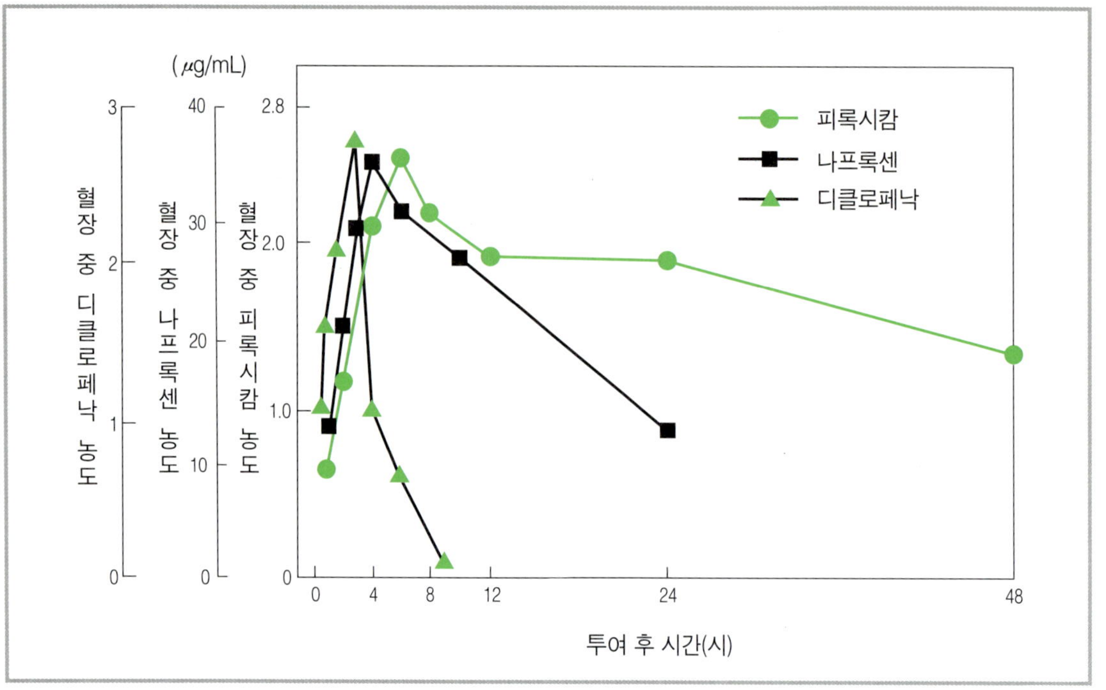

그림 1 여러 가지의 비스테로이드성 항염증제 투여 후의 혈장 중 농도 추이

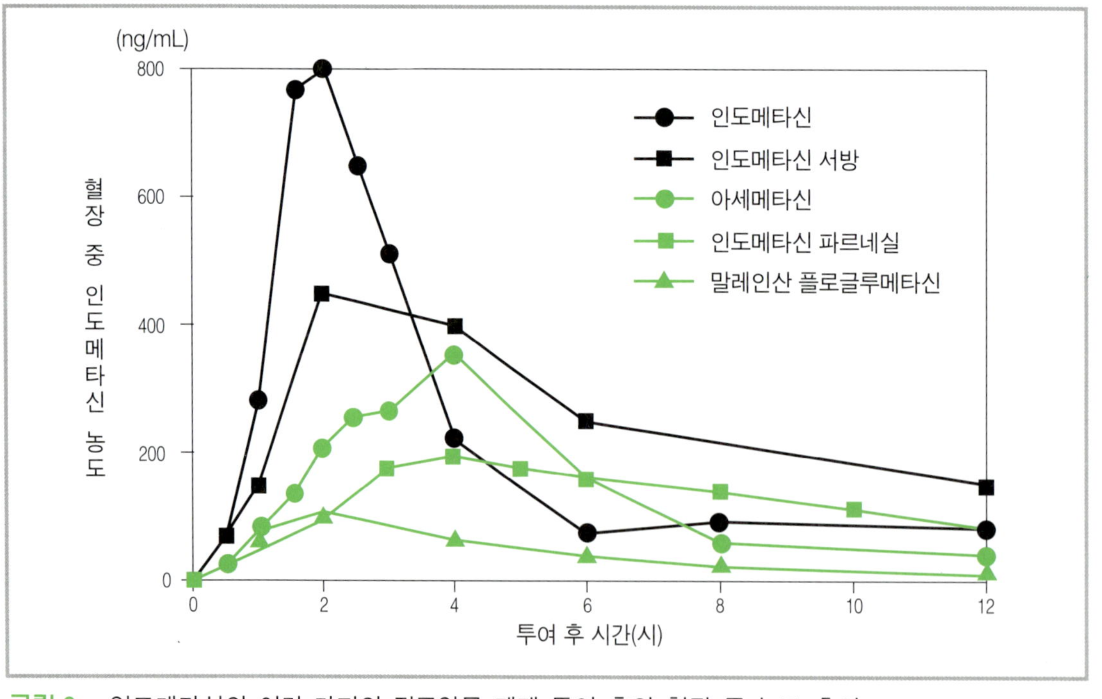

그림 2 인도메타신의 여러 가지의 전구약물 제제 투여 후의 혈장 중 농도 추이

장 중 약물 농도 추이를 나타냈다. 아세메타신(acemetacin), 인도메타신 파르네실(indometacin farnesil), 말레인산 플로글루메타신(proglumetacin maleate)은, 전구약물화로 혈장 중 농도가 낮고 평탄해져 부작용의 경감화 등에 기여하고 있는 것을 알 수 있다. 이러한 약물을 환자에 따라 적절히 사용함으로 인해 약물 요법을 질적으로 향상시킬 수 있다.

❖ 제형의 선택[2)]

의약품에는 여러 가지의 제형이 있고 그러한 제형간에 약물의 체내 동태가 다른 경우가 있다. 그림 3에, 비스테로이드성 항염증제인 디클로페낙 나트륨(diclofenac natrium)의 정제와 좌제의 혈장 중 농도 추이의 차이를 나타냈다. 좌제의 경우 급격하게 혈장 중 농도가 상승하기 때문에 고령자에게 사용할 때는 과도한 체온 하강이나 혈압 저하로 쇼크를 일으키는 경우가 있어 주의가 필요하다. 또한 작용 발현 및 지속 시간이 제형 사이에 차이가 나는 것을 알 수 있다. 게다가 동일 성분의 내복약에서도, 여러 가지의 제제가 시판되고 있다. 예를 들면, 니페디핀(nifedipine) 제제

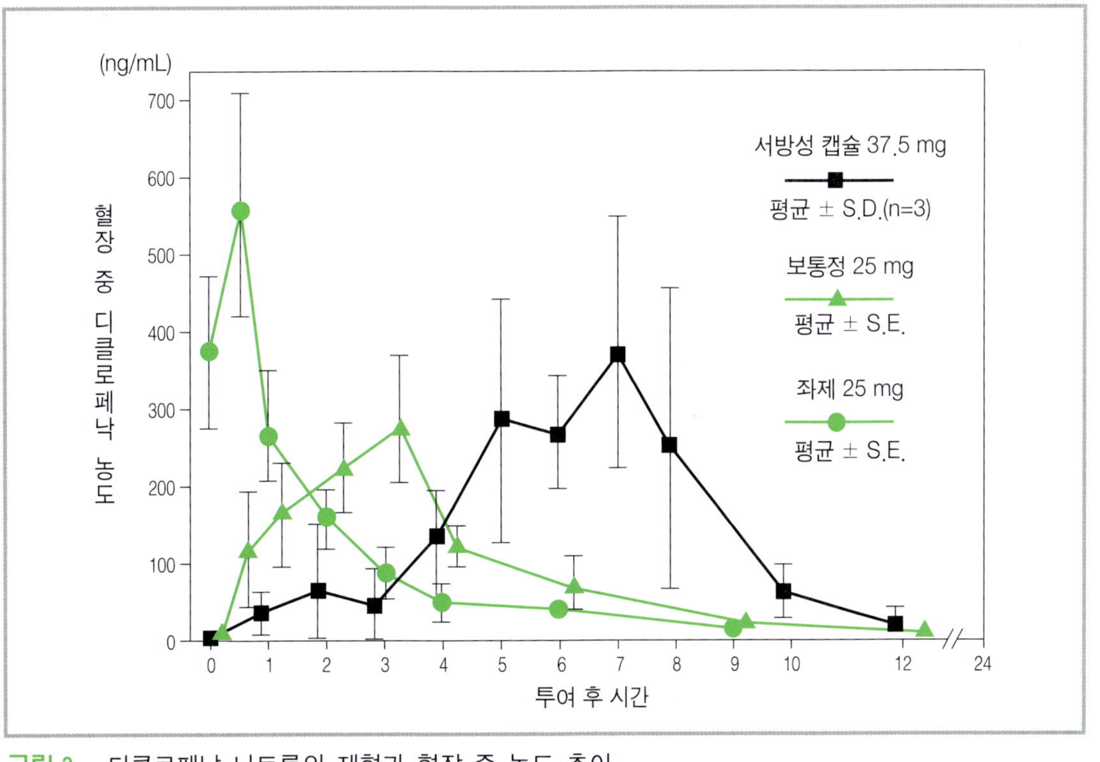

그림 3 디클로페낙 나트륨의 제형과 혈장 중 농도 추이

인 아다라트(adalate)® 캡슐, 아다라트® L정, 아다라트® CR정 투여 후 혈장 중 농도 추이를 그림 4에 나타냈다. 이처럼 동일 성분에서도 제제에 따라 혈장 중 농도 추이가 다르다. 고령자에게는 체내 동태가 적합한 제형을 선택함과 동시에 제형을 변경할 때는 사전에 체내 동태의 차이를 검토해야 한다.

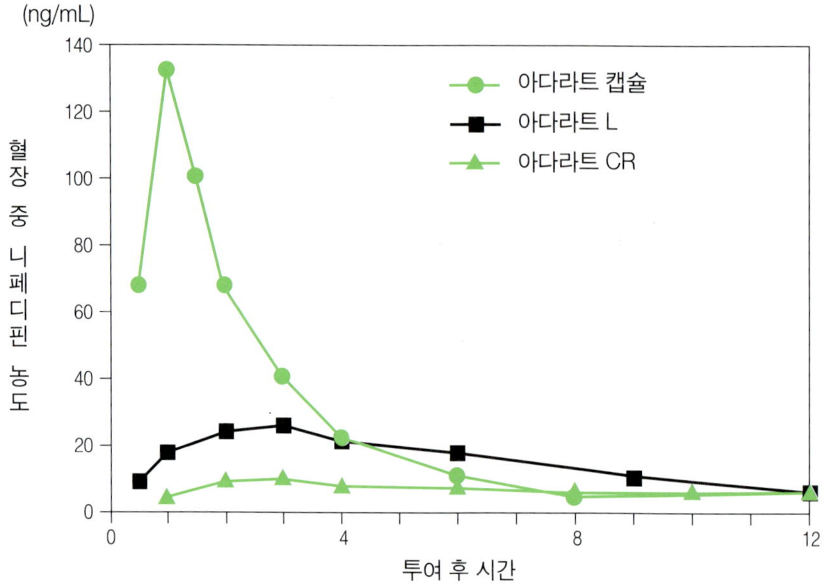

그림 4 니페디핀 제제(아다라트®) 10 mg 투여 후의 혈장 중 농도 추이

❖ 종목의 선택[3)]

동일성분약에서 다른 종목의 의약품이 발매되고 있는 경우 처방 시에는 그들 중에서 한 종목의 제제를 선택하게 된다. 일반적인 제제라면 종목에 따른 약물 체내 동태의 차이가 적지만, 제제학적으로 연구된 서방성 제제 등에서 종목 간에 체내 동태에 큰 상이함을 보이는 예가 있다. 그림 5에 니페디핀 서방성 제제의 종목에 있어서의 혈장 중 약물 농도 추이의 예를 나타냈다. 모두 니페디핀 10 mg을 투여했을 때이지만 최고 혈장 중 농도에 종목간에 큰 차이를 보이고 있어 이것들이 효과나 기립성 저혈압 등의 부작용 발현에 영향을 미친다고 생각된다. 따라서 이러한 제제는 동일 성분제이면서 임상 사용상은 다른 약물 작용을 나타낼 가능성이 있으므로 환자의 증상에 맞추어 종목을 선택할 필요가 있다.

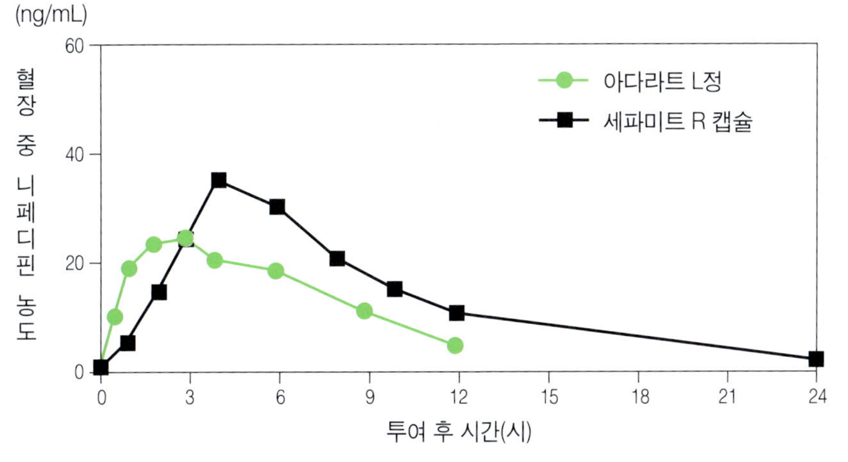

그림 5 니페디핀 제제의 종목에 의한 혈장 중 농도 추이의 예

복약성에 근거한 의약품의 선택

❖ 복약 횟수 및 복약 시기의 선택[4)]

복약 순응도의 악화는 치료 효과의 결여나 부작용 발현 등의 주요 원인이 된다. 고령자에 있어, 복약성에서 본 적절한 복약 횟수와 복약 시기를 선택하는 것은 순응도의 향상을 꾀하는 데 중요하다.

순응도의 향상 등을 목적으로 하여 1일 1회의 복용으로 끝나는 약제가 많이 개발되고 있다. 확실히 복약 횟수의 감소로 순응도는 향상하지만, 복용을 잊거나 과다복용에 의한 위험성은 1일 3회 복용의 약제보다 매우 커진다는 점에 주의해야 한다. 또한 1일 1회, 2회, 3회 등 여러 가지 복약 횟수의 편성으로 환자에게 약제가 처방되었을 경우 복약 시에 혼란을 초래하여 잘못 복약할 위험성은 더욱 높아질 것이 예상된다. 특히 이해력이나 기억력이 저하된 고령자에게는 충분히 주의해야 한다. 고령자에게는 처방 약제수를 최소 필요한 약제로 하여 의약품마다의 복약 횟수를 정리하고 복약 횟수의 종류를 단순화하는 것이 필요하다.

복약 시기에 관해서는 식사와 관련지어 복약 지시하면 순응도가 좋아진다고 여겨지고 있다. 고령자에 있어 식사 시간이나 횟수, 기상 시간 등의 생활 패턴이 일반 성인과 비교해 다른 경우가 많기 때문에 생활 패턴을 미리 파악하여 복약 횟수나 시기를 설정하는 것이 중요하다. 의약품 중에는 공복 시에는 흡수되지 않는 약물(인도메타신 파르네실 등)이나, 반대로 식후에 흡수되지 않는 약물(비스포스포네이트 등)이 있기 때문에 염두해 두고 처방한다. 또한 의약품 중에는 소화기 장애(비스테로이드성 항염증제 등)나 식도궤양(항염증제, 철제, 항생 물질, 칼륨 제제 등)을 일으키기 쉬운 것이 많이 있어 주의가 필요하다. 이러한 부작용은 식사 직후에 복약하거나 충분한 물과 함께 복용하면 경감시킬 수 있기 때문에 충분한 복약 지도는 필수이다.

❖ 제제의 선택[5)]

약제를 올바르게 복용하는 것은 약물 요법상 가장 중요한 것이지만 일반적으로 경시되기 쉬운 경향이 있다. 그 결과, 약제의 복용법으로 인한 사고도 적지 않고, 약제의 PTP 포장 채로 잘못 삼키거나 식도에 머물러 식도궤양 등의 부작용이 보고되고 있다. 특히 고령 환자에 있어서는 부작용 방지의 관점에서 젊은층과 비교해 보다 올바르게 약제를 복용하는 것이 중요하다.

고령 환자가 약제를 복용하는 데 문제를 일으키는 요인으로 고령에 의한 신체 상태의 변화, 약제의 복약성, 복약 방법 등의 문제를 생각할 수 있다(그림 6).

복약성에 관한 요인으로 제제의 크기와 제형 및 복용 약제 수 등을 들 수 있다. 크

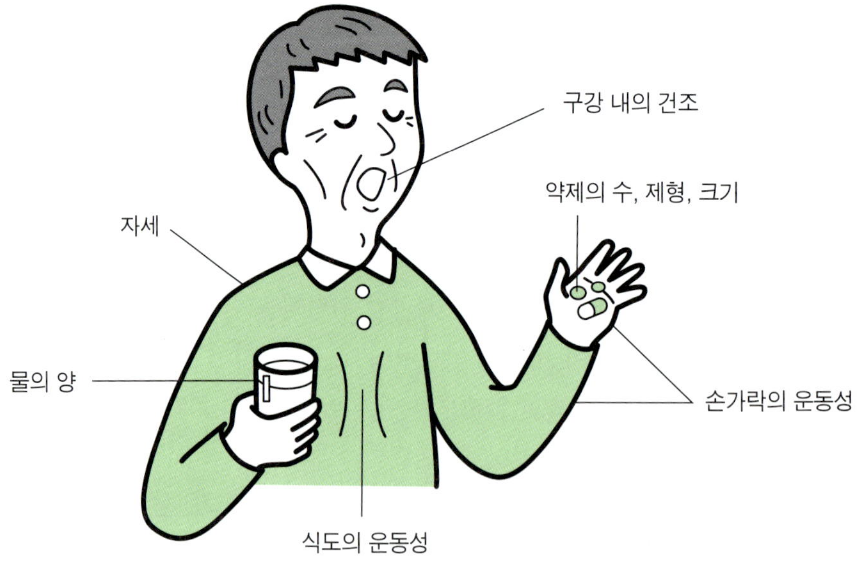

그림 6 고령에 의한 신체 상태의 변화와 복약성에 영향

기는 당연히 클수록 식도에 부착하기 쉽다. 또한 부착성은 당의정이 가장 작고, 캡슐제가 가장 크다. 또한 각이 지지 않은 제제가 부착성이 낮다. 따라서, 고령자가 취급이나 복용 면에서 가장 바람직한 제형은 정제이고 크기는 직경 7~8 mm 정도의 것이 좋다. 시판 의약품 중에는 1 cm가 넘는 큰 정제도 많기 때문에 의약품 선택 시에는 제제의 크기도 고려해야 한다. 캡슐제는 복용 시에 목에 걸리기 쉽고, 산제는 비산성, 맛, 봉투에의 부착, 과립제는 의치 사이에 끼어 통증, 수제는 환자 자신이 하는 계량, 맛 등 각각의 제형에 복약상의 문제가 지적되고 있다. 환자에게 복약의 여부를 확인하여 최적인 제형을 선택할 필요가 있다.

복약 방법에서는 복용 시의 물의 양과 자세가 문제가 된다. 식도에 머무르지 않고 위까지 약제를 옮기려면 적어도 반 컵 이상 물을 복용하는 것이 중요하다. 또한 복용 시의 자세에 관해서는 누운 자세가 선 자세보다는 식도의 통과성이 나쁘기 때문에 몸을 일으킨 상태에서 복용한다.

약물간 상호작용의 회피

노화에 수반해 합병증의 수와 내복약제의 수가 증가해 고령자에 있어서의 약물간 상호작용과 그에 따른 부작용 발현의 가능성이 높아진다. 또한 많은 고령 환자가 일반용 의약품(OTC제)이나 다른 진료과 또는 다른 병원의 약을 병용하기 때문에 처방 시에는 환자가 복용하고 있는 약제 모두를 확인하여 약물간 상호작용의 가능성을 검토해야 한다.

● ○ ● ○

고령자에게로의 약물 요법에 대해서는 약물 동태와 복약성을 고려한 적절한 의약품의 선택이 필수이다. 약리 활성의 강한 약제의 개발로 앞으로는 나아가 의약품의 종목, 제형, 복약 횟수, 복약 시기 등에 이르기까지 면밀한 처방 설계가 중요하다고 생각된다.

[참고문헌]

1) 山田安彦, 清野敏一, 澤田康文, 伊賀立二 : 高齢者に対する処方の留意点. Geriat Med 31 : 207-215, 1993.
2) 山田安彦, 澤田康文, 伊賀立二 : 老年者薬物療法における処方の留意点. Pharm Med 12 : 29-38, 1994.
3) 山田安彦, 伊賀立二 : 製剤開発と徐放性製剤. 月刊薬事 32 : 1387-1395, 1990.
4) 山田安彦, 澤田康文, 伊賀立二 : 知っておきたい薬物治療の知識－服薬法－. J Clin Rehabil., 3: 512-

516, 1994.
5) 山田安彦, 高柳理早, 緒方映子, 伊賀立二 : 正しい飲み方と高齢患者への服薬指導. 薬局 51(5) : 1370-1374, 2000.

PART 4

고령자 복약 지도의 실제

고령자에서는 노화에 수반하는 시력, 청력, 기억력 등의 신체기능 저하와 더불어 이해력 저하 등에 의한 순응도의 불량, 복약 능력의 저하, 약물 대시기능의 변화나 다제 병용에 의한 부작용 발현의 높은 위험도 등 문제점이 많다. 특히 고령자에서는 복수질환으로의 이환율이 높기 때문에 다른과 진찰, 다제 병용이 일상화되어 중복 투여나 약물간 상호작용에 의한 위독한 부작용 발현이 중요한 문제가 되고 있다. 고령자에서는 이러한 문제를 스스로 관리하지 못해 가족이나 간병인에 의한 복약 관리를 하는 경우도 많아 올바른 복약이나 부작용의 조기 발견과 예방에는 환자의 복약 관리를 실시하는 가족이나 간병인에게 적절한 복약 지도를 실시하는 일도 중요하다. 환자에게로의 복약 지도에 대해 개개인의 약제마다의 약품 정보나 주의점을 전달하는 것은 물론이고 약의 올바른 복약 방법 또는 사용 방법, 또한 복약의 의의까지를 환자에게 충분히 이해시키는 것이 중요하며, 환자마다의 복약 배경을 충분히 파악해 환자 개개인의 지식 수준에 적용시킨 약품 정보를 제공하는 것이 필수이다.[1)]

고령자의 복약에 관한 문제점

고령자의 복약에 관한 문제점으로 노화에 의한 신체기능의 저하와 더불어, 약제의 복약성, 복용 방법 등도 충분히 고려되어야 한다. 특히 약제가 구강에서 위로 이행하는 것에 관한 문제점으로 구갈과 식도 운동성의 저하 등을 들 수 있다. 구갈은 약제의 구강 내에서의 부착을 일으키는 하나의 원인으로 생각되며 또한 식도의 운동성의 저하는 약제의 위로의 이행성을 악화시켜 약제를 삼키기 어렵게 해, 약제가 식도에 머무는 원인이 된다.[2)] 특히 비스테로이드성 항염증제(NSAIDs)나 테트라사이클린(tetracycline)계 항생 물질 등의 약제는 식도궤양을 일으킬 우려가 있기 때문에 약제를 복용할 경우에는 충분한 물량(반 컵 이상의 물)으로 복용하고, 또한 선 자세보다 횡와위가 식도의 통과성이 나쁘기 때문에 서서 복용을 하고, 복용 후 곧바로 눕지 않고 5~10분 정도는 일어난 채로 자세를 유지하는 것이 중요하다(그림 1). 또 캡슐제는 정제에 비해 식도에의 부착성이 크기 때문에, 특히 주의가 필요하다. 고령자에서 이환율이 높은 골다공증에 대해서 범용되고 있는 비스포스포네이트 제제인 리세

【약의 올바른 복용 방법】

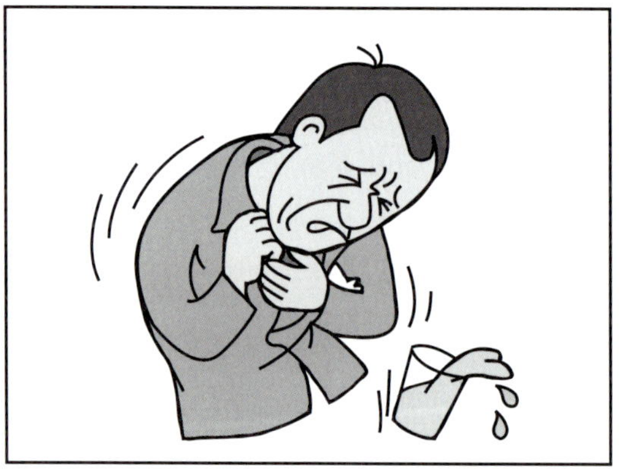

약이 식도를 막을 수 있다.

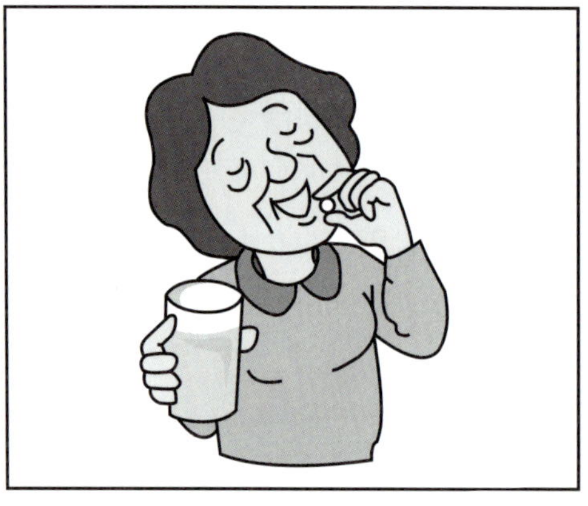

반 컵 이상의 물로 복용해 주세요. 물 없이 복용하는 것은 피해 주세요.

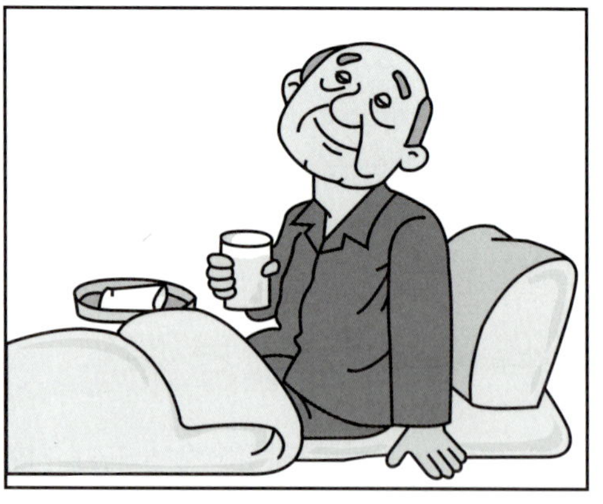

몸을 일으킨 상태로 복용하며, 곧바로 눕거나 하지 말고 2~3분간은 몸을 일으킨 상태로 있어 주세요.

그림 1 「약의 올바른 복용 방법」의 리플릿 (도쿄대학병원 약제부: 「임상의를 위한 약 시간」 No.9. 1991년에서 인용)

드론산 나트륨(risedronate natrium)이나 알렌드론산 나트륨(alendronate natrium)의 경우 식도염이나 식도궤양이 보고되고 있으며 또 물 이외의 음료, 식사, 다른 약제 등과의 병용에 따라 흡수가 저해되는 일이 있기 때문에, 기상 시 물 한 잔(약 180 mL)으로 복용하고, 복용 후 적어도 30분은 물 이외의 음식을 피하고, 눕지 않을 것을 환자가 엄수할 수 있도록 충분히 설명할 필요가 있다.

고령자에서 주의해야 할 부작용

고령자에서는 노화와 함께 여러 장기의 세포수가 감소하고, 장기 중량이 감소해 기능 저하가 있으므로 여러 생리기능이 떨어져 있다. 특히 심장, 폐, 신장 및 간의 기능 저하가 현저하여 약물의 체내 동태에 큰 영향을 미친다.[3] 상용량 투여 시라도 약물 작용(약효나 부작용)이 증대될 위험성이 있다. 또한 복수 질병의 이환에 의한 다제 병용에 의한 약물 간 상호작용이나 부작용의 발현에는 충분한 주의가 필요하다. 고령자에게 특히 위독한 부작용이나 특이한 부작용이 나타나기 쉬운 약물의 예를 표 1에 나타내었다.[4] 고령자에서는 약물에 의해 중추신경계, 소화기계 및 순환기계에의 부작용이 발현하기 쉬운 것이 특징이다. 이러한 부작용은 여러 가지의 원질환의

표 1 고령자에게 특히 위독한 부작용이나 특이한 부작용이 나타나기 쉬운 약물

약물명	부작용의 내용
항파킨슨제	환각(환시, 환청), 흥분, 치매 증상
트리아졸람 등의 벤조디아제핀계 최면제	환각, 착란, 긍정적 건망, 역설적 흥분, 역설적 불면, 익일의 기억장애, 전도
디기탈리스 등의 강심배당체약	구토, 설사, 서맥, 부정맥, 행동이상
비스테로이드성 항염증제(특히 반감기가 긴 약물*)	부종, 심부전, 소화성 궤양, 저체온, 쇼크, 신부전
제토제(메토클로프라미드 등)	파킨슨증후군, 좌불안석증(정좌불능증) 등, 추체외로 증상, 우울증
항정신병제(페노티아진 등)	
플루나리진, 신나리진, 설피리드 등	
이뇨제(티아지드계, 루프계)	고요산혈증, 통풍, 난청(루프 이뇨제)
코르티코 스테로이드	우울증 등 여러 타입의 정신 증상, 골다공증, 대퇴골두괴사, 백내장, 녹내장 등

(계속)

표 1 *(계속)* 고령자에게 특히 위독한 부작용이나 특이한 부작용이 나타나기 쉬운 약물

약물명	부작용의 내용
여러 가지의 강압제(특히 α-차단제)	기립성 저혈압, 실신, 우울증, 치매의 진행
β-차단제	우울증, 서맥, 심블록
Ca 길항제	안면홍조, 변비, 부종, 심블록
초산제	실신, 기립성 저혈압
ST 합제*	혈액 장애(빈혈, 범혈구 감소 등)
HMG-CoA 환원효소 저해제*	낮 동안의 활동 저하, 수면 장애, 횡문근융해(신 장애 시)
다른 콜레스테롤 저하제*, **	악성종양에 의한 지방, 돌연 사고사, 심실성 부정맥
경구 혈당강하제	저혈당증, 알코올 내성 저하, 수분 저장
리튬*	요실금, 탈수
펜타조신	착란, 효과의 변동
에스트로겐(난포 흐르몬)	체액 저류, 울혈성 심부전
이미페넴/실라스타틴	경련, 진전, 치매 증상, 환각 등 신경 증상(신 장애 시)
대량(*)의 세펨계 및 페니실린계 항생 물질	경련, 진전, 치매 증상 등 신경 증상(신 장애 시)

*고령자에게는 약을 주지 말거나 엄중한 주의를 필요로 한다.
**장기 임상시험에서 지적된 것들이다.

(문헌 4에서 인용)

징후와 유사한 것이 많기 때문에 부작용을 주의 깊게 모니터하는 것이 중요하고, 특히 부작용을 조기 발견하여 중증화되는 것을 방지하기 위해서는, 환자 본인뿐만 아니라 가족의 협력이 필요하다.

고령자에서는 불면증을 많이 호소하고, 표 1의 트리아졸람 등의 벤조디아제핀계 최면약은 처방 빈도가 높다. 트리아졸람은 간장에서의 산화 대사에 의해 소실하는 것으로 고령자에서는 대사기능의 저하에 따라 소실이 지연된다. 이 때문에 동일 투여량에서도 젊은층에 비해 혈중농도가 높다. 또한 약물 감수성 그 자체도 항진하여 약효가 강하게 나타나기 쉽다.[5] 고령자에서 자주 문제가 되는 야간 배회나 건망증 또는 전도 등의 문제를 피하기 위해서도 가능한 한 소량의 복용을 권할 필요가 있어, 음주 후에는 작용이 증강하기 때문에 복용하지 않도록 지도해야 한다. 트리아졸람은 대사 저해에 의해 아졸(azole)계 항진균제나 일부 매크로라이드(macrolide)계 항생물질 등과는 병용이 금기되어 있기 때문에, 타제와의 병용에도 충분한 주의가 필요

하다. 또한 고령자에서는 이러한 약제의 복용에 의해 졸음, 휘청거림, 주의력 저하 등에 의한 전도도 자주 문제가 되고(표 2), 전도에 의한 대퇴골 골절은 그 후의 QOL을 현저하게 저하시킨다. 최면제 복용 후는 돌아다니지 않게 하고, 야간에 화장실을 가는 경우에도 비틀거림 등에 충분히 주의하도록 지도할 필요가 있다. 고령자에게 수면제를 투여할 때는 가능한 한 소량으로 복용시키고, 반감기가 짧고 근이완 작용이 적은 약물을 선택해야 한다.

표 2 전도에 관련한 약제

원인이 되는 작용 · 부작용	주요 약물군
졸음, 현기증, 주의력 저하	벤조디아제핀계 수면제 · 항불안제, 바르비투르산, 항정신병제, 항알레르기제, 항히스타민제
실신, 현기증	강압제, 혈당 강하제
실조	항간질제
저혈압	항우울증제, 강압제(α-차단제), 배뇨 장애 치료제
탈진, 근긴장 저하	근이완제, 벤조디아제핀계 항불안제
섬망 상태	파킨슨병 치료제, β-차단제, H_2 수용체 길항제
시력 장애	항콜린제, 항결핵제, 스테로이드제
파킨슨증후군(추체외로장애)	항정신병제, 항우울증제, 지토제, 위장기능 조절제

(문헌 6에서 인용)

고령자에게로의 복약 지도상의 유의점

고령자에 있어서의 복약 지도에서는 우선 이해력, 기억력, 시력의 저하 등이 있는 것을 전제로 실시할 필요가 있다. 일러스트를 이용하거나 중요한 포인트를 큰 활자로 알기 쉽게 기재한 리플릿을 이용하는 등이 환자의 이해를 높인다. 고령자로 이환율이 높은 녹내장의 치료에 이용되는 β-차단 점안제(그림 2 왼쪽) 및 점안제의 기본적인 사용 방법(그림 2 오른쪽)의 리플릿(도쿄대학병원 약제부에서 작성)을 그림 2에 나타냈다. β-차단 점안제는 전신성 부작용이 보고되기 때문에, 비강 내로의 약물의 유입 방지로부터 점안 후의 폐목과 눈시울을 누르는 것이 필수이다. 그 포인트가 일러스트와 글로 알기 쉽게 기재되어 있다. 실제로 이 리플릿을 이용해 복약 지도를 실시한 결과, 지도 전에 비해 점안제의 적정한 사용 방법의 실시율이 큰 폭으로 향상

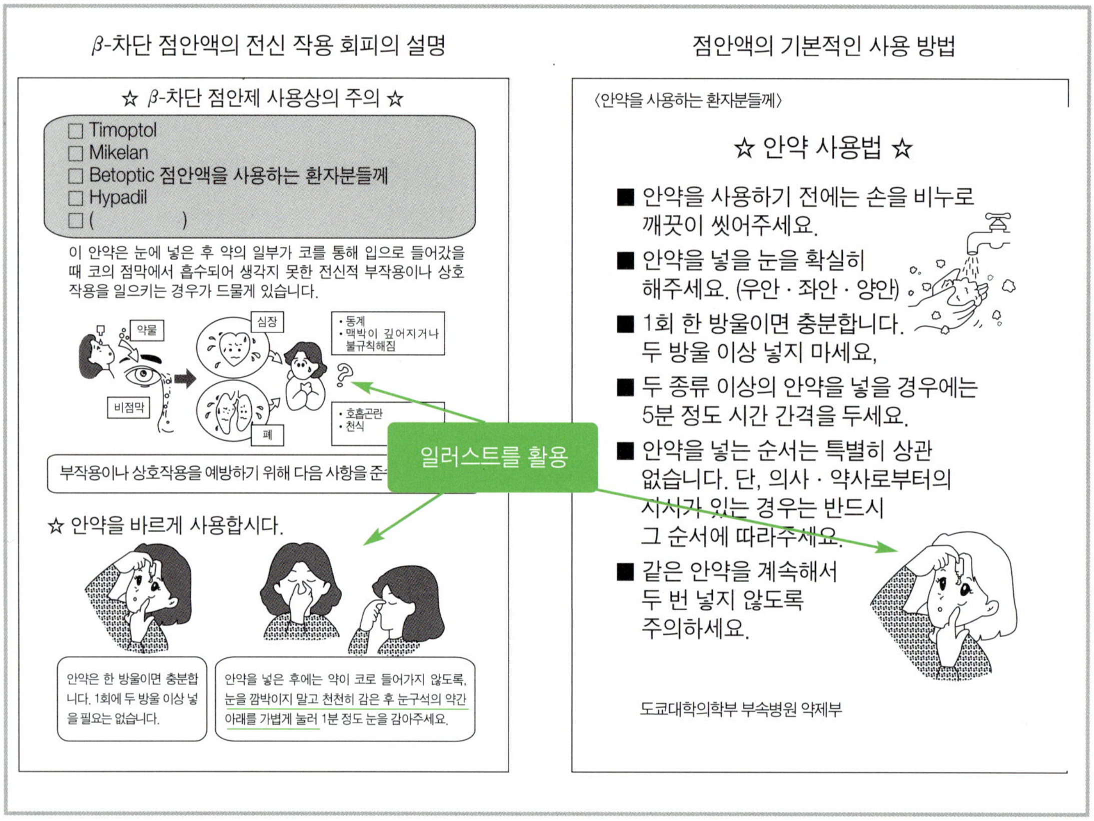

그림 2　환자 설명용의 「리플릿」의 예　(도쿄대학병원 약제부 작성)

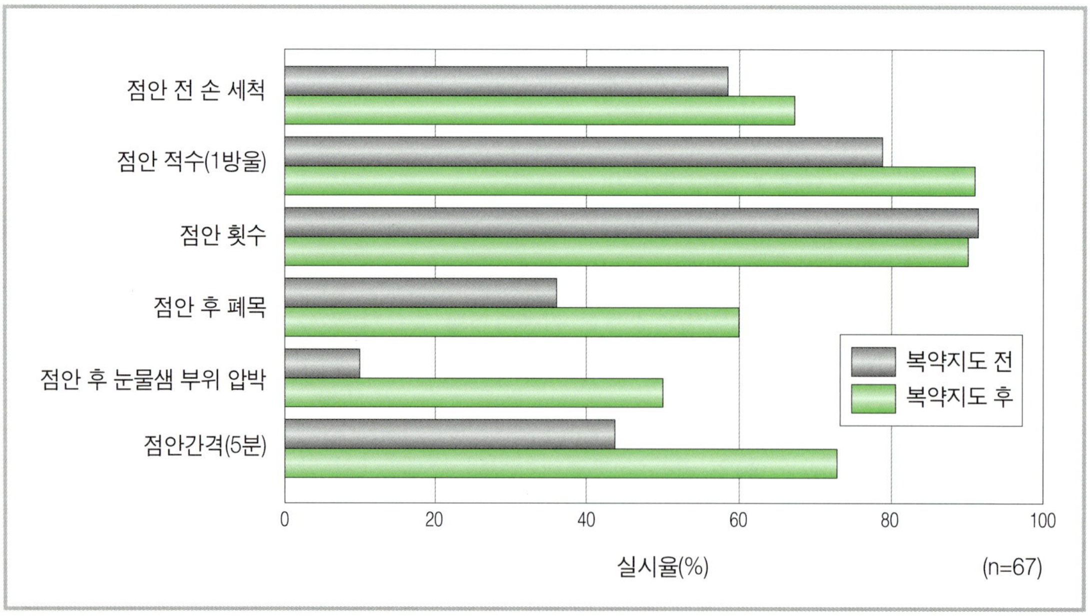

그림 3　복약 지도에 의한 점안제 적정 사용법 실시 상황의 변화

되었다(그림 3).[7] 또한 고령자에서는 구두 설명만으로는 의도가 충분히 전해지지 않는 경우가 있고, 또 약제 복용 시, 타 시설 진찰 시 등에 약사로부터 받은 설명 내용을 정확하게 기억하고 있지 못할 가능성도 있다고 여겨진다. 구두 설명 외에 정보를 전달하는 매체가 복약 지도를 효과적으로 실시하는 데 유용하다. 약 설명 카드(도쿄대학병원 약제부에서 작성, 그림 4)에는 부작용의 조기 발견을 목적으로 위독한 부작용의 초기 증상을 환자 자신이 알아차리는 자각 증상과, 가족이나 간호하는 사람이 알아차리는 타각 증상으로 나누어 기재했다.[8] 또한 고령자는 복수의 질환으로 이환하여 복수의 진료과 또는 복수의 의료 기관에서 진찰받는 경우가 많아 복수 투여와 상호작용 등이 일어날 위험성이 높다. 따라서 상호작용에 대해서는 병용해서는 안 되는 약제의 약품명과 그 약품이 처방될 가능성이 있는 질환 등을 구체적으로 기재하여 처방 정보와 함께 「약 수첩」(그림 5) 등에 붙여 휴대를 하면 타시설의 의사

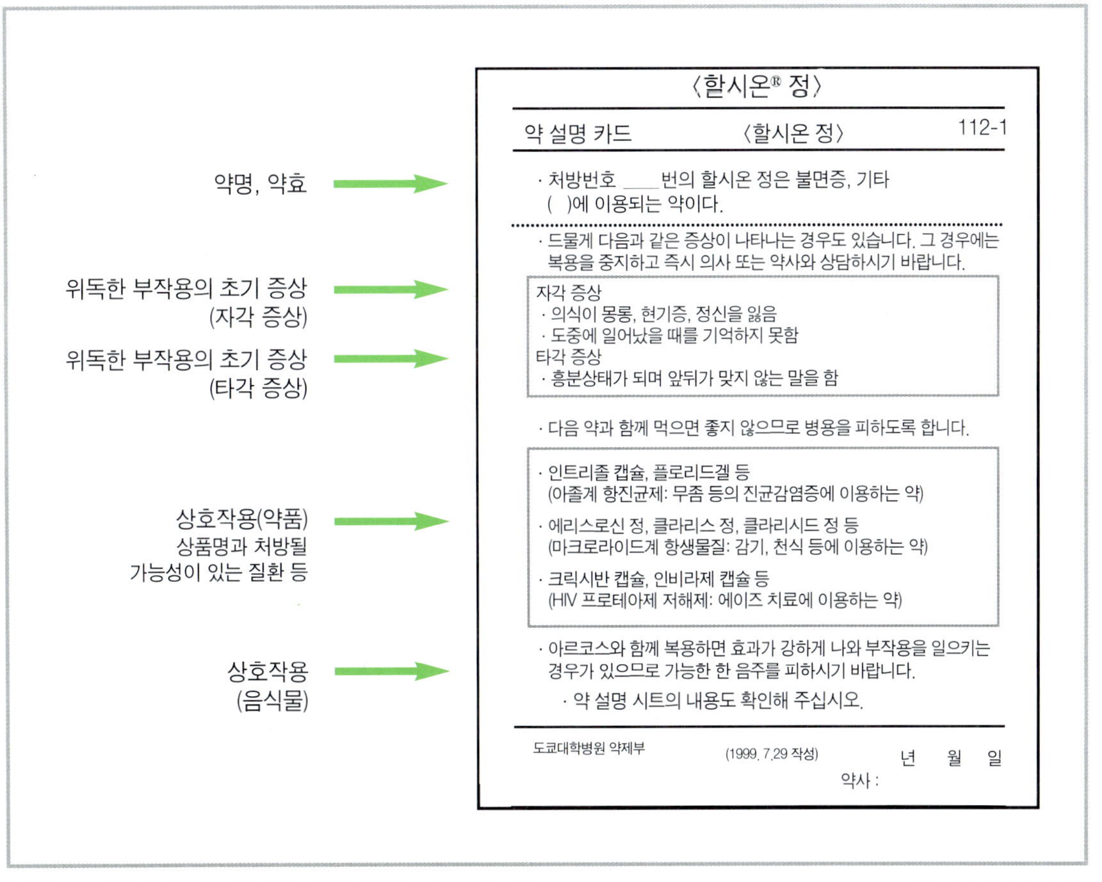

그림 4 환자에게 교부하는 「약 설명 카드」의 예 (도쿄대학병원 약제부 작성)

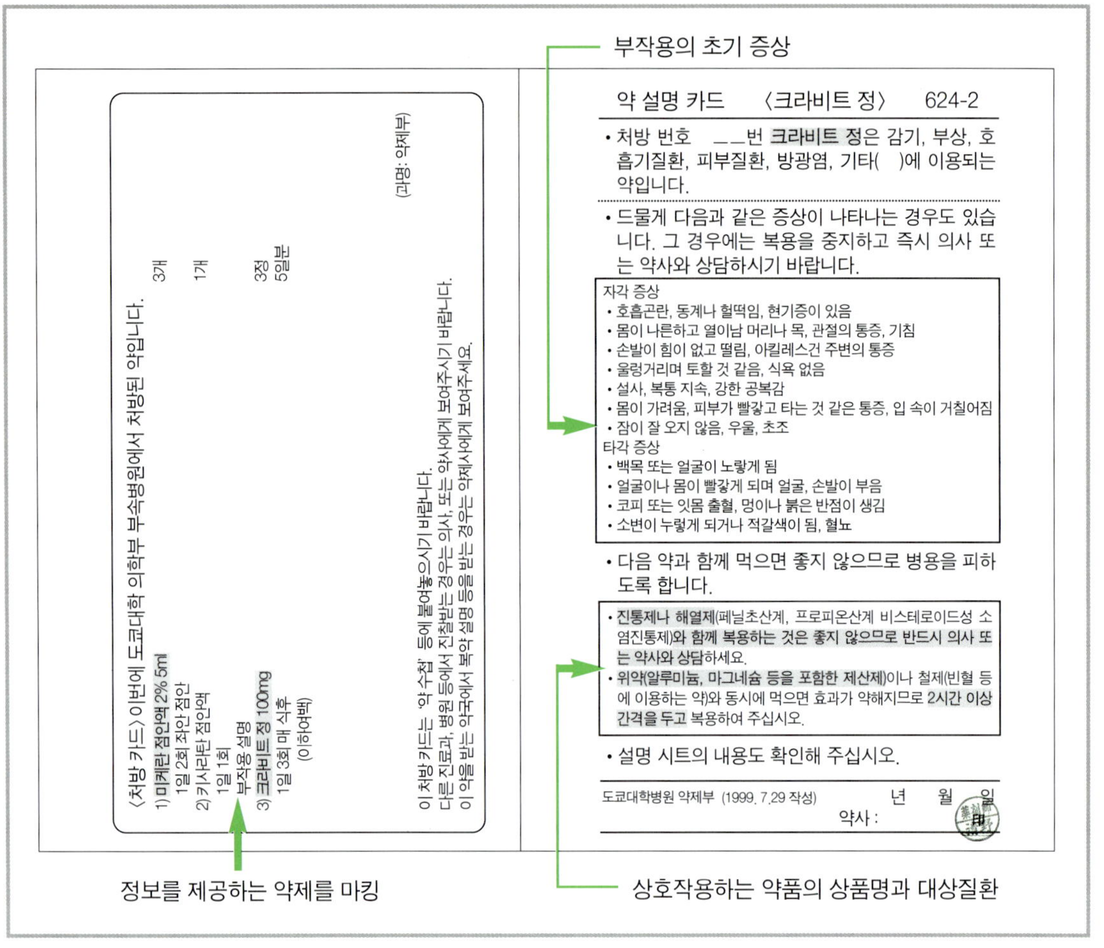

그림 5 약 수첩 기재 예

또는 보험 약국의 약사 등에게 그 정보를 정확하게 제공할 수가 있다.[9] 「약 수첩」의 활용 방법에 대해서는 환자 본인뿐만 아니라 가족이나 간호하는 사람에게 이해시키는 것이 중요하다.

치매 환자에게 복약 지도 시 유의점

후생노동성의 추계에 의하면 65세 이상의 치매 노인의 수는 2035년에는 337만 명으로 피크가 되어 노인 인구에게 차지하는 비율은 10.5%로 65세 이상 10명 중 1명은 치매 상태일 것이라고 예측된다.[10] 따라서 이러한 치매 환자에게로의 복약 지도도 중요한 문제가 된다. 치매 환자에 있어서도 고령자에서의 대응처럼 시력이나 청력 등의 기능면의 저하나 기억력이나 이해력의 문제를 고려해 큰 문자나 그림 등을 이용한 알기 쉬운 설명이 필요하고 설명은 천천히 하며 같은 내용을 반복해야 한다. 또한 고령자는 합병증도 많아 여러 종류의 약제를 복용하여 복약 방법도 복잡하다. 따라서 약 복용을 잊을 경우를 대비해 복용 시기마다 약제를 포장하거나 필 케이스 등을 활용하는 등의 노력이 필요하다. 치매 환자 본인에게 하는 설명도 중요하지만 한계도 있고 또한 부작용의 초기 증상 등의 자가 신고가 불가능한 경우가 있을 수 있으므로 부작용의 조기 발견에는 가족이나 간호할 사람에게 설명하고 약물 요법이나 복약에 관한 다양한 주의 사항을 이해시키는 것이 반드시 필요하다.[11)]

【참고문헌】

1) 清野敏一, ほか：高齢者のための服薬指導—お薬相談コーナーと薬品情報—. 老化と疾患 6(1)：104-107, 1993.
2) 山田安彦, ほか：正しい飲み方と高齢患者への服薬指導. 薬局 51(5)：15-54, 2000.
3) 伊賀立二：薬物動態からみた高齢者の薬物療法上の留意点. 高齢者における薬物療法のてびき, 厚生省・日本薬剤師会編, 薬業時報社, 東京, 1995, p14-35.
4) 山田安彦, ほか：高齢者に対する処方の留意点. Geriat Med 31：207-215, 1993.
5) 高橋祐二, ほか：高齢者の不眠の特徴と薬物療法. 薬局 50(9)：27-30, 1999.
6) 葛原茂樹：特集 老年者の転倒—転倒の原因, 老人の転倒を来しやすい薬剤. Geriat Med 29：671-675, 1991.
7) 大塚亮子, ほか：医薬品の適正使用とその実践Ⅳ. β-遮断薬含有点眼剤の適正使用のための服薬指導とその評価, および相互作用・副作用の回避法. 病院薬学 24(3)：254-258, 1998.
8) 清野敏一, ほか：外来患者への個別対応による情報提供システムの構築と評価. 薬学雑誌 120(8)：689-700, 2000.
9) 保坂恵玲, ほか：医薬品適正使用のための処方薬剤情報提供の有用性と評価—「お薬手帳」を利用した処方情報の一元管理の有用性とその評価—. 病院薬学 23(4)：134-139, 1997.
10) 新里和弘：精神科疾患の臨床症状とその原因. 正しい薬物療法のために病態生理と薬効薬理から処方せんを見る, 精神科領域—うつ病, 精神分裂病, 痴呆を中心に—. 日本薬剤研修センター編, 東京, 2001, p1-24.
11) 竹内尚子：老年性痴呆患者への服薬指導. 薬局 53(9)：68-74, 2002.

PART 5

TDM을 고령자 약물 요법에서 어떻게 활용할까?

고령자에서는 생리기능의 저하와 동시에 인체 구성 성분이 변화하고, 또한 다양한 자극에 대한 응답도 둔화되는 경향이 있다. 게다가 복수의 만성 질환의 이환으로 다양한 약제를 병용하는 일도 많다. 이것들을 근거로 하여 고령자 약물 치료의 영향은 체내에 있어서의 혈중농도나 작용 조직 중 농도의 변동 등의 약물동태학적인 것이나, 약물의 반응성에 관련된 약역학적인 것을 고려한 후에 TDM(therapeutic drug monitoring: 약물 치료 모니터링)을 고령자 진료에 활용해야 한다.

노화에 의한 약물 치료의 변화

❖ 약물동태학적 변동

고령자에서는 일반적으로 약물의 소화관 흡수 속도가 저하하지만, 임상상 큰 영향을 미친다고는 여겨지지 않는다. 고령자에서는 체내 총 수분량이 저하해 지방조직이 증가하기 때문에 수용성 약물의 분포 용적은 저하하고, 혈중농도가 상승해 약효 · 부작용의 위험이 증대한다. 한편, 지용성 약물의 분포 용적은 증대하여 같은 투여량으로도 혈중농도가 저하하는 경향이 있다. 또한 고령화에 의해 혈중 알부민 농도가 저하하므로 알부민과 많이 결합하는 약물에서는 같은 혈중농도에서도 비결합형 농도가 높아진다. 약효를 나타내는 것은 비결합형 약물이지만, TDM의 「치료역」은 비결합형과 결합형 약물 농도를 맞춘 것이라서 TDM의 측정치 해석이 달라진다.

노화에 의해 간중량이나 간혈류량은 저하하고 또한 약물 대사에 관해서는 CYP 활성은 저하하지만(CYP2D6 이외[1]), 아세틸 포합이나 글루쿠론산 포합 등의 포합 대사기능은 노화의 영향을 받기 어렵다고 생각된다.[2] 또한 고령자에서는 많은 병용제도 있어 약물간 상호작용도 일어나기 쉬운 상황임을 유의한다.

고령자에서는 신혈류량이 저하하여 신배설능이 저하한다. 신배설형 약물에서는 크레아티닌제거율을 지표로 한 투여량 조절이 유효하다. 다만 고령자에서는 신기능의 악화가 혈청 크레아티닌치에 반영되지 않는 경우가 있으므로 크레아티닌제거율은 연령을 가미한 산출식을 이용하는 것이 좋다.

상기와 같이 약물 체내 동태에는 흡수, 분포, 대사, 배설의 4개의 과정이 있어, 각각 연령의 영향을 받고 있다. 그 중에서도 가장 임상상 문제가 되는 것이 고령자에 있어서의 약물 배설기능, 특히 신배설능의 저하이다.

❖ 약역학적 변동

일반적으로 고령자에서는 벤조디아제핀계 약물, 칼슘길항제, 마취제 및 와파린에의 반응성이 증강하는 것이 보고되고 있다.[3] 그 원인으로 약물 수용체 반응, 수용체막 반응, 수용체 자극 후의 3차적 반응의 변동이 약역학적으로 영향을 주고 있나고 생각된다. 현재로서는 고령자에 있어서의 약역학적 변동에 대해서 체계적인 연구 보고도 적고, 자세한 것은 불명확하다.

TDM의 활용

TDM이란 환자의 약물 혈중 농도를 기초로 약물동태학, 약역학적인 판단에 의해 환자 개별의 약물 투여 계획을 구축해 나가는 것이며 특정의 약물(군)에 대해서 특정 약제 치료 관리료가 (월 1회로 한정하여) 진료보수가 인정된다. 고령자에 있어서는 TDM에 의한 약물 치료의 관리가 보다 중요하고 비고령자와 다른 TDM의 해석이 필요해진다. TDM 대상 약제의 약물 동태적인 변화를 표 1에 나타냈다. 아래에는 측정 의뢰 빈도가 높은 약물〔항생 물질, 테오필린(theophylline), 디곡신, 및 항간질제〕의 고령자에 있어서의 포인트를 말한다.

❖ 아미노글리코시드계 항생 물질, 글리코펩타이드계 항생 물질

TDM의 대상인 항생 물질은, 아미노글리코시드계(AGs)와 글리코펩타이드계(GPs)이 항생 물질이다. AGs나 반코마이신(VCM)은 단백 결합률이 낮기 때문에, 비

표 1 TDM 대상 약제의 고령자에 있어서의 변화

약물	고령자에 있어서의 임상 약물동태학적 변화
페니토인(phenytoin)	대사↓, 단백 결합↓
카르바마제핀(carbamazepine)	⇔
발프로산(valproic acid)	제거율↓, 단백 결합↓
페노바르비탈(phenobarbital)	제거율↓
디곡신(digoxin)	분포 용적↓, 제거율↓, 소실반감기↑
리도카인(lidocaine)	제거율↓, 소실반감기↑
프로카인 아미드(procainamide)	제거율↓, 소실반감기↑
리튬(lithium)	제거율↓, 소실반감기↑
테오필린(theophylline)	제거율↓, 소실반감기↑
살리실산염(salicylate)	제거율↓, 소실반감기↑
겐타마이신(gentamicin, GM)	제거율↓, 소실반감기↑(크레아티닌제거율로 투여 설계)
반코마이신(vancomycin, VCM)	제거율↓, 소실반감기↑(크레아티닌제거율로 투여 설계)
테이코플라닌(teicoplanin, TEIC)	제거율↓, 소실반감기↑(크레아티닌제거율로 투여 설계)

(문헌 7에서 인용 변경)

결합형 약물이 혈액에서 세포외액으로 단시간에 분포해 대부분이 미변화체 인채로 사구체여과에 의해 배설된다. 고령자에서는 체내 수분량 저하나 단백 결합률 저하에 수반해 이론상은 분포 용적이 저하하지만 실제로는 오히려 사구체여과 속도의 저하에 의한 신배설능의 저하가 현저하여 혈중 농도가 상승하는 경향이 있다.

한편, 테이코플라닌(TEIC)은 단백 결합률이 90%로 높고 분포 용적이 크며 또한 전신 제거율이 낮기 때문에 신기능에 관계없이 통상량의 loading dose(부하 투여량)를 필요로 하지만 사구체여과에 의해 배설되기 때문에 신기능이 저하하는 고령자에서는 크레아티닌제거율에 의한 투여량 조절이 필요하다. 알부민 저하 시에는 TEIC의 단백결합률이 저하해 TDM 측정치(유리형과 결합형의 합계)가 낮아도 항균 활성에 필요한 유리형 농도는 크게 변동하지 않는다.

이러한 항생 물질에서는 크레아티닌제거율과 연령의 양쪽 모두를 가미해 투여 계획을 세워 최저치(투여 직전)와 최고치(AGs: 투여 종료 후 15~30분 정도, VCM: 투여 종료 1~2시간 후)의 TDM를 실시해, 용법 용량을 조절하는 것이 중요하다. AGs의

최저치는 부작용 예방을 위해서 모니터링하고, 최고치는 농도 의존적인 항균 활성이나 PAE 효과를 확인하기 위해서 모니터링한다(각 약제에 따라 지표치는 다르다). VCM의 최저치는 시간 의존적인 항균 활성의 확인과 부작용 예방을 위해서 5~10 μg/mL(Washington Manual에서는 5~15 μg/mL)를 목표로 투여 설계를 실시한다. 최고치의 지표는 25~40 μg/mL(Washington Manual에서는 20~40 μg/mL)로 되어 있지만, 최고치 TDM의 필요성에 대해서는 여전히 논의 중이다. TEIC는 최저량으로 TDM을 실시하고 4일째 이후의 최저치로 5~10 μg/mL가 치료역이 되지만, 중증 감염증에서는 확실한 임상 효과를 얻기 위해서 10 μg/mL 이상으로 되어 있다. 20 μg/mL를 넘은 최저치에서는 일과성의 간기능 장애가 보고되고 있다.

AGs나 GPs의 주요 부작용으로 신 장애와 청력 장애가 있다. 신 장애는 가역적이고 청력 장애는 비가역이라고 한다. 이러한 부작용의 위험인자로는 고령자, 신기능의 저하, 병용제〔암포테리신 B(amphotericin B〕, 시스플라틴(cisplatin), 포스카르네트(foscarnet), NSAIDs, 푸로세미드(furosemide), 또는 AGs와 GPs간의 병용 및 투여기간을 들 수 있다.

고령자에서는 합병증도 많아, 악성종양, 요로계, 호흡기계, 패혈증, 호중구감소, 불명열이 있는 것이 많다. GM의 전신 제거율이나 분포 용적은 악성종양의 유무로 변동하지 않는 것[5]이 보고되고 있다. 한편, 감염증에 수반하는 발열에서는 심박수 · 심박출량의 증가에 의해 약물의 신배설이 촉진되어 울혈성 심부전이나 수부하에 의해 분포 용적은 증대해 혈중농도는 저하하는 경향이 있다.

❖ 테오필린

테오필린(theophyline)의 분포 용적은 그다지 크지 않고, 주로 간장의 CYP1A2로 대사된다. 노화에 의해 전신 제거율은 저하하는 경향이 있어 연령을 고려해 감량을 검토한다. 다만, 연령 이외에도 병용제가 많은 고령자에서는 약물간 상호작용〔시메티딘, 클래리스로마이신(clarithromycin), 에리스로마이신(erythromycin) 등에 의한 대사 저해, 리팜피신(rifampicin)에 의한 대사 유도〕도 고려한다. 게다가 흡연(대사 효소 CYP1A2를 유도해 제거율이 상승)이나 병태(천식발작이나 COPD 환자에 있어서의 산소 분압 저하 시에 제거율이 저하)[6]의 영향도 고려해, TDM을 실시하는 것이 바람직하다. TDM는 최저치로 10~20 μg/mL를 기준으로 한다.

❖ 디곡신

디곡신(digoxin)은 심근, 신장, 간장에 많이 이행하여 분포 용적은 정상인에서 5~8 L/kg로 매우 크다. 대부분은 미변화체인 채로 신배설되기 때문에 신기능이 저하하는 고령자에서는 제거율이 저하해 혈중농도가 상승하기 쉽다. 더욱이 노화에 수반해 낮은 혈중농도에서도 중독 증상을 초래하게 되어(그림 1), 71세 이상의 환자에 있어서의 치료 농도역 내에서의 중독 증상 발현율이 25.6%란 보고도 있다.[7)] 디곡신의 혈중농도와 임상 효과나 부작용 발현의 관계에는 개체에 차이가 크고, TDM와 더

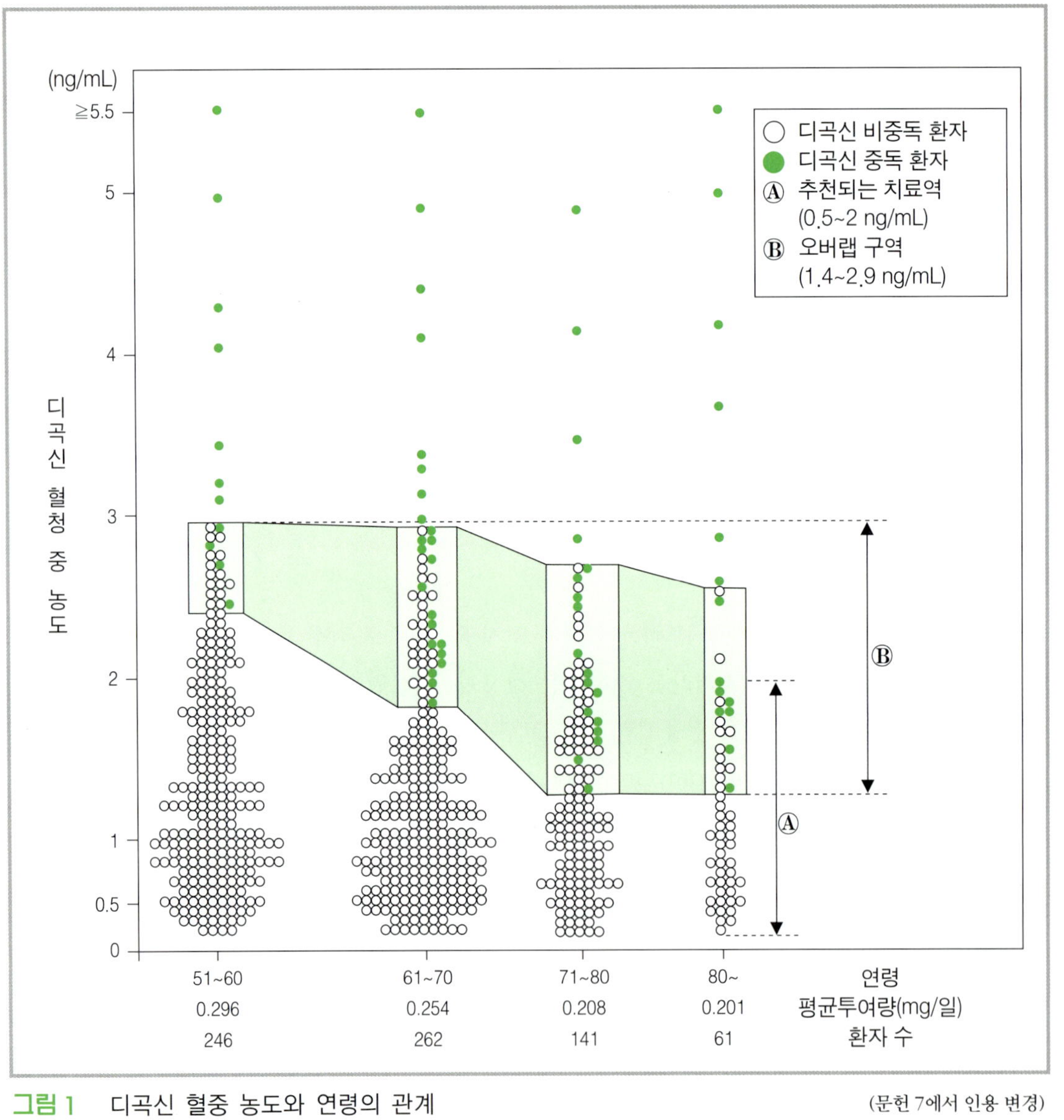

그림 1 디곡신 혈중 농도와 연령의 관계 (문헌 7에서 인용 변경)

불어 문진이나 복약 지도가 중요하게 된다. 또한 혈액 투석에 있어서의 제거율은 매우 낮고, 투석 환자는 대폭적인 감량이 필요하다. 또한 신부전 환자 외 외과 수술 후의 환자, 혈청 총 빌리루빈(bilirubin)치가 높은 간부전 환자 등에서는 디곡신과 동일하게 반응해 측정치에 영향을 주는 디곡신 면역 반응 인자(DLIS: digoxin-like immunoreactive substance)가 높아서 실제의 농도는 측정치보다 낮게 한다.

❖ 항간질제

페니토인은 고령자에서 비결합형 농도가 상승하고, 임상 농도역으로 투여량과 혈중농도는 비선형성이며, 최저치로 10~20 ㎍/mL를 목표로 한다. 다만, 10 ㎍/mL이하에서도 효과가 보이는 예도 많다. 또한 경장 영양 시의 흡수 저하도 보고된다.[10] 카르바마제핀(carbamazepine)의 약물 체내 동태는 노화의 영향을 받기 어렵다고 여겨져 비고령자와 동일한 최저치로 4~12 ㎍/mL를 기준으로 한다. 발프로인산(valproic acid)에 대한 논의는 다양하지만 고령자에 있어 임상상 큰 문제가 될 정도의 변화는 일어나지 않을 것이라 생각해도 좋다. 최저치로 50~100 ㎍/mL를 기준으로 한다. 게다가 페노바르비탈은 반감기가 100시간으로 길고, 고령자에서는 더욱 연장하기 때문에 고령자에서는 가능한 한 피해야 한다.

혈청 알부민치가 매우 저하된 경우나 혈중 약물 농도가 정상치여도 항간질제의 중독 증상이 의심되는 경우는 유리형 약물 농도 측정을 검토하는 것도 좋다. 일부의 항간질제의 비결합형 농도를 측정하고 있는 검사 회사도 있지만 병원 내에서는 유리형 약물 농도 측정을 실시하지 않는 시설이 많다.

【참고문헌】

1) Kinirons MT, Crome P : Clinical pharmacokinetic considerations in the elderly. An update. Clin Pharmacokinet 33 : 302-312, 1997.
2) Bressler R, Bahl JJ : Principles of drug therapy for the elderly patient. Mayo Clin Proc 78 : 1564-1577, 2003.
3) Crome P : What's different about older people. Toxicology 192 : 49-54, 2003.
4) Noble RE : Drug therapy in the elderly. Metabolism 52 : 27-30, 2003.
5) Bertino JS Jr, Booker LA, Franck P, Rybicki B : Gentamicin pharmacokinetics in patients with malignancies. Antimicrob Agents Chemother 35 : 1501-1503, 1991.
6) Kishimoto I, Tanigawara Y, Okumura K, Hori R : Blood oxygen tension-related change of theophylline clearance in experimental hypoxemia. J Pharmacol Exp Ther 248 : 1237-1242, 1989.
7) Miura T, Kojima R, Sugiura Y, et al : Effect of Aging on the Incidence of Digoxin Toxicity. Ann Pharmacother 34 : 427-432, 2000.
8) Parker BM, Cusack BJ, Vestal RE : Pharmacokinetic optimization of drug therapy in elderly patients. Drugs Aging 7 : 10-18, 1995.

항노화 요법이란

항노화 요법이란

고령화 사회로 진행되면서 어떻게 하면 건강하고 충실한 노후를 보낼 수 있을까라는 것에 사람들의 관심이 모아지고 있다. 비록 장수하더라도 자주 아프면 행복감을 얻기는 어렵다. 노후에도 건강을 계속 유지하는 것은, 개인의 Quality of Life(QOL: 생활의 질)를 향상시킬 뿐만 아니라 방대한 의료비의 억제나 사회 전체의 활성화라는 점에서 큰 의의가 있다. 항노화 요법은 노화에 수반해 생기는 질병이나 장애를 예방 또는 치료하여 QOL을 개선하여 건강하고 활동적으로 살 수 있도록 건강 수명을 늘리는 것을 목표로 하고 있다.

항노화 요법은 호르몬 보충 요법을 중심으로 한 내과 · 산부인과 · 비뇨기과로부터, 국소의 노화 변화 치료를 실시하는 안과(백내장 등), 피부과 · 성형외과(주름, 기미 등), 이비인후과(난청 등) 등을 포함한 폭넓은 전문 분야에 걸친 의료이다. 그러나 주의해야 할 것은 약물 요법이나 외과적 치료만으로는 노화에 수반하는 변화를 억제하기에는 불충분하며 식습관, 운동 요법, 수면, 금연 등 개인의 라이프스타일 개선이 그 기본이 된다.[1)]

노화 메커니즘

노화 메커니즘을 해명하기 위해서 다양한 모델 동물(선충, 초파리, 마우스 등)이 이용되고 있지만, 지금까지의 해석 결과로부터 수명을 규정하는 유전자의 상당수는 종을 넘어 보존되는 것이 밝혀졌다. 그러한 유전자 산물은 인슐린/인슐린 유사 성장 인자(IGF-I) 시그널 전달계, 에너지 대사계, 산화 스트레스 저항성 등에 관여하고 있으며, 이것들은 상호작용하는 것이 시사되고 있다.[2)]

또한 노화에 수반해 다양한 호르몬의 혈중농도가 저하해 가는 것으로 알려져 있다. 여성에서는 폐경 후의 에스트로겐의 결핍이 갱년기 장애를 일으키지만, 그 밖에 성장 호르몬/IGF-I, 디히드로에피안드로스테론(DHEA), 멜라토닌(melatonin), 테스토스테론(testosterone) 등도 노화에 수반해 혈중농도의 저하를 보이므로 다양한 노화 현상을 촉진하는 것이라고 생각되고 있다(그림 1).[3)] 이러한 호르몬을 보충하는 것으로, 노화를 방지하고 병의 발증이 억제되는 것은 아닌가 하는 생각을 근거로 하여 고령자에 대한 호르몬 보충 요법을 하고 있다.

노화에 영향을 주는 환경 인자로는 칼로리 제한에 의한 수명 연장 효과가 마우스 · 실험용 쥐뿐만이 아니라 영장류인 벵골원숭이에서도 시사되고 있어 사람에 있어서도 장수로 연결될 가능성이 높다. 칼로리 제한을 실시한 벵골원숭이에서는 체온의 저하, 혈중 인슐린 농도의 감소, 혈중 DHEA-Sulfate(DHEA-S) 농도의 증가가 보이고 있어 이러한 현상과 노화 변화기 어떻게 관계하는지가 흥미롭다.[4)]

노화와 생활습관병

생활습관병은 식습관, 운동 습관, 휴양, 흡연, 음주 등의 생활 습관이 그 발증, 진행에 관여하는 질환군으로 노화에 따라 그 발증률이 증가한다. 일본인의 주요 사인인 악성종양, 심혈관질환, 뇌혈관 장애 등이 이에 포함되며 사인 전체의 약 70%를 차지하고 있다. 급속한 고령화와 생활 습관의 서구화로 앞으로 환자 수는 증가될 것이라고 생각된다. 선진국에 있어서는 의료비의 대부분이 생활습관병의 치료에 이용되고 있기 때문에 의료비를 삭감하는 의미에서도 생활습관병의 예방 대책은 꼭 필요하다.

생활습관병은 복수의 유전적 소인과 환경요인이 발증에 밀접하게 관련되고 있다고 생각된다. 특히 라이프스타일과의 관련성이 큰 비만, 고혈압, 고지혈증, 당뇨병에 관해서는 약물 요법을 시작하기 전에 근본적인 생활 습관의 재검토가 요구된다. 구체적으로는 균형 잡힌 식사로 필요량의 80%만 채우고, 정기적으로 운동을 하며 적당한 수면, 금연, 과도의 음주를 피하는 것 등을 들 수 있다. 생활습관병의 예방은 건강 수명의 연장과 연결되는 지름길이라고 생각된다.

A,C,E는 정상 여성, B,D,F는 정상 남성의 호르몬 분비량을 측정한 것이다. A는 요중에 분비되는 에스트로겐을 측정한 것으로, 사춘기 이후 월경 주기에 수반하는 증감을 반복한 후에, 폐경 시에 급격하게 저하한다. 한편, 테스토스테론은 30대를 정점으로 점차 감소한다(B). DHEA-S는 남녀 모두 20~30대를 정점으로 노화와 함께 직선적으로 저하한다(C,D). IGF-I는 성장 호르몬에 따라 주로 간에서 합성이 촉진되지만, 그 혈중 농도는 생리적 변동에 좌우되지 않는다. IGF-I도 노화에 수반해 직선적으로 저하한다(E,F).

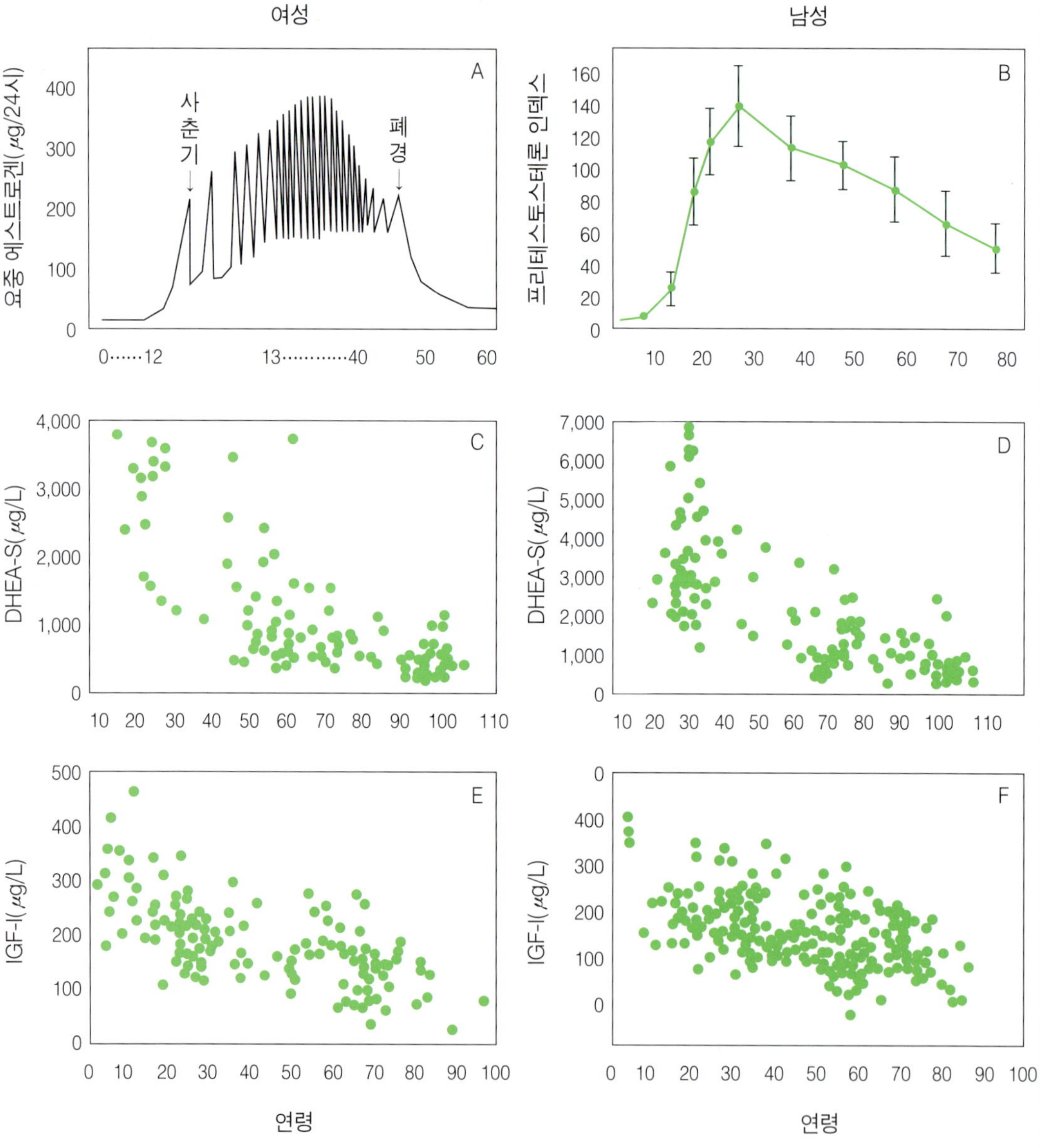

그림 1 노화에 수반하는 호르몬 분비량의 감소

(문헌 3에서 변경 인용)

보완 대체 의료

보완 대체 의료는 현대 서양 의학을 보완하는 의료의 총칭으로 식사 요법, 운동 요법, 비타민 · 미량 원소 등의 보충제, 건강 보조 식품, 정신 심리 요법 등을 포함한다. 미국에서는 각광을 받고 있는 분야이고 일본에서도 건강에 대한 관심의 증대와 고도 정보화로 대체 요법을 받는 사람이 많아지고 있다.

다만, 현재 일본에서는 보완 대체 의료를 의료 기관에서 받는 경우가 적고, 개인 판단으로 행해지고 있는 것이 대부분이다. 또한 현재 유통되고 있는 보충제 중에는 순도가 낮은 것, 안전성에 문제가 있는 것도 포함되어 있고, 또한 고가의 것도 많다. 앞으로는 이들 대체 요법의 항노화에 대한 유효성, 안전성을 과학적으로 검증하여 계통적으로 행해질 필요가 있다. 항노화 요법을 실시하는 측은 환자의 요구에 대응하기 위해서 보완 대체 요법에 관한 지식을 늘리고 효과가 기대되는 것을 적극적으로 도입해 가는 것이 바람직하다.[5)]

호르몬 보충 요법(HRT)

❖ 에스트로겐

폐경에 의한 에스트로겐(estrogen)의 결핍에 기인하는 여성의 갱년기 장애는 충혈, 달아오름, 발한, 냉한 체질 등의 혈관 운동신경 증상과 더불어 불안, 수면 장애, 우울증 등의 정신 증상을 수반하는 경우가 많다. 이러한 증상에 대해서 에스트로겐, 프로게스틴(progestin)을 이용한 호르몬 보충 요법은 현저한 효과가 있어, 유럽에서는 여성의 QOL 향상을 목적으로 해 적극적으로 행해져 왔다. 또한 폐경 후의 에스트로겐 저하가 동맥경화, 고지혈증의 원인이 되어 허혈성 심질환의 발증률을 높인다는 보고가 있어 심혈관 사고의 예방도 겸하면서 HRT를 받는 여성의 수는 계속 증가하고 있다. 그렇지만 최근 HRT의 대규모 임상 연구에서 유방암의 발생률이 HRT 시행군에서 상당히 높았던 일이 보고되어 파문이 일고 있다. 그 후 복수의 대규모 임상 시험에서도 HRT는 골량 증가, 대장암 발생률의 저하 등 유익한 효과가 보이지만, 그 장점을 웃도는 위험인자로 유방암, 뇌졸중, 정맥혈전증의 발증률에 상당한 증가가 보이기 때문에 일부의 임상 연구는 예정보다 빨리 중단되었다. 또한 이러한 연구에서 HRT가 허혈성 심질환의 예방에 효과가 있다는 결과는 얻을 수 없었다.[6)] 이들 대규모 임상시험에서 이용된 약제는 에스트로겐 0.625 mg + 초산 메드록시프로게스테론(medroxyprogesterone) 2.5 mg의 경우가 많았고, 최근에는 에스트로겐 단독으로도 뇌졸중 발증률이 증가한다고 보고되었다. 앞으로는 HRT의 위험(risk)과 이익(benefit)을 신중히 고려하여 환자에게 충분한 설명을 하고 보충 요법을 실시해야 한다.

❖ 테스토스테론

노화에 따라 테스토스테론이 점차 감소하여 50세 이상의 남성에서는 근력 저하, 골량 감소, 성욕 감퇴, 발기부전, 기억력 저하, 행복감 저하 등 다채로운 증상을 나타내어 최근에는 PADAM(partial androgen deficiency in aging male)라고 하는 개념이 생겨 남성 갱년기 장애의 의미로 이용되고 있다.

최근 남성 고령자에 대한 테스토스테론 보충 요법은 유럽에서 급격한 성장을 보이고 있다. 테스토스테론 투여는 근력 증강, 골량 증가, 성욕 · 성기능의 개선과 함께 우울 등의 정신 증상에도 유효하다. 테스토스테론 보충 요법 시작 전에는, 혈중의 호르몬 농도를 측정해 여러 증상이 테스토스테론의 작용의 저하에 기인하는지 어떤지를 확인할 필요가 있다. 또한 안드로겐 의존성 증식을 나타내는 전립선암의 유무에 특별히 주위를 기울여야 하며 의심스러운 증례에 대해서는 투여를 삼가야 한다. 그 밖에 다혈증, 중증의 심부전 환자에 대한 투여도 금기된다. 투여 시작 후에도 전립선암의 종양지표인 PSA나 혈산(CBC), 간기능, 혈청 콜레스테롤의 정기적 측정을 실시하여 부작용을 추적조사(follow-up)해야 한다.

일본에서는 장시간 작용형의 테스토비론 데포(testoviron depot)(250 mg/월)의 2주 또는 1개월에 1회의 근육주사가 일반적이지만 유럽에서는 경피적 투여(겔 제제, 패치 제제)도 널리 이용되고 있다.[7)]

정상 고령자에서의 테스토스테론 보충에 의한 전립선암 발증의 위험성에 관해서는 아직 대규모 장기 투여의 임상시험이 거행되지 않았기 때문에 향후에 새로운 검토가 필요하다.

❖ DHEA

DHEA(dehydroepiandrosterone) 및 그 유산염 DHEA-S는 부신에서 분비되는 스테로이드 호르몬으로 부신 안드로겐(androgen)이라고 불리지만, 그 안드로겐 활성은 테스토스테론의 약 5%밖에 없다. DHEA의 분비는 남녀 모두 6~7세 정도부터 증가하기 시작해 20대를 정점으로 노화와 함께 직선적으로 저하한다(그림 1 C, D).

앞에서 기술한 대로 칼로리 제한으로 수명이 연장한 벵골원숭이에 대해, 노화에 수반하는 혈중의 DHEA-S의 저하 속도가 완만해지는 것을 나타냈다. 또한 미국 볼티모어 주민을 대상으로 한 종단 추적 조사에서는 혈중 DHEA 높고, 혈중 인슐린 저하, 저체온이 장수와 상관하는 것이 나타났고, 항노화 호르몬으로 또한 주목을 끌고 있다. 또한 DHEA는 동물 실험에서 항당뇨병 작용, 항동맥경화 작용, 항골다공증 작용, 면역 활력 작용 등이 인정되어 사람에 대해서도 생활습관병을 예방하는 것이 기대되고 있다.

임상시험의 데이터는 아직 적지만 50 mg/일을 6개월에서 1년 투여했을 때 sense of well-being(행복감)의 개선, 골밀도의 증가, 성적 충동의 증대와 발한, 피부 상태 개선 등이 보고되고 있다.

미국에서는 DHEA 제제가 보충제로 인가되어 일본에서도 개인적으로 수입되고 있다. 그렇지만, 그 중에는 순도에 문제가 있는 것도 있다. 또 임상시험에 의한 증거도 불충분하기 때문에 향후의 대규모 임상시험에 따른 DHEA의 항노화 효과의 평가가 기대된다.[8] 또한 DHEA는 호르몬이기 때문에 복용 시작 시에는 혈중 호르몬 농도의 측정 및 전립선암 등의 종양 유무의 검색이 바람직하다.

❖ GH(성장 호르몬)

GH도 노화와 함께 분비 저하를 인정하는 호르몬이다. 성인의 GH 결손증에 있어서의 여러 가지의 증상이 통상의 노화와 유사하여 GH가 항노화 호르몬이 아닌가 하고 생각된다. 하수체성 소인증 치료에 GH를 보충하여 효과를 보였지만, 정상 고령자에게로의 GH 보충 요법은 1990년의 Rudman 등의 보고로 12명의 IGF-I 저하를 인정한 고령자에게 GH(체중당 0.03 mg)를 주 3회 6개월간 투여했는데, lean body mass(제지방체중)의 증가, 체지방의 감소, 골밀도의 증가가 나타났다.[9] 그렇지만, 그 후의 다수의 GH 임상시험에 대해 체조성의 변화는 인정하지만 뚜렷한 기능 개선을 나타내는 결과는 얻지 못하고 있다. 또 GH의 부작용으로 부종, 관절통, 내당능 장애 등과 더불어 장기 투여에 의한 악성종양의 발생도 염려되고 있다. GH 보충 요법은 유럽을 중심으로 꽤 보급되어 있지만 GH의 항노화 효과에 대해서는 임상적으로 명확한 결론이 나와 있다고는 할 수 없어 향후 새로운 검토가 필요하다.[10]

❖ 호르몬 보충 요법 시행 시 주의점

GH나 DHEA는 호르몬임에도 불구하고 미국에서는 보충제로 공급되고 있기 때문에 개인적으로 구입이 가능하다. 따라서 의료 기관에서 검사를 받지 않고, 복용을 시작하는 경우도 많을 것으로 여겨진다. 안이하게 호르몬이나 보충제에 의지하지 않고, 우선은 식생활이나 운동 습관 등의 라이프스타일을 개선하는 것이 가장 중요하다.

호르몬 요법을 시작할 때는 의료 기관에서 상세한 내분비학적 검사, 종양이나 전립선 비대 등 호르몬 투여가 불이익이 되는 질환의 유무 등을 평가해 개인에게 맞는 항노화 요법을 지도 · 실천해 나갈 필요가 있다. 아래에 호르몬 보충 요법 시행 시의 주요 주의점으로 들었다.

1. 투여 전의 충분한 검사(특히 혈중 호르몬 농도)
2. 악성종양(유방암, 전립선암) 등의 사전 평가
3. 위험/이익(risk/benefit)의 평가
4. 환자에 대한 충분한 설명(특히 위험에 관해서)
5. 투여 후의 정기적인 추적 검사
6. 대규모 임상시험의 결과 등에 관한 최신 정보 수집

골다공증의 진전 방지 및 골절 예방

골량은 노화와 함께 감소하지만, 여성에서는 폐경 후의 에스트로겐 결핍으로 급격한 골량 감소로 골다공증을 발병한다. 골다공증은 파골세포에 의해 뼈를 깎는 「골흡수」와 골아세포에 의해 뼈를 만드는 「골형성」의 균형이 무너져 골량이 감소하고 뼈의 미세 구조가 변화해 골절하기 쉬워지는 병태이다. 골다공증에 수반하는 골절은 일상생활 동작(ADL)이나 QOL을 현저하게 저하시킨다. 특히 대퇴골 경부 골절은 와병 생활의 원인이 되어 환자 자신의 생명 예후뿐만이 아니라 사회경제적으로도 큰 문제가 되고 있다. 일본에서 골다공증으로 이환하는 사람은 약 1,200만 명을 넘는다고 추정되어 고령화 사회의 진행과 함께 향후 더욱 환자 수가 증가할 것으로 예상된다.

최근 비스포스포네이트 제제나 선택적 에스트로겐 수용체 조절제(selective estrogen receptor modulator, SERM)가 강력하게 골흡수를 억제하여 골량을 증가시키고 플라시보군에 비해 의미가 있게 골절을 예방하는 것이 대규모 임상시험으로 증명되고 있어 골량 저하에 수반하는 골절을 예방하는 약제로 최근 사용량이 급속히 증가하고 있다.

투여 시작 시에는 X선 검사에 의한 가슴 요추의 압박 골절의 유무의 판정, 요추 골밀도 측정 장치(DXA)를 이용한 골량의 측정, 골대사지표의 측정을 실시한다. 또한 일부 치료 저항성의 환자도 존재하므로 투여 시작 후 3개월이 지나면 골대사지표를 측정하여 6개월 및 1년 후에 골대사지표와 골량 측정을 실시해 치료 효과를 판정하는 것이 권장된다.

향후의 전망

항노화 요법은 고령화 사회의 진행과 함께 한층 더 주목을 끄는 분야이지만, 개개인의 치료법의 평가에 관해서는 대규모 임상시험을 장기에 걸쳐 실시할 필요가 있기 때문에 아직도 그 효과가 확정되지 않은 것이 많다. 또 현시점에서 개개인의 항노화 요법 평가에 관해서는 유럽의 데이터에 의지하고 있는 것이 실정이다. 최근 일본에서도 유럽의 라이프스타일이 정착되기는 했으나 유전적 배경이나 생활 습관은 일본과 유럽과는 여전히 큰 격차가 있다. 앞으로 독자적인 대규모 임상시험으로 일본인에게 적합한 항노화 요법을 모색해 나갈 필요가 있다고 생각된다.

[참고문헌]

1) 米井嘉一 : 抗加齢療法とライフスタイル. 臨床と研究 80(10) : 1790-1794, 2003.
2) 名倉　潤 : 老化遺伝子. 老年医学, 朝倉書店, 東京, 2003, p17-19.
3) Lamberts SWJ, et al : The endocrinology of aging. Science 278 : 419-424, 1997.
4) Roth GS, et al : Biomarkers of caloric restriction may predict longevity in humans. Science 297 : 811, 2002.
5) 鈴木信孝 : 補完代替医療とアンチエイジング医療. 医学のあゆみ 205(4) : 242-246, 2003.
6) Rossouw JE, et al : Risks and benefits of estrogen plus progestin in healthy postmenopausal women: principal results from the Women's Health Initiative randomized controlled trial. JAMA 288(3) : 321-333, 2002.
7) Kim YC : Hormonal replacement therapy and aging: Asian practical recommendation on testosterone supplementation. Asian J Androl 5(4) : 339-344, 2003.
8) 高柳涼一, ほか : DHEA補充療法とその効果. 治療学 37(10) : 1081-1084, 2003.
9) Rudman D, et al : Effects of human growth hormone in men over 60 years old. N Engl J Med 323(1) : 1-6, 1990.
10) Vance, ML : Can growth hormone prevent aging? N Engl J Med 348(9) : 779-780, 2003.

PART 7

고령자에 있어서 한방 요법의 위치

한방의학에서는 질환의 과정을 정기의 감소(虛) 「인체의 항상성 유지 능력의 저하」를 기초로서 병의 원인(邪)이 인체를 침범했을 경우에 병이 생긴다고 생각한다. 따라서 질환을 치료하는 경우, 병변을 제거함(祛邪)과 동시에 정기의 허를 쾌유시킬(扶正) 필요가 있다.[1)]

한방의학에서는 노화와 함께 정기가 감소한다고 여겨지고 있다. 한방 요법은 병변에 대한 작용과 함께, 정기의 감소에 의한 인체의 장맥, 기관이 저하된 기능을 강화(항노화 작용), 즉 QOL을 높이는 작용을 갖고 있다. 따라서 고령자에서는 특히 한방 요법이 필요하게 되고 노인증후군 등에 일정한 효과가 있다.

노화와 함께 정기를 감소시키는 책임 장기로서는 내분비 기관이 가장 중요시된다. 그 다음에 소화기계도 노화 현상에 깊게 관여하고 있다고 여겨지고 있다. 더욱 중요한 것은 한방의학에서는 심신을 분리하고 있지 않고 마음과 신체를 일체화하여 생각한다. 따라서 한방 요법에서는 마음과 신체를 동일한 한방약으로 치료할 수 있는 시스템으로 되어 있다.

한방의학의 오장육부에 뇌는 포함되지 않았다. 뇌의 기능인 정신은 오장이라고 하는 시스템에 분할되어 각각의 장맥에 속하고 있다. 예를 들면 초조함이나 분노의 감정의 자리인 뇌의 부위는 오장의 하나인 간(Liver가 아니라 교감신경 등을 포함한 인체 시스템)의 일부이다.[2)] 따라서 정신적 스트레스에 의한 소화성 궤양의 한방 요법은 간에 대한 것이며 그것은 궤양과 함께 심리적 스트레스 반응 그 자체의 치료이기도 하다.

또한 한방의학에서는 질환뿐만 아니라 노화 현상에도 마음이 크게 관여하고 있다고 생각하고 있다. 예를 들면 에너지 대사를 개선하는 보기제로 와병 생활을 하던 노인이 걷기 시작하고, 수분 대사를 개선하는 자음제로 야간 배회를 하던 치매 환자가 배회하지 않게 되며, 소화기기능을 개선하는 보패제로 식욕이 없는 환자가 음식을 먹게 되는 등 심신 모두 QOL의 향상에 유효하다. 동시에 한방의 양생서에는 노인은 강한 감정적 자극을 피해야 한다고 쓰여 있다.

여기에서는 부정거사, 노화 현상, 심신일여의 치료를 중심으로 실제 진료를 제시해 고령자의 한방 치료의 위치설정에 대해 설명한다.

고령자의 질환을 치료하는 경우의 특징

1. 고령자는 복수의 질환을 겸비하고 있는 경우가 많다.
2. 호메오스타시스나 제어계의 실조를 초래하기 쉽다.
3. 약물에 대한 반응성에 개인차가 크다.

한방 요법의 유용성

1. 한방약의 방제는 기능이 다양하며 인체의 복수 장부에 작용하여 인체를 정상적인 상태로 되돌리는 작용이 있다. 따라서 복수 장기의 질환을 갖고 있는 고령자의 치료에 유용하다.
2. 한방 치료는 정기의 감소(虛) 「인체의 항상성 유지력의 저하」를 회복시키는 효과가 있어(항노화 작용), 고령자의 치료에 유용하다.
3. 한방약은 원래 음식의 일종으로 기능성 식품이며 그 작용은 온화하여 부작용도 적다. 바꾸어 말하면, 한방 요법은 통상의 약물 치료를 적용하는 전단층에서 실시하는 병태 특이적인 식사 요법이라고도 할 수 있다(당뇨병의 칼로리 제한식, 고혈압의 감염식, 고지혈증의 동물성 지방질의 제한식 등).
4. 한방의학은 심신일여이기 때문에 한방약은 정신적 작용을 가진다. 따라서 한방 치료는 육체적 질환과 동시에 그 질환에 관련한 정신적 이상도 치료한다.
5. 한방의학은 같은 질환에서도, 처방은 각 환자의 증거에 근거하므로 각자 처방이 다르다(동병이치, 이병동치). 개인의 차이에 대응한 order-made 의료이며 개인차를 고려한 치료가 가능하다.

이상과 같은 한방 치료의 특징에서 생각되는 것은 고령자의 한방 치료의 적용성은 구급 처치가 필요한 질환이나 외과적 질환을 제외하고 다종다양하게 광범위한 질환에 이른다. 외과 수술 후의 회복에도 한방약이 유용하다.

고령자 한방 요법의 실제

아래에 고령자 한방 요법의 실제를 일상적인 질환인 고혈압과 만성폐쇄성 폐질환 및 난치병 외의 질환을 예로 들어 고령자에 있어서의 한방 요법을 논해 보고자 한다.

❖ 고혈압의 한방 요법

한방의학에서는 고령자의 고혈압은 인체 여러 장기의 기능 저하를 기초로 한다고 생각되고 있다. 전형적인 증례의 하나는 자율신경계, 특히 교감신경계의 예비기능의 저하가 있는데, 그 결과 교감신경의 피자극성이 항진 상태가 된다.[3] 정신기능의 예비기능 저하에 의한 심리적 흥분성을 수반한다. 이 경우 아침 고혈압, 두통, 동계, 발한, 현기증 등 교감신경의 흥분 증상을 나타낸다. 또 혈압이 변동하기 쉽고, 사소한 정신적 자극에서도 혈압이 상승한다. 이 경우의 한방 치료는 교감신경의 흥분을 진정시키는 것과 동시에 교감신경의 예비기능을 증가시키는 처방을 병용하며 정신 안정 작용 처방도 병용한다(예를 들면 시호가용골모려탕과 산조인탕을 합방한다).

또한 뇌하수체 · 부신피질계의 예비기능의 저하를 기초로 하는 경우도 많아(한방의학의 신허), 이 경우, 신허를 보충하는 처방(팔미지황환이나 지황환 등)과 교감신경의 흥분을 가라앉히는 처방(시호가용골모려탕 등)을 병용한다. 또한 소화 · 대사 · 에너지 생산 능력의 저하(한방의학의 기허)를 기초로 하여 일어나는 고혈압도 있어, 그 경우는 보기제(보중익기탕 등)를 주체로 하고 교감신경의 흥분 억제제를 더한다. 당연한 얘기이지만, 한방 요법에 따르는 강압 효과가 불충분한 경우에는 강압 효과를 얻을 수 있을 때까지 양약의 강압제를 소량으로부터 추가해 나간다. 즉 한방 치료는 약물 치료 전에 실시하는 감염식(salt-free diet) 등의 식사 요법에 상당한다고 생각해도 좋다. 그러나 같은 식사 요법이라고 해도 고령자의 고혈압의 경우 노화와 함께 그 환자에서는 어느 장기나 조직의 기능 저하가 그 기초에 있는지에 의해 한방 치료는 다른 것이 된다(order-made 의료). 어쨌든 한방 요법에 의해 식욕, 수면, 대변, 한통, 성생활, 미용, 생활의 충실감 등 QOL의 향상이 나타난다.

이미 강압제로 장기간 치료 중인 고령자의 고혈압에서도, 강압제의 투여와 한방약을 병용해 각 환자의 장기기능 저하를 한방약으로 보충해 주는 것으로 QOL을 높였고, 또한 강압제를 감량 · 중지할 수도 있어, 부작용 방지에도 유효하다.

❖ 만성 폐쇄성 폐질환의 한방 요법

폐기종이나 만성 기관지염, 그 원인으로 노화에 의한 장기의 기능 저하가 있다. 한방에서는 특히 폐(호흡기계), 비(소화 · 대사 · 에너지 생산계), 신(뇌하수체 · 부신피질계 등)의 기능 저하가 주요한 것이라 생각한다.[3] 따라서, 한방약으로 장기의 기능 저하를 보충하는 것이 치료의 중심이 되는 한편, 감염증 등에 의해 급성으로 병세가 악화되었을 경우는, 항생 물질, 보액 등에 의한 구급 처치가 주역이 되는 것은 당연하다. 전형적인 증례는 폐신기허(기능 저하), 폐신음허(이화 항진), 비신양허(대사 · 에너지 생산 저하)이다. 폐와 신장의 기능 저하의 경우는 인삼, 도마뱀붙이, 행인, 패모, 상백피, 복령, 감초 등을 이용해 폐와 신장을 보충하여, 천식과 기침을 멈춘게 한다. 또한 호두, 오미자, 황기 등을 더한다.

폐신음허의 경우는, 백합고금탕이나 맥미지황환을 이용하여 폐신을 자양한다(엑기스제에는 자음지보탕, 자음강화탕, 육미지황환). 비신양허에서는 팔미지황환 등을 이용해 치료한다. 실제 이러한 치료에 의해 기침, 가래, 천식(호흡 곤란) 등의 승상의 개선뿐만 아니라, 폐활량이나 1초율의 개선이 인정된다. 또한 적절한 한방 치료에 의해 인체기능이 정상화해, 감기 이환율 감소를 포함하여 QOL 향상을 가져온다.

❖ 난치병 등의 한방 요법

난치병 중에서 다발성 경화증, 척수 소뇌 변성증 등의 신경 변성질환에는 한방 요법은 유효성이 높다.[4] 우울증이나 정신분열증 등에도 한방 치료는 유효하다. 또 특발성 간질성 폐렴에도 유효성이 높다. 만성 간염 · 간경변에도 일정한 효과가 있다. Castleman 증후군이나 특발성 혈소판증가증 등에도 효과가 있다. 그 밖에, 기관지 천식은 한방 요법에 의해, 대부분의 증례로 장기완해에 도입할 수 있다.[5] 또 치료법이 없다고 여겨지고 있는 질환에서도, 치료의 패러다임이 완전히 다른 한방의학에서 보면 치료법이 있는 경우가 대부분이다. 치료 효과의 정도는 질환에 따라 다양하지만, 한 번은 한방 요법을 고려해 봐야 한다. 특히 고령자에서는 통상의 약물에서는 부작용이 강하고, 한방 요법의 적용이 있다.

● ○ ● ○

필자의 외래(호흡기 외래와 종합 내과 외래)에서는 예를 들면 폐기종의 경우, 우선 일반 혈액 생화학, 염증 반응, 객담 검사, 흉부 CT, 호흡기능 검사 등으로 진단을 한 후, 한방약을 처방하고, 2주마다 증상이나 QOL을 관찰해, 개선이 불충분한 경우는 흡입제나 기관지 확장제 등을 추가해 나간다. 앞서 양약이 처방된 경우는 추가로 한방약을 처방한다.

고혈압의 경우, 대부분의 증례에서 강압제가 처방되고 있으므로 여기에 한방약을 추가 처방하여 양약을 소량으로 감량해 나간다. 고혈압에 수반하는 불면, 현기증, 귀울림 등도 한방약으로 개선해 나갈 수가 있다. 한방 요법은 질환과 함께 거기에 부수하는 다양한 증상을 제거하는 것으로 QOL이 향상되어 환자를 인간으로 행복하게 하는, 환자가 주역인 의료이다. 거기에 심신 일여의 한방 요법의 최대의 역할과 사명이 있다.

【참고문헌】

1) 日本東洋医学会学術教育委員会（編）：入門漢方医学. 日本東洋医学会, 東京, 2002.
2) 岡部哲郎：入門：内科医のための漢方医学. 6. 精神活動と五臓六腑. 内科 80 : 153-156, 1997.
3) 岡部哲郎：証の科学的分析. Prog Med 15 : 2214-2218, 1995.
4) 岡部哲郎：入門：内科医のための漢方医学. 14. 内科疾患に対する治療成績の実際. 内科 81 : 559-561, 1998.
5) 岡部哲郎, 藤澤道夫, 山根　章, 山本一彦：難治性喘息に対する中国医学の有用性に関する検討. 漢方と最新治療 9(3) : 263-269, 2000.

CHAPTER 2

노인증후군의 약물 요법

이물 흡입 (foreign body aspiration)

최근 노인에 있어서는, 불현성인 것까지 포함하면 이물 흡입은 상당한 빈도로 발생하여 반드시 이물 흡입만으로 치료의 대상이 되는 것은 아니다. 그러니 이물 흡입의 최대 문제는 노인에게 있어 치사적 질환인 폐렴의 원인이 되고 있어 그 폐렴의 원인이 되는 이물 흡입은 적극적인 예방 혹은 치료가 필요하다. 그 폐렴의 원인이 되는 이물 흡입의 원인의 대부분이 substance P의 저하로 일어나는 연하 반사 및 기침 반사의 장애가 원인이 되어 일어나는 것이 판명되어 이에 근거한 약물 요법이 이루어지게 되었다(그림 1).[1)]

안지오텐신 변환효소 저해제(ACE 저해제)에 의한 치료

ACE 저해제는 강압제로서 널리 이용되고 있지만, 이 ACE 저해제는 substance P의 분해 효소를 저해하기 때문에 이것을 사용함으로 substance P의 증가가 기대된다. 실제로 이것을 1주간 사용한 데이터에서는 구강 내의 substance P의 농도는 상승하고 연하 반사도 개선이 나타났다. 또한 2년간 ACE 저해제를 사용한 군과 사용하지 않은 군을 비교했는데, 사용한 군은 사용하지 않은 군과 비교하여 폐렴의 발증이 약 1/3로 감소하였다(그림 2).[1,2)]

또한 ACE 저해제의 주요한 부작용인 기침도, 이물 흡입에 대한 유효한 방어 반사인 것보다 기침이 나오지 않게 되어 폐렴에 걸리기 쉬워진 고령자에게 있어서는 오히려 환영되어야 할 것이다. 고령자에게는 기침을 멈추게 하는 약물을 사용하지 않도록 주의를 주는 것과 동시에 기침을 나오기 쉽게 하여 연하 반사를 개선시켜 이물

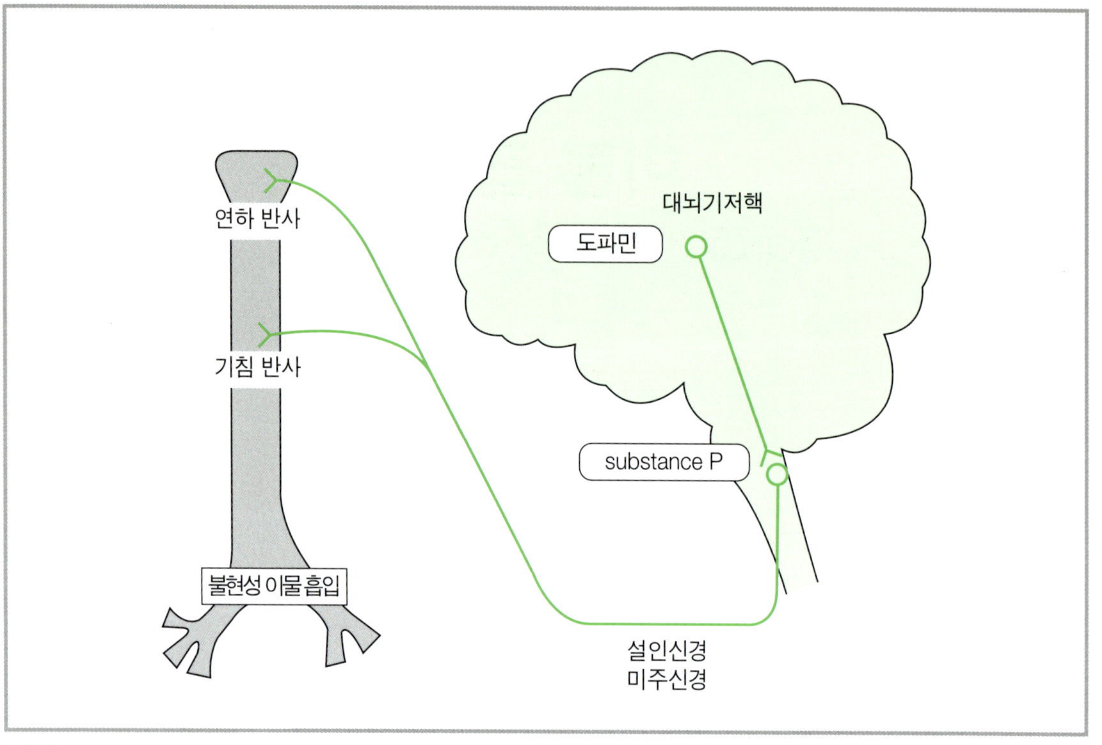

그림 1 substance P와 연하 반사, 기침 반사와의 관계

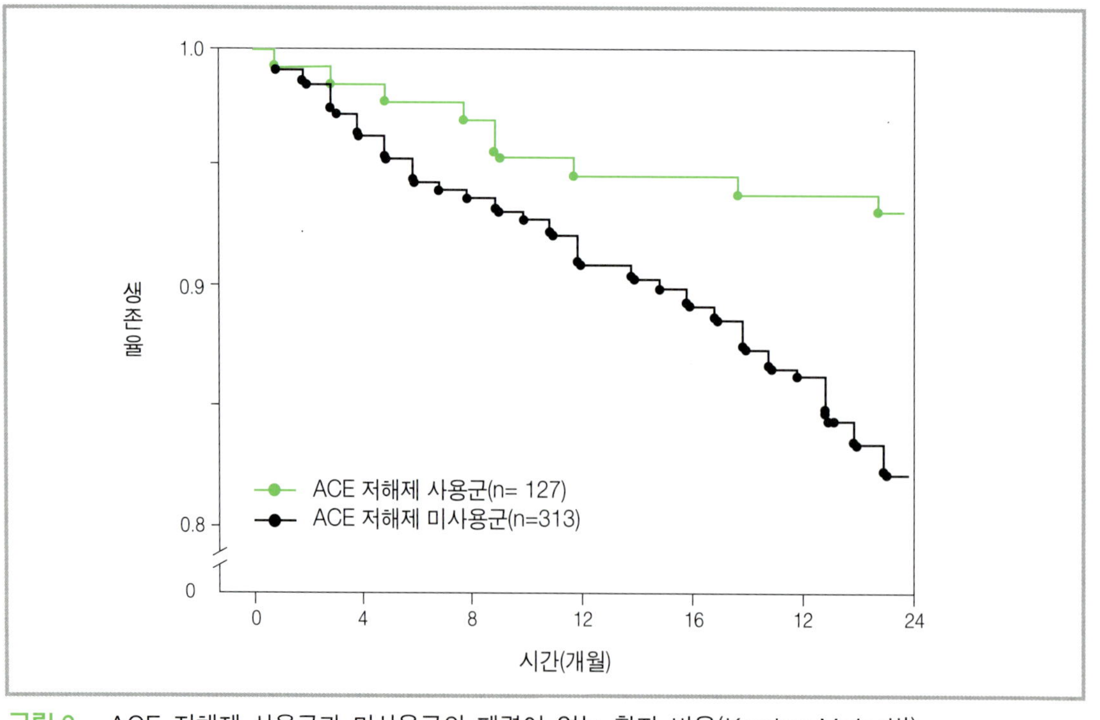

그림 2 ACE 저해제 사용군과 미사용군의 폐렴이 없는 환자 비율(Kaplan-Meier법)

흡입을 예방하는 ACE 저해제를 활용해야 한다.

【처방예】 다음 중 어디에 해당하는가? (고혈압 환자에 한함)

① 이미다프릴(imidapril): 1일 5~10 mg, 1일 1회 투여

② 에나라프릴(enalapril): 1일 5~10 mg, 1일 1회 투여

③ 캅토프릴(captopril): 1일 37.5~75 mg, 1일 3회 분할 투여

도파민 보충 요법

도파민 연하 반사나 기침 반사를 장애하는 원인이 되는 substance P의 저하는, 그것을 제어하고 있는 도파민계 신경의 장애가 원인이다. 따라서 도파민을 보충하는 것으로 연하기능을 개선시키는 치료법이 있다.

아만타딘(amantadine)은 도파민의 작용제(agonist)이지만 이것을 3년간 투여한 군과 투여하지 않았던 군을 비교한 조사에서는 투여군이 비투여군에 비해 폐렴의 발증이 약 1/5에 감소하였다(그림 3).[1,3] 연하 빈시를 조사한 조사에서도 레보도파(levodopa)는 상당히 연하 반사를 개선하는 것이 확인되었다(그림 4).[5]

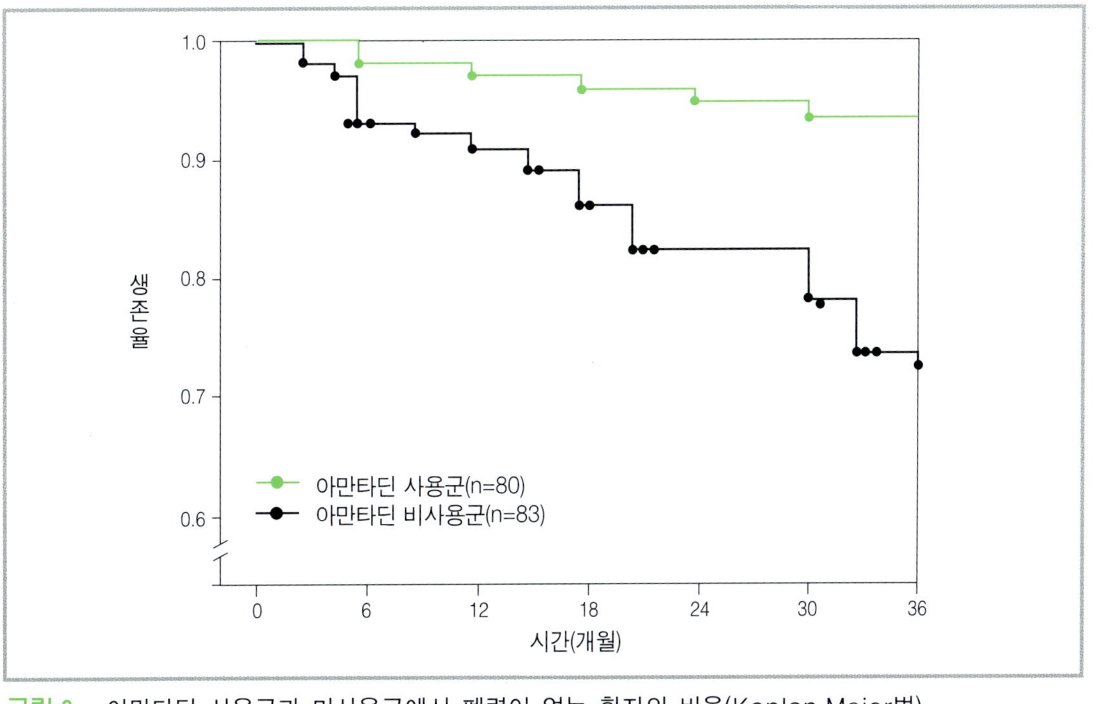

그림 3 아만타딘 사용군과 미사용군에서 폐렴이 없는 환자의 비율(Kaplan-Meier법)

【처방예】

아만타딘: 1일 100 mg, 1일 2회 투여

항혈소판제, 뇌혈관 확장제에 의한 치료

고령자의 대뇌 기저핵에는 무증후성 뇌경색(라크나 경색)이 보여지지만, 이 대뇌 기저핵에는 도파민계의 리셉터가 존재하여 이 부분에 발생할 수 있는 뇌경색은 다발하면 도파민 신경을 장애하여 또한 substance P의 저하로부터 오는 연하 반사 및 기침 반사의 장애를 일으켜, 이물 흡입의 원인이 된다.

이것에 대해 항혈소판 작용과 혈관 확장 작용을 하는 실로스타졸로(cilostazol)을

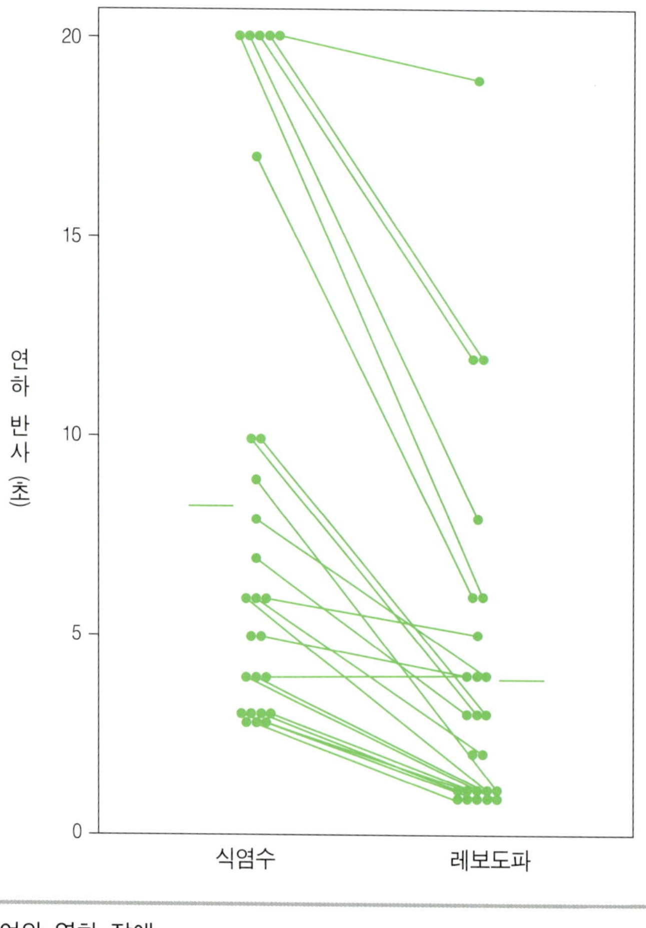

그림 4 도파민 투여와 연하 장애

3년 투여했더니 뇌경색 및 폐렴의 발증이 투여군에서는 비투여군에 비해 약 1/2로 감소했다.[6)]

【처방예】

실로스타졸로: 1일 100 mg, 1일 1회 투여

반하후박탕에 의한 치료

한방약인 반하후박탕도 이물 흡입을 예방하는 효과가 있는 것이 확인되고 있다. 이물 흡입성 폐렴을 일으킨 적이 있는 고령자를 대상으로 조사한 결과에서는 구강 내의 substance P를 증가시키는 것으로 연하 반사를 개선하는 작용이 확인되었고,[7)] 이물 흡입성 폐렴을 예방하기 위해서 반하후박탕을 사용하는 것이 유효하다고 확인되고 있다. 동일하게 파킨슨병의 환자에서도 조사되어 연하 반사를 개선시킨 것이 확인되었다.[8)]

【처방예】

반하후박탕: 1일 5~7.5 g, 1일 2~3회로 나누어 투여

항정신병제 사용을 피한다

치매 노인의 행동 이상을 조절할 목적으로 가끔 사용되는 정신 안정제에는 도파민계 신경을 억제하는 항정신병제(대신경안정제)와 벤조디아제핀 수용체에 작용하는 소신경안정제가 있다. 도파민계 신경을 억제하는 대신경안정제는 조사 결과 연하 반사를 억제하여 폐렴의 위험을 증가시키는 것이 판명되었다(그림 5). 치매가 연하기능 및 이물 흡입의 위험인자로 한 보고도 많지만, 이러한 조사에서는 그 대부분이 치매 환자가 사용하고 있던 정신 안정제나 대뇌 기저핵의 무증후성 뇌경색(라크나 경색)을 충분히 검토하지 않고, 치매 그 자체가 연하 반사나 이물 흡입의 원인이 된다고 판단하기에는 불충분했다. 알츠하이머병 환자에 있어, 이것들을 충분히 검토한 결과에서는 알츠하이머병에 대해 일어나는 연하 장애는 대뇌 기저핵에 일어난 무증후성 뇌경색(라크나 경색)이나, 대신경안정제에 의해 일어나고 그러한 요인이 없는 알츠하이머병 환자에서는 그 말기에 이를 때까지 연하 장애가 정상이었다(그림 6).[9)]

또한 동시에 행해진 소신경안정제에서의 검토는 소신경안정제는 연하 반사의 장

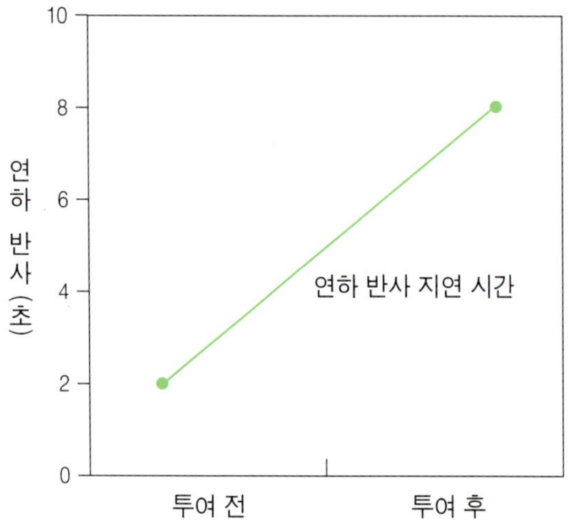

그림 5 항정신병제와 연하 반사 지연 시간의 관계

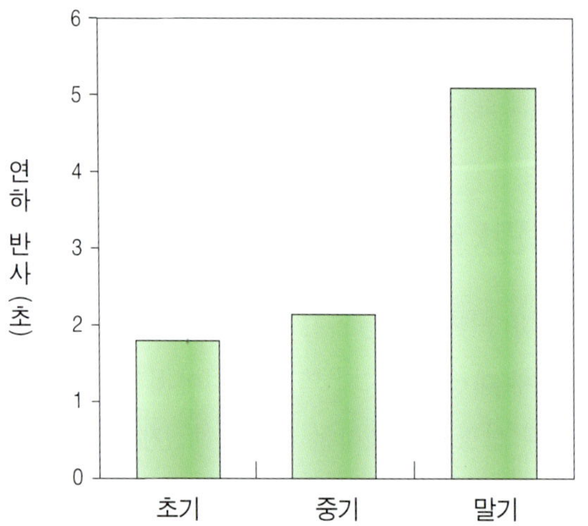

그림 6 알츠하이머병에 있어서의 병기와 연하 반사 지연 시간의 관계

애나 폐렴의 위험이 되는 증거를 확인하지 못하고, 대신경안정제와 비교하면 안전하고, 행동 이상을 수반하는 치매 고령자에게는 대신경안정제를 제1선택으로 하는 것이 바람직하다.

또한 마취과 영역의 조사에서는 프로포폴이 연하 반사를 억제했다고 하는 보고[10)]도 있어 약제와 연하기능의 관계에서는 향후 새로운 조사가 필요하다.

[참고문헌]

1) Yamaya M, Yanai M, Ohrui T, et al : Interventions to prevent pneumonia among older adults. J Am geriatr Soc 49 : 85-90, 2001.
2) Sekizawa K, et al : ACE inhibitor and pneumonia. Lancet 352 : 1069, 1998.
3) Nakagawa T, et al : Amanntadine and pneumonia. Lancet 353 : 1157, 1999.
4) Yamaya M, Yanai M, Ohrui T, et al : Interventions to prevent pneumonia among older adults. J Am geriatr Soc 49 : 85-90, 2001.
5) Kobayashi H, et al : Levodopa and swallowing reflex. Lancet 348 : 1320-1321, 1996.
6) Yamaya M, Yanai M, Ohrui T, et al : Antithrombotic therapy for prevention of pneumonia. J Am Geriatr Soc 49 : 687-688, 2001.
7) Iwasaki K, Wang Q, Nakagawa T, et al : The traditional Chinese medicine banxia houpo tang improves swallowing reflex. Phytomedicine 6(2) : 103-106, 1999.
8) Iwasaki K, Wang Q, Seki H, et al : The effects of the traditional chinese medicine, "Banxia Houpo Tang (Hange-Koboku To)" on the swallowing reflex in Parkinson's disease. Phytomedicine 7(4) : 259-263, 2000.
9) Wada H, Nakajoh K, Satoh-Nakagawa T, et al : Risk factors of aspiration pneumonia in Alzheimer's disease patients. Gerontology 47(5) : 271-276, 2001.
10) Rimaniol JM, D'Honneur G, Duvaldestin P, et al : Recovery of swallowing reflex after propofol anesthesia. Anesth Analog 79 : 856-859, 1994.

PART 2

남성의 요류 장애

고령 남성에 있어서의 배뇨 장애는 비뇨기과의 뿐만 아니라 일반 임상의에 있어서도 일상 진료 중에 쉽게 접할 수 있는 병태라고 할 수 있다. 그 원인은 여러 방면에 있기 때문에 약물 요법을 시작하기 전에 감별 진단을 충분히 실시할 필요가 있다. 본고에서는 고령 남성에 있어서의 배뇨 장애의 원인과 감별 진단 및 배뇨 장애를 일으키는 대표적인 질환인 전립선비대증에 대한 약물 요법의 실제를 나타낸다.

하부 요로 증상

배뇨에 관한 자각 증상은 하부 요로 증상(lower urinary tract symptoms, LUTS)으로 총칭된다. LUTS는 축뇨 시 증상(주간 빈뇨, 야간 빈뇨, 요의절박, 절박성 요실금 등), 배뇨 시 증상(요세의 저하, 배뇨의 중단, 배뇨 시작의 지연, 배뇨 시작 시의 복압 등) 및 배뇨 후 증상(잔뇨감, 배뇨 후 요적하)으로 대별된다.[1] 고령자에 있어서는 이러한 증상이 단독 혹은 복합하여 존재한다. 일반적으로는 LUTS에 의한 생활의 질(QOL) 저하가 의료 기관 진찰의 주요 증상이었지만 일부의 증례에 대해 LUTS가 경미함에도 불구하고 고도의 잔뇨, 상부 요로의 확장(수뇨관이나 수신증)이나 신장 기능의 저하를 나타내는 일도 있다.

고령 남성에 있어서의 배뇨 장애의 원인

원활한 축뇨와 배뇨는 방광배뇨근기능과 요도 괄약근기능의 협조 작용에 의해 수행된다. 축뇨기의 방광배뇨근 과활동은 빈뇨나 요의절박 등 축뇨 시 증상의 원인이 된다. 한편, 하부 요로 통과 장애는 요세의 저하 등의 배뇨 시 증상의 원인이 되지만 주의해야 할 점은 배뇨 시의 방광배뇨근의 수축력이 저하했을 경우에도 동일한 증상 · 소견을 나타내는 것이다. 고령 남성에 있어서는 방광배뇨근 상태와 하부 요로 통과 장애의 정도에 의해 실금으로부터 요폐까지의 다양한 병태가 출현한다.

고령 남성의 방광배뇨근 상태와 하부 요로의 통과 상태에 영향을 주는 요인은 다방면에 걸친다(표 1). 뇌 · 척수질환 등의 중추성 질환은 방광배뇨근 과활동의 원인이 된다. 한편 당뇨병 등에 의한 자율신경 장애에서는 방광배뇨근의 수축력이 저하한다. 따라서 상세한 문진이나 환자의 과거 병력의 청취는 배뇨 장애의 원인을 추측하기 위해서 필수이다. 고령 남성에 있어서의 하부 요로 통과 장애의 주요 요인은

표 1 고령 남성의 하부 요로 증상의 병태와 원인

증상	병태	원인
축뇨 시 증상	방광기능 장애	배뇨근 과활동 -신경인성(뇌출혈, 뇌경색, 파킨슨병, 다발성 경화증, 척수 손상 등) -특발성(전립선비대증, 노화 등) 요로감염증 전립선염 간질성 방광염 하부수뇨관결석, 방광결석 방광암
	괄약근기능 저하	전립선 수술에 의한 괄약근 손상
	기타	다뇨(당뇨병, 고혈압, 요붕증, 다음, 노화 등) 수면 장애 심인성 빈뇨 노화
배뇨 시 증상	하부 요로 통과 장애	전립선비대증, 요도협착, 방광경부경화증, 전립선암, 노화, 약물 등
	방광 수축 장애	신경인성 방광(당뇨병, 추간판탈출증, 척추관협착, 직장암 수술 후 등) 노화 약물

전립선비대증이지만, 전립선암의 가능성을 제외하기 위해서 전립선 특이 항원(prostate specific antigen, PSA)의 측정이 필요하다. 그 밖에 방광암이 축뇨 시 증상의 원인이 될 수도 있기 때문에 감별 진단은 신중하게 진행할 필요가 있다. 소변검사는 필수 검사 항목이며 혈뇨의 존재는 방광암을 의심하는 최대의 소견이다. 또한 여러 가지의 합병질환을 가지는 것이 많은 고령자에 있어서는 타질환의 치료를 위해서 복용하고 있는 약제가 배뇨 장애에 관여하고 있는 경우가 있다. 항콜린 작용을 가진 약제(진경제, 항히스타민제, 소화성 궤양 치료제, 항우울증제 등)나 α, β-아드레날린 자극 작용을 가지는 약제(감기약, 기관지확장제 등) 등이 배뇨 장애의 원인이 된다. 그 밖에 분명한 임상적인 기초질환을 인정하지 않으면서 방광배뇨근 과활동이나 수축력 저하를 나타내는 경우가 있어, 노화 현상이 관여하고 있다고 생각된다.

전립선비대증에 의한 배뇨 장애

고령 남성의 배뇨 장애의 원인 중 가장 빈도가 높은 질환은 전립선비대증이 있다. 조직학적인 전립선비대증은 요도 근방에 존재하는 이행 영역에서 발생하는 선종이다. 선종의 증대에 의해 기계적 및 기능적으로 전립선부 요도가 압박되어, 하부 요로 통과 장애가 출현한다. 조직학적인 전립선비대증의 빈도는 노화와 함께 증가하고 고령 남성의 대부분은 이것을 가지기 때문에 전립선비대증 그것은 생리적인 노화 변화의 하나로 자리매김했다. 그러나 LUTS에 따른 고통이 현저하게 QOL을 손상시킨다면 적극적인 치료가 고려된다.

전립선비대증에 의한 LUTS는 다채롭고, 축뇨 시 증상, 배뇨 시 증상 및 배뇨 후 증상이 여러 가지의 빈도 · 정도로 출현한다. 전립선비대증의 주 병태는 하부 요로 통과 장애이기 때문에 뇨세의 저하 등의 배뇨 시 증상의 출현 기전은 비교적 이해하기 쉽다. 증례에 따라서는 하부 요로 통과 장애에 연발 혹은 노화에 기인하는 방광배뇨근 수축력 장애가 배뇨 시 증상의 원인이 되는 한편 전립선비대증에 있어서의 축뇨 시 증상의 출현 기전은 배뇨 시 증상에 비해 다채롭다. 고령자에 있어서는 수면 장애나 야간 다뇨 등이 야간 빈뇨의 원인이 되고 있는 것을 흔히 볼 수 있다. 이 경우 전립선비대증에 대한 통상의 치료법은 실패로 끝날 가능성이 많기 때문에 배뇨 일지를 이용한 배뇨 시각 · 배뇨량 · 배뇨 패턴의 파악이 필요하다.

요의절박이나 절박성 요실금의 발현 기전으로 가장 중요한 것이 배뇨근 과활동이다. 배뇨근 과활동은 분명한 신경성 질환이 나타나는 신경인성 배뇨근 과활동과 이것이 나타나지 않는 특발성 배뇨근 과활동으로 분류된다.[1] 전립선비대증의 약 2/3의 증례에서는 특발성 배뇨근 과활동이 합병하여 과활동 방광증후군(overactive bladder syndrome)의 원인이 된다. 그 밖에 전립선비대증에 의한 하부 요로 통과 장애에 의해 잔뇨가 발생했을 경우 기능적 방광 용량이 감소해 빈뇨가 된다. 통과 장애가 더욱 심해지면 일류성(기이성) 요실금이 출현한다.

전립선비대증의 중증도 결정

전립선비대증의 치료는, 원칙적으로 전립선비대증 진료 가이드라인[2]에 근거하여 진행한다. 전립선비대증은 생명을 위협하는 질환은 아니고 QOL을 해치는 병태이기 때문에 LUTS의 중증도 및 QOL에게 주는 영향의 평가가 필수가 된다. 치료의 목적도 환자의 고통의 경감이나 QOL의 개선이라는 것이 된다.

전립선비대증에 의한 LUTS를 정량화하기 위해서 국제 전립선 증상 점수(IPSS: 표 2)[3]가 이용된다. IPSS에서 0~7점은 경증, 8~19점은 중등증, 20점 이상은 중증으로 판정한다. 일반적으로는 경증 예는 경과 관찰이나 약물 요법, 중등증은 약물 요법이나 수술 요법, 중증은 저침습적 치료법이나 수술 요법이 고려된다. 그러나 치료법의 선택상으로는 환자의 배경을 고려해 충분한 사전동의(informed consent)를 실시할 필요가 있다.

이상과 같이 원칙적으로는 LUTS의 중증도를 깊이 생각해 치료법이 선택되지만 하부 요로 통과 장애에 연발한 신후성 신부전, 일류성 요실금, 다량의 잔뇨, 반복되는 요로 감염증 및 조절 불능인 혈뇨를 가지는 증례에 대해서는 LUTS의 정도와 관계없이 수술 요법의 절대적 적응이 된다.

전립선 비대의 정도가 가지는 임상적 의미

전형적인 전립선비대증에 대해서는 이행 영역에 발생한 선종에 의해 전립선 전체의 종대를 보인다. 그러나 전립선 비대의 정도와 LUTS의 중증도 및 요류율의 저하 혹은 하부 요로 통과 장애의 정도 등의 타각소견은 절대 관계가 없다. 이 때문에 전립선 사이즈가 가지는 의미에 혼란이 생겼던 시대가 있었다. 그러나 최근 면학연구 결과의 집적으로 전립선 사이즈가 클수록 장래에 급성 요폐에 빠지기 쉽고, 또한 외

표 2 국제 전립선 증상 점수(IPSS: international prostate symptom score)

어느 정도의 비율로 다음과 같은 증상이 있었습니까?	전혀 없음	5회에 1회 미만	2회에 1회 미만	2회에 1회의 비율	2회에 1회의 비율 이상	거의 항상
최근 1개월 동안에 배뇨 후 아직 요가 남아 있다고 느꼈습니까?	0	1	2	3	4	5
최근 1개월 동안에 배뇨 후 2시간 이내에 다시 요의를 느꼈습니까?	0	1	2	3	4	5
최근 1개월 동안에 배뇨 중에 요가 몇 번이고 끊긴 적이 있습니까?	0	1	2	3	4	5
최근 1개월 동안에 요의를 참기 어려운 적이 있었습니까?	0	1	2	3	4	5
최근 1개월 동안에 배뇨의 세기가 약한 적이 있었습니까?	0	1	2	3	4	5
최근 1개월 동안에 배뇨를 위해서 배에 힘을 준 일이 있었습니까?	0	1	2	3	4	5

	0회	1회	2회	3회	4회	5회
최근 1개월 동안에 취침 후 아침 기상까지 보통 몇회 배뇨를 위해 일어났습니까?	0	1	2	3	4	5
국제 전립선 증상 점수 점						

	매우 만족	만족	거의 만족	그저 그렇다	약간 불만	싫다	매우 싫다
현재의 배뇨 상태가 이대로 계속된다면 어떻겠습니까?	0	1	2	3	4	5	6
QOL 점수 점							

(문헌 3에서 인용)

과적 치료에의 이행률이 높은 일이 나타났다.[4] 이상에서 전립선의 크기는 증상의 진전을 예측하는 데 있어서 중요한 의미를 갖고, 또 치료 후의 자연사에도 큰 영향을 미치고 있다고 말할 수 있다(후술).

전립선비대증에 대한 약물 요법

전립선비대증에 대한 약물 요법은 ① 교감신경 α_1-수용체 차단제(α_1-차단제) ② 항남성호르몬 제제 ③ 기타 약제로 대별된다. 서양에서 범용되고 있는 5α-환원효소 저해제는 일본에서는 아직 승인을 얻지 못하고 있기 때문에 사용 불가능하다.

❖ α_1-차단제

α_1-차단제는 현재로는 전립선비대증에 대한 약물 요법의 제1선택제로 사용되고 있다.

교감신경 α_1-수용체에는 세 종류의 아류형 수용체(α_{1A}, α_{1B}, α_{1D})가 있다. 전립선비대증에서는 선종을 구성하는 평활근상에 교감신경 α_1-수용체가 증가하지만, 그 중에서도 α_{1A} 및 α_{1D}의 증가가 현저하다.[5)] 교감신경 자극에 의해 쉽게 전립선 평활근을 수축하기 위해 기능적인 요도 폐쇄가 일어나다. α_1-차단제의 투여로 전립선 평활근이 이완하여 하부 요로 통과 장애의 경감으로 연결된다.

그 효과는 비교적 신속하게 발현하여 4~12주로 최대에 이른다. 60~70%의 증례에서 임상 효과를 얻을 수 있다.

염산 탐술로신(tamsulosin)〔하루날(harnal)®〕, 나프토피딜(naftopidil)〔아비쇼트(avishot)®, 프리바스(flivas)®〕, 염산 테라조신(terazosin)〔하이트라신(hytracin)®, 바소메트(vasomet)®〕, 우라피딜(urapidil)〔에브란틸(ebrantil)®〕, 염산 프라조신(prazosin)〔미니프레스(minipress)®〕이 일본에서 이용 가능하다. 염산 프라조신, 염산 테라조신, 우라피딜은 각 α_1-수용체 아류형을 비선택적으로 저해한다. 혈관 평활근의 수축에 관여하는 α_1-수용체 아류형은 주로 α_{1B}이기 때문에 이러한 약제는 강압제로의 승인도 얻었다. 기립성 저혈압 등의 부작용을 회피하기 위해 약제는 소량부터 시작하여 증상이나 부작용을 감안하면서 증량하는 한편, 염산 탐술로신이나 나프토피딜은 α_{1B}에 대한 친화성은 낮기 때문에 기립성 저혈압 등의 혈관계 부작용은 비교적 적다.

【처방예】 ①~④ 중 하나

① 하루날®: 0.2 mg, 1회

② 프리바스®, 아비쇼트®: 25 mg, 1회로 시작. 1일 75 mg까지 증량 가능(최근에는 50 mg, 1회로 시작하는 방법이 일반화되고 있다)

③ 에브란틸®: 30 mg, 2회 분복으로 시작. 1일 90 mg까지 증량 가능

④ 하이트라신®, 바소메트®: 1 mg, 2회 분복으로 시작. 1일 2 mg까지 증량 가능

❖ 항남성호르몬 제제

전립선은 생식에 필요한 전립선 액을 분비하는 남성 고유의 부성기이다. 그 발생, 발육, 기능 유지를 위해서는 남성호르몬이 필수이며, 전립선비대증에 대해도 예외는 아니다. 항남성호르몬 제제의 투여로 선종이 축소해 기계적 요도 폐쇄의 경감과 연결된다.

일본에서는 주사제인 옥센도론(oxendolone)〔프로스테틴(prostetin)®〕이나 카프론산 게스토노론(caprorate gestonorone)〔데포스타트(depostat)®〕도 사용 가능하지만, 주로 경구제인 스테로이드성 항남성호르몬 제제〔초산 클로르마디논(chlormadinone)(프로스탈(prostal)®, 프로스탈 L®), 알리레스트레놀(allylestrenol)(퍼세린(perselin)®)〕가 사용되고 있다. 테스토스테론의 전립선 세포 내로의 흡수를 저해, 5α-디히드로테스토스테론과 안드로겐 수용체의 결합 저해 및 시상하부-하수체 억제에 의한 혈중 테스토스테론치의 저하가 주요 작용 기전이지만, 알리레스트레놀은 5α-환원 효소 저해 작용도 나타난다. 항남성호르몬 제제에 의해 전립선 용적은 20~30% 감소해, 50~60%의 증례에서 임상 효과를 얻을 수 있지만 효과 발현까지는 3~4개월의 시간을 필요로 한다. 혈중 테스토스테론치의 저하에 의한 성욕 저하, 발기 장애 등의 부작용이 있어(특히 초산 클로르마디논), 성적 활동을 가지는 증례에 대한 사용에는 주의가 필요하다. 또한 항남성호르몬 제제로 혈청 PSA 수치가 저하하기 때문에 투여 전에 전립선암이 아님을 확인해 두는 것이 필요하다.

【처방예】 ①~③ 중 하나

① 프로스탈®: 50 mg, 2회 분복

② 프로스탈 L®: 50 mg, 1회

③ 퍼세린®: 50 mg, 2회 분복

❖ 기타 약제

한방약(팔미지황환®, 우차신기환® 등), 식물 엑기스 제제〔쎄닐톤(cernilton)®, 에비프로스타트(eviprostat)®〕, 아미노산 제제〔파라프로스트(paraprost)®〕에는 항염증 작용이나 부종 경감 작용이 있다고 생각되지만 임상 효과에 관한 지견은 불충분하다.

전립선비대증에 대한 약물 요법의 실제

❖ 어느 약제부터 사용해야 할 것인가?

비교적 조속한 LUTS의 완화를 목표로 한다면 α_1-차단제가 제1선택제로 추천된다. 어떤 α_1-차단제도 그 임상적인 근접 효과에는 큰 차이가 나타나지 않는다. 한편 α_1-차단제가 전립선비대증의 장기적인 예후를 개선하는지에 관해서는 정보가 한정되어 있다. 소극적인 시험에서는 IPSS가 중증, 최대 요류율이 10 mL/초 미만인 증례는 재치료율이 높은 경향이 있고, 전립선 용적이 40 mL 이상 혹은 압뇨류율 측정에 대해 하부 요로 폐쇄를 가지는 증례에 있어 재치료율이 높게 나타난다.[6] 또한 미국에서 시행된 대규모 무작위 시험(Medical Therapy of Prostatic Symptoms, MTOPS)에 있어서도 비선택적 α_1-차단제인 메실산 독사조신(mesilate doxazosin)〔카르데날린(cardenalin)®, 일본에서는 전립선비대증에 대해서는 적응 외〕 투여군에서는 투여 3년이 경과하면 침습적 치료로의 이행률이 증가하고 5년째에는 플라시보 투여군과 동일한 정도를 보이고 있다.[7]

❖ 어느 α_1-차단제가 효과가 없을 경우 다른 종류의 α_1-차단제로 바꾸는 것이 의미가 있을까?

α_1-차단제의 종류에 따라 α_1-수용체 아류형에의 친화성이 차이가 난다. 예를 들면, 염산 탐스로신은 α_{1A}-수용체, 나프토피딜은 α_{1D}-수용체에 대한 친화성이 높다. α_{1D}-수용체는 방광이나 척수에 많이 발현하여 방광배뇨근 과활동과의 관련성이 추측되고 있다. 따라서 α_1-차단제의 종류에 의해 임상적인 효과가 다소 다른 것이 예측된다. 염산 탐술로신 혹은 나프토피딜이 무효인 증례에 대해서 각각 나프토피딜 혹은 염산 탐술로신로 투여 약제를 바꾸면 효과를 보이는 증례도 존재하기 때문에 다른 α_1-차단제로의 변환은 시도해도 좋은 방법이라고 생각된다. 그러나 복수의 α_1-차단제의 임상 효과를 동시에 검토한 무작위 비교 시험은 적어, 현재로는 각 α_1-차단제에 특징적인 임상 효과, 최적 증례의 선택에 관한 자세한 것은 불명하다.

❖ 항남성호르몬 제제의 적응이 되는 증례는?

항남성호르몬 제제는 효과 발현까지 장기간이 걸리기 때문에 증상의 급속한 완화를 꾀하고 싶은 경우에는 적용되지 않는다. 그러나 전립선 사이즈의 감소에 의해 장기적인 예후를 개선시킬 가능성이 있다. 5α-환원효소 저해제는 엄밀한 의미에서는 항남성호르몬 제제는 아니지만, 이로 인해 20~30% 정도의 전립선 사이즈의 축소를 얻을 수 있다. 5α-환원효소 저해제에 의해 LUTS가 강한 증례 및 전립선이 큰 증례에 있어서의 뇨폐의 발생, 수술로의 이행의 억제 효과가 나타나고 있다.[4,9]

❖ α_1-차단제와 항남성호르몬 제제의 병용 요법은 의미가 있는가?

앞에서 기술한 MTOPS의 결과에서는[7] 전립선비대증의 진행을 4점 이상의 IPSS의 악화, 급성 요폐, 실금, 신부전 혹은 재발하는 요로 감염증이라고 정의했는데, 그 비율(100명당)은 플라시보 4.5, 5α-환원효소 저해제〔피나스테리드(finasteride)〕 2.9, 메실산 독사조신 2.7, 양자의 병용이 1.5로 병용군에서 가장 전립선비대증의 진행이 억제당하고 있었다. LUTS의 진행(4점 이상의 IPSS의 악화)을 봐도 동일한 경향이었다. 따라서 항남성호르몬 제제에 대해도 α_1-차단제와의 병용 효과가 추측된다. 의료경제적 측면도 감안한 향후의 검토가 필요하다.

❖ 축뇨 시 증상이 강한 증례에 항콜린제 사용은 어떻게 해야 하는가?

방광배뇨근에는 무스카린 수용체가 존재하여 부교감신경종말로부터 분비되는 아세틸콜린(acetylcholine)에 의해 활성화되어 방광배뇨근이 수축한다. 방광배뇨근 과활동은 폴라키수(pollakisu)® 나 bup-4® 등의 항콜린제에 의해 억제된다. 따라서 α_1-차단제 투여 후에도 축뇨 시 증상이 지속하는 증례에 대해서는 항콜린제의 추가도 고려된다. 그러나 전립선비대증에 있어서의 항콜린제의 사용에 관해서는 지금까지 충분한 데이터가 없는 것이 현실이다. 하부 요로 통과 장애가 강한 증례에 대해서는 배뇨 시 증상의 악화, 잔뇨량의 증가, 급성 요폐 등에 충분히 주의할 필요가 있다. 항콜린제는 저용량부터 시작하여 자각 증상이나 잔뇨량 등을 모니터링하면서 신중하게 투여한다. 축뇨 시 증상이 강한 증례에 대해서 처음부터 α_1-차단제와 항콜린제를 병용하는 방법도 있지만,[10] 현 시점에서는 부작용을 일으키지 않고 효과가 예측되는 증례를 선택하는 것은 어렵다. 어쨌든 요의절박이나 요실금이라고 하는 병태에만 사로잡혀 항콜린제를 단독 사용하는 것은 피해야 하는 것이다.

❖ 언제까지 약제를 투여하는지?

α_1-차단제에 관해서는 고혈압에 대한 강압제처럼 원칙적으로는 복용을 계속할 필요가 있다. 그러나 복용을 중지하더라도 LUTS의 악화가 나타나지 않는 증례도 많이 보이기 때문에 증상이 있을 때만 이것을 복용한다는 간헐 요법도 고려된다.

항남성호르몬 제제에 관해서는 복용 중지에 의해 전립선의 재 증대를 보이기 때문에 지속 투여가 필요하다. 효과가 인정된 증례에 대해서는 반량 투여도 시도되고 있다.

❖ 다른 요법으로 변경하는 타이밍은?

증상이 개선되지 않고 고통이 경감하지 않는 증례에 대해서 만연하게 약제 투여를 계속하는 것은 피해야 한다. α_1-차단제에 관해서는 3개월 정도를 기준으로 효과 판정을 실시하여 계속 해야할 것인가 아닌가를 판단한다. 앞에서 말한 것처럼 방광배뇨관계 수축력 장애가 주요 요인인 경우 하부 요로 통과 장애를 개선하는 치료법은 반드시 적당하지 않다. 한편 만족하여 계속 투여하는 증례에 대해서도 경과 중에 뇨폐나 신기능 저하 등의 소견이 출현했을 경우에는 신속하게 약물 요법 이외의 치료법을 제시해야 한다.

● ○ ● ○

이상, 전립선비대증에 대한 약물 요법을 중심으로 설명했지만 전립선비대증에는 경뇨도적 전립선 절제술이라고 하는 gold standard가 있는 것을 염두에 두고 약제 요법의 한계를 환자에게 제시하는 것이 필요하다.

【참고문헌】

1) Abrams P, Cardozo L, Fall M, et al : The standardisation of terminology in lower urinary tract function: report from the standardisation sub-committee of the International Continence Society. Urology 61: 37-49, 2003. (日本語訳 : 日本排尿機能学会誌 14 : 278-289, 2003.)
2) 大島伸一, 西澤　理, 平尾佳彦, 長谷川友紀 : EBMの基づく前立腺肥大症診療ガイドライン. 泌尿器科領域の治療標準化に関する研究班編, じほう, 東京, 2001.
3) 本間之夫, 塚本泰司, 安田耕作, ほか : International Prostate Symptom ScoreとBPH Impact Indexの日本語訳の言語的妥当性に関する研究. 日泌尿会誌 93 : 669-680, 2002.
4) Roehrborn CG, McConnell JD, Lieber M, et al : Serum prostate-specific antigen concentration is a powerful predictor of acute urinary retention and need for surgery in men with clinical benign prostatic hyperplasia. Urology 53 : 473-480, 1999.
5) Nasu K, Moriyama N, Kawabe K, et al : Quantification and distribution of a1-adrenoceptor subtype mRNAs in human prostate: comparison of benign hypertrophied tissue and non-hypertrophied tissue. Br J Pharmacol 119 : 797-803, 1996.
6) De la Rosette JJMC, Kortmann BBM, Rossi C, Sonke GS, et al : Long-term risk of re-treatment of patients using a-blockers for lower urinary tract symptoms. J Urol 167 : 1734-1739, 2002.
7) McConnell JD, Roehrborn CG, Bautista OM, et al : The long-term effect of doxazosin, finasteride, and combination therapy on the clinical progression of benign prostatic hyperplasia. N Engl J Med 349 : 2387-2398, 2003.
8) 林　哲夫, 酒井康之, 斉藤一隆, ほか : 前立腺肥大症に対するナフトピジルと塩酸タムスロシンの臨床効果の比較検討. 泌尿紀要 48 : 7-11, 2002.
9) McConnell JD, Bruskewitz R, Walsh P, et al : The effect of finasteride on the risk of acute urinary retention and the need for surgical treatment among men with benign prostatic hyperplasia. N Engl J Med 338 : 557-563, 1998.
10) Athanasopoulos A, Gyftopoulos K, Giannitsas K, et al : Combination treatment with an a-blocker plus an anticholinergic for bladder outlet obstruction: a prospective, randomized, controlled study. J Urol 169 : 2253-2256, 2003.

PART 3

여성의 요류 장애

요류 장애를 총칭해 하부 요로 증상(lower urinary tract symptoms, LUTS)이라고 부른다. LUTS는 축뇨 증상, 배뇨 증상, 배뇨 후 증상의 세 종류로 대별된다.[1] 아래의 여성의 요류 장애를 배뇨 장애와 축뇨 장애로 분류해 해설한다.

배뇨 장애

여성의 하부 요로 증상(LUTS)의 원인은 축뇨 장애가 일반적이고 배뇨 장애는 적다. 여성에 있어서의 방광출구부 폐쇄(bladder outlet obstruction, BOO)의 이환율은 많은 보고에 의하면 대략 2.7~30%[2]으로 Goutz 등은 배뇨 장애에 의해 폐쇄 증상을 초래하는 주요 원인으로는 요실금 수술의 기왕(24%), 성기탈(26%)이라고 보고하고 있다. 남성에서는 전립선비대증에 의한 폐쇄가 대부분을 차지하는 데 비해, 여성에 있어서의 요도협착은 13%에 지나지 않는다. 그 외의 여성에 있어서의 배출 장애의 원인은 BOO(8%), 배뇨근 괄약근 협조 부전(detrusor sphincter dyssynergia, DSD: 5%), learned voiding dysfunction(5%), 요도게실(3%), 원인 불명(16%)과 이어진다고 여겨진다.[3]

요실금 수술에 기인하는 배뇨 장애에서 중증인 경우에는 거상을 한 실이나 조직을 절단하는 것에 의해 원래대로 돌아가지만, 그 경우는 복압성 요실금이 재발한다고 생각하는 편이 좋다.

성기탈에 의한 배뇨 장애는 페서리 등의 질내장구를 이용하든지, 수술 요법이 선택된다.

또 자궁암이나 직장암 등의 골반내 수술 후나 장기간의 당뇨병에 의한 말초신경 장애, 또는 노화를 원인으로 한 배뇨근저활동(detrusor underactivity)에 의해서도 배뇨 장애를 초래한다. 이것들에 대해서는 α_1-아드레날린 수용체 차단제를 투여하여 적의, 염화 베타네코르(bethanechol)〔베사콜린(besacolin)®〕 등의 콜린 유사제(직접형 부교감신경 자극제)나, 취화 디스티그민(distigmine)〔우브레티드(ubretid)®〕 등의 항콜린 에스테라제약(esterase)(간접형 부교감신경 자극제)을 병용한다. α_1-아드레날린 수용체 차단제에는 혈압 저하, 기립성 저혈압 등의 부작용이 있으므로 저혈압의 환자나 고혈압으로 강압제 내복 중인 환자에서는 혈압에 주의한다. 또 콜린 작동성 약제에는 콜린 작동성 발증(cholinergic crisis), 근연축(손발의 저림 등), 설사, 악의, 동정, 발한 등의 부작용이 있어 갑상선기능항진증이나 기관지서식 등 많은 투약 금기의 질환에 주의하고, 투여하는 경우에도 소량 투여하는 것이 바람직하다. 약물 요법에 의해도 잔뇨가 줄어들지 않는 경우는 간헐적 자기도뇨를 지도한다.

축뇨 장애

여성의 축뇨 장애의 주요 원인인 요실금의 발생률은 12~45%로 여겨진다.[4] 40~60세의 여성이 축뇨 증상으로 괴로워하는 빈도가 높고, 연령은 LUTS의 발생에 중요한 요인이다. 에스트로겐 생성이 서서히 저하해, 폐경 전후로 골반저근의 취약성이 심해져 결과적으로 요실금이 증가한다고 예상되어 요실금을 포함한 LUTS가 폐경 전후로 증가한다고 하는 보고는 많다. 이하에 여성의 축뇨 장애를 일으키는 대표적인 질환을 들 수 있다.

복압성 요실금

❖ 증상

복압성 요실금(stress urinary incontinence, SUI)은 일할 때 또는 운동 시 혹은 재채기 또는 기침 등을 할 때 의도하지 않은 요가 샌다고 하는 것으로 정의된다.[1] 즉 요도를 닫는 힘이 약하기 때문에 기침이나 재채기, 박장대소 등 복압 상승 시에 방광내압이 요도 폐쇄압을 넘으면 요가 새는 상태이다. 의자에서 일어설 때 무거운 것을 들어 올릴 때, 계단을 내려 갈 때, 달릴 때 등의 동작에 의해도 새기 쉽고, 경증에서는 복압이 강하게 작용하여 어떤 특정한 격렬한 동작(테니스, 골프 등)을 했을 때만 요가 새지만 중증이 되면 보행 중이나 모르는 사이에도 새게 된다.

❖ 원인

골반저근이나 방광 · 요도 주위의 인대가 늘어나 방광이나 요도가 골반 내의 정위치에 위치하지 않게 되는 것이 원인이 된다. 이것은 임신 · 분만에 의한 골반저근의 손상이 제1의 유인이 되지만, 비만(body mass index, BMI>30)이나 갱년기에 있어서의 여성호르몬의 변화, 노화에 수반하는 요도 평활근의 감소 · 섬유성 결합직의 증가, 신경 장애 등이 복합적으로 관여해 발병한다.

❖ 이환율

SUI는 30대에 상승하기 시작해 50~55세 때 최대로 발생하고 그 이후는 감소한다. 70~80대에서도 고빈도로 존재하지만 의사를 방문해 치료를 희망하는 경우가 적게 된다. 이 이유는 신체 활동이 저하하는 등의 환경의 변화가 관여하고 있다고 생각된다.

❖ 치료

골반저근체조(pelvic floor muscle training, PFMT)

골반저근을 강화해 요실금을 개선하는 방법으로 Kegel이 처음으로 제창했다. 항문이나 질을 약 10초 간 조이고 그 후 수 십초는 느슨하게 하는 운동을 10회 반복하고 이것을 1일 2~3세션 실시한다. PFMT를 2~3개월 계속하면 약 50%의 여성에서 효과가 보여진다고 말해지고 있다. PFMT를 계속하더라도 반드시 유효 증례가 증가하지 않지만 한 번 익숙해진 골반저근 수축의 테크닉은 장기간 유효하다고 말해진다. 한편 질이나 항문을 수축시킬 수가 있어도 그 수축력이 지극히 약한 여성이 약 30% 존재한다. PFMT를 수개월 학습시켜도 만족할 만한 효과가 나오지 않는 여성에게는 다른 치료법을 선택하는 것이 바람직하다.

약물 요법

외요도 괄약근을 수축시켜 요도 폐쇄압을 높일 목적으로 β_2-아드레날린 수용체 자극제인 염산 클렌브테롤(clenbuterol)〔스피로펜트(spiropent)®〕을 투여한다. 일본에서는 염산 클렌브테롤만이 복압성 요실금에 대해서 보험 적용이 되는 약물이다. 주요 부작용으로 진전, 손가락 떨림, 동계 등이 있지만 원래 기관지 확장제로서의 역사가 오래되었고 안전성도 비교적 높기 때문에 사용하기 쉽다. 대상 증례는 SUI가 경증 또는 중등증인 환자로 한정하는 것이 바람직하다. 여성호르몬 보충 요법으로서 에스트리올(estriol)이나 결합형 에스트로겐을 투여하는 일도 있고, 경험적으로는 유효하나 현재 증거가 있는 논문은 없다.

수술 요법

치골후식 방광경부거상술이나 근막 sling 수술의 초기 성공률은 85~90%로 높고, 역사도 오래되어 장기 성적도 확인되어 현재는 표준적인 방법으로 정착했다. 콜라겐 주입술은 외래 수술이 가능해 안전성도 높지만 2~3회의 주입을 필요로 하므로 ADL가 저하한 고령자(>70세)를 대상으로 할 때가 많다.

한편 1993년 스웨덴의 Uppsala 대학 산부인과의 Ulf Ulmsten에 따르면 SUI 근치술인 TVT(tension-free vaginal tape) 수술이 보고 되어,[5] 일본에서도 1999년 9월부터 보험 적용이 되었다. TVT 수술은 여성의 요도 폐쇄 메커니즘의 새로운 이론(integral theory)[6]에 근거하여 고안된 방법이다. integral theory에서는 복압부하시의 여성의 요도는 방광 경부가 아니라 중부 요도에서 폐쇄되고 그 중에서도 치골요도 인대, 요도에 접한 전질벽, 치골미골근, 요도 주위의 결합 조직 등의 통합적 역학 작용이 요도의 기능적 폐쇄에 가장 중요하다. TVT 수술에 있어서의 장기 성적[7]은 5년 완전 치유 84.7%, 개선 10.6%, 실패 4.7%로, 수술 후 3년의 성공률을 유지하고 있다. 이는 TVT 수술이 저침습 수술이면서 재발률이 적은 것을 의미한다. TVT 수술은 세계적으로는 2004년 5월 현재 약 55만 건, 일본에서도 현재까지 약 8,000건의 수술이 이루어졌다.

이 수술은 메쉬 형상이 된 특수한 폴리프로필렌〔프로린(proline)®〕 테이프로 중부 요도를 질쪽에서 지탱하는 방법으로 국소 마취로 할 수 있다. 약 1 cm의 질의 절개창에서 테이프를 요도의 양쪽 옆을 통해 하복부로 뽑아내는 것으로 요도의 과잉 이동을 막아 요 누락을 방지한다. 외관상 보이는 상처는 치골 위 좌우의 피부에 약 1 cm씩으로 상처도 눈에 띄지 않고 수술 후의 통증도 경미하기 때문에 며칠 입원하는 것으로 수술이 가능하다(그림 1).

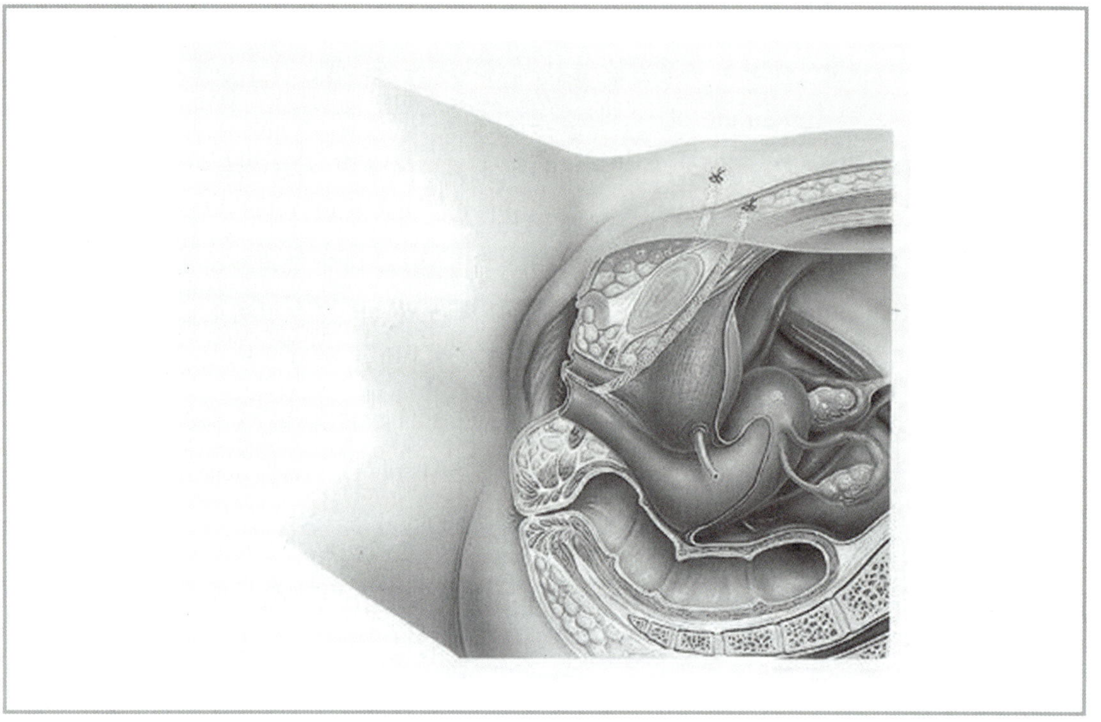

그림 1 TVT(tension-free vaginal tape) 수술(옆모습) (존슨앤존슨 제공)

절박성 요실금과 과활동방광

❖ 증상

절박성 요실금(Urge Urinary Incontinence, UUI)은 요의절박감과 동시 또는 요의절박감 직후에 의도하지 않은 뇨가 샌다는 수소로 정의되었다.[1] 참을 수 없는 강한 요의가 갑자기 생겨 참지 못하고 화장실에 가기 전이나 속옷을 내리는 중에 요가 새어 버리는 상태를 말한다. 방광배뇨근이 자신의 의지와는 상관없이 수축하여(배뇨근 과활동: detrusor overactivity, DO) 급격하게 방광의 압력이 높아져, 요도 폐쇄압을 넘기 때문에 요가 샌다. 냉수로 손을 씻을 때나 외출에서 돌아와서 문에 열쇠를 꽂았을 때 갑자기 요의를 느끼고, 참지 못하는 것이 UUI이다.

국제요실금학회(International Continence Society, ICS)는 「요의절박감이 주 증상이며, 많은 경우 빈뇨나 야간 빈뇨, 혹은 절박성 요실금을 수반하는 자각증상증후군」을 과활동방광증후군(overactive bladder syndrome, OAB syndrome)이라고 정의한다.[1] UUI는 이 OAB와 밀접한 관계를 가지고 있다(그림 2). 여기서 말하는 빈뇨란 배뇨 횟수가 1일에 8회 이상인 경우를 말하는 것이며 야간 빈뇨란 야간에 배뇨를 위해서 1회 이상 일어나지 않으면 안 되는 상태를 말한다. OAB의 진단에는 요유동태검사(urodynamic study, UDS)에 의한 DO의 증명은 반드시 필요없다고 정의되어 있다.

Simeonova은 UUI나 혼합형 요실금을 가지는 여성에서는 SUI를 가진 여성보다 QOL가 저하한다고 보고[8)]되어 있고 그들은 그런 이유로 SUI에서는 외출이나 스포츠를 삼가는 등 라이프스타일을 바꿔 어느 정도는 적응 가능하지만 UUI는 조절 불가능하다고 고찰된다.

❖ 원인

급성방광염이나 방광결석, 방광종양 등에서도 UUI가 되는 일이 있지만 이 경우 UUI는 원질환에 의한 증상의 하나에 지나지 않고, 원질환의 치료와 함께 증상도 소실한다. UUI는 뇌혈관 장애의 후유증으로 일어나는 경우가 많지만 건강 성인 여성의 UUI의 상당수는 분명한 원인이 되는 기초질환 없이 생긴다. 전자와 같이 신경학적 이상이 분명한 즉 신경인성 방광에 유래하는 것을 신경인성 배뇨근 과활동이라고 부르고 후자와 같이 신경학적 이상이 없는 것을 특발성 배뇨근 과활동이라고 부르지만 양자 모두 OAB로 취급한다.

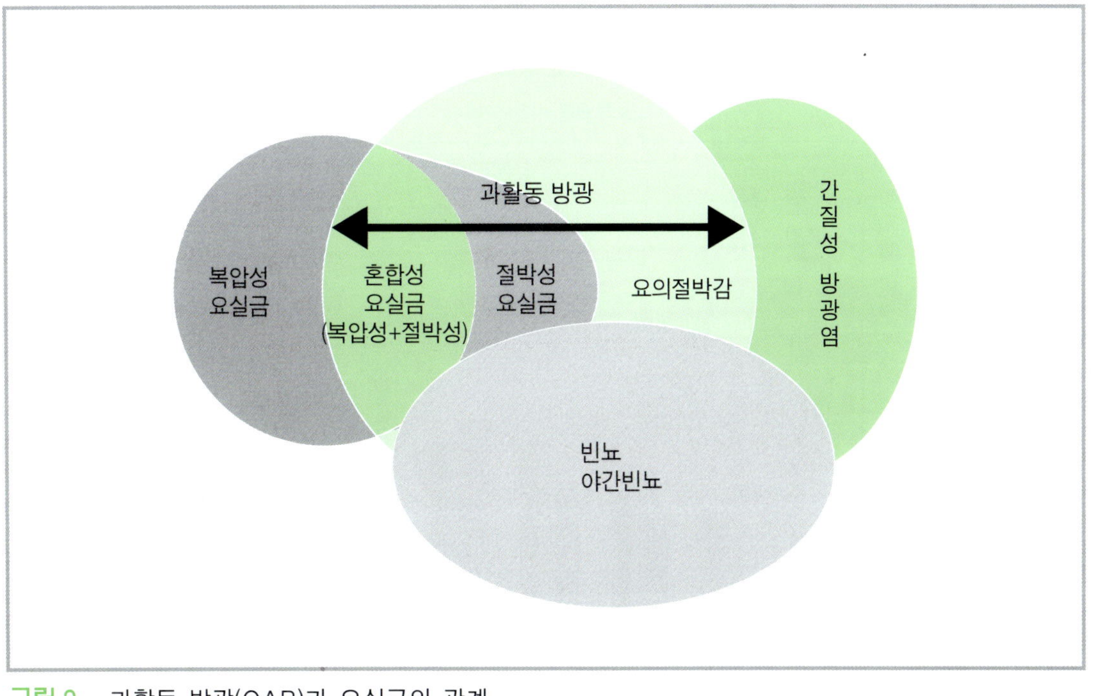

그림 2 과활동 방광(OAB)과 요실금의 관계

❖ 이환율

유럽 6개국에 있어서의 조사에서는 40세 이상의 남녀 16.5%, 2,218만 명이 OAB를 앓고 있다는 보고가 있고,[9)] 일본에서도 40세 이상의 인구의 12.4%, 약 800만 명 이상이 과활동 방광이라고 보고되었다.[10)] 양쪽 조사에서도 OAB의 이환율은 남녀 모두 노화와 함께 증가한다(그림 3). 또 OAB의 약 70%가 OAB dry(요실금이 없는 OAB), 30%가 OAB wet(요실금이 있는 OAB)로 여겨지지만 OAB에 있어서의 UUI의 발생 빈도는 남성보다 여성이 많다고 여겨진다.

❖ 치료

행동 요법

배뇨 일지(frequency volume chart, FVC)를 붙여 이 데이터에 근거하여 환자가 라이프스타일을 변화시키도록 지도한다. 즉 배뇨 일지에서 과잉 음수가 다뇨 및 OAB를 유발한 경우에는 음수 제한을 권한다. 또 배뇨 일지에 의거해 일정한 시간 간격을 설정하여 요의와 상관없이 그 시간이 되면 계획적으로 배뇨를 하여 그 배뇨 간격을 조금씩 단계적으로 늘려 간다고 하는 정시 배뇨나, 요의가 있어도 있는 일정 시간은 배뇨를 참는 방광 훈련을 실시한다.

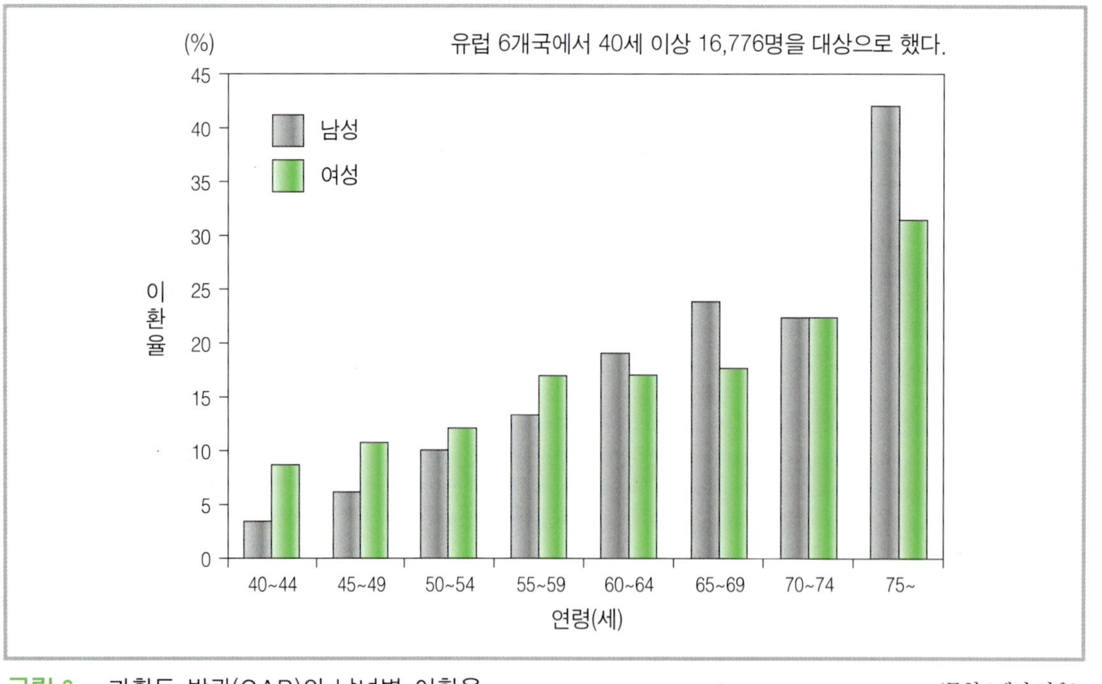

그림 3 과활동 방광(OAB)의 남녀별 이환율 (문헌 9에서 인용)

약물 치료

원인이 되는 질환이 있는 경우는 그 치료가 우선되지만 OAB의 약물 치료의 중심은 항콜린제이다. 항콜린제로는 염산 옥시부티닌(포라키스®), 염산 프로피베린(propiverine)(bup-4®) 등이 있고, 삼환계 항우울증약인 염산 아미트립프탈린〔트리프타놀(tryptanol)®〕도 항콜린 작용을 가지기 때문에 투여된다. 항콜린제는 60~75%의 OAB 증례에 유효하게 여겨진다. 항콜린제의 부작용에는 입안 건조, 변비, 시조절 장애, 현기증, 배뇨 곤란 등이 있고, 증상과 부작용의 정도에 따라 용량을 조절할 필요가 있다. 고령자에서는 배뇨근 저활동에 의해 잔뇨가 있는 증례도 많이 나타나기 때문에 가능한 한 요류파형(uroflowmetry, UFM)을 실시하거나 도뇨나 초음파 검사로 잔뇨가 없는 것을 확인한 후에 투여를 시작하는 것이 좋다. 또한 염산 옥시부티닌은 뇌혈관 관문의 통과로 인지 장애의 출현이 일어날 가능성이 있어 고령자에게 투여할 때는 소량으로 시작하는 등의 주의가 필요하다. 또 녹내장, 특히 폐쇄성 우각녹내장에의 항콜린제 투여는 금기이다.

현재 염산 옥시부티닌의 첨부제(치험 중)나 무스카린 수용체 아류형 비선택성의 항콜린제인 톨테로딘(tolterodine)(신청 중) 등 부작용이 적은 항콜린제나 칼륨 채널 오프너 등의 개발을 이루어지고 있다.

간질성 방광염

비뇨기과의 사이에서도 최근 인지도가 높아진 간질성 방광염(interstitial cystitis, IC)도 여성의 LUTS를 나타내는 대표적인 질환이다. IC는 20세 경에 요도 과민으로 발병하고, 40세에 NIDDK(National Institute of Diabetes and Digestive and Kidney Diseases) 진단 기준에 적합하며 60세에서 IC로 완성하는 원인불명의 만성 진행성 염증질환으로 여겨진다.[11)]

❖ 증상

낮이든 밤이든 상관없이 격렬한 빈뇨와 방광부 통증을 주 증상으로 하여 QOL을 현저히 손상시킨다. 방광부 통증은 축뇨 시의 통증이 많지만 진행되면 배뇨 후에도 통증이 지속되어 46시간 통증이 된다. 야간 빈뇨 때문에 불면이 되는 경우도 많아 속발성으로 우울 상태가 되는 예도 자주 보여진다.

❖ 이환율

인구 10만 명에 대해서 10.1명, 여성 10만 명에 대해서 18.1명이라고 하는 핀란드에서의 보고(1975년)가 있고, 미국에서는 IC의 가능성이 있는 사람은 전 인구의 0.5%라는 보고 (1989년)도 있다. 그러나 일본에서의 조사 결과는 비뇨기과 환자 10만 명에 대해 1.2명, 여성 비뇨기과 환자 10만 명에 대해 4.5명으로 적고(1998년), 2002년의 후생노동성에 있어서의 환자 조사에서는 아직껏 총 환자 수 1,000명이라고 되어 있다. 그러나 이것은 인종 차이가 아니라 진단율이 낮은 것에 기인한다고 생각된다.

남녀비는 1: 5.8~9로 압도적으로 여성에게 많다. 현재 미국에 있어서의 IC 환자수는 70~100만 명이라고 전해지고, 일본에서도 20~40만 명의 환자가 존재한다고 추정된다.

❖ 병태생리

병인으로는 ① 글리코사미노글리칸(glycosaminoglycan, GAG) 층의 변성 ② 알레르기의 관여 ③ 성장인자(growth factor, GF)의 과잉 발현 ④ 지각 신경(C-fiber)의 과민성 증가 ⑤ 감염 ⑥ 저산소 ⑦ 일산화질소(nitric oxide, NO) ⑧ 자가면역질환 ⑨ 유전 등을 생각할 수 있으며 연구가 진행되고 있다.

❖ 진단

일본에서는 아직 진단 기준이 없기 때문에 미국의 NIDDK가 제안하는 연구용의 진단 기준(표 1)을 이용하고 있지만 이것은 제외 항목이 너무 까다로워 IC의 60%가 제외될 가능성이 있다. 현재로는 임상 증상을 중심으로 방광경 소견이나 생검조직 소견을 참고로 진단하고 있다. 아래에 주요 검사 소견을 나타낸다.

- 요배양 : 균이 검출되지 않는다.
- 방광경 소견 : 그림 4의 IC의 마취하수압확장 시 방광경 소견을 참조.

마취하 방광수압확장 시의 소견인 것이 필요하다. 코일 모양의 신생 혈관이 국소적으로 증생하고 있다. 수압으로 방광을 확장시켜 가면 점상 출혈(glomerulation)이나 방광점막의 균열(crack)이 나타나 방광의 확장과 함께 출혈하기 시작한다(단속적 출혈). 확장 후 배수하는 것으로 방광내압이 내려가 정맥압이 웃도는 것으로 혈뇨가 된다. 방광점막이 붉은 벨벳 모양으로 융기한 한나궤양(Hunner's ulcer)을 보이는 증례도 있다. 이 소견은 방광상피내암과 매우 유사하므로 감별을 필요로 한다.

표 1 NIDDK에 의한 간질성 방광염의(연구용) 진단 기준

필수 항목

1. 점상 출혈 또는 한나궤양의 존재
2. 방광부 통증 또는 뇨의 절박 시 수반되는 통증

제외 항목

1. 방광 용량 350 mL 이상
2. 방광 용량이 150 mL에 달할 때까지 요의가 없는 것
3. 불안정 방광
4. 증상이 9개월 미만
5. 야간 빈뇨의 결여
6. 항생 물질, 항콜린, 소염진통제로 증상이 소실하는 것
7. 배뇨 횟수가 8회 미만
8. 3개월 이내에 세균성 방광염 또는 세균성 전립선염으로 이환
9. 하부 요로결석
10. 활동성 성기 헤르페스
11. 자궁, 자궁 경부, 질, 요도의 악성종양
12. 요도게실
13. 약제성 방광염
14. 결핵성 방광염
15. 방사선성 방광염
16. 방광종양
17. 질염
18. 18세 미만

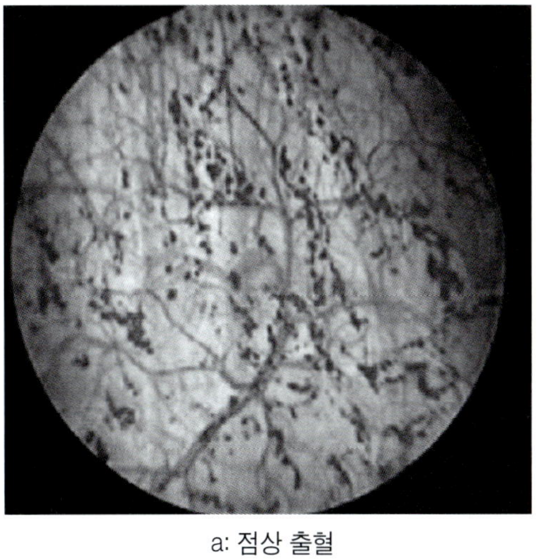

a: 점상 출혈

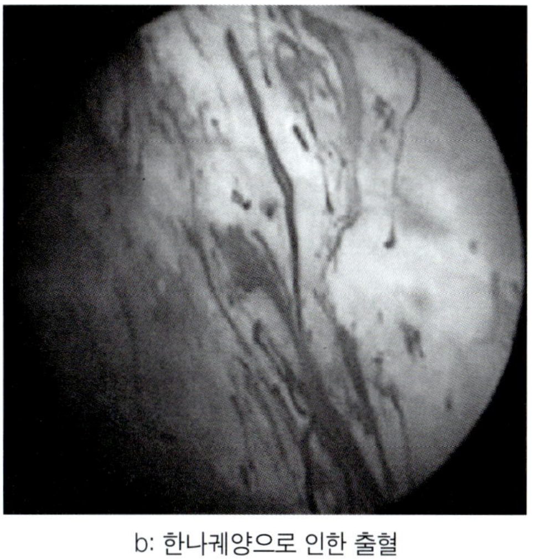

b: 한나궤양으로 인한 출혈

그림 4 간질성 방광염의 마취하 수압 확장 시 방광경 소견

• 방광생검 : 표피는 미란 모양으로 탈락하는 것이 많아, 간질은 부종성으로 비만 세포를 중심으로 한 염증 세포의 침윤이 나타난다. 호산구나 T림프구가 많다는 보고도 있다. 그러나 비만세포를 비롯하여 모든 세포가 특이적 염증 반응에 의해 출현하기 때문에 확정 진단은 되지 않는다.

❖ 치료

IC를 완치시킬 수 있는 확립된 치료법은 아직 없다. 또한 일본에서는 대증 요법을 제외하고 IC라고 하는 병명에 대해서 보험 진료상 인정된 치료법이 없기 때문에 해외에서의 보고를 기초로 기술한다.

1. 요추마취하 방광수압확장술

1930년 Bumpus에 의해 처음 보고되었다. 섬유화한 위축된 방광을 기계적으로 확장한다. 방광확장에 수반해 격렬한 통증이 있기 때문에 요추마취 또는 전신마취 후에 80 cmH_2O의 수압으로 서서히 방광을 확장한다. 약 50%가 증상의 개선이 보이지만 단독 치료에서의 유효기간은 약 6개월로 짧은 경우가 많다.

2. 내복약

① 항히스타민제: 비만세포로부터 유리되는 히스타민을 억제한다. H_1 리셉터 저해제인 히드록시진(hydroxyzine)〔아타락스(atarax)®〕의 유효성이 해외에서는 보고되고 있다.

② 항우울증제: 3환계 항우울증약의 아미트립탈린(트리프타놀®)은 세로토닌(serotonin)이나 노르에피네프린(norepinephrine)의 재흡수 억제 작용 외 항콜린 작용도 가져, 방광 용량을 늘린다. 졸음 등의 부작용이 있지만 복용 가능 증례의 80%가 유효하다는 보고가 있다.

③ 소염진통제: 만성의 통증에 투여한다.

④ 토실산수플라타스트(IPD®): 최근 주목받고 있는 항알레르기약으로 조력 T세포에 의한 IL-4, IL-5의 생성을 저해하고 또한 IgE의 생성도 억제한다. 어느 정도의 유효성은 있지만 IC에의 적응은 없다.

⑤ 펜토산폴리황산나트륨, PPS(Elmiron®): GAG를 보충해 방광점막을 보호하는 것 외에 비만세포의 히스타민 방출을 억제한다고 생각된다. 일본에서는 발매되지 않았다.

3. 방광내 주입 요법

항염증 작용이나 항알레르기 작용, GAG의 보충 효과, C-fiber의 수용체 억제 등을 기대해 이하의 약제의 방광내 주입이 시도되고 있다.

① 디메틸 술폭시드(dimethyl sulfoxide, DMSO)

② 헤파린

③ BCG

4. 방광 훈련

치료에 의해 방광 용량이 증대한 후 그 효과를 유지시키기 위해 배뇨를 참게 하여 배뇨의 간격을 조금 늘리도록 한다.

5. 식사상의 주의

방광자극 증상을 악화시킬 가능성이 있는 음식으로 감귤계 과일이나 그 쥬스, 크란베리, 토마토, 토마토 소스, 콩류(대두, 강낭콩), 두부, 커피, 홍차, 소다, 초콜릿, 향신료, 식초, 인공감미료, 알코올, 담배 등을 들 수 있다. 개인차도 있어 소량의 섭취라면 증상을 악화시키지 않는 것도 있다. 식후에 증상을 악화시킨 경험이 있는 식품이 있으면 피하는 편이 좋다.

[참고문헌]

1) Abrams P, Cardozo L, Fall M, et al : The standardisation of terminology in lower urinary tract function: Report from the standardisation sub-committee of the International Continence Society. Neurourol Urodynam 21 : 167-178, 2002.

2) Ellerkmann RM, McBride A : Management of obstructive voiding dysfunction. Drugs Today (Barc) 39(7) : 513-540, 2003.

3) Goutz A, Blaivas JG, Chaikin DC : Bladder outlet obstruction in women. Definition and characteristics. Neurourol Urodyn 19 : 213-220, 2000.

4) Mϕller LA, Lose G, Jϕrgensen T : The prevalence and bothersomeness of lower urinary tract symptoms in women 40-60 years of age. Acta Obstet Gynecol Scand 79 : 298-305, 2000.

5) Ulmsten U, Henriksson L, Johnson P, Varhos G : An ambulatory surgical procedure under local anesthesia for treatment of female urinary incontinence. Int Urogynecol J 7 : 81-86, 1996.

6) Petros P, Ulmsten U : An integral theory and its method for the diagnose and management of female urinary incontinence. Scand J Urol Nephrol Suppl 153 : 1-93, 1993.

7) Nilsson CG, Kuuva N, Falconer C, et al : Long-term resuts of the Tension-Free Vaginal Tape (TVT) procedure for surgical treatment of female stress urinary incontinence. Int Urogynecol J (Suppl 2) : S5-S8, 2001.

8) Simeonova Z, Milsom I, Kullendorff A-M, et al : The prevalence of urinary incontinence and its influence on the quality of life in women from an urban Swedish population. Acta Obstet Gynecol Scand 78 : 546-551, 1999.

9) Milsom I, Abrams P, Cardozo L, et al : How widespread are the symptoms of an overactive bladder and how are they managed? A population-based prevalence study. BJU International 87 : 760-766, 2001.

10) 本間之夫, 柿崎秀宏, 後藤百万, ほか : 排尿に関する疫学的研究. 日本排尿機能学会誌 14 : 266-277, 2003.

11) 間質性膀胱炎―疫学から治療まで― : 日本間質性膀胱炎研究会編, 医学図書出版, 東京, 2002.

PART 4

섬망

섬망이란

섬망은 의식 장애의 일종이며, 각성 수준의 경도 저하와 주의력, 집중력, 인지기능, 기억력, 판단력 등의 장애로 생긴다.[1] 종종 정신 운동 흥분이나 환각, 망상을 수반하지만 거꾸로 반응성이 저하해 과묵하게 되는 경우도 있다. 섬망은 수시간에서 수일 동안 발병하고, 또한 1일 동안에도 증상이 동요하기 쉬운 것이 특징이다. 섬망은 치매나 뇌혈관 장애 등을 가지는 환자에게 발병하기 쉽지만 고령자에서는 다양한 병태에 수반하는 비특이적인 증후로 널리 보인다. 섬망은 내과, 외과를 불문하고 고령자의 예후를 악화시키는 중대한 요인이지만,[2,3] 섬망 자체는 원칙으로 가역성이므로 신속한 진단과 정확한 치료가 요구된다.

섬망의 원인이 되는 약물

섬망에 대해서는 원인 요법과 대증 요법을 평행하게 진행할 필요가 있다. 격렬한 정신 증상에만 신경쓰지 않고, 주의 깊게 전신을 진찰해 원인을 분명히 하도록 노력한다. 표 1 섬망의 대표적인 원인 · 악화 인자를 나타내었다. DEMENTIA(치매)로 외워 체크하면 좋다. 고령자에서는 일반 성인에서는 전혀 문제가 되지 않는 경도의 발열이나 대사 이상으로도 쉽게 섬망을 초래한다. 그 중에서도 번용되고 있는 약물의 대부분이 섬망의 원인이 될 수 있으므로 잘 점검할 필요가 있다.[4] 약물을 중지하는 것이 섬망 치료의 첫 걸음이 되는 경우가 많다.

표 1 섬망의 원인 · 악화 인자

D	: drug (약물 · 중독)
E	: endocrine (내분비질환)
M	: metabolic (대사성 질환)
E	: epilepsy (간질)
N	: neoplasm (악성종양)
T	: trauma (외상)
I	: infection (감염증)
A	: apoplexy (뇌졸중)

섬망의 원인이 될 수 있는 약품에는 항콜린제, 최면 · 진정제, 항불안제, H_2 차단제, 항파킨슨병제, 마약 등 이외에도 시판된 종합 감기약이나 위장약도 있다. 항콜린제로는 아트로핀(atropine)이나 스코폴라민(scopolamine)뿐만이 아니라 3환계 항우울증제, 항히스타민제, 항정신병제 등에도 조심한다. 최면 · 진정제는 모두 섬망의 원인이 될 수 있지만 장기 작용형보다 단기작용형이 오히려 섬망을 유발하기 쉽다. 특히 초단기작용형의 트리아졸람은 젊은층이라도 섬망을 초래하는 일이 있으므로 고령자에게는 위험하다. 반대로 벤조디아제핀계약을 연용하고 있던 환자에서는 그 중지로 이탈 증상이 출현하기도 한다. H_2 차단제인 시메티딘은 섬망의 원인이 될 뿐만 아니라 간약물 대사 효소의 저해에 의해 다른 약물의 중추 신경 독성을 키우기 때문에 주의가 필요하다. 모르핀(morphine) 등 마약은 보통은 진정을 가져오지만 환각을 수반하는 섬망의 원인이 되는 경우가 있다.

섬망의 약물 요법

섬망의 치료의 주요 부분은 「원인의 치료 또는 제거」, 「간호하는 사람을 포함한 환경면으로의 개입」, 「약물 요법」의 세 가지이다. 원인의 제거와 치료, 환경 정비 등에 노력한 후에도 환각이나 망상, 고도의 정신 운동 흥분이 지속하는 경우에는 약물 요법이 필요하다. 고역가 항정신병제가 이용되는 경우가 많지만 원인에 따라서는 벤조디아제핀계약이나 콜린작동제도 사용된다.[5)]

❖ 항정신병제

섬망의 치료에 대해서는 부티로페논(butyrophenone)계의 할로페리돌이 제1선택제로 이용되고 있다.[5,6] 할로페리돌에는 항콜린 작용이 거의 없고 α-아드레날린 차단 작용에 의한 저혈압도 잘 생기지 않는다는 점에서 페노티아진계 약보다 선호된다. 고령자에서는 추체외로성의 부작용이 적다고 여겨지는 비정형 항정신병제〔리스페리돈(risperidone), 쿠에티아핀(quetiapine), 올란자핀(olanzapine)〕의 사용이 앞으로는 증가할 것으로 예상된다.

할로페리돌을 고령인 섬망 환자에게 투여할 경우에는 가능한 한 소량(초기량 0.375~0.75 mg 내복 혹은 0.25~0.5 mg 근주)으로 시작할 필요가 있다. 필요에 따라서 4시간마다 추가 투여한다. 중증의 경우에는 정주 또는 점적 정주를 실시해도 괜찮다. 정주 쪽이 추체외로성의 부작용이 잘 생기지 않는다고 여겨지고 있다.

할로페리돌의 부작용 중에서 고령자에서 특히 문제가 되는 것은 추체외로계의 장애에 따른 약제성 파킨슨증, 지발성 운동 장애 및 좌불안석증(정좌 불능)이다. 약제성 파킨슨증에서는 서동, 근강직, 진전의 3가지의 주 특징이 같이 보이는 경우가 많다. 신경학적 소견만으로는 파킨슨병과의 감별은 곤란하기 때문에 충분한 병력의 확인이 필요하다. 원래 파킨슨병이 나타난 환자에게 환각을 수반하는 섬망을 보일 때는 루이소체형 치매를 염두에 두고 치료에 임할 필요가 있다. 루이소체형 치매에서는 항정신병제에 대한 감수성이 매우 높다. 지발성 운동 장애는 항정신병제의 장기 사용에 수반해 전신에 생기는 의도하지 않은 운동이다. 고령자에게 생기기 쉽고, 입을 중심으로 하여 안면이나 혀에 보이는 것이 많다. 운동 장애는 항정신병제시작 직후나 중지 후에 보이는 일도 있다. 좌불안석증은 신체의 일부를 불안해하면서 계속 움직이거나 앉혀 놔도 곧바로 일어서 버리거나 하는 증상이다. 섬망의 치료 중에 좌불안석증이 발병하면 섬망이나 행동 이상이 악화되었다고 오해하여 항정신병제를 증량할 위험이 있다.

생명의 위험을 수반하는 중요한 할로페리돌의 부작용에는 심전도의 QT 간격 연장이 있다. 이것은 다형성 심실성 빈맥의 하나로 torsades de pointes로 이행될 가능성이 있어, 심실세동이나 돌연사를 초래할 위험이 있다. 섬망 환자에 대해서는 치료 시작 전에 정기적으로 심전도 검사를 실시해 둠과 동시에 계속적으로 할로페리돌 투여를 필요로 하는 경우에는 정기적인 심전도 검사가 필요하다.

이와 마찬가지로 빈도는 적지만 치명적인 부작용으로 악성증후군이 있다. 할로페리돌을 비롯하여 항정신병제 투여 중에 원인 불명의 고열, 의식 장애, 근강직, 진전, 발한, 혈청 CK 활성치의 상승 등을 초래하면 반드시 본 증후군을 의심한다.

할로페리돌의 항콜린 작용은 페노티아진계 약보다 약하다고는 해도 고령자의 경우 무시할 수 없다. 항콜린성의 부작용에는, 구갈이나 배뇨 곤란, 마비성 장폐쇄, 안압 상승과 α-수용체 차단 작용에 의한 기립성 저혈압 등이 있다.

항정신병제를 이용한 진정은 환자 자신에 이르는 위험의 제거와 기초질환의 치료 촉진을 목표로 행해져야 하는 것이어야 하며 시설 관리상의 형편이나 간호 부담의 경감을 목적으로 해서는 안 된다. 과도한 진정에 의해 환자의 자유를 빼앗는 것은 화학적 구속을 의미해 중대한 인권침해일 뿐만 아니라 환자의 전신 상태를 오히려 악화시키는 결과가 된다. 따라서 섬망 환자에게 항정신병제를 투여할 경우에는 그 필요성을 정기적으로 검토하여 필요성이 없어지면 바로 감량 중지를 꾀하는 것이 중요하다. 항정신병제를 중지할 때는 이탈 증상을 걱정할 필요는 없다.

❖ 벤조디아제핀계약

항불안제나 최면 · 진정제 등의 벤조디아제핀계약은 그 자체가 섬망의 원인이나 위험 인자가 될 가능성이 있어 섬망 환자에게 투여하면 오히려 그것을 악화시키는 경우가 많기 때문에 원칙적으로 이용해서는 안 된다. 원래 고령자에게 있어 벤조디아제핀계약은 과도한 진정이나 건망, 호흡 억제, 전도 등의 유해 작용을 초래하기 때문에 바람직한 약은 아니다. 그러나 고령자라도 최면 · 진정제나 알코올의 중지로 인한 이탈 증상으로서의 섬망인 경우에는 벤조디아제핀계약을 이용할 필요가 있다. 섬망에 이용하는 벤조디아제핀계약으로는 비교적 작용 시간이 짧고, 활성 대사 산물이 없는 로라제팜(0.5~1.0 mg)이 추천된다. 즉, 장기간 연용하던 벤조디아제핀계약을 중지할 때에는 일단 장기 작용형으로 전환하고 나서 서서히 감량하면 이탈 증상을 어느 정도 예방할 수 있다.

이미 발병한 섬망의 치료에는 앞에서 기술한 바와 같이 항정신병제가 제1선택제가 되지만 고령자에서는 부작용 때문에 충분한 양을 투여할 수 없는 경우가 있다. 그 경우 벤조디아제핀계약을 병용하면 좋은 결과를 얻을 수 있는 경우가 있다.

또한 항정신병제에는 항경련 작용이 없고 오히려 경련 역치를 저하시킬 가능성이 있으므로 섬망에 경련을 수반하는 예에서도 벤조디아제핀계약을 병용할 필요가 있다.

벤조디아제핀계약을 사용하는 또 다른 경우는 야간 섬망을 나타내는 전신 상태가 양호한 환자에 있어 낮과 밤이 바뀐 것을 개선시키고 싶을 때이다. 이 경우는 기간을 한정하여 단기작용형인 최면제를 사용한다.

❖ 콜린 작동제

섬망의 원인이 항콜린제에 의한 것이 분명한 때에는 콜린 작동제를 이용해도 괜찮다. 섬망에 대한 콜린작동제로서는 중추성에 작용하는 콜린에스테라제(cholinesterase) 저해제인 피소스티그민(physostigmine)이 가장 많이 이용되고 있다. 피소스티그민은 보통 근주 또는 정주, 점적정주로 투여된다. 최근에는 염산 도네페질(donepezil)이 항콜린제에 의한 섬망에 유효했다는 보고가 자주 보인다.[7)]

콜린에스테라제 저해제의 부작용의 상당수는 부교감신경계의 과잉 자극에 의해 초래된다. 즉, 서맥, 오심, 구토, 설사, 복통 등이다. 피소스티그민은 급속하게 정주를 하면 경련을 초래하는 경우가 있다.

❖ 비타민제

비타민 특히 비타민 B군의 결핍을 수반하는 저영양 상태가 섬망을 유인하는 원인의 하나로 들 수 있고, 복합 비타민 제제의 정주에 의해 섬망으로부터 회복했다고 하는 보고가 있다. 또한 저영양 상태에 있는 고령자에 대해서 비타민 B_1을 보충하지 않고 포도당만 정주를 계속하면 Wernicke증을 초래할 우려가 있다. 그 밖에 나이아신, 비타민 B_{12}, 엽산 등의 결핍으로 뇌증을 초래한다고 알려져 있다. 따라서 저영양 상태에 있는 고령의 섬망 환자에게는 복합 비타민 제제를 비경구적으로 투여해야 한다.

❖ 마약성 진통제

통증이 섬망의 원인이나 악화 인자가 된 경우에는 충분한 진통이 필요하다. 모르핀을 비롯하여 마약은 그 자체 섬망을 유발하는 작용이 있으므로 섬망 상태에 있는 환자에서는 아세트아미노펜 등의 비마약계 진통제를 이용하는 것이 바람직하다. 메페리딘(meperidine)이나 펜타닐(fentanyl)에서는 항콜린 작용에 의한 섬망도 생길 수 있다. 그러나 암성 통증을 비롯한 강한 통증에 대해서는 마약의 사용은 불가피하다. 이 경우는 옥시코돈(oxycodone)이 환각이나 섬망을 잘 초래하지 않아 고령자라도 비교적 안전하게 사용할 수 있다고 여겨진다.[8)]

【참고문헌】

1) 飯島 節：せん妄. 日本老年医学会（編），老年医学テキスト改訂版, メジカルビュー社, 東京, 2002, p54-56.
2) McCusker J, Cole M, Abrahamowicz M, et al : Delirium predicts 12-month mortality. Arch Intern Med 162 : 457-463, 2002.
3) Marcantonio ER, Flacker JM, Michaels M, et al : Delirium is independently associated with poor functional recovery after hip fracture. J Am Geriatr Soc 48 : 618-624, 2000.
4) Francis J : Delirium in older patients. J Am Geriatr Soc 40 : 829-838, 1992.
5) Work Group on Delirium : American Psychiatric Association Practice Guidelines－Practice Guideline for the Treatment of Patients with Delirium. 1999. 日本精神神経学会（監訳）：米国精神医学会治療ガイドライン－せん妄. 医学書院, 東京, 2000, p33-45.
6) Someya T, et al : A survey on the drug therapy for delirium. Psychiatry Clin Neurosci 55 : 397-401, 2001.
7) Wengel SP, Burke WJ, Roccaforte WH : Donepezil for postoperative delirium associated with Alzheimer's disease. J Am Geriatr Soc 47 : 379-380, 1999.
8) Roth RH, Fleischmann RM, Burch FX, et al : Around-the-clock, controlled-release oxycodone therapy for osteoarthritis-related pain: placebo-controlled trial and long-term evaluation. Arch Intern Med 160 : 853-860, 2000.

PART 5

전도(낙상)

전도의 정의

전도(낙상, fall)란 「자신의 의지와 상관없이 지면 또는 더 낮은 장소에 발바닥 이외의 신체 부분이 접촉하는 것」이라고 하는 경우가 많다. 영어에서의 fall은 「미끄러지다」나 「떨어지다」를 모두 포함해 fall이라고 한다.

전도의 상황

고령자에 있어서는 전도라는 사고는 일상적으로 일어날 수 있는 것이며 거주 장소가 자택인 고령자의 약 20~30% 가까운 사람이 1년 동안 수차례의 전도를 경험하고 있다. 게다가 시설 입소자의 1년 동안의 전도 경험은 약 40~50%에 미친다.[1]

고령자의 전도는 75세 이후 급격하게 증가해 전도자의 약 3~5%가 골절하고 전도자의 약 1%가 대퇴골 골절을 한다.[2] 주로 입원, 입소자를 대상으로 한 「고령자의 보행과 전도의 실태 조사」에 대해 과거 1년 동안의 전도 횟수, 전도 장소, 전도의 상황, 전도의 원인을 그림 1~4에 나타내었다.[3]

전도의 위험 인자(표 1)

전도의 위험 인자의 연구는 유럽에서 많이 행해지고 있다. 위험 인자는 크고 내적 요인과 외적 요인의 두 가지로 나눌 수 있다(표 1). 고령자에 있어 이러한 위험 인자

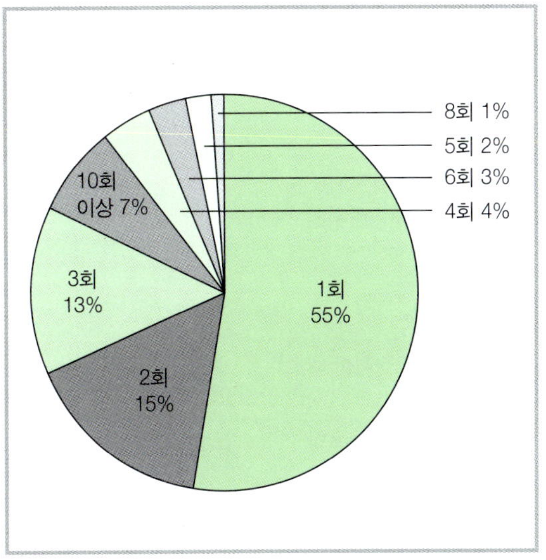

그림 1 과거 1년 동안의 전도 횟수(107건)

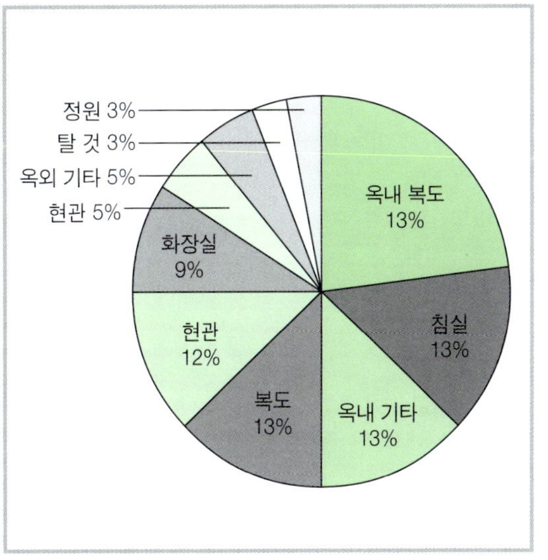

그림 2 전도 장소

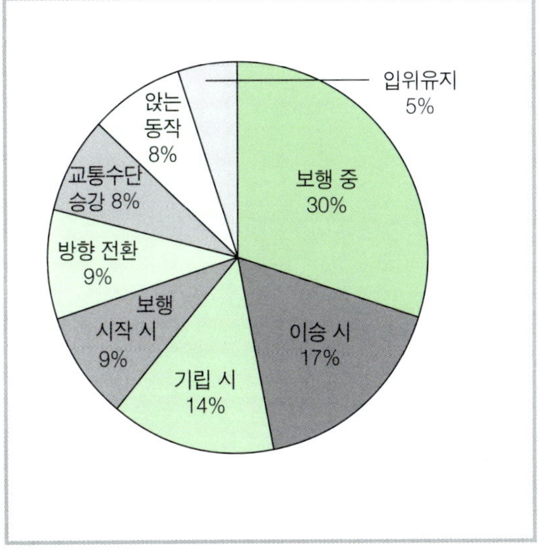

그림 3 전도 시의 상황

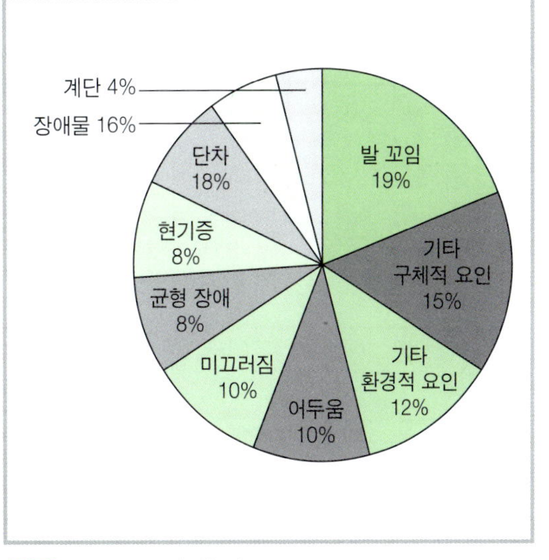

그림 4 전도의 원인

는 복수에 이르는 것이 많아 위험 인자를 평가한 후에(표 2) 고령자의 기능을 저하시키지 않고 전도 방지 대책을 실시한다.

표 1 전도의 위험 인자

내인	외인
• 고유수용기기능 저하 • 시력 장애 • 미로기능 저하 • 근력 저하 • 심폐기능 저하 심부전 부정맥 허혈성 발작 만성 폐쇄성 폐질환 • 신경근질환 뇌혈관 장애 후유증 파킨슨병 정상압 수두증 • 인지 장애 치매 • 약물 알코올 향정신제 최면제 강압제 • 기타 당뇨병 발가락 장애 등	• 어두운 조명 • 미끄러지기 쉬운 바닥 • 젖혀진 양탄자 가장자리 • 털이 긴 양탄자 • 통로의 장애물 • 단차가 큰 계단 • 부엌용품의 무질서한 배치 불안정한 발판 • 미끄러지기 쉬운 목욕탕 난간의 미비 • 지저분하게 어질어진 마당 • 부적당한 침대의 높이 • 부적당한 신발 • 보행기나 휠체어의 오용

전도후증후군(그림 5)

고령자에게 보이는 다양한 증후는 노인증후군이라고 하며 현재의 노인병의 최대 중요 과제로 「전도」가 있다. 전도는 고령자의 와병생활의 큰 원인이 된다. 고령자에 있어 전도에 수반하는 골절이나 외상 후의 환자 자신의 보행이나 전도에의 불안, 공포, 이동에 대한 자신 상실로부터 활동성이 저하해, 생활 활동 범위가 좁아져 각종 폐용증후군을 일으킨다. 이것들 일련의 증후를 정리해 「전도후증후군」이라고 말한다. 간호를 필요로 하는 경우가 있어 전도후증후군의 실태를 분명히 하는 일도 과제가 되고 있다.

표 2 내적 요인의 전도에 대한 기여도

위험 인자	상대 위험도
• 신체적 특징	
근력 저하	6.2 (4.9~8.4)
균형 장애	4.6 (3.9~5.4)
보행 장애	3.6 (2.4~4.8)
보행 장비의 사용	3.3 (2.0~4.6)
시력 장애	2.7 (1.1~4.5)
기립성 저혈압	2.1 (1.0~3.4)
인지 장애	1.5 (1.0~2.0)
• 내복약	
항우울증제	2.4 (1.0~5.7)
진정제 · 근이완제	2.0 (1.0~3.2)
비스테로이드성 항염증제	1.6 (1.0~2.4)
혈관확장제	1.4 (1.0~2.2)

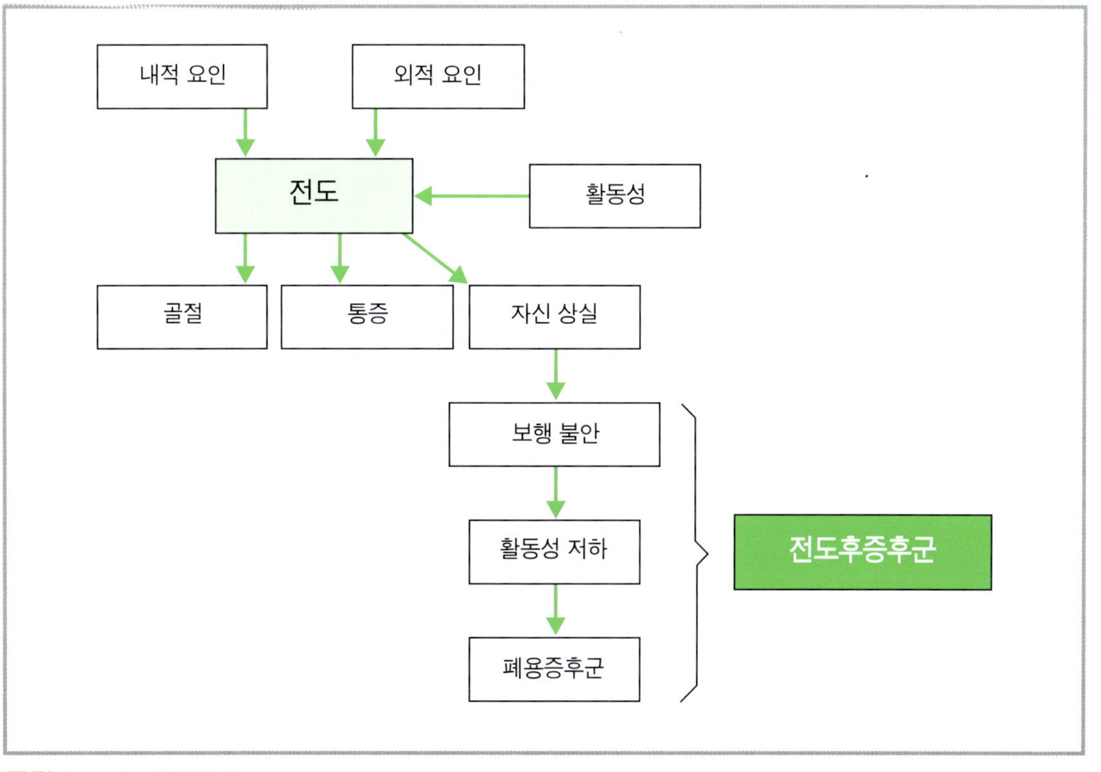

그림 5 전도후증후군

고령자의 전도와 골절의 현상

대퇴골 경부 골절의 원인은 약 90%가 전도 · 전락이지만 고령자라도 전도가 반드시 골절로 이어지는 것은 아니며 골절 발생률은 약 10%이다.

비타민 D의 대사 · 작용 기구

비타민 D는 그림 6과 같은 대사 경로를 나타낸다.

음식으로 섭취되거나 혹은 피부로 콜레스테롤의 대사의 중간 물질인 7-dehydrocholesterol은 자외선에 의해 비타민 D_3가 생합성된다. 비타민 D_3는 간장에 대해 25위가 수산화되고 그 다음에 신장에 대해 1위가 수산화되어 가장 강한 생물 활성도

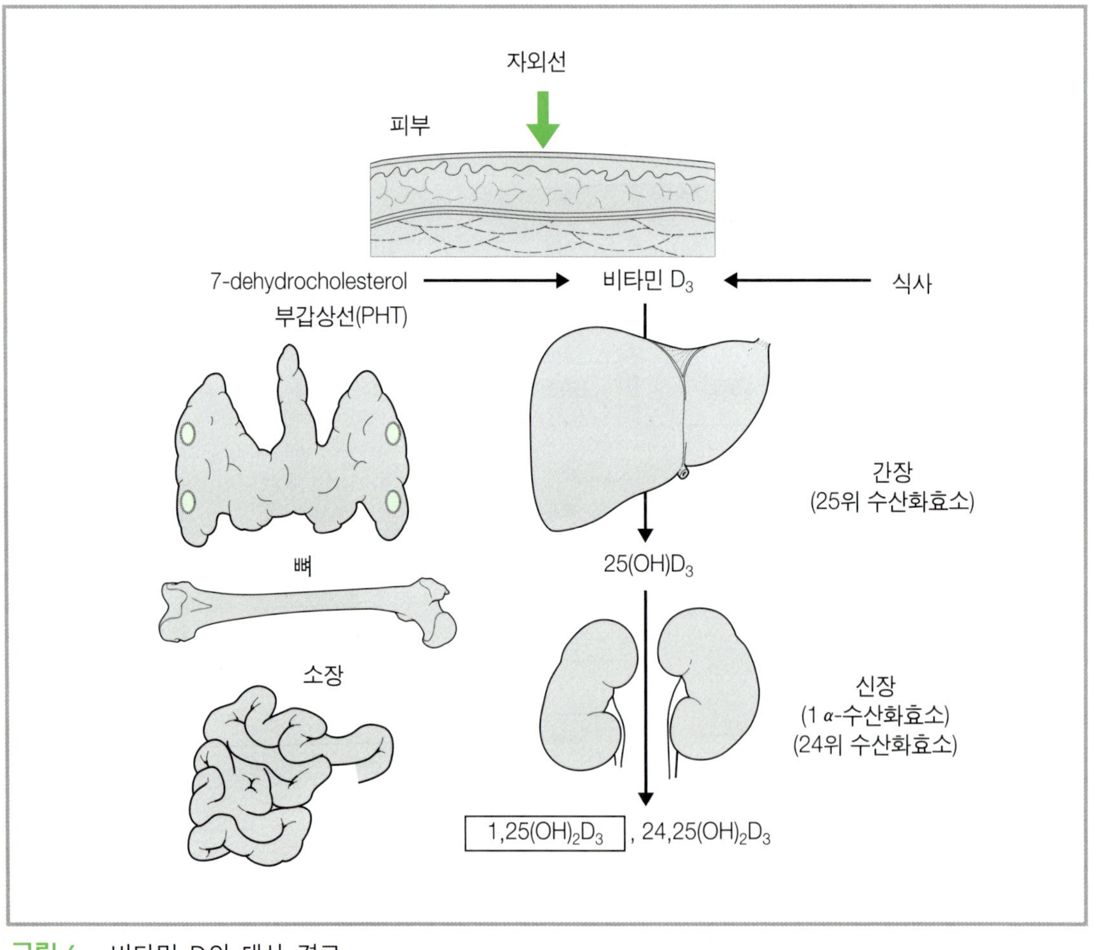

그림 6 비타민 D의 대사 경로

1,25위 수산화 비타민 D(1,25위 수산화 비타민 D(1,25$(OH)_2D_3$)가 생합성된다. 1,25$(OH)_2D_3$는 부갑상선호르몬이나 혈청 칼슘 농도에 의해 조정된다. 1,25$(OH)_2D_3$는 소장에 대해 칼슘 흡수 촉진, 뼈에 있어서의 석회화 작용, 부갑상선에 있어서의 부갑상선호르몬의 분비 억제 등의 조정에 관여하고 있다.

고령자에 있어서의 비타민 D의 상황

피부에서의 비타민 D 생성에 필요한 일광조사는 1주 단위로 얼굴면적으로 환산해 최저 15분은 필요하며,[4] 일광조사가 현저하게 적은 시설입소자나 재택 환자의 25~50%의 고령자는 비타민 D 결핍 상태에 있다고 생각된다.[5,6]

비타민 D와 근육의 관계

골연화증이나 구루병 환자에서의 근력 저하는 1940년대부터 알려졌다. 그 결과로 근위근 우위의 근위축 · 근력 저하가 있어, 양 하지에서 발병해 체간 및 상지로 진행한다. 중증예에서는 보행 곤란이나 뒤척임을 할 수 없는 상태를 나타내는 일이 있지만 원위근의 근력은 비교적 유지된다. 병리 조직학적으로는 근섬유의 대소 부동, 간질섬유조직의 증생, 지방조직의 증가, II형 근섬유의 위축 등의 근원성 혹은 비특이적인 변화가 나타난다. 이러한 환자의 줄기 증상은 비타민 D의 보충으로 비타민 D 작용 저하의 시정에 의해 신속하게 개선한다.[7~9]

또 비타민 D 결핍 상태에 있는 고령 여성에 있어 6개월간 알파칼시돌(alfacalcidol) 투여에 의해 근력의 개선이 나타난다.[10]

비타민 D와 중심 동요

혈청 25(OH)D와 중심 동요, 전도, 추체 골절, 대퇴골 경부 골절과는 상당한 관계를 나타냈지만 근력과의 상관은 없었다(표 3). 이것으로 25(OH)D에는 주로 근육과 신경의 협조를 높여 몸의 밸런스 유지기능을 개선하는 것으로 전도를 막아 그 결과 골절을 예방한다고 생각된다.[11]

표 3 혈청 25(OH)D농도와의 상관계수

	25(OH)D
배근력	0.017**
중심 동요	−0.176*
전도	−0.122*
추체 골절	0.103*

** p<0.001, *p<0.01

비타민 D와 전도

고령 여성(평균 85.3세, 63~99세) 122명을 칼슘 1,200 mg/일 단독 투여군(60명)과 칼슘+비타민 D 800IU 병용 투여군(62명)에게 무작위로 할당해 각각 12주간 투여해, 전도 횟수 등을 비교했다. 그 결과 칼슘 단독 투여 군에 비해 칼슘+비타민 D 병용 투여 군에서는 전도 발생률이 49% 감소하고(p<0.01, 표 4) 근력도 상당히 증가했다(p=0.0094). 3개월이란 단기간으로 효과를 나타낸 것으로부터 비타민 D의 병용 투여는 전도 경험자에의 대책으로 유용하리라 생각된다.[12)]

비타민 D와 골절

대퇴골 경부 골절을 가진 군은 과거의 골절 유무, 골다공증의 유무와 상관없이 현재 골절이 없는 군에 비해 혈청 25(OH)D가 상당히 낮고 PTH는 상당히 높았다.[13)] 또한 비타민 D 섭취량이 12.5 ㎍/일 이상의 군은 3.5 ㎍/일 이하인 군에 비해 대퇴골 경부 골절 위험이 37% 낮았다.[14)]

전도 예방

고령자의 전도 예방에 유용한 방법에 대해 조사한 FICSIT 연구에 따르면 근력 트레이닝이 가장 유효하다고 생각되고 있다.[15)]

또 전도 골절 예방을 위해 특히 북유럽에서는 히프 프로텍터의 장착이 진행되고 있다. 히프 프로텍터 장착 시에는 골절 위험이 56% 경감되었다(그림 7).[16)]

표 4 칼슘 단독 투여 군과 비타민 D 병용 군에서의 전도 발생 상황

전도 수	치료 전(6주간)		치료 후(12주간)	
	Ca 단독 투여 군	Ca + VD 병용 군	Ca 단독 투여 군	Ca + VD 병용 군
0	46	47	42	48
1	11	11	8	10
2~5	3	4	7	3
6~7	0	0	2	1
>7	0	0	1	0
합계	20	22	55	25
전도 환자 수	14	15	18	14

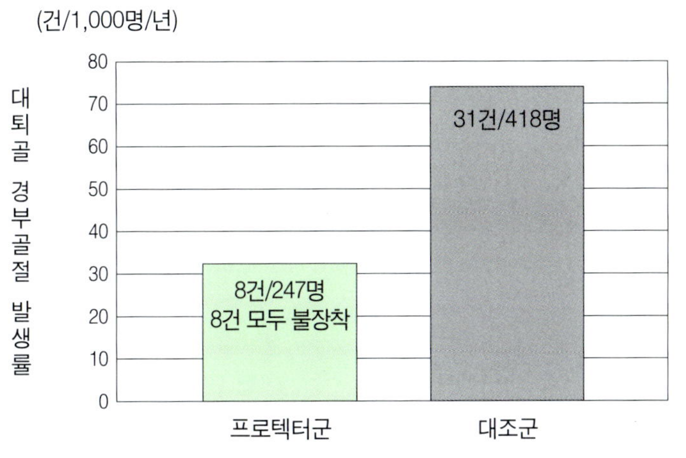

그림 7 히프 프로텍터와 대퇴골 경부 골절 발생률

향후 과제

노인증후군의 1항목에 「전도」가 있는 것처럼 고령자에게는 전도가 많다. 실제로 비타민 D를 투여해 골절이 감소하는 것의 설명으로 골질의 변화를 들 수 있다. 비타민 D에 의해 근력이 높아지거나 중심 동요성이 적게 되는 것은 매우 매력적이다. 그렇지만 아직 해외의 데이터 밖에 없는 실정이라 향후 충분한 데이터를 얻을 필요가 있다고 생각된다. 또한 비타민 D를 정상 이상으로 섭취하더라도 근력이나 중심 동

요성에 미치는 효과가 강력하다고는 생각하기 어려우므로 우선 비타민 D를 측정한 후에 부족한 비타민 D의 보충을 실시하면 비타민 D의 전도 예방 효과의 증거를 얻을 수 있다고 생각된다. 그리고 비타민 D의 부족분을 보충했을 때의 생리 작용의 회복과 활성형 비타민 D_3 투여에 의한 근육에 대한 약리 작용과의 관계나 활성형 비타민 D_3의 투여법을 검토한 후에 중심 동요성으로의 효과를 보는 최종적인 증거도 필요하다.

[참고문헌]

1) Grisso JA, et al : Falls as risk factors for fractures.In: Osteoporosis (Marcus R, Feldman D, Kelsey J, eds). London: Academic Press, 1996, p599-611.
2) Tinetti ME, et al : Risk factors for falls among elderly persons living in the community. N Engl J Med 319 : 1701-1707, 1988.
3) 真野行生, ほか : 転倒しやすい患者のリハビリテーション－高齢者の歩行障害と転倒の要因. 臨床リハ 7 : 243-247, 1998.
4) Chel VG, et al : Ultraviolet irradiation corrects vitamin D deficiency and suppresses secondary hyperparathyroidism in the elderly. J Bone Miner Res 13 : 1238-1242, 1998.
5) Hodkinson, et al : Sunlight, vitamin D, and osteomalacia in the elderly. Lancet 1 : 910-912, 1973.
6) van der Wielen RP, et al : Serum vitamin D concentrations among elderly people in Europe. Lancet 346 : 207-210, 1995.
7) Smith R, et al, : Myopathy, osteomalacia and hyperparathyroidism. Brain 90 : 593-602, 1967.
8) Birge SJ, et al : 25-hydroxycholecalciferol stimulation of muscle metabolism. J Clin Invest 56 : 1100-1107, 1975.
9) Ritz E, et al : Effects of vitamin D and parathyroid hormone on muscle: potential role in uremic myopathy. Am J Clin Nutr 33 : 1522-1529, 1980.
10) Verhaar HJ, et al : Muscle strength, functional mobility and vitamin D in older women. Aging 12 : 455-460, 2000.
11) Pfeifer M, et al : Vitamin D status, trunk muscle strength, body sway, falls, and fractures among 237 postmenopausal women with osteoporosis. Exp Clin Endocrinol Diabetes 109(2) : 87-92, 2001.
12) Bischoff, et al : Effects of vitamin D and calcium supplementation on falls: a randomized controlled trial. J Bone Miner Res 18(2) : 343-351, 2003.
13) LeBoff MS, et al : Occult vitamin D deficiency in postmenopausal US women with acute hip fracture. JAMA 281 : 1505-1511, 1999.
14) Feskanich D, et al : Calcium, vitamin D, milk consumption, and hip fractures: a prospective study among postmenopausal women. Am J Clin Nutr 77 : 504-511, 2003.
15) Province MA, et al : The effects of exercise on falls in elderly patients. A preplanned meta-analysis of the FICSIT Trials. Frailty and Injuries: Cooperative Studies of Intervention Techniques. JAMA 273 : 1341-1347, 1995.
16) Lauritzen, et al : Effect of external hip protectors on hip fractures. Lancet 341(8836) : 11-13, 1993.

PART 6

현기증

고령자의 현기증

현기증은 고령자에게 잘 나타나는 증상이며 65세 이상의 30%에 나타나 연령과 함께 증가한다.[1] 고령자의 현기증은 일반적으로 뇌혈관 장애 등 중추 장애를 상정하기 십상이지만 실제로는 말초 전정 장애가 많다. 자치의과대학 이비인후과의 현기증 외래에서 65세 이상의 고령자의 현기증 환자 중 약 60%가 말초 전정 장애이며 중추 장애는 약 17%였다. 표 1에 현기증의 질환 분류를 나타내었고, 빈도가 높은 양성 발작성 두위 현훈증이나, 추골뇌저동맥 부전증 등 뇌순환 장애는 진료 현장에서 많은 일반 내과의가 진찰에 임하고 있다. 한편 최종적으로 이비인후과 전문의에 맡길 수 있는 질환에서도 현기증의 급성 발작기는 일반 내과의가 대응할 때가 많다.

여기에서는 현기증의 급성 발작기부터 원인 치료, 예방까지의 약물 요법을 각 단계로 나누어 설명한다. 치료 방법은 고령자라고 해서 특별한 것은 없지만 합병증이나 병용제의 문제도 많기 때문에 그 주의점도 정리했다.

현기증의 약물 요법(표 2)

1단계 구급차로 현기증 환자가 운송되어 옴 = [급성 발작기]

가족에 의지해 진찰실까지 왔다. 너무 괴로워 휠체어를 사용했다. 이런 경우도 이 범주에 들어간다. 우선 뇌경색, 뇌출혈이 아닌가를 충분히 관찰한다. 기질성의 뇌혈

표 1 고령자의 현기증 질환 분류

말초 전정 장애(말초성 현기증)	575예 (59.0%)
양성 발작성 두위 현훈증	175 (18.0%)
메니에르병	50 (5.1 %)
돌발성 난청	50 (5.1 %)
전정신경염	16 (1.6%)
중이염에 의한 내이 장애	7 (0.7%)
헌트증후군	6 (0.6%)
기타	37 (3.8%)
진단명이 붙지 않는 말초성 현기증	234 (24.0%)
중추 장애(중추성 현기증)	**168예 (17.2%)**
뇌순환 장애(VBI 포함)	81 (8.3%)
청신경 종양(소뇌교각부종양 포함)	21 (2.2%)
변성 · 탈수질환	14 (1.4%)
뇌경색 · 출혈	10 (1.0%)
기타 뇌종양	4 (0.4%)
기타	38 (3.9%)
기타 (말초, 중추라고도 진단이 되지 않는 현기증 등)	**232예 (23.8%)**

자치의과대학 이비인후과 현기증 외래의 새로운 환자 중, 65세 이상의 고령자 975 예의 질환 분류(빈도) (1993년~2002년도)

관 장애가 아니면 7% 탄산수소나트륨〔메이론(meylon)®〕 250 mL를 정주한다. 명확한 작용 기전은 불명하지만 혈류개선이나 국소의 산증(acidosis) 개선이 상정되어 일본 독자적인 치료법이지만 경험적으로 널리 이용되고 있다.[2] 결점으로 혈관통을 호소하는 경우가 많아 점적 속도를 천천히 하거나 주사 바늘이 꽂힌 팔을 따뜻한 타올 등으로 따뜻하게 하는 등 노력이 필요하다. 수액 200~500 mL에 7% 탄산수소나트륨 20~40 mL를 희석해 사용하는 경우 효과가 기대할 수 없다고 말해지고 있지만 실제로는 잘 행해지고 있어 수시간 안정을 유지하면서 경과 관찰이 가능해져 오히려 적절하다. 자연 경쾌하는 현기증 발작은 이 사이에 소실하는 일도 많다.

현기증에 수반하는 오심 · 구토는 전정 자율신경 반사에 근거한 증상이며 제토제를 투여한다. 일반적으로는 항도파민약인 메토클로프라미드〔프림페란(primperan)® 10 mg/A〕를 1/2~1A 정주(점내주) 또는 근주를 하는 경우가 많다. 한편, 항히스타민제는 전정성의 구토를 직접 억제하기 위해 프로메타진(promethazine)〔피레치아(pyrethia)®〕의 근주도 유효하다.[3]

현기증에 대해서 불안이 강한 경우 항불안제로 디아제팜〔세르신(cercine)®, 호리

표 2 현기증의 치료제

뇌혈관 확장제 (항현기증제)	메실산 베타히스틴〔메리스론(merislon)〕, 염산 디페니돌〔세파돌(cephadol)〕, 염산 이소프로테레놀〔(이소메닐(isomenyl)〕
뇌순환 개선제	주석산 이펜프로딜〔세로크랄(cerocral)〕, 니세르고린〔서미온(sermion)〕, 이부딜라스트〔케타스(ketas)〕, 칼리디노게나제〔칼리크레인(kallikrein), 카루나쿨린(carnaculin)〕 등
혈소판 응집 억제제	아스피린〔바이아스피린(bayaspirin), 바파린(bufferin) 81 mg〕, 염산 티클로피진〔파널딘(panaldine)〕
뇌대사 개선제	ATP(아데호스과립, 트리노신과립)
항히스타민제	디멘히드리나트 합제(트라베르민)…항현기증제로서 염산 프로메타진(피레치아)…제토제로서
이뇨제	이소소르비드〔이소파이드(idobide)〕
제토제(항도파민제)	메토클로프라미드(프린페란), 돈페리돈(나우제린)
항불안제	에티졸람〔데파스(depas)〕, 클로티아제팜〔리제(rise)〕, 플루디아제팜〔에리스팜(erispam)〕, 디아제팜(세르신), 메다제팜〔레스밋(resmit)〕, 에틸로플라제페이트〔메이락스(meilax)〕 등
기타	7% 탄산수소나트륨(메이론), 한방약(시령탕, 오령산 등)

(괄호 안은 상품명)

존(horizon)® 5 mg/A〕을 1/2~1A를 근주한다. 근이완 작용이 있으므로 호흡 억제에 주의한다.

2단계 현기증의 원인 진단을 실시해 치료한다

일반적 신체 소견, 신경학적 소견, 이내 소견, 청력 검사, 평형기능 검사(안진 소견, 온도 자극 검사), 화상 소견 등에서 확정 진단을 실시하지만 상세한 문진이나 일반적인 진찰 소견만으로도 어느 정도의 진단을 추정할 수 있다. 그렇지만 표 1처럼 명확한 진단명이 없는 말초 전정 장애도 적지 않기 때문에 우선 크게 말초성 현기증, 중추성 현기증으로 나눠 생각한다. 또한 고령자에서는 노화나 합병증(고혈압, 당뇨병, 고지혈증)에 의해 뇌혈관 장애도 많아지기 때문에 말초성 현기증이라고 진단되어도

온도자극 검사

외이도로 주입된 물의 온도와 체온의 차에 의해 외측 반규관에 내림프유동을 일으켜 규반관 자극에 의해 생기는 유발안진을 지표로 하여 외측반규관의 기능을 좌우 각각 조사한다.

중추 장애와 더불어 치료가 필요한 경우도 있어, 개개인의 증례에 따라 치료법을 검토해야 하는 것이다. 처음에는 말초성 현기증에 대한 전반적인 치료에 대해 설명하고 확정 진단을 할 수 있는 현기증에 대해서는 이비인후과에서 행해지는 치료법으로 설명한다. 와우 증상(난청, 이명)의 유무가 진단의 열쇠이지만 고령자에서는 노화 현상으로 난청, 이명을 가지고 있는 경우가 많기 때문에 그것이 현기증과 관련되어 있는지 어떤지를 판별하는 것이 중요하다.

❖ 말초성 현기증

전반적으로

내이의 순환 장애가 상정되기 때문에 항현기증제로서 메실산베타히스틴 항현기증제(메리스론®), 염산디페니돌(세파돌®) 등을 이용한다. 숙취해소제로서 사용되는 항히스타민제의 디멘히드리네이트 합제(트라벨민®)은 현기증, 두통에 대해서 내이로부터 중추의 전달 경로에 일해 뇌의 중추부의 흥분을 억제하는 기능이 있다. 그 밖에 뇌대사개선제인 ATP(아데호스® 과립), 말초신경 장애에 대한 비타민 B_{12} 제제인 메코발라민(mecobalamin)〔메치코발(methycobal)®〕을 사용하기도 한다. 급성 발작기부터 계속되는 졸음 · 구토가 남는 경우 제토제인 돈페리돈(나우제린®), 메토클로프라미드〔프림페란(primperan)®〕를 이용하지만 고령자에서는 추체 외로 증상이 발현하기 쉽기 때문에 필요 최저한으로 해야 한다. 현기증에 대한 불안이 강할 때는 항불안제를 투여해도 좋다.

진단별 치료

◎ 와우 증상을 수반하지 않는 현기증

양성 발작성 두위현기증(benign paroxysmal positional vertigo, BPPV)

기상 시, 와상 시, 뒤척임 등 두위 변환 시에 수초~수분 정도의 회전성 현기증을 일으키는 질환이다. 두부 외상이나 장기 와상에 의해 생기는 일도 많다. 기본적으로는 두위 운동 요법이 제일 효과적이지만 고령자에서는 경부 운동의 가동성 제한이 있거나 현기증을 유발하는 것을 불안하게 생각하는 사람도 많아 좀처럼 적극적으로 할 수 없는 경우도 있다. 약물 치료에서는 항현기증제, 필요하다면 항불안제도 투여한다.

전정신경염

갑자기 격렬한 회전성 현기증을 일으키고 2~3일은 일어날 수 없는 경우가 많다. 따라서 1단계에서의 치료만으로 현기증은 나아지지 않아, 연일 7% 탄산수소나트륨(메이론®) 투여나 구역 · 구토 때문에 마시고 먹지 못할 경우 탈수가 되지 않도록 보액을 계속해야 한다. 약 1~2주 동안에 일상생활에 지장이 없는 정도로 회복하지만 그 후 수개월에서 길면 1년 이상 등 비틀거림이 계속되는 일도 있다. 이비인후과에서는 온도 자극 검사로 한쪽(또는 양쪽)의 반규관기능 고도 저하내지 폐절을 가진 전정 신경염이라고 진단해, 전정기능이나 자각 증상의 조기회복을 꾀해 스테로이드제의 투여를 실시하는 일이 있다. 그 밖에 항현기증제, ATP(아데호스® 과립), 메코발라민(메치코발®)도 이용한다. 항불안제는 발증 후 조기에 사용하면 전정 대상의 촉진을 기대할 수 있다.[4)]

◎ 와우 증상을 수반하는 현기증

메니에르병

반복하는 현기증 발작(지속 시간은 수시간에서 반나절 정도)에 난청, 이명, 이폐감, 청각 과민을 수반 하는 것이 특징이다. 병태는 내이 내림프 수종이고, 이 수종의 경감을 위해서 삼투압 이뇨제인 이소소르비드(이소바이드®)를 일반적으로 이용하고 있다. 투여 방법으로 발작을 여러 차례에 반복해, 불안정 이소소르비드인 시기나 청력의 개선 중에는 90 mL(3회 분복) → 60 mL(2회 분복) → 30 mL(1회)와 약 6~12개월에 걸쳐 서서히 점감해 투여한다. 고령자에서는 이소소르비드 투여에 의해 야간 빈뇨가 되어 수면을 방해할 수 있다고 호소하는 케이스가 자주 있지만 투여량을 줄이거나 저녁식사 후의 내복을 하지 않는 것으로 대응하고 반대로 수면 부족으로 현기증 발작을 일으키지 않도록 주의하지 않으면 안 된다. 위와 같은 이유로 이소소르비드를 사용하기 어려운 경우 한방약(시령탕, 오령산)을 사용하는 일도 있다.

또한 청력 저하가 거의 회복이 곤란하다고 예측될 경우에 스테로이드제를 투여하는 경우도 있지만 다양한 부작용의 문제가 있어 신중해야 한다.

돌발성 난청

갑자기 고도의 감음 난청이 발병하며, 그 원인이 불명확한 질환이다. 즉 외상, 명확한 감염증(볼거리 등), 중추 장애, 종양 등의 원인이 규명된 것은 포함하지 않는다. 이 중 난청의 발생 전후로 현기증을 수반하는 온갖 현기증을 수반하는 돌발성 난청은 30~60%로 되어 있다.[6)] 돌발성 난청은 바이러스 감염설이나 순환 장애설이 있어 이것에 근거해 스테로이드제나 덱스트란(dextran) 제제(저분자 덱스트란 L®), 프로스타글란딘(prostaglandin) 제제, ATP(아데호스® 과립), 비타민 B_{12} 제제(메치코발®) 등의 약물 치료를 한다.

전정 대상

현저한 반규관기능저하 시에 중추가 재조절을 하여 발란스를 유지하도록 작용하는 기구

헌트증후군

수두-대상포진 바이러스 감염에 의한 ① 외이도, 이개 주변부의 포진 ② 안면신경마비 ③ 내이 장애(난청, 현기증)를 나타내는 증후군이다. 스테로이드제, 항바이러스제인 아시크로버(aciclovir)〔조비락스(zovirax)®〕이나 발라시클로버(valacyclovir)(바르트렉스®)를 투여한다. 현기증에 대해서는 앞에서 기술한 돌발성 난청과 같다.

❖ 중추성 현기증

추골뇌저동맥 부전증(vertebro-basilar insufficiency, VBI)

일과성 뇌허혈성 발작(transient ischemic attack, TIA)의 일종이며 현기증 외 복시, 구음 장애, 연하 장애, 의식 장애, 사지나 입 주위의 저림 등을 수반하는 경우가 많다. 항현기증제 중뇌혈관 확장제로서 디페니돌(세파돌®), 뇌순환 개선제의 주석산 이펜프로질(세로크랄®) 등을 이용한다.

VBI 이외의 뇌순환 장애에 의한 현기증에도 똑같이 뇌순환 개선제를 이용한다. 뇌경색 후에는 발생으로부터 3~4주간이 지나면 만성기에 접어들어 출혈 경향이 없으면 사용할 수 있다.[7] VBI를 포함한 TIA나 뇌경색 재발의 예방으로서 혈소판응집억제제인 아세틸살리실산(바이아스피린®), 염산 티크로피딘(파나르딘®)을 투여하는데, 출혈 경향에는 주의한다.

3단계 현기증 예방을 위해서

한 번 격렬한 현기증을 일으키면 재발을 매우 불안하게 생각하는 환자가 적지는 않지만, 현재 현기증이 없으면 항현기증제를 계속하지 않아도 된다고 생각한다. 다만 갑자기 내복을 중지하면 불안도 크기 때문에 1일 3회 내복을 1일 2회, 1일 1회로 서서히 줄이고 마지막에는「왠지 모르게 현기증의 일어날 것 같은」때를 대비한 상비약으로 취해 필요할 때에만 사용하는 방법도 있다. 메니에르신드롬병의 이소소르비드(이소파이드®), 한방약(시령탕, 오령산)도 같은 방법을 취하고 있다. 그런데도 불안이 강한 경우 오히려 그것이 스트레스가 되지 않게 항불안제를 투여해 둔다.

VBI를 포함한 TIA, 뇌순환 장애, 심각한 뇌혈관 장애를 예방하기 위해서, 동맥경화의 위험 인자인 고혈압, 당뇨병, 고지혈증이 있으면, 그에 대한 식사 요법, 운동 요법, 약물 치료도 필요하다. 앞에서도 기술했지만 뇌경색 발증 예방을 위해서 항혈소판응집억제제인 아세틸살리실산(바이아스피린®), 염산 티크로피딘(파나르딘®)을 계속 투여하고 있는 경우도 많다.

사용 빈도가 높은 각 치료제의 주의점(문헌 8에서 인용 발췌)

고령자에서는 합병증이나 이미 투여되고 있는 약제도 많기 때문에 특히 주의가 필요하다. 노화에 수반하는 간기능, 신기능 저하 등의 전신 상태나 체격, 체중 등도 고려한다면 성인 용량의 1/2~2/3로 감량해야 한다.

뇌혈관확장제	메실산 베타히스틴(메리스론®) 【신중 투여】 소화성 궤양, 기관지천식, 갈색 세포종 염산 디페니돌(세파돌®) 【금기】 위독한 신기능 장애 【신중 투여】 녹내장, 전립선 비대, 위장관의 폐쇄
뇌순환개선제	주석산 이펜프로딜(세로크랄®), 니세르골린(사아미온®), 이부딜라스트(케타스®), 카나쿨린(칼리크레인®, 카나쿨린®) 【금기】 두개내출혈 발작 후, 지혈이 완성되지 않았다고 생각되는 환자
뇌대사개선제	ATP(아데호스® 과립, 트리노신® 과립) 【금기】 뇌출혈 직후 【병용 주의】 디피리다몰(페르산틴®)
항히스타민제	디멘히드리네이트 합제(트라페르민®), 프로메타진(피레치아®) 【금기】 녹내장, 전립선 비대
삼투압이뇨제	이소소르비드(이소파이드®) 【금기】 급성 두개내혈종이 존재하는 환자 【신중 투여】 탈수 상태, 요폐 또는 신기능 장애, 울혈성 심부전
항불안제	전반적으로 【금기】 급성 협우각 녹내장, 중증근무력증

【참고문헌】

1) 清水夏繪 : 高齢者のめまい. 心身医療 9(11) : 47-51, 1997.
2) 島貫喜一, 尾崎栄二郎, 宮本謙一 : めまいの治療薬と服薬説明. 薬局 51(9) : 82-93, 2000.
3) 堀井　新 : 急性期のめまいの診断と治療.『耳鼻咽喉科診療プラクティスNo.6』(武田憲昭, 編) . 文光堂, 東京, 2001, p26-30.
4) 飯田政弘 : 前庭神経炎について. Eqilibrium Res 60(4) : 258-264, 2001.
5) Ishida T, Kitamura K, Kaminaga C : Effect of TJ-114(Sairei-to) in Meniere's disease : Perspectives in the '90s, p509-512, Proceedings of the Third International Symposium on

Meniere's Disease. Rome, Italy, October 20-23, 1993.
6) 水野正浩, 伊藤彰紀, 金　永順 : めまいを伴う突発性難聴.『CLIENT 21 No.8 めまい・平衡障害』(小松崎　篤, 編). 中山書店, 東京, 1999, p377-384.
7) 野村公寿 : 高齢者の平衡障害②中枢性めまい. 耳喉頭頸 70(5) : 45-51, 1998.
8) 関　顕, 北原光夫, 上野文昭, 越前宏俊編 : 治療薬マニュアル2004. 医学書院, 東京, 2004.

CHAPTER 3

노인질환의 약물 요법

PART 1

고령자의 심부전 치료제 사용법

고령자에서 심부전 진단의 진행방식

❖ 임상 증상

좌심부전에 의한 심박출량 저하로 운동내용능이 저하한다. 전신권태감이나 식욕부진을 자각하고, 타각적으로는 활동성 저하, 와상 경향, 배뇨 횟수 감소, 치매 증상 악화, 의식 장애가 일어난다. 병태로서는 좌방압 상승부터 폐울혈이 일어나 저산소혈증이 된다. 자각 증상은 활동 시의 호흡 곤란, 기침, 가래, 천식이다. 진행되면 안정 시의 호흡 곤란부터 기좌 호흡, 청색증을 일으킨다. 타각적으로는 빈호흡이 보이고, 나음(습성 및 건성)을 청취한다. 우심부전 증상으로서 경정맥노장, 부종, 폐 · 복수를 보인다.

❖ 심부전의 진단법

급성 심부전은 신속히 진단함과 함께 동시 진행으로 치료를 실시하는 것이 중요하다. 흉부 X선 · 심전도 · 동맥혈 가스 · 혈액 검사 · 심초음파 검사를 실시한다. 심장초음파 검사는 기초질환의 감별에 아주 유용하다. 원인질환으로서는 빈도순으로 급성 심근경색, 진구성 심근경색, 판막증, 확장형 심근증, 고혈압성을 들 수 있다(표 1). 중심·정맥압 측정 혹은 Swan-Ganz 카테터법으로 심혈행동태평가를 시행해, 중증도 진단과 치료 효과의 판정을 실시한다.

표 1 고령자 심부전에 많은 기초질환

• 허혈성 심질환(무통성 경색이 있음, 다지중증 병변이 많음)
• 판막증(대동맥판협착증, 승방변 건색 단열에 의한 역류증)
• 고혈압
• 심방중격결손증
• 확장형 심근증
• 폐색전(만성 말초색전형, 급성 간부색전형)
• 서맥성 심부전(동부전증후군, 완전방실블록)

고령자 심부전 치료의 실제

❖ 급성 심부전 치료법

급성 심부전 환자에서 초긴급 처치를 필요로 하는 것은 혈압 · 호흡을 정상적으로 유지할 수 없는 심원성 쇼크의 경우이다. 다음의 처치를 동시 진행으로 실시한다.

산소 포화도 모니터를 설치해 기도 확보, 산소 투여로 동맥혈 가스를 채취한다. 심전도 모니터를 켜 A라인에 의한 혈압 지속 모니터를 한다. 정맥점적로를 취해, 채혈한 후 개시액을 점적한다. 현저한 서맥 때 경피경정맥 페이싱을 고려한다. 또 빈맥 진단 시 항부정맥제나 전기적 제세동 적응증인지 고려한다. 다음에 저혈압에 대해 도파민을 5~10 ㎍/kg/분 지속 점적을 시작하여 자발 호흡이 미약 혹은 정지하면, 기관내삽관이나 인공 호흡을 고려한다.

급성 심근경색에 의한 심원성 쇼크라고 진단하면, 경피적 대동맥 벌룬펌핑을 실시해, 경피적 관동맥 성형술 시행을 전제로 한 긴급 심장 카테터 검사를 실시한다.

❖ 바이탈사인이 안정된 일반 급성 심부전의 경우

침대 상반좌위로 안정하게 하고 절식한다. 동맥혈 산소포화도 모니터를 장착해, 96%를 목표로 해 산소 투여한다. 흉부 X선을 촬영해, 폐울혈의 정도, 흉수의 양을 파악한다. 카테터로 중심 정맥압 혹은 폐동맥 쐐기압의 값을 모니터한다. 기초 점적량을 유산가 링겔액 20 cc/시로 한다. 요도 벌룬카테터를 넣어 우선 푸로세미드를 10~20 mg 정주하고 반응 요량을 측정해 나간다. 첫 날은 합계 10 mg, 20 mg 또는 20 mg × 2회를 투여한다. 당초의 폐울혈의 정도, 푸로세미드에 반응하는 요량, 그리고 중심 정맥압의 저하 상태에 맞추어, 다음날부터 증감 내지 경구투여로의 이행을 고려한다. 매일의 수분 출입 밸런스를 「−」로 유지하고, 흉부 X선으로 폐울혈 혹은 흉수 저장량을 감소시키도록 해야 한다. 중심 정맥압의 도달 목표치는 2~5 cm이다. 울혈이 해제되어 저산소혈증이 나아지면 식사를 시작한다. 이 때도 식사량 및 섭취 수분량(300~500 cc/일로 제한한다)과 이뇨제 투여량의 균형을 고려해, 수분 출입 밸런스를 「−」로 유지해야 한다.

혈액검사(Na, K, BUN, Cr, Ht, 혈청삼투압)를 정기적으로 체크해, 부작용으로의 탈수나 전해질 이상이 일어나지 않게 한다. 고령자에 있어 저영양에 의한 저알부민혈 증에 의해 혈청교질삼투압이 저하하고 있어 간질의 울혈이 있는 것에도 불구하고 혈관 내수분은 감소해 이른바 혈관내 탈수를 일으키고 있는 증례가 자주 보여진다. 이 경우 이뇨제의 효과가 감소해 부작용으로서의 혈압 저하도 일어나기 쉽다.

저칼륨혈증 발생에 유의하고 스피노롤락톤(spironolactone) 12.5 mg이나 칼륨제제를 병용한다. 그러나 고령자에게는 신기능 저하(혈청 크레아티닌 수치가 높든 정상치이든)를 갖고 있는 증례가 많이 있고 저하하지 않는 것도 자주 보여진다.

빈맥성 심방세동 혹은 동성빈맥을 보였을 때에는 디곡신 0.25 mg를 정주한다. 적정 혈중농도 도달에 시간이 걸리므로 처음에 많이 이후 감량해서 투여한다(예를 들면, 신기능 정상 때, 제1일째와 제2일째에 0.25 mg, 제3일째 이후는 0.125 mg). 이후 신기능에 맞추어 투여를 계속, 혈중농도를 0.8~2.0 ng/mL로 유지하도록 한다.

혈압이 안정되어 있어 경구가 가능하면 가능한 한 조기에 안지오텐신 변환효소(angiotensin converting enzyme, ACE) 저해제(예를 들면 에나라프릴 2.5~5 mg)의 내복을 시작한다.

심박출량 저하가 보이는 포레스타 IV형, 이것이 측정이 안 되고 심장 초음파로 분명하게 좌실수축률 저하가 있는 경우 혹은 I, II형에서도 상기 혈관내 탈수나 신기능장애 합병에 의해 푸로세미드(furosemide)에 대한 반응성이 나쁜 경우에는 도파민을 병용한다. 전용 정맥로에 지속 점적으로 2~3 μg/kg/분의 용량으로 시작하여 반응을 얻을 수 있을 때까지 증량해 나간다(최대 10 μg/kg/분). 그런데도 이뇨를 얻지 못하고 울혈을 해제할 수 없을 때는 포스포디에스테라제(phosphodiesterase) 저해제 밀리논(milrinone)(0.25~0.5 μg/kg/분)을 사용한다.

이것으로 효과를 얻을 수 없을 때는 구명을 위한 방법으로 지속성 혈액여과를 실시한다. 그러나 고령자에서는 치매 혹은 인내력 저하로 점적로 유지가 곤란한 일도 많아, 혈관내 탈수에 의한 혈압 변동도 방해가 된다.

강심 작용을 목적으로 한 사용에 있어서는 일단 울혈이 해제된 후에도 이뇨의 유지나 혈압의 유지에 도파민이 필요해 이탈 곤란한 경우 피모벤단(pimobendan) 내복으로 변경할 수 있다. 2.5 mg(2회 분복)이 도파민 3~5 ㎍/kg/분에 상당한다.

❖ 만성 심부전의 진단 · 치료

만성 심부전의 진단으로는 중증도 확정과 기초질환 감별을 실시한다. 중증도 확정에는 NYHA 분류를 이용한다. 기초질환 감별에는 심장 초음파 검사가 간편해 더욱 위력을 발휘한다. 울혈(폐 혹은 몸)이 존재하는 증례는 원칙적으로 입원시킨다. 여러 가지의 이유로 입원이 불가능한 때에는 외래로 경구 이뇨제를 처방하게 되지만 여러 차례에 통원시켜 탈수 등의 부작용에는 충분히 주의한다. 울혈이 사라진 뒤는 정밀 조사를 실시한다. 특히 허혈성 심질환에 있어서의 관동맥병변의 확인과 인터벤션 치료의 적응 결정 및 판막증에 있어서의 중증도와 수술 적응 결정을 위한 심장 카테터 검사는 환자의 예후에 관련되는 중요한 검사이다.

허혈성 심질환 및 확장형 심근증에 의한 만성 심부전 치료에 대해 심기능을 개선시키고 생명 예후를 연장시키는 약제는, 디기탈리스, β-차단제, ACE 저해제, A II 수용체 길항제, 아미오다론인 것이 대규모 임상치험으로 밝혀졌다(표 2).

표 2 만성 심부전의 예후 개선 치료제(심기능 또는 생명 예후)

• 디기탈리스
• β-차단제
• ACE 저해제
• A II 수용체 길항제
• 아미오다론

디기탈리스

DIG 트라이얼(1997년)에서는 저농도(0.8 ng/mL) 투여로 동조율 심부전에 효과가 있어, 심부전 입원의 빈도를 저하시킨다. 또한 심방세동 예에서는 심박수의 조절로 사용되어 유효하지만, 임상시험의 결과는 아직 나와 있지 않다.

β-차단제

카르베디롤 연구(1996년)에서는 카베디롤, CIBIS II(1999년)에서는 피소프로롤, MERIT-HF(1999년)에서는 메토프로롤(metoprolol)이 심부전 악화를 방지하여 사망률을 저하, 생명 예후를 개선시켰다. 그러나 반대로 심기능이 저하하는 증례도 있으므로 주의한다.

사용법은 급성기의 울혈이 소실한 후의 심기능 저하 증례에 대해 매우 저용량으로 시작(메토프로롤 5 mg/일), 1주마다 심장 초음파 검사로 심기능 저하를 나타내지 않는 것, 혈청 BNP 농도 상승이 없는 것을 확인해, 2.5~5 mg씩 증량한다. 수 10 mg으로 증량하지만 심기능 개선은 수개월 이후가 되는 일도 있을 수 있다.

ACE 저해제〔에나라프릴(enalapril)〕

컨센서스(consensus) 시험(1987년)에서는 평균 70세의 NYHA IV도의 심부전에 대해, 심기능 개선, 심부전 악화 억제, 생명 예후 개선을 얻을 수 있었다.

SOLVED 예방 시험(1992년)에서는 구출률 35% 미만의 무증후성 심부전으로 무투약 예에 대해, 심부전 발증률 감소, 생명 예후 개선을 얻을 수 있었다. SOLVED 치료 시험(1991년)에서는 구출률 35% 미만의 NYHA II-III도 심부전으로 디기탈리스, 이뇨제 등 다른 심부전 치료제 투여 중의 예에 대해 심부전 발증률 감소, 생명 예후 개선을 얻을 수 있었다.

최근 발표된 X-SOLVED 시험(2003년)에서는 상기 2시험의 12년간에 걸친 장기 추적관찰 결과이며, 에나라프릴은 12년 후에도 누적 생존율을 개선시켰다. 특히 최초의 4년간 투여한 후에 중지한 증례에서도 그 후 장기에 걸쳐 효과가 유지되었던 것은 주목할 만하다.

A II 수용체 길항제

ELITE II시험(1997년)에서는, 평균 70세의 심부전 예에 대한 ACE 저해제의 카프트프릴(captopril)과 A II 수용체 길항제 로사르탄(losartan)과의 효과 비교를 실시했다. 생명 예후 개선에 대해 유의한 차이는 나타나지 않았다.

CHARM 시험(2003년)에서는 ACE 저해제 불내 예 혹은 미투여 예로 유효 구출률 40% 미만의 심부전 예에 대해 칸데사르탄(candesartan)에 의해 심부전 악화 억제, 생명 예후 개선을 얻을 수 있었다. 이 효과는 연령을 65세 미만, 65~75세, 75세 이상으로 분류에서도 동일했다.

이상, A II 수용체 길항제는 ACE 저해제와 동등한 효과를 갖는다고 생각되고 있다.

최근 ACE 저해제와 A II 수용체 길항제의 병용 효과에 대해 시험이 거행되었지만 사용한 A II 수용체 길항제의 종류에 의해 결과가 상반되어 결론을 얻을 수 없었다.

아미오다론(amiodarone)

중증 심실성 부정맥에 의한 심장 돌연사는 만성 심부전 환자의 예후에 영향을 주는 큰 인자이다. 13 시험을 통합한 메타분석(1997년)에 대해 모든 사망률 및 부정맥 돌연사를 상당량 감소시켰다.

이상의 대규모 임상시험의 결과에 근거해, ACC/AHA로부터 만성 심부전의 중증도에 따른 치료의 실천적 가이드라인이 발표되었다(2002년).

1. 당뇨병, 고혈압, 관동맥질환 등을 가지는 심부전 고위험 예에는 처음부터 ACE 저해제를 투여한다.
2. 진구성 심근경색, 판막증 등을 가져 무증후성이지만 좌실구출율이 저하한 예에는 ACE 저해제와 함께 가능한 한 β-차단제를 병용해 심기능 개선을 꾀한다.
3. 심부전 증상을 가지는 예에서는 디기탈리스와 이뇨제를 같이 사용하여 울혈의 예방과 치료를 꾀한다.

고령자 심부전에 대해서 약물 요법을 시행할 때의 유의점

1. 병력의 파악이 곤란: 치매가 있는 것이나 가족이 방치해 있는 것에 의한다.
2. 비전형적 증상이 많다: 산소 포화도 감수성 저하나 치매가 원인으로, 호흡 곤란의 호소가 명확하지 않다.
3. 침습적 검사가 곤란: 치매에 의한 점적 자가 탈거, ICU증후군.
4. 지적체액량 구역이 좁다: 수액 과잉이나 탈수를 일으키기 쉽다.
5. 약물 안전 구역이 좁다: 신기능 저하에 의해 약물혈중농도 상승이 일어나기 쉽다. 이뇨제에 의해 저칼륨혈증, 저나트륨혈증, 탈수나 강압제에 의해 저혈압이 일어나기 쉽다.
6. 입원에 의해 ADL 저하를 일으키기 쉽다

고령자 심부전 회복기의 일반적 케어

급성 심부전으로 절대 안정 지시, 점적 치료 시, 환자를 존중하며 반복된 말로 설득하는 일도 중요하다. 불안 상태에 대해서는 소신경안정제(minor tranquilizer) 내복과 함께 할로페리돌(haloperidol) 점적 정주가 어느 정도 유효하다. 회복기에 점적으로부터 이탈했을 때 식사와 함께 인지 능력이 회복된다. 신체의 재활을 조기에 시작해 단계적으로 스텝업한다. 침대에서 체위 변환으로부터 시작되어 좌위 유지, 좌위 시간의 연장, 휠체어 병동 회람, 서는 연습, 화장실 보행, 보행기 연습, 보행 연습처럼 회복에 다다른 만성 심부전의 중증도와 가족의 간호 능력을 지켜봐야 한다. 그것에 의해 재택 간호나, 노인병원 · 요양병원 혹은 노인보건시설으로의 입소를 결정한다. 가족의 입장이 되어 사회복지사와 자주 상담해, 간호 인정을 받아들이게 한다. 기초질환이 무엇이든 심부전은 반복해 발병하는 일이 많다. 그 유발 인자를 표 3에 적는다.

표 3 재발성 심부전의 유발인자

• 호흡기 감염증
• 심근허혈
• 이뇨제 중단
• 과도한 수분 · 염분 섭취
• 부정맥(빈맥성 · 서맥성)

【참고문헌】

1) 1998-1999年度合同研究班：循環器病の診断と治療に関するガイドライン. J Circ J 64 (Suppl IV)：2002.
2) 松本正幸, 岩井邦充：高齢者医療の臨床―高齢者心不全の病態と治療. 老年医学update2002, 日本老年医学雑誌編集委員会編. メジカルビュー社, 東京, 2002, p27-32.

PART 2

고령자의 허혈성 심질환 치료제 사용법

고령자의 허혈성 심질환

❖ 고령자 허혈성 심질환의 특징

고령자에서는 석회화/미만성 병변이나 다지병변 등 중증 예가 많다. 한편 뇌혈관 장애, 치매, 신부전, 악성종양 등 타 장기의 질환을 가지고 있기 때문에 수술 치료가 곤란한 증례도 적지 않다. 따라서 내과적 치료가 선택된 경우에서도 경증이라고는 할 수 없는 것에 유의하여 주의 깊은 약제 선택을 실시할 필요가 있다. 또한 고령자는 생리기능이나 신체의 예비 능력이 저하하여 탈수, 빈혈, 감염증 등이 심근허혈의 유인이 되어 용태가 악화되는 일도 있다. 전신 상태나 약물 동태를 개별적으로 파악해 대응하는 것이 중요하다.

❖ 고령자의 자각 증상과 치료제의 선택

증상이 비전형적인 일이 많은 것도 고령자의 특징의 하나이다. 무증후성 심근허혈이나 unrecognized myocardial infarction은 고령자에서 자주 보이는 병태이다. 그 예후는 증상을 가지는 환자와 동일한 정도라고 보고되고 있고 무증후성 심근허혈을 대상으로 한 ASIST 연구나 ACIP 연구의 결과에서는 증상의 유무에 상관없이 total ischemic burden(무증후성 허혈 + 유통성 허혈)을 줄이는 것이 중요하다고 생각된다.

한편 고령자의 심전도에서는 전도 장애나 좌실비대, 비특이적 ST-T 이상도 자주 보인다. 이러한 경우, 이전의 심전도와 비교할 것, 심에코 등의 결과에 맞춰 종합 판단하는 것이 중요하다. 비특이적 심전도 변화만으로 안이하게 초산제 투여를 계속하는 것은 삼가야 한다.

❖ 치료제 선택에 있어서의 주의점

허혈성 심질환의 치료제 중에는 β-차단제나 항응고제 등 복약 순응도가 나쁜 환자에게는 유해가 될 수 있는 약도 있다. 또한 다종의 약제를 복수의 의료 기관에서 처방되고 있는 일도 많아 약제의 상호작용이 문제가 된다. 고령자에서는 환자를 둘러싼 가정 · 사회환경의 다양성을 잘 파악하여 약제를 선택할 필요가 있다.

고령자의 급성 관증후군에 있어서 약의 사용법

급성 관증후군은 관동맥죽종(플라크)의 파탄과 그에 따라 형성되는 혈전을 기초로 관혈류에 장애를 일으키는 증후군이지만 심전도에서의 ST상승 유무에 의해 아래의 2군으로 나눈 진료 가이드라인이 작성되었다.

❖ ST상승형 급성 심근경색

고령자의 급성 심근경색은 사망률이 높고 가능한 한 조기에 재관류 요법을 실시하는 것이 중요하다. 적극적인 관동맥 카테터 인터벤션(percutaneous coronary intervention, PCI)에 의한 구명 효과는 고령자에서 특히 크다고 생각되지만 숙련된 자에 의해 단시간에 PCI를 실시하는 것이 곤란할 경우 혈전 용해 요법도 선택사항이 된다. 일본에서 전신 정맥 투여가 인정된 혈전 용해 요법 약제에는 알테프라제(alteplase)(t-PA: 1/10를 정주하고 나머지를 60분 동안에 점적투여), 몬테프라제〔mutant t-PA: 볼루스(bolus) 투여 가능〕, 우로키나아제(점적투여) 등이 있다. 75세 이상의 후기 고령자에서는 출혈의 부작용 특히 뇌출혈이 많다는 문제점이 있어 투여량의 감량도 고려해야 한다. ACC/AHA 가이드라인에서는 75세 이상에 있어서의 발증 12시간 이내의 혈전 용해 요법은 클래스 IIa로 분류되고 있다.

항혈소판제는 가능한 한 빨리 내복시키는 것이 필요해 금기가 없는 한 처음에 아스피린 162~325 mg를 씹어 먹게 한다. 그 후에도 50~100 mg/일로 내복을 계속한다. 또한 알테플라제 의한 재관류 요법을 실시하고 있는 환자에게는 헤파린의 병용이 추천되고 있다(알테플라제 투여 시작 시에 60 U/kg를 볼루스 정주하고 12 U/kg/시고 지속). 초산제의 루틴 투여에 대해서는 유용성이 의문시된다. 다만 울혈성 심부전, 혈압 상승 예, 경색 후 협심증 등에 대해 니트로글리세린(nitroglycerin) 정주약을 단기간 투여하는 것은 타당하다고 생각된다(0.2 μg/kg/분으로 투여를 시작해 2 μg/kg/분까지 점증한다). 이런 경우도 병태가 안정되면 바로 β-차단제나 ACE 저해제 등으로 완전히 교체해야 한다. 즉 니트로글리세린은 점적 라인의 재질에 의해 흡착되는 일이 있는 점에도 유의한다.

❖ 비ST상승형 급성관증후군/불안정 협심증

Braunwald에 의하면, 불안정 협심증은 class I: 발증의 중증 또는 악화형 협심증, class II: 아급성 안정 협심증, class III: 급성 안정 협심증으로 중증도 분류된다. 고령자에서는 다지병변도 적지 않고, ST상승이 보이지 않는다고 해서 경증이라고는 할 수 없다(65세 이상의 고령자는 중등도 이상의 위험으로 되어 있다). 20분 이상 안정 시 흉통이 지속하거나 트로포닌 T나 트로포닌 I가 양성 등 고위험이라고 판단되었을 경우에는 가급적 서둘러 관동맥조영을 실시해 혈행 재건을 검토해야 한다.

비ST상승형 급성관증후군에 대해서는 ST상승형과 달리 혈전 용해 요법의 유효성은 확립하고 있지 않다. 모든 예에 아스피린을 투여하고, 헤파린을 병용하여 관동맥의 완전 폐쇄로의 이행을 예방함과 동시에 β-차단제 내복이나 초산제 정주를 이용해 협심증 발작의 안정화를 꾀한다. 고령자에게 헤파린을 사용할 때는 출혈의 부작용을 피하기 위해 ACT나 APTT(정상인의 1.5~2.0배)를 체크하는 등 체격을 고려해 과량이 되지 않게 한다. 드물긴 하지만 투여 4~14일 후에 헤파린 유발성 혈소판 감소증이 생기는 일도 있어 주의가 필요하다.

고령자의 만성 허혈성 심질환에 있어서의 치료제 선택

고령자에 있어 약제를 선택하는 경우에는 증상의 개선을 목적으로 하는지 생명 예후의 개선을 목적으로 하는지를 환자에 맞게 검토해야 한다. 일본에서 범용되고 있는 약제가 예후 개선 효과의 증명된 것에 국한하지 않고 또한 고령자에서는 QOL을 중시한 약제 선택이 요구되는 경우도 있기 때문이다.

❖ 증상의 개선

협심 증상 개선에 이용되는 약제에는 β-차단제, 초산제, Ca 길항제, 니코란딜(nicorandil) 등을 들 수 있다. 발작 시의 즉효성 초산제의 사용법을 가르쳐주면서 β-

차단제 또는 β-차단제의 인용성이 낮은 경우에는 Ca 길항제를 투여한다. 이른 아침의 전형적 협심 발작을 보여 관연축의 관여가 의심되는 경우에는 Ca 길항제가 유효하다.

❖ 생명 예후의 개선

만성 허혈성 심질환에 대해 예후 개선 효과가 확립된 약제는 β-차단제, 스타틴, 아스피린이다. 이들은 ACC/AHA 가이드라인이나 심근경색의 2차 예방 가이드라인에서도 추천되어 운동이나 위험 인자의 조절과 함께 2차 예방의 기본이 된다. 또한 전벽 심근경색이나 심기능 저하 예에서는 ACE 저해제를 적극적으로 투여해야 한다.

주요 허혈성 심질환 치료제의 사용법과 고령자의 주의점

❖ 항혈소판제

아스피린은 급성 심근경색을 비롯한 허혈성 심질환 환자의 심혈관 사고를 감소시켜 생명 예후를 개선하는 것이 확립되어 있는 약제이다. 활동기 위궤양이나 아스피린 과민증이 없는 한 허혈성 심질환 모든 예에 투여해야 한다. JAMIS-1, JAMIS-2 등의 결과로부터 혈소판 응집의 억제 효과는 저용량의 아스피린으로 충분히 얻을 수 있다고 생각되고 있다. 일본의 가이드라인은 심근경색 2차 예방에는 50~100 mg 전후/일이 타당하다고 한다.

관동맥 스텐트 치료를 실시하는 증례에서는 아급성관폐쇄 예방을 위해서 치료 전부터 티클로피딘(ticlopidine) 200 mg/일을 시작해 약 1개월간 병용할 때가 많다. 티크로피딘은 위독한 간 장애의 부작용이 보고되고 있어 투여 초기는 2주마다 트랜스 아미나제(transaminase)의 체크를 실시한다. 간 장애가 보이는 경우에는 실로스타졸(Cilostazol) 등으로의 변경을 고려한다. 호중구감소, 혈전성 혈소판 감소성 자반병, 소화관 장애, 피진 등의 부작용에도 주의한다.

❖ β-차단제

β-차단제는 음성 변력 작용, 강압 작용, 심박수 감소 작용에 의해 심근 산소수요량을 저하시키고 협심 증상을 개선한다. 또한 항부정맥 작용도 갖고 있어, 심근경색의 생명 예후도 개선하는 약제이다.

β-차단제는 β_1, β_2 선택성, α-차단 작용의 유무, 내인성 교감신경 자극 작용(intrinsic sympathomimetic action, ISA)의 유무, 지용성/수용성에 의해 분류된다. 허혈성 심질환의 치료 시, 심근경색 2차 예방 효과가 증명되고 있는 메토프로롤(metoprolol), 아테놀롤(atenolol), 비소프로롤(bisoprolol) 등 ISA가 없는 β_1-선택성인 것이 이용되는 경우가 많다. 한편 칼베디롤(Carvedilol)은 β-차단 작용과 α-차단 작용, 항산화 작용을 갖고 있어 심부전을 합병한 급성 심근경색을 대상으로 한 CAPRICORN 시험에서 급성기에 투여하여 사망률의 저하가 인정되었다.

β-차단제는 여러 가지의 가이드라인으로 허혈성 심질환에서의 사용이 추천되고 있지만, 고령자에서의 사용 빈도는 높지 않다. 65세 이상의 급성 심근경색 환자 20만 1,752명을 대상으로 한 Cooperative Cardiovascular Project에 대해, 퇴원 시에 β-차단제가 투여되고 있던 것은 34%에 지나지 않았지만 β-차단제 투여 군에서는 2년 후의 사망률이 상당히 낮았다고 보고되고 있다. 이 연구에서는 80세 이상의 초고령자나 만성 폐쇄성 폐질환, 좌실기능 저하, 신기능 장애, 당뇨병 등 만성 질환을 가진 환자에 있어도 β-차단제 투여 군으로 사망률의 저하가 관찰되고 있다.

고령자에서는 β-차단제 투여에 의한 서맥이나 심부전 악화의 위험성도 고려하여 저용량부터 투여를 시작한다. 잠재적인 동기능부전이나 방실블록이 발견되는 일도 있어, 비틀거림 · 현기증 · 전신권태감 · 실신 등의 호소를 경시하는 일 없이, 24시간 심전도 등으로 체크하는 태도가 필요하다. 또한 ASO 증상의 악화, 당뇨병 환자에서의 저혈당 증상의 은폐, 우울 증상 등에 대해서도 배려해야 한다. 폐기종 환자에서는 ISA 작용을 가지는 β_1-선택성의 것이 바람직하고 천식환자에서는 금기이다.

후기 고령자에서는 β-차단제의 약물혈중농도가 상승하기 쉽다. 특히 신기능 장애가 있는 환자에게 신배설성인 β-차단제를 투여하는 경우에는 예상 외의 부작용이 출현하는 일이 있다. 허혈성 심질환의 치료 목적으로 사용할 때는 고혈압 조절을 취지로 설정되어 있는 보험 용량과는 다른 용량의 조절이 약제마다 필요하다. 표 1에 허혈성 심질환 치료에 주로 이용되는 β-차단제와 일본인 고령자에서의 초기 투여량의 예를 나타냈다.

❖ Ca 길항제

Ca 길항제는 관혈관 저항 저하에 의한 관혈류의 증가 작용과 후부하 경감이나 음성 변시 · 변력 작용으로 심근 산소 수요의 감소 작용을 갖고, 협심증상의 완화에 유효한 약제이다. 노작성 협심증의 자각 증상 개선을 위해서 사용됨과 동시에 일본인에게 많은 관연축성 협심증에 대해 제1선택제로 이용된다.

표 1 허혈성 심질환 치료에 이용되는 β-차단제와 고령자에서의 초기 투여량

약제 일반명	β_1 선택성	α-차단 작용	ISA	대사	초기 1일 투여량(예)	1일 투여 횟수	특징
아테놀롤	+	−	−	신	25 mg	1회	음성 변력 변시 작용 강함
메토프로롤 동 서방정	+	−	−	간	40~60 mg 60 mg	2~3회 1회	심부전 예후 개선
비소프로롤	+	−	−	간·신	2.5 mg	1회	심부전 예후 개선
베탁소롤	+	−	−	간	5 mg	1회	반감기가 길다
프로프라노롤	−	−	−	간	30 mg	3회	최초로 개발되었다
칼베디롤	−	+	−	간	5 mg	1~2회	심부전 예후 개선 항산화 작용
세리프로롤	+	−	+	신	100~200 mg	1회	폐질환 시 사용

Ca 길항제는 β-차단제와 달리 생명 예후 개선 효과에 관한 증거는 부족하다. 심근경색 2차 예방 가이드라인에서는 β-차단제가 금기 또는 인용성이 불량하여 좌실기능부전·울혈성 심부전·방실블록 등이 없는 환자에게 심근경색 후의 허혈의 경감이나 빈맥성 심방세동의 심박 조절 목적으로 베라파밀 또는 딜티아젬을 투여하는 것은 Class II a로 되어 있다. 딜티아젬은 MDPIT 시험이나 INTERCEPT 시험에 있어 폐울혈을 보이는 증례로 심근경색 후의 심사고나 혈행 재건술의 필요성을 저감하는 것이 보고되고 있다. 장시간 작용형인 디히드로피리딘계 Ca 길항제 암로디핀(amlodipine)을 이용한 PREVENT 연구에서는 모든 혈관 사고의 발생률 저하가 보고되고 있다. 한편 단시간 작용형의 디히드로피리딘계 Ca 길항제는 반사성의 교감신경 긴장을 초래하기 때문에 심혈관 사고를 증가시킨다고 말해지고 있어 금기해야 한다고 생각한다.

Ca 길항제는 위독한 부작용이 비교적 적은 약제이지만 저혈압, 두통, 안면 홍조, 치육비후, 하퇴부종, 또 베라파밀과 딜티아젬에 대해서는 서맥이나 심기능 억제 등에도 주의할 필요가 있다. 고령자에서는 난치성 변비를 초래하는 일이 있다. 다른 종류의 Ca 길항제의 병용은, 상호작용에 의해 약물의 혈중농도가 상승하기 때문에 부작용을 일으키기 쉽다. 또한 β-차단제와 베라파밀 또는 딜티아젬의 병용은 서맥성 부정맥을 조장할 가능성이 있어, 고령자에서는 피해야 하는 것이다.

❖ HMG-CoA 환원효소 저해제(스타틴)

고지혈증 특히 고LDL 콜레스테롤혈증은 허혈성 심질환의 중요한 위험 인자이다. 일본 동맥경화 학회의 고지혈증 진료 가이드라인에서는 관동맥질환을 가지는 경우 총 콜레스테롤을 180 mg/dL 미만, LDL 콜레스테롤을 100 mg/dL 미만으로 관리하는 것이 추천되고 있다. 특히 스타틴은 허혈성 심질환의 1차 예방 · 2차 예방 효과가 많은 대규모 시험으로 증명되어(WOSCOPS, 4S, CARE, LIPID 등), 고령자라도 고지혈증의 제1선택제이다. 4S연구에서는 1,021명의 65세 이상 고령자에 있어도, 심바스타틴(simvastatin)의 예후 개선 효과가 인정되었다. 또 혈관 장애 위험이 높은 70세 이상의 고령자 5,804명을 대상으로 한 PROSPER 연구에서도 프라바스타틴(pravastatin)에 의한 관동맥 사고의 감소가 관찰되었다.

스타틴에는 혈청 지방질 저하 작용과 함께 플라크의 안정화, 혈관내피기능의 개선 등 다채로운 작용(pleiotrophic effect)도 보고되고 있어 혈청 콜레스테롤치가 평균적인 환자에 대해에서도 2차 예방을 위해서는 보다 적극적으로 스타틴을 투여하는 방향이다. 평균 연령 65세의 급성관증후군의 환자에게 아토르바스타틴 80 mg/일을 16주간 투여한 MIRACL 시험에서는 LDL 수치가 124 mg/dL에서 72 mg/dL로 저하해 관동맥 사고의 감소가 보였다.

스타틴의 위독한 부작용으로 횡문근융해증이 있다. 특히 신기능 장애가 있는 환자에서는 피브라트(fibrate)계 약제와의 병용은 피해야 하는 것이다. 또한 일본인을 대상으로 한 J-LIT 시험에서는 치료 경과 중에 극단적으로 LDL 수치가 저하했을 경우 악성 질환의 합병이 보고되고 있어 다른 장기질환을 가져오는 경우가 많은 고령자 진료에 있어 주의해야 할 점이라고 생각된다.

❖ ACE 저해제, 안지오텐신 II 수용체 길항제

광범위한 심근경색에 의한 심기능 저하 예나 심부전 합병 예에서는 ACE 저해제의 예후 개선 효과가 증명되어 있어(AIRE, SAVE, TRACE, SOLVD), 이런 예에서는 적극적으로 투여해야 한다. 한편 안지오텐신 수용체 길항제는 ACE 저해제보다 우수하다고 하는 명확한 증거가 없긴 하지만, 기침 등의 부작용으로 ACE 저해제의 인용성이 나쁜 경우에는 고려해도 좋다고 생각된다. 즉 고령자에서는 신기능 악화가 보여지기 쉽기 때문에 신기능을 고려해 투여량에 주의한다. 신기능 장애를 합병하는 경우 간배설의 약제 쪽이 사용하기 쉽다.

심근경색의 급성기에 이용하는 경우는 저혈압이나 신기능 악화 등의 부작용이 출현하기 쉽다. 혈압이 낮은 경우는 캅토프릴(captopril) 등 단시간 작용형을 소량으로 시작하는 등의 배려가 필요하다. 심부전이나 좌실기능 장애를 가지는 급성 심근경색(발증 12시간~10일 이내)을 대상으로 한 VALIANT 시험에서는 발사르탄(valsartan)이 캅토프릴과 동등한 예후 개선 효과를 가지는 것이 나타났지만 동 시험에서의 초기 투여량은 발사르탄으로 20 mg/일(목표량 160 mg × 2/일), 캅토프릴로 6.25 mg/일(목표량 50 mg × 3/일)이며, 단계적으로 점증 해 나가는 프로토콜을 취하고 있다.

최근 심부전을 수반하지 않는 허혈성 심질환 환자에 있어도 ACE 저해제의 예후 개선 효과나 동맥경화 진전 방지 효과가 보고되고 있어 종래보다 적극적인 사용이 추천되고 있다. 동맥경화성 질환의 고위험 환자를 대상으로 한 HOPE 시험에서는 라미프릴 투여에 의해 심혈관사고나 심근경색의 발증이 억제되어 심부전을 보이지 않은 허혈성 심질환 환자를 대상으로 한 EUROPA 시험에서도 페린도프릴(perindopril) 8 mg/일 투여로 20%의 심혈관 사고 감소 효과가 보였다.

❖ 초산제

초산제는 관혈관 확장과 심부하 경감에 의해 항협심증 작용을 발휘한다. 협심증 환자에서는 발작 시를 위해서 니트로글리세린 등의 설하정을 휴대시킬 필요가 있지만 고령자에서는 과량 투여나 투여법의 실수가 일어나기 쉽기 때문에 가족을 포함해 충분히 사용법을 설명해 두는 것이 중요하다. 고령자에서는 구강 내의 건조 때문에 설하정이 충분히 녹지 않는 것도 있으므로 환자에 따라서는 스프레이제의 사용도 권유받는다. 특정의 노작으로 협심 발작이 일어나는 경우에는 노작 전에 단시간 작용형의 초산 이소소르비드를 투여하면 유효하기도 하다. 한편 초산제의 장기 투여는 내성을 일으키는 것이 지적되고 있어 예후해 초산제의 내성 악화 가능성 마저 보고되고 있다. 증상의 개선 목적으로 사용하는 것을 인식하는 것이 중요하다. 내성 예방을 위해서는 초산제를 사용하지 않는 시간을 충분히 취하도록(8~12시간) 한다.

초산제의 부작용으로 두통, 저혈압 등이 나타난다. 폐쇄성 비대형 심근증이나 고도 대동맥판협착증을 합병하는 예에서는 실신을 유발할 위험이 있으므로 피하는 것이 바람직하다. 초산제와 실데나필(sildenafil)〔비아그라(viagra)®〕의 병용은 위독한 지체성의 혈압 저하를 가져오는 위험성이 있어 금기이다. 초산약 사용 24시간 이내의 실데나필 사용은 금해야 한다.

❖ 니코란딜(nicorandil)

니코란딜은 초산제 같은 표재 관동맥 확장 작용과 함께 ATP 감수성 K채널 폐구약으로서의 작용을 갖고 노작성 및 관연축성 협심증의 증상 완화를 위해 이용된다. 최근 고위험의 안정 협심증 환자를 대상으로 한 IONA 시험이 거행되어 복합 엔드포인트(관동맥질환사, 비치사성 심근경색, 흉통에 의한 입원)의 발생률이 니코란딜 투여 군으로 낮아졌다고 보고되고 있다.

【참고문헌】

1) 土居義典 : 高齢者虚血性心疾患の治療. 日老医誌 38 : 625-627, 2001.
2) Ryan TJ, et al : 1999 update : ACC/AHA guidelines for the management of patients with acute myocardial infarction: Executive summary and recommendations: A report of the American College of Cardiology/American Heart Association Task Force on Practice Guidelines (Committee on Management of Acute Myocardial Infarction). Circulation 100 : 1016-1030, 1999.
3) 山口　徹, 石川欽司, 一色高明ほか : 急性冠症候群の診療に関するガイドライン. Circ J 66 (Suppl. IV) : 1123-1163, 2002.
4) Gibbons RJ, Chatterjee K, Daley J, et al : ACC/AHA/ACP-ASIM guidelines for the management of patients with chronic stable angina: a report of the American College of Cardiology/American Heart Association Task Force on Practice Guidelines (Committee on the Management of Patients With Chronic Stable Angina). J Am Coll Cardiol 33 : 2092-2197, 1999.
5) 木之下正彦, 石川欽司, 井上　博ほか : 心筋梗塞二次予防に関するガイドライン. Jpn Circ J 64 (Suppl. IV) : 1081-1127, 2000.
6) Antithrombotic Trialists' Collaboration : Collaborative meta-analysis of randomized trials of antiplatelet therapy for prevention of death, myocardial infarction, and stroke in high risk patients. BMJ 324 : 71-86, 2002.
7) Gottlieb SS, McCarter RJ, Vogel RA : Effect of beta-blockade on mortality among high-risk and low-risk patients after myocardial infarction. N Engl J Med 339 : 489-497, 1998.
8) Rochon PA, Tu JV, Anderson GM, et al : Rate of heart failure and 1-year survival for older people receiving low-dose β-blocker therapy after myocardial infarction. Lancet 356 : 639-644, 2000.
9) Williams MA, Fleg JL, Ades PA, et al : Secondary prevention of coronary heart disease in the elderly (with emphasis on patients ≧ 75 years of age) Circulation 105 : 1735-1743, 2002.
10) The EURopean trial On reduction of cardiac events with Perindopril in stable coronary Artery disease Investigators: Efficacy of perindopril in reduction of cardiovascular events among patients with stable coronary artery disease: randomized, double-blind, placebo-controlled, multicentre trial (the EUROPA study). Lancet 362 : 782-788, 2003.

PART 3

고령자의 항부정맥제 사용법

노화에 수반해 부정맥의 출현 빈도는 증가한다. 양로원 입소자를 대상으로 한 안정 시 12유도 심전도 기록에서는 심방성 기외수축이 8.3%, 심실성 기외수축이 3.5%, 심방세동이 3.5%에서 보이고 있다.[1] 또 건강한 고령자를 대상으로 한 24시간 심전도 기록에서도 심방성 기외수축, 심실성 기외수축, 동성빈맥, 동성서맥 모두 각각 77~89%의 높은 비율로 보였다.[2] 심방세동도 노화와 함께 증가해 미국에서는 65세 이상의 인구의 5.9%에서 나타나고 심방세동 환자의 84%가 65세 이상이라고 보고되고 있다.[3]

고령자에 있어서의 부정맥 치료의 최종 목표는 성인과 같은 자각 증상의 개선과 돌연사의 예방이다. 최근 카테터 어블레이션(ablation)이나 삽입형 제세동기 등 비약물 치료의 진보는 현저하지만 현재에도 약물 치료가 부정맥 치료의 중심이다. 고령자의 부정맥도 성인처럼 대부분이 무해하고 치료를 필요로 하지 않는다. 또한 항부정맥제는 최부정맥 작용 등 위독한 부작용도 생길 수 있다. 고령자에서는 잠재성 심부전이나 간, 신기능 장애를 가질 가능성이 높고, 부작용이 생기기 쉽다고 생각되므로 안이한 항부정맥제 투여에 신중해야 한다. 그러나 그 한편 고령자에서는 허혈성 심질환 등 기초 심질환에 합병해 치사적인 부정맥이 발생하는 증례나 잠재성의 심기능 저하로 빈맥에 의한 심부전을 쉽게 일으킨 증례도 적지 않다. 이 때문에 관찰된 부정맥 치료의 적응을 신중하고 적절히 판단해야 한다.

고령자 부정맥의 특징

고령자의 증례를 보면 동계, 현기증, 실신, 맥박결체 등의 증상은 많지 않고, 부정맥에 의한 저심박출량이나 전해질 이상으로 어딘지 모르게 기운이 없다든가, 소위 '노쇠' 증상이 전면에 나오는 일이 있다. 또한 신장, 내분비기능 저하에 의한 체액의 조절역이 좁아, 전해질 이상을 초래하기 쉽다.

심기능상 안정 시의 수축기능은 유지되고 있지만, 운동 부하 등에 의해 심예비력 및 좌실확장기능이 저하한 증례가 많다. 전기생리학적으로는 심근의 흥분성 증대와 전도 속도의 지연이 형태학적으로는 양심방의 확장, 조직학적으로는 심근간질의 섬유화, 자극 전도계 세포의 감소와 전도계 및 그 주변의 탄성 섬유, 교원 섬유, 지방 침윤의 증가가 보인다.

항부정맥제의 분류

고령자에게 투여 가능한 약제는 성인과 같다. 그러나 안전하면서 효과적으로 사용하려면 그 작용과 부작용 특성을 숙지해야 한다. Vaughan Williams 분류는 항부정맥제의 약리학적 특징을 간결하게 표현하고 있어 그 분류는 널리 보급되어 있지만 몇 가지 문제점도 내포하고 있다. 게다가 CAST[4] 등의 대규모 임상시험의 결과, 항부정맥제에 의한 부정맥 억제가 반드시 장기 예후의 개선으로 이어지지 않는 것이 보여져 1991년에 새로운 분류 체계로 Sicilian Gambit[5]가 발표되었다. 이 분류는 각각의 약물로 군별되지 않고, 약물 선택은 개개인의 부정맥에 대해서 부정맥의 기전, 수공성 인자, 치료의 표적, 사용할 수 있는 약물, 치료제의 선택이라고 하는 단계를 거쳐 결정된다. 이 분류에 의해 부정맥은 보다 이론적으로 치료가 이루어지게 되었다. 그러나 이 분류법은 부정맥의 기초에 대한 이해를 필요로 하여 보급에는 당분간 시간이 필요할 것으로 생각된다.

❖ I군 항부정맥제(Na채널 저해제)

I군 항부정맥제는 전기 생리학적으로 심근 활동 전위의 처음 시작 속도 감소에 의한 전도 억제를 주작용으로 한다. 또 활동 전위 지속 시간에 대한 작용(주로 K채널에 대한 작용)에 의해 a, b, c로 세분화되고 있지만 Na 채널 억제 작용 즉 전도 억제 작용 및 부정맥 억제 작용은 c > a > b의 순서로 강력하다. Ia 및 Ic군은 심실성 부

정맥에도 효과를 나타내, Ib군은 주로 심실성 부정맥에만 효과를 나타낸다. 대규모 임상시험의 결과보다 기질적 심질환을 가지는 증례에 대한 I군 항부정맥제의 사용은 줄어들었지만 심기능이 유지되고 있는 증례에 대해서는 사용되는 경우가 많다. Ia군은 항콜린 작용에 의한 뇨폐을 일으키는 일이 있으며, 녹내장 환자는 금기이다. 또 시벤조린이나 디소피라미드로 저혈당을 일으키는 예도 있어 주의가 필요하다. Ic군은 최부정맥작용의 발현 빈도가 비교적 높고, 투여하는 경우는 입원 후 시작하는 편이 바람직하다.

❖ II군 항부정맥제(β-차단제)

β-차단제는 카테콜라민의 작용에 길항해 부정맥을 억제한다. 일반적으로 β-차단제의 단독 사용에서의 항부정맥 작용은 I군 항부정맥제에 비해 약하지만, 심근경색 후의 예후 개선 효과가 나타나고 있어 허혈성 심장병 환자의 심실성 부정맥에 대한 사용 빈도가 높다.[6] 그러나 심억제 작용을 가지기 때문에 심기능 저하 예에서는 소량 투여가 권장되고 투여 후에는 심박수나 심부전 악화의 유무를 주의 깊게 관찰할 필요가 있다. 또 기관지천식, 당대사 장애 환자에 대해에서도 주의가 필요하다.

CAST study

진구성 심근경색 환자에서는 심실성 기외수축의 수가 적을수록 생명 예후가 좋다는 것이 알려져 있다. 이 때문에 「항부정맥제에 의해 심실성 기외수축을 감소시키면 예후가 개선한다」라고 하는 가설을 기본으로 시행된 대규모 연구이다. 그러나 무증후성의 심실성 기외수축 혹은 비지속성 심실빈맥을 가지는 진구성 심근경색 환자에 대해서 후레카이니드, 엔카이니드, 모리시진 등의 항부정맥제를 이용했는데 항부정맥제 투여군의 사망률이 높다고 하는 예상을 뒤집는 결과가 되었다. 이 보고에 계속되듯이 약물에 의한(특히 I군 항부정맥제) 부정맥 치료가 반드시 환자에 대해서 좋은 결과로 이어지는 것은 아니다라는 대규모 연구의 결과가 얼마든지 보고되어 부정맥에 대한 약물 치료가 크게 재검토되었다.

Sicilian Gambit

1990년에 기초의학-임상의학의 연구자들로 구성된 워크샵이 시칠리아섬에서 있었는데, 여기서의 논의 골자가 1991년 'The Sicilian Gambit'으로 발표되었다. 이 기본 개념은 부정맥 진료에 있어서의 종래의 경험적 접근보다 논리적이면서 병태생리학적인 항부정맥제 치료를 추천한 것이다. Sicilian Gambit에서는 스프레드쉬트 방식으로 모든 약제의 채널이나 수용체로의 작용을 상세하게 기술하고 있어 개개인의 증례에 대해서 부정맥의 기전, 수공성 인자, 치료의 선택, 치료의 표적, 사용할 수 있는 약제라고 하는 단계를 거쳐 약제를 결정하는 것을 제창하고 있다. 일본에 있어도 일본 심전도학회 항부정맥제 가이드라인 위원회에 의해 일본판으로 개정된 것도 발표되었다.

❖ III군 항부정맥제

III군 항부정맥제는 K 전류 억제에 의해 활동 전위 지속시간을 연장하여 동결절에서 심실관계에 이르는 모든 수준의 불응기를 연장시키기 위해 상실성, 심실성의 모든 reentry성 부정맥에 대해 유효하다. III군의 대표적인 약제인 아미오다론은 허혈성 심장병에 합병한 심실성 부정맥 치료로 유일하게 예후 개선 효과가 확인된 약제이다.[7,8] 그러나 동기능부전, 방질전도 장애를 조장시킬 가능성이 있다. 경구제는 투여 시작에서 효과 발현까지 시간이 걸려, 혈중반감기가 길기 때문에 투여 중지 후에도 장기간 혈중농도가 유지된다. 현재 주사제도 개발되었다. 게다가 갑상선기능 장애나 폐섬유증 등의 심외성 부작용이 있기 때문에 정기적인 갑상선호르몬, 호흡기능, 흉부 X선, 심기능 등의 평가가 필요하다. 현재 주사제가 개발 중인 소타롤은 β-차단 작용이 강하고, 심부전 악화나 서맥에 주의가 필요하다. 니페카란트는 정주용인 III군 약으로, 재발성 치사성 심실성 부정맥이 적응이다. 이 약물은 음성 변력 작용이 없기 때문에, 심부전 예나 심기능 저하 예에서도 사용 가능하다. 그러나 과도의 QT 시간 연장으로 다형성 심실빈맥을 유발할 가능성이 있다.

❖ IV군 항부정맥제(Ca 길항제)

Ca 길항제는 동결절 및 방결절 전도를 억제하기 때문에 방결절이 관여하는 reentry성 부정맥(발작성 상실성 빈맥)이 좋은 적응이 된다. 또한 빈맥성 심방세동이나 심방조동에 대한 심박수 조절을 목적으로도 사용된다. 또한 특발성 심실빈맥 중 베라파밀이 선택적으로 두드러진 효과를 가진 것도 있다. 베프리딜은 Na 채널이나 K 채널 억제 작용도 가지기 때문에 상실성, 심실성 부정맥에 대해에서도 유효하다. 일반적으로 디히드로피리딘계 Ca 길항제는 항부정맥작용을 목적으로는 사용되지 않는다.

---

reentry

많은 지속성 부정맥의 기전이 되는 것으로, 일정한 흥분 선회로를 전기 흥분이 선회하고 있는 상태이다.

정상적인 심장에서는 동결절로 생긴 전기 흥분은 심방-방실결절-His속-Purkinje 섬유-심실로 순서가 거의 균일하게 전도해 나가 최종적으로 심근의 모든 것이 흥분해 불응기가 되고 그 흥분은 소실해, 심주기는 완결한다. 그러나 흥분 전도가 불균일한 경우 등에는 흥분파가 심주기의 사이에 소실하지 않고 다시 원래의 부분으로 돌아와 심장을 재흥분시키는 일이 있어, 이것이 reentry 메커니즘이다. 이 때문에 reentry가 성립하기 위해서는 방향성 블록과 완서 전도의 양자에 의해 형성되는 흥분 선회로의 존재가 필요하다.

❖ 디기탈리스

디기탈리스는 부교감신경 자극 작용과 반사성 교감신경 억제 작용에 의해 동빈도를 저하시키고 심방 불응기를 단축시킨다. 또한 방결절에 대해서는 자율신경을 개입시킨 간접적 작용과 함께 직접 작용으로 방결절 불응기를 연장시키는 작용도 있기 때문에 빈맥성 심방세동의 방전도 억제를 목적으로 사용될 때가 많다.

❖ ATP

ATP는 무스카린성 K 채널 활성화를 통한 Ca 채널 억제에 의해 방전도가 억제되어 발작성 상실성 빈맥증의 빈맥 정지 목적으로 사용된다. ATP는 볼루스로 급속 정주가 가능하고 투여 후 작용 발현까지가 짧고, 한편 혈중에서 신속하게 비활화되고 작용이 일과성이기 때문에 사용하기 쉽다. 그러나 투여 후 일과성으로 동정지나 완전 방실블록이 되는 경우가 있고 또한 안면 홍조, 구역감, 흉부 불쾌감이 생기기 쉽다.

부정맥 치료의 적응 및 주의점

개개인의 증례에 대해서 부정맥의 치료 적응의 결정에 즈음해서는 자각 증상의 유무나 부정맥의 종류 및 기초 심질환의 중증도, 심부전의 유무 등을 평가한 후에 치료의 적부를 판단한다. 안전하게 치료를 실시하기 위해서는, 환자 상태를 충분히 파악한 후 약물 동태가 성인과는 다르기 때문에 소량(성인량의 1/2~2/3)으로 투여를 시작하여 환자의 전신 상태를 관찰하면서 지적투여량을 결정한다. 또한 부정맥에 대한 치료와 함께 원인질환의 치료나 유인의 제거도 필요하다. 또 복수의 약제가 투여되고 있는 것이 많기 때문에 약제 상호작용에 의한 유해 사상에도 주의가 필요하다.

일반적으로 12유도 심전도나 홀트 심전도 검사 등으로 부정맥이 분류된 환자에 대해서, 우선 판단해야 할 것은 항부정맥제 투여의 필요성이다. 약물 치료의 대상이 되는 부정맥은 ① 자각 증상이 강해서 QOL을 장애하는 경우 ② 혈행 동태에 영향이 있거나 혹은 장래에 악영향을 초래할 가능성이 있는 경우 ③ 돌연사를 일으킬 가능성이 있는 경우가 있다. 다음에 심장 초음파 검사 등에 의해 심기능의 평가 및 기질적 심질환의 유무 등을 검색한다. 기질적 심질환을 가지는 증례에서는 I군이나 IV군 약의 투여는 신중하게 실시해야 하며, 또한 II군 약의 투여량도 조절될 필요가 있기 때문이다. 최종적으로 개개인의 증례에 맞추어 약제를 선택하지만, 항부정맥제에는 여러 가지의 부작용이 있기 때문에 투여 후에도 조기(1~2주일 후)부터 정기적인 관찰이 필요하다. 2~4주일 후에 호르타 심전도 등으로 평가를 실시해, 약제의 계속적인 필요성을 판단한다.

항부정맥제의 부작용

표 1에 항부정맥제의 주요 부작용을 나타낸다. 이 중 중요한 것은 심억제 작용에 의한 심부전 악화와 최부정맥 작용이다. 부작용은 약제 투여량 외 기초질환이나 전신 상태의 변화 등에 의한 약물 동태의 변화에도 영향을 받는다. 또한 혈청 K농도 저하는 디기탈리스 중독이나 QT 시간을 연장시키는 약제에 의해 다형성 심실빈맥을 유발하는 위험을 증대시킨다. 고령자에서는 순환기계 약제 이외의 약제도 동시에 복용하고 있는 경우가 많지만 항부정맥제는 비순환기계 약제도 포함한 여러 가지의 약제에 의해, 흡수, 분포, 대사 과정에 영향을 받는다. 요즈음에는 대부분의 약제에 관해서 그 혈중농도의 측정이 가능하기 때문에 신기능, 간기능 평가와 더불어 정기적으로 약제혈중농도의 모니터링 실시도 유용하다.

또한 항부정맥제의 효과는 심전도 파형의 변화로 나타나기 때문에 약제 도입 초기에는 여러 차례 심전도 기록을 실시하고 QRS 폭이나 QT 시간을 관찰하는 것으로 최부정맥 작용의 발현을 예측한다.

❖ 최부정맥 작용

최부정맥 작용이란 항부정맥제 투여 후에 기존의 부정맥의 악화 혹은 새로운 부정맥이 출현하는 것이고, 항부정맥제 투여 시작했을 때 조기에 보이는 것이 많다(표 2). 최부정맥 작용은 모든 항부정맥제에서 생길 가능성이 있는 한편 반드시 약제혈중농도와는 상관하지 않기 때문에 그 예견이 곤란하다. 이 때문에 표 2에 나타낸 것처럼 최부정맥 작용을 일으키기 쉬운 배경 인자를 가지는 증례에서는 특히 약제 투여 후의 신중한 관찰이 필요하다. 심전도상 QT 시간의 연장을 보이는 환자에서 생기는 Torsades de Pointes(TdP)는 그 가장 대표적인 최부정맥이다. QT 시간의 연장은 Na 채널 또는 K 채널 차단제 등의 항부정맥제의 용량 과다로 생긴다. 고령자에서는 약제의 대사나 배설의 지연으로 통상의 투여량에서도 과다가 되는 일이 있다. 또 혈청 K의 저하 등 QT 시간 연장을 일으키기 쉬운 환경이 되기 쉽다. 또한 병용제에 의한 QT 시간의 연장에도 주의가 필요하다. 표 3에 나타낸 것처럼 일상의 진료에서 사용하는 시메티딘, 삼환계항우울제, 프로브콜, 에리스로마이신 등의 비순환기

표 1 항부정맥제의 부작용

분류	항부정맥제	투여량(mg/일)	주요 부작용
I군(Na채널 저해제)			
Ia	퀴니딘(quinidine)	300~600	심혈관 증상(실신, QT 연장, 혈압 저하), 소화기 증상
	프로카인아미드(procainamide)	1,000~3,000	혈관 증상(QT 연장, 혈압 저하, 자극전도 이상), 루푸스 증후군
	디소피라미드(disopyramide)	200~300	심혈관 증상(QT 연장, 자극전도 이상, 심부전), 항콜린 작용, 저혈당
	시벤조린(cibenzoline)	300~450	심혈관 증상(QT 연장, 자극전도 이상), 소화기 증상, 항콜린 작용, 저혈당
	피르메놀(pirmenol)	200	심혈관 증상(QT 연장, 심실빈맥, 서맥), 소화기 증상, 항콜린 작용
	아지마린(ajmaline)	150~400	소화기 증상, 조혈기 장애, 간기능 장애, 심실성 부정맥
Ib	리도카인(lidocaine)	50~100 mg/분 (iv) 1~3 mg/분 (div)	심실성 부정맥, 서맥, 방실블록, 현기증, 저림, 경련
	멕실레틴(mexiletine)	300~450	소화기 증상, 신경 증상(진전, 현기증, 복시), 심실성 부정맥, 서맥, 방실블록
	아프린딘(aprindine)	40~60	간기능 장애, 진전, 조혈기 장애
Ic	프레카이니드(flecainide)	300~450	심실성 부정맥, 서맥, 방실블록, 소화기 증상, 신경 증상(진전, 현기증, 복시)
	프로파페논(propafenone)	100~200	심실성 부정맥, 서맥, 방실블록, 소화기 증상, 신경 증상
	필시카이니드(pilsicainide)	75~150	심실성 부정맥, 서맥, 방실블록, 소화기 증상, 신경 증상
II군(차단제)			
	프로프라노롤(propranolol)	30~60	심부전, 서맥, 방실블록, 천식
III군(활동 전위 지속 시간 연장)			
	아미오다론(amiodarone)	200~400 (초기량)	폐섬유증, 갑상선기능 이상, 각막 색소 침착
		100~200 (유지량)	피부 침착, 간기능 장애, 심실성 부정맥
	소타롤(sotalol)	80~320	심부전
IV군(Ca 길항제)			
	베라파밀(verapamil)	120~240	서맥, 방실블록, 저혈압, 소화기 증상, 현기증
	딜티아젬(diltiazem)	90~180	서맥, 방실블록, 저혈압, 소화기 증상, 현기증
	베프리딜(bepridil)	200~300	서맥, 방실블록, QT 연장, 소화기 증상

표 2 최부정맥 작용

최부정맥 작용의 진단

1. 기외수축 수, 연발 수의 증가
   기외수축 수, 4배 이상 혹은 시간당 기외수축 수가
   1~50이면 10배
   51~100이면 5배
   101~300이면 4배
   301 이상이면 3배 증가
   연발 기외수축: 10배 이상 증가
2. 새로운 빈맥성 부정맥의 출현
   특히 지속성 심실빈맥의 출현, torsades de pointes의 발생
3. 비지속성으로부터 지속성으로의 변화
4. 10% 이상의 심박수 증가
5. 유발이 용이해져 정지가 곤란해진다
6. 항부정맥제 투여하에 의해 심실빈맥 · 심실세동이 유발되게 된다

최부정맥 작용을 일으키기 쉬운 배경 인자

1. 전해질 이상(저K혈증 등)
2. 심부전
3. 최부정맥의 기왕
4. 서맥
5. 배설장기의 장애
6. 초기 대량 투여

표 3 QT 연장을 초래하는 약제

1. 항부정맥제:
   Ia군(퀴니딘, 디소피라미드, 프로카인아미드, 시벤조린 등)
   III군(소타롤, 니페카란트, 아미오다론)
   IV군(베프리딜)
2. 항생 물질:
   매크로라이드계(에리스로마이신, 클래리스로마이신, 스피라마이신)
   뉴퀴놀론계(스파플록사신)
3. 항진균류제: 케토코나졸, 후코나졸, 이트라코나졸, 메트로니다졸 등
4. 항알레르기약: 테르페나딘, 아스테미졸
5. 소화기약: 시사프리드
6. 고지혈증제: 프로부콜 등
7. 항정신병제: 할로페리돌, 클로르프로마진 등
8. 삼환계 항우울증제: 이미프라민, 아미트리플린 등
9. 항암제: 독소루비신 등

제제로도 QT 시간을 연장시킨다. 이러한 약제를 Ia군 약과 병용하는 것으로 분명하게 QT 시간의 연장을 일으켜 다형성 심실빈맥을 유발할 가능성이 있다.

[참고문헌]

1) 大川真一郎 : 老年者の不整脈. 臨床医 10 : 1344, 1982.
2) Fleg JL, Kennedy HL : Cardiac arrhythmias in a healthy elderly population: detection by 24-hour ambulatory electrocardiography. Chest 81 : 302-307, 1982.
3) Feinberg WM, Blackshear JL, Laupacis A, et al : Prevalence, age distribution, and gender of patients with atrial fibrillation. Arch Intern Med 155 : 469-473, 1995.
4) Echt DS, liebson PR, Mitchell B, et al : Mortality and morbidity in patients receiving encainide, flecainide, or placebo. The Cardiac Arrhythmia Suppression Trial. N Engl J Med 324 : 781-788, 1991.
5) Task Force of the Working Group on Arrhythmias of the European Society of Cardiology : The Sicilian gambit. A new approach to the classification of antiarrhythmic drugs based on their actions on arrhythmogenic mechanisms. Circulation 84 : 1831-1851, 1991.
6) Yusuf S, Peto R, Lewis J, et al : Beta blockade during and after myocardial infarction: an overview of the randomized trials. Prog Cardiovasc Dis 27 : 335-371, 1985.
7) Burkart F, Pfisterer M, Kiowski W, et al : Effect of antiarrhythmic therapy on mortality in survivors of myocardial infarction with asymptomatic complex ventricular arrhythmias : Basel Antiarrhythmic Study of Infarct Survival (BASIS). J Am Coll Cardiol 16 : 1711-1718, 1990.
8) Cairns JA, Connolly SJ, Roberts R, et al : Randomised trial of outcome after myocardial infarction in patients with frequent or repetitive ventricular premature depolarisations: CAMIAT. Canadian Amiodarone Myocardial Infarction Arrhythmia Trial Investigators. Lancet 349 : 675-682, 1997.

PART 4

고령자의 강압제 사용법

고령 고혈압 환자에 대한 강압제의 사용법을 생각하는 경우 ① 강압 요법 대상 환자 ② 강압 목표 혈압 ③ 강압제 선택의 세 측면에서 생각할 필요가 있다.

강압 요법 대상 환자

노화와 함께 수축기압이 상승하고 확장기압이 저하하는 것으로 생기는 수축기 고혈압이 고령자 고혈압의 최대의 특징이며, 이것에 의해 생기는 맥압의 증대는 심혈관질환의 최대의 예후 예측 인자이다.[1] 또한 노화에 의해 혈압 일내 변동의 진폭이 감소해, 야간 강압의 진폭이 작아 심혈관이벤트 발증의 위험이 높다고 여겨지는 non-dipper형의 빈도가 증가한다. 또한 고령자에서는 대동맥 순응도나 압수용체 반사기능의 저하로부터 혈압 변동성이 항진하여 백의고혈압의 빈도도 증가하는 것이 보고되고 있다.

60세 이상의 노인을 대상으로 한 미국의 SHEP 시험[2]에 있어 강압 요법이 뇌혈관 장애 · 관동맥질환 · 심부전 등을 상당히 억제하는 것을 나타내며 고령자 고혈압에 대한 강압 요법의 유효성이 처음으로 입증되었다. 또 수축기 고혈압을 대상으로 한 Syst-Eur 시험[3]에 있어서도 뇌혈관 장애 등이 상당한 감소를 보였다. 60세 이상의 노인 고혈압 치료에 관한 개입시험의 메타 해석에 의하면 강압제 치료에 의해 모든 사망을 12%, 뇌졸중 사망을 36%, 관동맥질환 사망을 25%로 각각 감소시켰고,[4] 뇌혈관 장애 발증은 35%, 관동맥질환 발증은 15%로 각각 상당한 수준의 발증 억제 효과가 인정되었다.[5] 80세 이상의 초고령자 고혈압을 소그룹으로 해석한 메타분석의 성적에서는 뇌졸중이나 심부전의 발증은 강압제 치료에 의해 억제되지만, 관동맥질환이나 전신 혈관질환의 발증 및 전 사망은 억제되고 있지 않았다.[6] 이처럼 80세 이상의 초고령자에 대한 새로운 강압 요법의 도입에 관해서는 의문점이 남지만, 그 이하의 고령자 고혈압에 대해 강압 요법이 생명 예후의 개선을 초래한다고 생각된다.

고령 고혈압 환자의 치료 시작 혈압에 대한 명확한 증거는 없다. 지금까지 행해진 노인 고혈압의 대규모 임상시험에서는 수축기 혈압 160 mmHg 이상 또는 확장기 혈압 90~100 mmHg 이상을 대상으로 해, 강압 요법의 유용성이 실증되고 있다. 또한 일본에 있어서의 대표적인 역학 조사인 久山町와 端野 · 壮瞥町 코호트 연구에 있어서도 수축기 혈압 160 mmHg 이상으로 심혈관 사망률이 상당히 상승한 것에서 적어도 수축기 혈압 160 mmHg 이상 혹은 확장기 혈압 90 mmHg 이상이면 강압 치료의 대상으로 해야 한다라고 생각된다.

강압 목표 혈압

고령자에서는 이미 장기 장애를 갖고 있는 경우가 많아, 중요 장기 특히 뇌혈류의 자동 조절기능의 장애가 보이기 때문에 강압 목표의 설정에 신중하지 않을 수 없다. 이뇨제나 β-차단제에 의한 치료를 중심으로 한 노인 고혈압의 메타분석에서는 수축기 혈압 12~19 mmHg 및 확장기 혈압 4~10 mmHg의 강압에 의해 뇌졸중은 34%, 관동맥질환은 21%, 심부전은 45% 감소하는 것이 보고되었다.[7] 또한 Ca 길항제나 ACE 저해제를 이용한 최근의 노인 고혈압의 개입 시험을 포함해 치료 후에 도달한 혈압 수준은 수축기 혈압 144~167 mmHg, 확장기 혈압 68~85 mmHg이다. 일본에 있어서의 Ca 길항제와 ACE 저해제의 심혈관사고 발증률을 노인에서 비교 검토한 PATE-Hypertension에서도 수축기 혈압 130 mmHg 미만의 강압에서는 심사고가 증가했다.[7] J형 현상의 유무를 검토한 HOT 시험[8] 가운데 65세 이상을 대상으로 한 서브 해석에서는 확장기 혈압의 강압 목표가 85 mmHg 미만의 군에 대해 심혈관사고 발증률이 낮은 경향이었다. 또한 SHEP 시험(평균 연령 71.6세)의 환자에 있어, 뇌혈관 장애는 강압치 150 mmHg 미만의 군으로 위험률이 최저였고, 140 mmHg 미만의 군에서는 그 유효성이 소실했다. 이러한 결과로 70대에 있어서의 수축기 혈압 목표는 150 mmHg 미만이 타당하다고 생각된다. 이러한 생각을 기본으로 하여, 일본 고혈압학회의 노인 고혈압 가이드라인이 작성되었다(표 1).

표 1 노인 고혈압에 있어서의 강압 목표

	60대	70대	80대~
수축기혈압(mmHg)	<140	<150	<160
확장기혈압(mmHg)	<90	<90	<90
노인에서는 개인차가 크고, 역연령보다 생물학적 연령이 중요하다.			

(荻原俊男 외: 노인 고혈압 치료 가이드라인-2002년 개정판-日老医誌 39:322, 2002에서 인용)

상기와 같은 일본 고혈압학회의 노인 고혈압 치료 가이드라인이 나온 후에 노인 고혈압 혹은 고혈압 환자 전체를 타겟으로 한 3개의 큰 대규모 임상 연구가 발표되었다. ALLHAT(The Antihypertensive and Lipid-Lowering Treatment to Prevent Heart Attach Trial)는 40,000명이 넘는 고혈압 환자를 대상으로 하여 α-차단제 · ACE 저해제 · Ca 길항제의 각 3제와 티아지드계 이뇨제의 관혈관 사망 억제를 1차 엔드 포인트로 한 비교 시험이다.[9] α-차단제는 심부전 발증이 이뇨제의 2배 이상이 되었기 때문에 시험이 중지되어 다른 약제 간에 대해 최장 8년간의 추적 조사를 했다. 이에 따르면 1차 엔드 포인트에 대해 각 약제 간에 큰 차이는 없지만, 뇌졸중 및 심부전 발증에 대해 ACE 저해제가 심부전 발증에 대해 Ca 길항제가 각각 이뇨제와 비교해 상당한 비율이었다. 이 시험에 있어 최종 강압은 146/84 mmHg와 각 군 간에 전혀 큰 차는 없었지만, 초기 강압은 티아지드계 이뇨제군으로 두드러진 낮은 치이며, 고혈압 환자 전반에 대해 안정된 강압이 중요하다는 것은 엄연한 사실인 듯 하다. ALLHAT를 받아 작성되었다고 하는 미국의 새로운 고혈압 치료의 가이드라인인 JNC-VII에서는 이뇨제의 사용이 강하게 추천되었다. 70~89세의 고령자를 대상으로 한 대규모 임상시험인 SCOPE(The Study on COgnition and Prognosis in the Elderly)[10]에서는 80세를 넘는 고령 고혈압 환자에 있어서도 적극적인 강압이 심혈관계 질환의 위험을 경감한다고 하는 증거를 주게 되어 고령자 고혈압 치료에 대해 큰 의미를 갖고 있다고 말할 수 있다. ANBP 2(The Second Australian National Blood Pressure Study)는 65~84세의 고령 고혈압 환자를 대상으로 한 ACE 저해제와 티아지드계 이뇨제라는 비교 시험이며 강압 목표는 −20/10 mmHg, 가능하면 140/80 mmHg 미만, 1차 엔드 포인트를 심혈관 이벤트 및 전사망으로 설정한 대규모 임상시험이다.[11] 이 시험에 있어 ACE 저해제 에나라프릴은 티아지드계 이뇨제에 비교해 1차 엔드 포인트인 전심혈관이벤트 또는 총 사망을 크게 억제했다. ALLHAT와 완전히 다른 결과가 되어 자세한 것은 각각의 서브 분석을 기다려야 하지만 적어도 고령자 고혈압 환자의 강압제로 ACE 저해제가 추천되는 약제의 하나인 것은 틀림없다고 할 수 있다. 이상의 3개의 중요한 대규모 임상시험의 결과로 새롭게 고령자 고혈압 치료의 생각이 변경될 가능성은 부정할 수 없다. 고령자라고 해도 확실한 강압이 요구되는 시대가 되었지만, 고령자는 개체 차이가 매우 크고, 또한 합병증도 다채롭고, 특히 뇌에 대한 환류 장애의 문제를 안고 있어 향후 많은 대규모 임상시험을 중심으로 한 증거의 축적이 기대된다.

강압제의 선택

고혈압은 대표적인 생활습관병의 하나로 생활 습관의 개선이 가장 중요하며 고령자 고혈압 환자의 경우는 오랜 세월 길러진 생활 습관을 개선하는 것은 매우 곤란하다. 현재까지 발표된 고령자 고혈압 대규모 개입 시험으로 이용된 강압제는 이뇨제와 β-차단제가 많아 이뇨제는 Ca 길항제나 ACE 저해제의 평가의 기준이 되고 있다. 고혈압 환자 전체를 대상으로 한 많은 대규모 임상시험을, 추천되는 강압제라는 관점에서 비교 검토해 보면, 뛰어나게 우수해 추천되는 강압제가 없는 것이 현실이다. 따라서 고령자 고혈압 치료에 있어서의 강압제의 선택은 대규모 임상시험의 결과를 참고로 하면서, 개개인의 강압제의 특성과 고령자 고혈압의 문제점을 검토하면서 결정해 간다. 일본 고혈압학회가 제창하는 노인 고혈압 환자의 치료 차트를 그림 1에 나타내었다. 디히드로피리딘계 Ca 길항제는 당 · 지방질 대사에 대해서 악영향이 없고 Syst-Eur 시험, Syst-China 시험 및 STOP Hypertension-2[12) 등에 나타낸 것처럼 고령자 고혈압에 대해도 심혈관질환의 발증과 사망을 억제할 수 있는 것이 밝혀졌다. 같은 Ca 길항제인 딜티아젬은 최근의 대규모 임상시험인 NORDIL[13)]으로 뇌졸중의 억제 효과를 중심으로 유용성이 증명되었지만, 전도 장애 · 서맥 작용을 가져, 고령자에서는 충분한 주의가 필요하다. ACE 저해제는 STOP Hypertension-2에 있어 Ca 길항제와 동등한 유용성이 증명되었고, 일본에 있어서의 PATE-Hypertension 및 전술한 ANBP 2로, ACE 저해제의 유효성이 증명되고 있다. 그렇지만 마른 기침의 부작용과 함께 혈청 크레아티닌 수치 2 mg/dL 이상인 신기능 장애 환자에게는 신중 투여를 해야 하고, 잠재적 신기능 저하를 가지는 고령자에 있어서는 이 점을 잘 생각해 사용해야 한다. 안지오텐신 II 수용체 길항제(ARB)를 이용한 대규모 임상시험으로 SCOPE가 보이지만 전술의 이유로 ARB가 다른 강압제보다 우수하다는 증거를 얻기까지는 도달하지 않았다. ACE 저해제와 동일한 레닌 · 안지오텐신계를 저해하

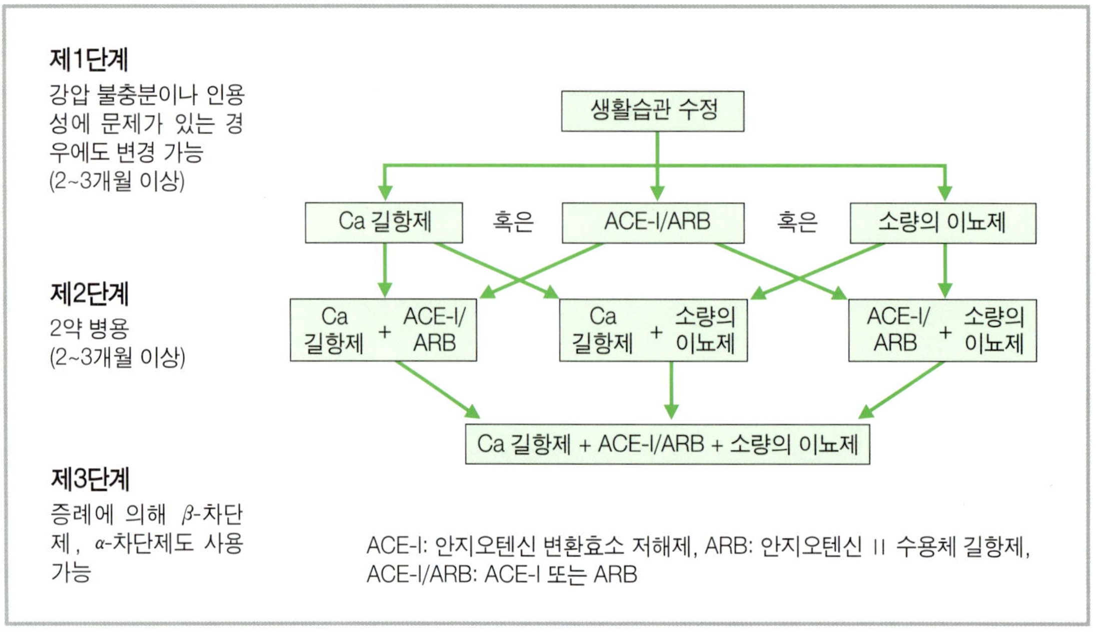

그림 1 노인 고혈압 환자의 치료 차트

(일본 고혈압학회: 고혈압 치료 가이드라인 2004, 라이프사이언스 출판, 2004, p60.)

고 강압 정도도 동등하기 때문에 ACE 저해제와 같은 사용법이 가능하다고 생각되지만, 자세하게는 새로운 대규모 임상시험의 결과를 기다리지 않으면 안 된다. ALL-HAT 등에 의해 이뇨제의 강압제로서의 입장이 재인식되고 있지만, NICS-EH[14]에서 탈락 예가 많았던 것과 일본 이뇨제의 사용 현상을 생각하면 이들 해외에서의 성적을 고령자 고혈압 환자의 치료에 직접 반입하는 것에는 저항을 느낀다. 그렇지만 소량의 티아지드계 이뇨제가 생명 예후나 심혈 관계 이벤트 발증을 억제할 수 있는 것은 수많은 대규모 임상시험으로 실증이 끝난 상태이며, 고령자 고혈압의 강압 요법에 대해서도 예를 들면 트리클로로메티아지드(trichloromethiazide)이면 1일 1 mg(반정) 혹은 2 mg라고 하는 소량 투여는 유효하다고 말할 수 있다. 이상의 결과로 일본 고혈압학회가 제창하는 합병증을 가지는 강압제의 선택을 표 2에 정리했다.

● ○ ● ○

고혈압을 포함해 다양한 증거가 축적되고 있지만 고령자의 경우는 증거 축적이 부족하다. 현재는 비고령자에 대한 증거를 참고로 하면서 고령자의 병태를 생각한 다음 가이드라인을 구축하고 있지만 고령자를 타겟으로 한 증거 축적을 바탕으로 새로운 가이드라인이 재구축되기를 열망한다.

표 2 합병증이 있는 노인 고혈압 환자에 대한 강압제의 선택

합병증	Ca 길항제 (디히드로피리딘)	ACE 저해제 /ARB	이뇨제	β-차단제	α-차단제
뇌혈관 장애 만성기	O	O	O*1		
허혈성 심질환	O	O		O*2	
심부전		O	O	△*3	△
신 장애	O	O*4	O*5		
당뇨병	O	O	△	△	△*6
고지혈증	O	O	△	△	O
통풍(고요산혈증)	O	O	X		
만성 폐쇄성 폐질환				X	
폐쇄동맥경화증	O	O	△	X	
골다공증			O*7		
전립선 비대					O

ㅇ: 적극적 적응, 빈칸: 적응 가능, △: 사용 시에 주의가 필요, X: 금기
*1: 탈수에 주의, *2: 관연축성 협심증은 금기, *3: 소량으로 시작해 신중하게 임상 경과를 관찰하면서 사용하는 등 주의가 필요, *4: 크레아티닌 2 mg/dL 이상은 신중 투여, *5: 고리이뇨제, *6: 기립성 저혈압에 주의가 필요, *7: 티아지드계 이뇨제.
ARB: 안지오텐신 II 수용체 길항제.

(荻原俊男 외: 노인 고혈압 치료 가이드라인-2002년 개정판-日老医誌 39:322,2002에서 인용)

【참고문헌】

1) 荻原俊男, 日和田邦男, 松岡博昭ほか：老年者高血圧治療ガイドライン－2002年改訂版－（厚生労働省長寿科学総合研究班）. 日老医誌 39 : 322-351, 2002.
2) SHEP Cooperative Research Group : Prevention of stroke by antihypertensive drug treatment in older persons with isolated systolic hypertension: final results of the Systolic Hypertension in the Elderly Program (SHEP). JAMA 265 : 3255-3264, 1991.
3) Staessen JA, Fagard R, Thijs L, et al : Randomised double-blind comparison of placebo and active treatment for older patients with isolated systolic hypertension. Lancet 350 : 757-764, 1997.
4) Insua JT, Sacks HS, Lau TS, et al : Drug treatment of hypertension in the elderly: a meta-analysis. Ann Intern Med 121 : 355-362, 1994.
5) Gueyffier F, Bulpitt C, Bulpitt C, et al : Antihypertensive drugs in very old people: a subgroup meta-analysis of randomized controlled trials. Lancet 353 : 793-796, 1999.
6) Gueyffier F, Froment A, Gouton M : New meta-analysis of treatment trials of hypertension: improving the estimate of therapeutic benefit. J Hum Hypertens 10 : 1-8, 1996.
7) Ogihara T : A practitioner's trial on the efficacy of antihypertensive treatment in the elderly hypertension (The PATE-Hypertension Study) in Japan. Am J Hypertens 13 : 461-467, 2000.
8) Hansson L, Zanchetti A, Carruthers SG, et al : Effects of intensive blood-pressure lowering and low-dose aspirin in patients with hypertension: principal results of the Hypertension Optimal

Treatment (HOT) randomized trial. Lancet 351 : 1755-1762, 1998.

9) Major outcomes in high-risk hypertensive patients randomized to angiotensin-converting enzyme inhibitor or calcium channel blocker vs diuretic: The Antihypertensive and Lipid-Lowering Treatment to Prevent Heart Attack Trial (ALLHAT). JAMA 288(23) : 2981-2997, 2002.

10) Lithell H, Hansson L, Skoog I, et al : The Study on Cognition and Prognosis in the Elderly (SCOPE): principal results of a randomized double-blind intervention trial. J Hypertens 21(5) : 875-886, 2003.

11) Nelson MR, Reid CM, Krum H, et al : Short-term predictors of maintenance of normotension after withdrawal of antihypertensive drugs in the second Australian National Blood Pressure Study (ANBP2). Am J Hypertens 16(1) : 39-45, 2003.

12) Hansson L, Hedner T, Lund-Johansen P, et al : Randomized trial of old and new antihypertensive drugs in elderly patients: cardiovascular mortality and morbidity the Swedish Trial in Old Patients with Hypertension-2 study. Lancet 354 : 1751-1756, 1999.

13) Hansson L, Hedner T, Lund-Johansen P, et al : Randomised trial of effects of calcium antagonists compared with diuretics and beta-blockers on cardiovascular morbidity and mortality in hypertension: the Nordic Diltiazem (NORDIL) study. Lancet 356(9227) : 359-365, 2000.

14) Randomized double-blind comparison of a calcium antagonist and a diuretic in elderly hypertensives. National Intervention Cooperative Study in Elderly Hypertensives Study Group. Hypertension 34(5) : 1129-1133, 1999.

PART 5

고령자의 항응고제, 항혈소판제 사용법

노화는 뇌경색, 심근경색, 말초동맥폐쇄증 등 동맥경화를 기반으로 하는 질환의 강한 위험 인자이기 때문에 노화에 의해 이들 동맥경화성 질환의 발증률은 증가한다. 또한 심방세동의 유병률도 연령과 밀접하게 관련되어 있어 60세 이상에서는 2~4%, 70세 이상의 고령자에서는 약 5%가 관련된 것으로 보인다. 이들 혈전성 질환에서는 응고, 선용, 혈소판기능을 포함한 넓은 의미에서의 혈액 응고기능의 항진이 인정되어 1차 및 2차 예방에는 항응고 요법, 항혈소판 요법 등의 항혈전 요법을 하고 있다.

본고에서는 고령자에 있어서의 항응고제 및 항혈소판제의 사용법에 대해 설명한다.

항응고 요법, 항혈소판 요법의 적응

일반적으로 혈류속도가 빠른 동맥계에서는 혈소판의 활성화가, 혈류속도가 비교적 느린 정맥계에서는 응고계의 활성화가 혈전 형성에 중요한 역할을 한다. 따라서 통상 동맥혈전에 대해서는 항혈소판 요법이, 정맥혈전에 대해서는 항응고 요법이 적응 된다.

항응고 요법의 적응질환은 혈관 내에 있어 혈액응고기능의 항진이 병태에 관여하고 있다고 생각되는 혈전성 질환이다. 대표적인 적응질환은 정맥혈전 색전성 질환의 하지 심부정맥혈전증, 폐색전, 동맥혈전 색전성 질환의 인공판치환술, 류마티스성 심질환, 심근경색, 심방세동, 확장형 심근증, 심원성 뇌색전증, 일과성 뇌허혈발작,

말초동맥폐쇄증 등이다. 그 밖의 케이스로 DIC(파종성 혈관내 응고증후군: disseminated intravascular coagulation), 혈관이식, 션트바이패스 등의 개존 유지 등도 적응이 된다. 일반적으로 고령자에서는 항응고 요법의 적응이 될 수 있는 병태가 많아, 보다 고령에 노화가 진행된 고령자를 제외하고 적극적인 항응고 요법의 적응을 검토해야 한다.

항혈소판 요법의 대표적인 적응질환은 뇌심혈관질환인 일과성 뇌허혈발작(transient ischemic attack, TIA), 뇌경색, 협심증, 심근경색, 심방세동, 관동맥 바이패스 수술 후, PTCA 후, 말초동맥질환의 폐쇄동맥경화증, 폐쇄성 혈전성 혈관염, 혈행 재건 수술 후, 그 외 혈전성 혈소판 감소성 자반병, 용혈성 요독증증후군, 본태성 혈소판 혈증, 항인 지방질 항체증후군, 신장염/신증후군 등이다. 항혈소판 요법의 목적은 혈전증의 진전 방지, 재발 예방, 혈전증의 위험 인자를 가지는 환자에서의 혈전증 예방 등이다. 또한 정상인을 대상으로 한 혈전증의 1차 예방을 목적으로 해도 효과가 기대된다.[1]

항응고제 · 항혈소판제 등의 항혈전 요법은 기본적으로는 연령에 관계없이 상기질환에 적응된다. 다만 고령자에서는 합병증을 가지는 경우가 많아 악성종양이나 출혈성 질환뿐만 아니라, 전도의 위험성, 치매(복약 관리 능력)도 포함해 금기가 되는 병태가 없는지 또한 간 · 신기능의 저하나 병용 약물을 고려해, 투여량이나 부작용의 발현에 충분히 주의할 필요가 있다. 실제적으로는 혈전 색전증 및 출혈의 위험도를 평가하기 위해서 심에코도, 두부 CT 혹은 MRI, 변잠혈, 상부 소화관 내시경, 안저 등을 체크해 두는 것이 바람직하다.

고령자에 있어서의 항응고제 사용법과 문제점

경구투여가 불가능한 경우나 조기에 응고기능을 저하시킬 때는 헤파린을 사용한다. 모니터링으로는, 통상, 활성화 부분 트롬보플라스틴 시간(APTT)이 이용된다. 헤파린의 투여량에 대해서는 헤파린을 첫 회 loading dose로 3,000~5,000단위 급속 단회 정주하고 그 다음에 15,000~20,000단위/일을 점적정주한다. 고령자라도 APTT로 대조의 1.5~2배가 되도록 조절한다. 다만, 보다 고령의 노화가 진행된 고령자에서는 저용량 헤파린이 검토되어도 괜찮을지도 모른다. 와파린으로 전환하는 경우는 헤파린 종료 후 2~3일 전부터 와파린 3~5 mg/일로 시작한다.

항응고 요법의 주체가 되는 것은, 경구 항응고제의 와파린이다. 와파린의 효과는 international normalized ratio(INR)에 의해 모니터한다(그림 1). 와파린으로 항응

$$\text{INR} = \left(\frac{\text{피검 프로트롬빈 시간}}{\text{대조 프로트롬빈 시간}}\right)^{\text{ISI}}$$

ISI = international sensitivity index : 프로트롬빈 시약에 기재된 감도

그림 1 INR(international normalized ratio)

고 요법을 시작하는 경우는 처음의 2일 간을 유지량보다 약간 많은 4~5 mg, 3일째는 유지량으로 하고, 4일째에 INR 측정을 실시해, 용량을 조절하는 daily dose법이 일반적이다. INR 측정은 제1주에 3회, 제2주에 2회 실시해, 제4주까지는 적어도 주 1회는 실시한다. 와파린의 강도는 고령자라도 기초질환에 따라서 다르다. 표 1에 주요한 적응질환에 추천되는 INR를 나타낸다. 대부분의 질환에서는 INR 2.0~3.0이 적당하다고 되어 있다. 70세 이상의 비판막증성 심방세동 환자에서는 출혈성 합병증이 큰 문제가 되어 보다 저용량의 와파린 요법(INR 1.6~2.6)이 바람직하다.[2] 게다가 SPAF III[3]에 의하면 INR가 1.6~1.9에서는 2.0 이상에 그다지 뒤떨어지지 않는 혈전색전 발증률인 것으로부터 고령의 비판막증성 심방세동 환자에게는 출혈에 의한 합병증을 감소시키기 때문에 INR 1.6~1.9가 적당하다는 가능성을 나타낸다.

와파린은 유효역이나 안전 구역이 좁고, 비타민 K의 함량이 많은 음식(낫토, 클로렐라 등)이나 약물(항생 물질, 소염진통제 등)의 영향을 받기 쉽기 때문에 고령자의 경우에는 본인 및 가족에게도 충분히 설명해 둘 필요가 있다. 많은 약물이 와파린의 효과에 영향을 줄 수 있기 때문에 투여 전에 와파린과의 상호작용을 조사해 두어야 한다.

표 1 경구 항응고제에 관해서 추천되는 치료역

적응질환	INR
전신색전증의 예방 생체변 급성 심근경색 심장판막증 심방세동 정맥혈전증의 예방(고위험의 수술) 정맥혈전증의 치료 폐색전의 치료	이상은 2.0~3.0
기계변	2.5~3.5

고령자에 있어서의 항혈소판제 사용법과 문제점

항혈소판제는 전술과 같이 일반적으로 동맥계 혈전증에 범용된다. 정맥계 혈전증 및 심내 혈전에 기인하는 색전증에 대한 예방 효과는 뒤떨어지지만, 귀찮은 관리가 필요하지 않고, 금기도 적기 때문에 고령자에서는 와파린 요법의 대용 요법으로도 많이 이용된다.

항혈소판제의 대표는 아스피린이며 아스피린에 대해서는 많은 데이타가 있다. Antithrombotic Trialists' Collaboration(ATT)[4]에 의하면 아스피린의 투여법 · 투여량에 대해 75 mg/일 미만에서는 임상 효과가 보이지 않고, 장기 연용 시에 75~150 mg/일을 또한 급성 심근경색, 불안정 협심증, 급성허혈성 뇌졸중 등 즉시 아스피린을 투여하는 경우는 적어도 150 mg/일 이상의 첫 회 투여가 추천되고 있다. 다른 항혈소판제 디피리다몰이나 티크로피딘에 대해서는 아스피린과 동등한 효과가 있다고 생각되고 있지만, 적정 용량 등의 문제가 남아 있다.

급성 관동맥증후군 즉 급성 심근경색이나 불안정 협심증에는 아스피린과 헤파린의 양쪽 모두가 사용된다. 급성기의 허혈성 뇌혈관 장애에 대해서는 항혈소판 요법이 주체가 되어 헤파린의 유효성은 대규모 무작위비교시험에 의해 증명되어 있지 않다. 스텐트 유치 후의 급성 · 아급성관폐쇄에는 아스피린과 티크로피딘 200 mg/일의 병용으로, 혈전 형성 억제 작용이 나타난다.[5] 이때 티크로피딘과 달리 PDE III 저해제인 실로스타졸(Cilostazol)은 속효성이 있기 때문에 속효성이 없는 티크로피딘의 대체에 유효하다.

고령자에서는 젊은층에 비해 동맥경화가 높기 때문에 젊은층과 같은 강도의 항혈소판 요법으로는 유효성이 낮고, 충분한 강도에서는 반대로 출혈 합병증이 많을 것으로 생각되어 항혈소판 요법의 유효성이 낮을 가능성이 있으며,[6] 고령자만을 대상으로 한 대규모 무작위화 비교 시험은 실시되지 않고, 고령자에서의 항혈소판 요법의 유용성은 분명하지 않다. European Stroke Prevention Study[7]의 층별 해석에서는 TIA 또는 뇌경색 환자에 있어, 80세 이상에서도 항혈소판제가 재발 예방에 유효하고, 오히려 고령이 되면 재발 감소율이 커지는 것이 보고되고 있다. 이 결과로 TIA 또는 뇌경색의 재발 예방에는 연령에 관계없이 젊은층과 동량의 항혈소판제의 적응이 있다고 생각된다. 항혈소판 요법으로는 INR에 상응하는 검사가 없기 때문에 투여 후의 임상적인 출혈 경향에는 주의가 필요하다.

● ○ ● ○

본고에서는 고령자에 있어서의 항응고제, 항혈소판제의 사용법에 대해 설명했지만 항응고제, 항혈소판제 모두 고령자에 있어서의 최적 용량에 대해서는 향후 검토가 필요하다.

【참고문헌】

1) Steering Committee of the Physicians' Health Study Research Group: Final report on the aspirin component of the ongoing Physicians' Health Study. N Engl J Med 321:129-135, 1989.
2) Japanese Nonvalvular Atrial Fibrillation-Embolism Secondary Prevention Cooperative Study Group : Optimal intensity of warfarin therapy for secondary prevention of stroke in patients with nonvalvular atrial fibrillation: a multicenter, prospective, randomized trial. Stroke 31 : 817-821, 2000.
3) Stroke Prevention in Atrial Fibrillation Investigators : Adjusted-dose warfarin versus low-intensity, fixed-dose warfarin plus aspirin for high-risk patients with atrial fibrillation: Stroke Prevention in Atrial Fibrillation Ⅲ randomised clinical trial. Lancet 348 : 633-638, 1996.
4) Antithrombotic Trialists' Collaboration: Collaborative meta-analysis of randomised trials of antiplatelet therapy for prevention of death, myocardial infarction, and stroke in high risk patients. BMJ 324 : 71-86, 2002.
5) Stent Anticoagulation Restenosis Study Investigators : A clinical trial comparing three antithrombotic-drug regimens after coronary-artery stenting. N Engl J Med 339 : 1665-1671, 1998.
6) 松田　保 : 高齢者における抗血小板療法. 日老医会誌 35 : 703-712, 1998.
7) Sivenius J, Riekkinen PJ Sr, Laakso M : Antiplatelet treatment in elderly people with transient ischaemic attacks or ischaemic strokes. BMJ 310 : 25-26, 1995

PART 6

고령자의 기관지확장제, 거담제 사용법

고령자의 기관지확장제

흡입제는 호흡기질환에서는 가장 효과적이고 부작용이 적은 치료법이다. 작용이 조속해 투여량이 적어도 되므로 고령자에 있어서도 안전한 치료법이다. 그러나 흡입약에 의한 치료는 유럽과 비교해 일본에서의 보급이 늦다. COPD의 흡입 치료제인 항콜린제는 일본에서는 미국의 1/20 정도 밖에 사용되지 않는다. 안전한 흡입 요법의 지식과 실천의 보급이 시급하다.

질환에 상응하는 기관지확장제의 종류와 선택법

❖ COPD

흡입 항콜린제는 안정기 COPD의 제1선택제이다(표 1). COPD에서는 부교감신경의 긴장 항진에 의한 기도의 수축이 기도 폐쇄의 주체이기 때문에 이 경로를 차단하는 항콜린제가 기관지를 확장한다. 현재 사용 가능한 ipratropium bromide(아트로벤트®), oxitropium bromide(테르시간®)은 약 8시간 작용하기 때문에 1회 2흡입 1일 3회(합계 6 흡입)하면 헐떡임이 줄어들고 편하게 걸을 수 있게 되어 일상생활 동작이 개선한다. 2004년부터 사용할 수 있는 tiotropium bromide(스피리바®)은 무스카린 수용체인 M_3를 선택 저해해, 작용시간이 길고, 1일 1회 1흡입으로 충분한 효과가 있다. 흡입 β_2-자극제 procaterol hydrochloride(메프틴®)이나 fenoterol bromide(베로텍®)에도 같은 효과가 있다. 특히 증상이 가벼운 경우는 full agonist의 β

표 1 COPD 환자의 흡입 치료

1) 안정기 COPD
ipratropium bromide, oxitropium bromide를 정기 흡입 1회 2~3퍼프 1일 3회 또는 procaterol hydrochloride를 정기 흡입 1회 2~3퍼프 1일 3회 (천식의 요소가 있는 환자는 취침 전에 1회 추가하는 것도 좋다) tiotropium bromide(스피리바®)의 경우 정기 흡입 1회 1퍼프 1일 1회
2) 운동 시(계단오르내리기, 통원)에 헐떡임을 느끼는 환자에 대해(정기 흡입을 실시하지 않은 경우)
ipratropium bromide, oxitropium bromide를 2~3퍼프 1회(운동 전 15~30분으로 흡입) tiotropium bromide의 경우 1퍼프 1회(운동 전 15~30분으로 흡입) procaterol hydrochloride를 2~3퍼프 1회(운동 전 5~15분에 흡입)

$_2$-자극제 procaterol hydrochloride는 효과가 좋기 때문에 자각 증상의 경감에 유효하다. 중증 예에서는 우선 흡입 β_2-자극제를 흡입 후, 다음에 흡입 항콜린제를 흡입하면 충분한 상가효과를 얻을 수 있다(그림 1). 살메테롤(salmeterol)〔세레벤트

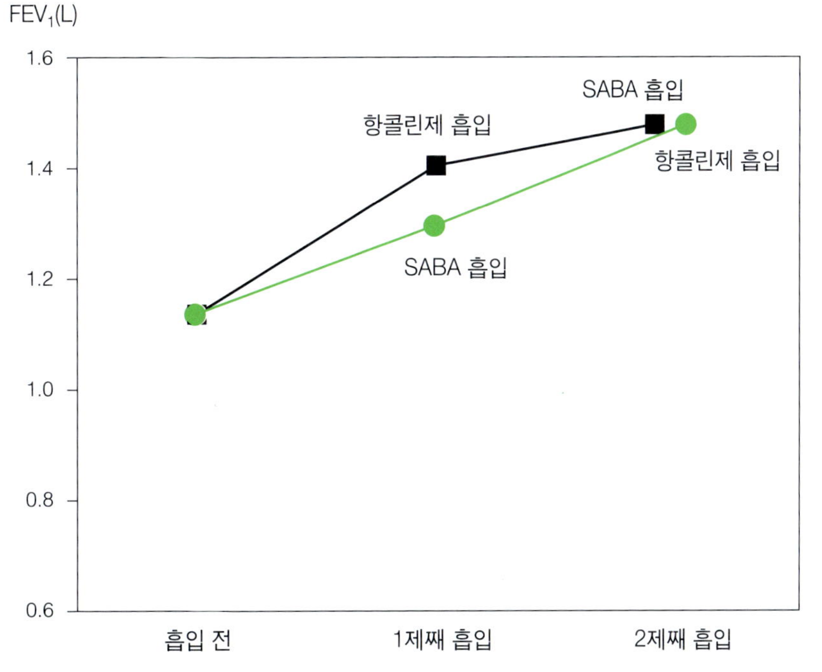

그림 1 고령 COPD 환자에 있어서의 단시간 작용형 흡입 β_2-자극제(SABA)와 흡입 항콜린제의 흡입 순서 효과 비교

표 2 기관지 확장제, COPD 및 천식 흡입제의 특징

	흡입 β_2-자극제	흡입 항콜린제	흡입 스테로이드제
기관지 확장 작용의 발현	매우 빠르다	빠르다	기관지 확장 작용은 없다
COPD에 있어서의 효과	유효	극히 유효	그다지 유효하지 않다
천식에 있어서의 효과	매우 유효(완화제)	유효(완화제)	극히 유효(조절제)
사용의 간편함	좋다	좋다	좋다
부작용의 위험성	적다(동계, 진전 등)	매우 적다	조금 있음(골다공증, 백내장 등)
약제 내성의 발현	있음	없음	없음

(serevent)®]는 1일 2회 정기 흡입의 장시간 작용형의 흡입 β_2-자극제이다. 현재 단독 정기 흡입에서는 흡입 항콜린제가 흡입 β_2-자극제보다 우수하다. 원칙으로 COPD 관리에 대해서는 급격하게 호흡 곤란이 악화되었을 때 등에 흡입 β_2-자극제를 이용한다.

❖ 기관지천식

기관지천식의 치료에서는 「완화제(발작 치료제)」에 의한 「발작 시의 기관지확장의 치료」와 「조절제(장기 관리약)」에 의한 「만성 기도염증을 억제해 기도 과민성을 저하시키는 근본 치료」의 2개를 잘 조합해 발작이 없는 상태를 장기간 유지한다(표 3). 이것에 의해 최근 긴급 입원은 거의 보이지 않게 되었다. 만성 안정기는 조절제인 흡입 스테로이드의 정기 흡입을 원칙으로 한다. 그리고 증상이 있는 경우는 단시간 작용형 흡입 β_2-자극제를 1회 1~2퍼프로 필요할 때마다 사용한다. 한편 급성 발작 시는 완화제인 단시간 작용형 흡입 β_2-자극제를 1회 1~2퍼프로 필요할 때마다 사용한다.

올바른 흡입을 위해

올바르게 흡입하지 않으면 흡입제의 효과를 충분히 얻을 수 없다. 흡입제가 기도와 폐에 제대로 닿도록 들이마시는 타이밍을 연습시킨다. 통상 흡입기구를 사용하여 약을 기도 내로 분무한다. 현재 약을 분무하는 흡입기에는 「정량 분무식 흡입기(MDI)」와 「드라이 파우더 흡입기(DPI)」 두 가지가 있다. 두 가지 모두 「약을 흡입하면 입을

표 3 천식 중증도별 완화제와 조절제의 편성

	조절제(장기 관리제 유지제)	완화제(발작 치료제)
4단계 (중증 지속형)	흡입 스테로이드제〔베크로메사존(beclomethazone) 1,000㎍ 이상, 플루티카존(fluticasone) 500㎍ 이상〕을 매일 정기 흡입. 장시간 작동성 기관지 확장제〔서방성 테오필린(theophylline), 장시간 작동성 β-자극제〕를 매일 복용 · 흡입 · 첩부. 경구 스테로이드제를 단기간에 한해서 복용한다.	단시간 작동성 기관지 확장제(흡입 β-자극제 등)를 발작 시에 복용(1일 3~5회)
3단계 (중등증 지속형)	흡입 스테로이드제(베크로메사존 500~1,000㎍, 풀치력존 250~500㎍)를 매일 정기 흡입. 장시간 작동성 기관지확장제(서방성 테오필린, 장시간 작동성β-자극제 등)를 매일 복용 · 판입 · 첩부	단시간 작동성 흡입 β-자극제를 발작 시에 복용(1일 4회까지)
2단계 (경증 지속형)	흡입 스테로이드제(베크로메타존 500㎍, 플루티카존에서는 250㎍, 부데소니드 400㎍)를 매일 정기 흡입	단시간 작동성 흡입 β-자극제를 발작 시에 복용(1일 3회까지)
1단계 (경증 간헐형)	필요없음	단시간 작동성 흡입 β-자극제를 발작 시에만 복용

다물고 머릿속으로 천천히 1~10을 세고 나서(괴로울 때는 무리가 없는 정도로 괜찮다) 숨을 내쉬는 것」이 기본이다. 또한 COPD 등 원래 흡기력이 약한 고령자에서는 흡입 보조 도구를 사용하는 일도 흡입을 유효하게 실시하기 위해서 중요하다(그림 2).

처음으로 흡입기를 사용하는 경우는 올바르게 사용할 수 있는지 의사, 간호사, 호흡 요법사가 체크한다.

정량적으로는 흡입 전 및 흡입 15~30분 후의 피크 플로우(PEFR)나 1초량을 측정하면 효과 판정이 가능하다.

부작용과 그 밖의 주의점

흡입제를 사용할 경우 흡입이 끝나면 반드시 양치질을 한다. 입속을 양치질해 구강 내에 약제가 남지 않도록 한다. 특히 난성이 일어나기 쉬운 스테로이드 흡입제를 사용하는 경우에 주의한다. 흡입 보조기를 사용하는 경우 사용 후에 온수로 세정하여 완전하게 말린 후 깨끗한 봉투에 넣어 보관한다. 깨지거나 망가졌을 경우는 교체한다. 뜨거운 곳에 두면 변형이 있을 수 있으니 두지 않도록 주의한다. 덧붙여 흡입

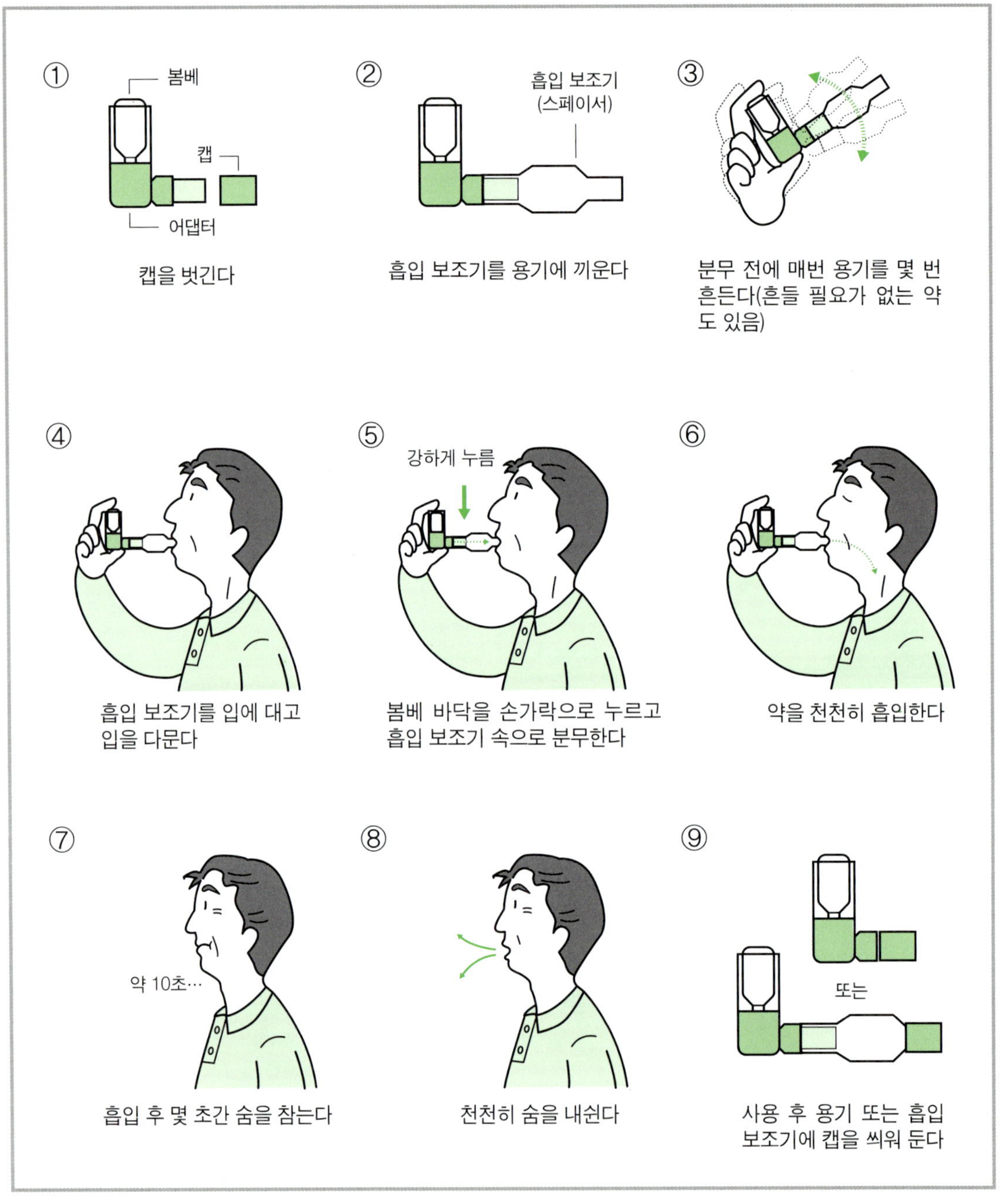

그림 3 정상 기도 점막의 기능과 가래 분비의 구조 〔COPD-info.net에서 인용(http://www.copd-info.net/)

보조기는 보험 점수화되어 있지 않기 때문에 제조사에 말해 서비스를 받는 현실이다.

흡입 스테로이드제는 기침, 소리, 구강 칸디다병 등이 드물게 보여지지만 경구제에서 보이는 전신성 부작용은 거의 없다. 다만 골량 감소, 백내장에는 주의한다. 흡입 항콜린제는 경구 항콜린제에 비해 부작용이 거의 없다. 드물게 두통, 손의 떨림, 오심, 구갈, 구토기 등이 있다. 문제가 되는 것은 항콜린제가 녹내장과 전립선비대증에 금기가 되고 있는 점이다(다만, 흡입 항콜린제는 전립선비대증에 금기가 된 나라는 일본 뿐이다). 그러나 비록 전립선비대증이어도 요폐는 좀처럼 보이지 않는다. 기준으로 PSA 10 ng/mL 이상 이미 요폐 증상이 있는 경우, 안압 20 mmHg를 넘을 경우에는 사용해서는 안 된다.

흡입 β_2-자극제에서는 동계, 부정맥, 두통, 손의 진전, 저칼륨혈증, 수면 장애, 가슴의 불쾌감, 구토, 식욕 부진 등이 부작용이 일어날 수 있고, 고혈압, 협심증 등의 심질환, 갑상선기능항진증, 당뇨병 환자에게는 주의가 필요하다. 또한 약제 내성이 발생하므로 연용하지 않게 한다. 1회마다의 흡입은 15분 이상 간격을 두고 실시해, 2회 이상 사용해도 치료되지 않을 때는 구급 외래로 진찰받는다.

고령자에 있어서의 거담제 사용법

기도상피와 가래 분비와 소위「거담제」의 역할

기도상피는 일종의 대사 장기이며, 기강측으로 물을 분비해 가래를 중추측(입측)으로 옮긴다(그림 3). 기도섬모상피피복액(periciliary liquid, PCL)은 점도가 낮은 수분층에서 섬모의 움직임을 돕는다. PCL은 윤활제로 피가 기도 상피에 고착하는 것을 막는다. 피의 과잉 분비는 PCL과 무틴의 균형을 무너뜨려 섬모상피수송계의 기능(mucociliary clearance, MCC)을 느리게 만들고 분비질이 상피와 접착하게 된다. 정상 기도 상피 점막(NL)이 흡연으로 만성 기관지염(chronic bronchitis, CB)이 되면 배세포가 증가하고, 무틴 분비가 증가해 과잉 가래로 상피가 침투당하고 정상 PCL은 고갈하여 MCC 기능을 상실하여 가래는 상피에 찰싹 들러붙는다(그림 4). 따라서 ① 기도 분비 그 자체를 줄이는 것 ② PCL를 유지하기 위한 정상적인 수분비 ③ 배세포의 과형성 억제가 정상 기도 점막의 보관 유지와 가래의 객출을 위해서 중요하다. 그 때문에 충분한 수분 섭취와 가래의 흐름을 좋게 하는 윤활제, 배세포의 과형성을 억제하는 약제가 유효하고 이것들을 통칭하여 거담제라고 부른다.

기도 방어의 최전선은 기도 점막에 존재하는 섬모세포, 배세포 및 점막하의 점막하선에서 분비되는 점액이며 점액의 물리화학적 성질과 상태의 변화가 섬모 수송에 의한 수송 효율을 좌우한다. COPD에서는 과잉 분비와 점액섬모 제거율이 저하하여 (그림 4), 가래의 객출 곤란 및 저장, 기도의 리모델링을 초래한다. 소위 「거담제」는 이러한 예방, 치료에 도움이 된다고 생각되지만 사람에서 이러한 작용을 나타내려면 상당한 고용량이 필요하게 되어 COPD의 폐기능의 개선에는 큰 효과는 없다. 다만 급성 악화를 예방하는 효과가 알려져 있다.

거담제의 작용과 사용법

염산 암프록솔(무코솔반®, 무코살®)은 기도벽을 윤활하게 하여 객담객출을 촉진한다. 가래 자체에 유동적인 변화를 주지 않고, 기도벽을 윤활하게 하여 객담객출을 촉진한다. 또 인체 방어 물질의 분비량을 증가시켜 항인플루엔자 개체 작용을 가진다. 국소 점막 면역을 담당하는 IgA의 분비도 촉진한다. 경구투여 외에 흡입하는 방법도 있다. 후드스테인(크리아날®, 스페리아®)은 일본에서 개발되어 기도 분비 세포 정상화, 배세포의 과형성 억제 작용이라고 하는 거담제로서는 지극히 본질적으로

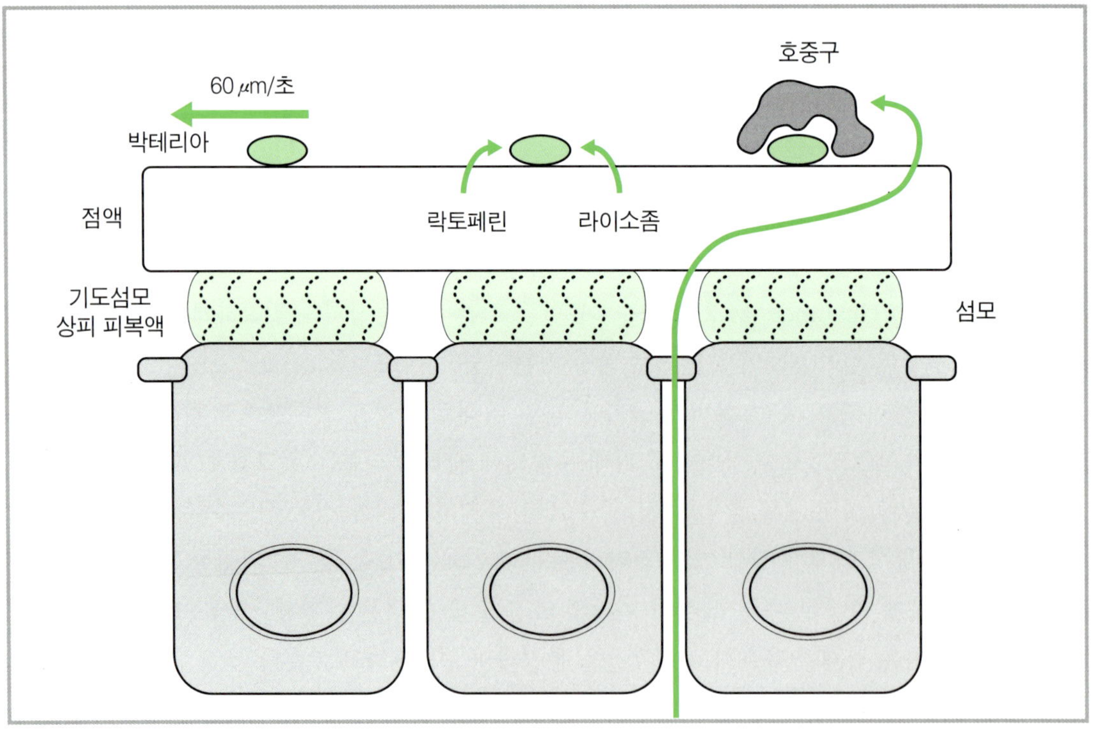

그림 3 정상 기도 점막의 기능과 가래 분비의 구조

(Richard C Boucher: Relationship of Airway Epithelial Ion Transport to Chronic Bronchitis. The Proceedings of the American Thoracic Society 1: 66-70, 2004.에서 인용)

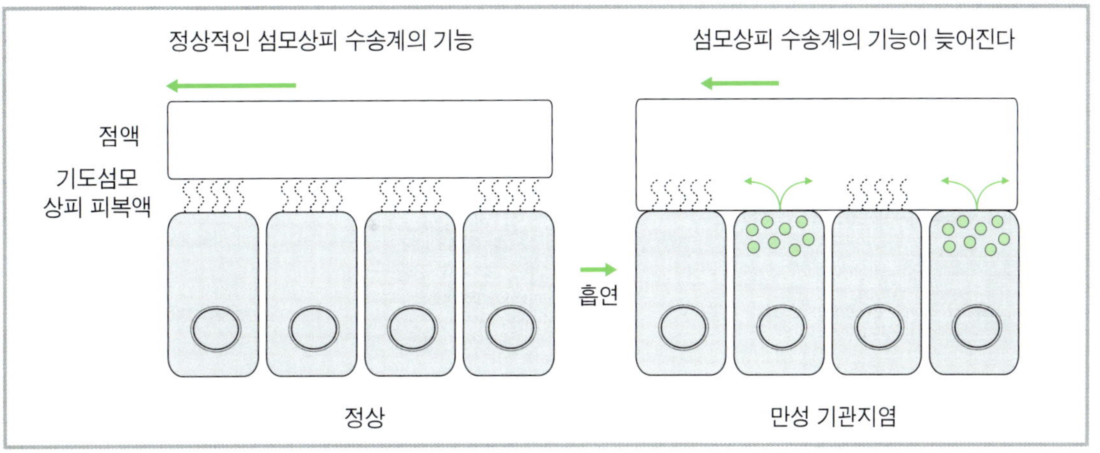

그림 4 정상 기도점막(NL)의 섬모상피 수송기능(MCC)과 흡연으로 기관지염 환자(CB)의 저하한 MCC의 비교

(Richard C Boucher: Relationship of Airway Epithelial Ion Transport to Chronic Bronchitis. The Proceedings of the American Thoracic Society 1: 66-70, 2004.에서 인용)

표 4 거담제의 작용과 사용법

작용	약제명(상품명)	사용법
가래와 점막의 쌍방을 좋게 한다 분비 세포 정상화, 점액 분비 억제, 배세포의 과형성 억제, 장액기도 분비 촉진	푸도스테인(fudosteine) 〔클리아날(cleanal), 스페리아(spelear)〕	200 mg 1정, 1회 2정, 1일 3회
가래의 흐름을 좋게 한다 폐표면 활성 물질 분비 촉진 작용, 기도액분비 촉진 작용, 섬모 운동 항진 작용	염산 암브록솔(ambroxol) 〔무코솔반(mucosolvan), 무코살 L(mucosal),무코소르반 L〕 염산 암브록솔액	무코솔반, 15 mg 1정, 1회 1정, 1일 3회 무코살L 45mg 1정, 1회 1정, 1일 1회 흡입액 1회 1 mL, 1일 3회
가래의 점도를 감소시킨다 기도 분비 증가, 점액 용해, 점액 무코다당을 분해(무코 단백의 S-S 결합을 절단)	N-아세틸시스테인(acetyl cysteine) (아세테인액, 무코피린액) 염산 에틸시스테인〔시스타닌(cystanin)〕 염산 메틸시스테인〔제오틴(zeotin)〕	1회 1~4 mL 흡입. 100 mg 1정, 1회 1정, 1일 3회
가래의 끈적끈적함을 정돈한다 점액 성분의 조정 작용, 점막 정상화, 점액 섬모 수송의 개선	L-카르포시스테인〔무코다인(mucodyne)〕	250 mg 1정, 1회 2정, 1일 3회 500 mg 1정, 1회 1정, 1일 3회
가래의 점도를 감소시킨다 기도 분비 증가〔용해소체(lysosome)과립분비 촉진〕, 점액 용해, 점액 무코 다당을 분해	염산 브롬헥신(bromhexine)〔비솔본(bisolvon)〕	1회 4 mg(1정, 액 2 mL. 시록프 5 mL), 1일 3회 흡입 1회 2 mL 1회 4~8 mg를 1일 1~2회 근주 · 정주 가능

독특한 작용을 가진 새로운 약제이다. 기도 상피 리모델링 억제의 점에서 급성 및 만성 기도 염증 모두 추천된다. 1일 3회 경구투여이지만 순응도가 나쁘면 1일 2회라도 좋다. 카르보시스테인(무코다인®)은 가래와 고름을 녹여 배출하기 쉽게 한다. 또한 점막이나 기관지 점막섬모세포를 수복해 점막의 저항력을 높인다. 경구투여 뿐이다. 염산 브롬헥신(비소르본®)은 기도 분비 촉진과 기도 점액 용해 작용을 가진다. 객담량이 많은 경우, 오히려 가래가 많아지므로 주의한다. 경구, 흡입 이외에 근주 · 정주로도 투여 가능한 점으로 고령자에게도 용도가 넓다. 어느 약제에 대해서도 유효성을 높이기 위해서는 탈수의 보정, 충분한 수분 섭취가 중요하다.

부작용과 주의점

주요 부작용은 위부 불쾌감, 오심, 구토 등이고, L-카르보시스테인에서는 드물게 피부점막눈증후군(Stevens-Johnson증후군), 중독성 상피괴사증(Lyell증후군): 피부점막눈증후군, 중독성 상피괴사증이 보고되고 있다. 염산 브롬헥신 등으로, 매우 드물게 아나필락시스양 증상(발진, 혈관 부종, 기관지경련, 호흡 곤란 등)이 나타나는 일이 있으므로 관찰을 충분히 실시하여 이상이 나타날 경우에는 투여를 중지하고 적절한 치료를 실시한다.

PART 7

고령자의 항생 물질, 항균제 사용법

고령자의 감염 병태

❖ 인체의 면역기능(면역 저하 병태의 하나)

고령자 감염증은 노화에 수반하는 인체 방어기능의 저하로 발병하는 경우가 많다. 인체 방어기능에는 물리적 장벽(피부, 점막 등), 선천 면역계(보체 등의 혈청 성분, 대식세포, 호중구, 내추럴킬러세포 등), 획득 면역계〔림프구(T, B세포)나 항체 분자 등〕가 있다. 이러한 방어기능이 일부 또는 모든 것이 저하하는 것으로 고령자의 이 감염성의 한 요인이 된다.

물리적 장벽에 관해서는 장기 와상에 의한 욕창 형성, 당뇨병성 괴사, 폐쇄동맥경화증 등에 의한 피부의 괴사 등으로 바세도가 붕괴해 균의 침입을 용이하게 한다. 위 전적술 후에는 위산에 의한 세균총의 조절이 저하해 타액 분비량의 저하 등도 구강 내 세균총의 변화를 부른다.

선천 면역에서는 호중구, 대식세포, 자연살해세포(natural killer cell)는 골수로 공급되어 노화와 함께 약간 감소한다. 호중구기능에 관해서는 노화의 영향은 보이지 않는 것 같지만 살균기능 및 활성 산소 생성하는 기능은 저하를 보인다는 보고도 있다.[1)]

T세포를 생성하는 흉선은 소아기에 최대에 이르고 그 후 점차 퇴화하기 때문에 노화와 함께 T세포 면역기능의 저하가 일어난다. T세포의 보충은 이 후 충분히 되지 않는다. 그에 비해 B세포는 골수에서 공급되기 때문에 세포 수는 노화에 의해 그다지 영향을 받지 않는다. 말초 림프액 조직에 있어서도 T세포 수가 감소해, 서브셋이 변화한다. 말초 혈액 중의 T세포 수는 CD4 양성 세포 수가 저하해, OKT4/0KT8

(조력T/억제T) 비는 증가한다. 고령자에 있어 조력T세포 수의 감소와 그 기능의 저하에 의해, 액성 면역 응답과 항체에 의한 숙주 방어기능은 감약한다. 말초 혈에 대해서는 미감작(naive)T세포는 감소하지만, 기억T세포는 증가한다. 사이토카인(cytokine) 생성에 관해서는 T세포 유래의 인터루킨(interleukin)-2(IL-2)의 생성을 저하하여 T세포 증식 능력의 저하를 초래한다. B세포를 증식시키는 인터루킨-6(IL-6)은 증가해, 조직 중의 형질 세포나 혈액 중의 면역 글로불린(globulin)을 증가시킨다. 면역 글로브린에 관해서는 노화에 의해 혈중농도는 변화하지 않는다.

또한 노화에 의해 양적인 변화뿐만이 아니라 질적인 변화도 보인다. 노화와 함께 T세포가 항원에 대해 반응하지 않고, 충분한 증식이나, 사이토카인을 생성할 수 없게 된다.

게다가 와병생활을 하는 환자에 있어서는 말초혈 림프구 가운데 CD4 양성 세포의 저하가 있어 특히 Th1 림프구의 감소가 인정된다. 이것에 의해 동년대의 고령자에 비해 BCG 반응이 저하하고 있다.

❖ 고령자 면역 저하의 배경

고령자는 노화에 수반해 면역기능이 저하하지만 또한 기초질환에 의해 감염성은 강해진다. 뇌경색 등의 중추신경질환에서는 연하 장애, 해수반사의 저하 등 기도 방어 반사가 고도로 저하해 폐렴으로 이환하기 쉽고, 반복될 가능성이 높아진다. 위전적 수술 후 등에서는 위산에 의한 세균총 조절이 없어지거나 식사 섭취량의 저하에 따른 이수에 의해 감염에 대한 방어기능이 저하한다.

당뇨병을 기초질환에 가지면 세포성 면역의 저하나, 대식세포, 호중구의 저하를 가져와 이감염 상태가 된다.

요로 감염에 대해서는 요로 국소의 기질적 및 기능적 기초질환에 의해, 정상의 요류와 점액 장벽의 기능이 장애를 받아 뇨류에 역행해 침입해 오는 일반 세균의 부착이나 정착을 초래한다. 기질적으로는 전립선비대, 전립선암, 방광암이나 요도협착이 있고, 기능적으로는 신경인성 방광이 있다. 또한 카테터가 유치된 증례에서는 요로 감염을 일으킬 확률이 높다. 고령의 여성에 있어서는 질염을 일으키기 쉽고, 그 오염에 의해 요로 감염을 야기한다. 와병생활을 하는 고령자에서는 변실금에 의해 외음부가 오염되는 것으로 요로 감염이 일어나기 쉬워진다.

❖ 감염 병태가 나타나는 방법의 차이

고령자에 있어 감염증을 일으키기 쉬운 것은 전술했지만 감염 병태의 나타나는 방법에도 차이가 있다.

일본에서는 폐렴이 전사망 원인의 제4위를 차지하고 있다. 고령자에 있어 전사망 원인의 제1위이며 75세 이상에 있어 폐렴에 의한 사망률은 연령이 오르는 것에 따라서 현저하게 증가하고 있다. 고령자 폐렴의 특징은 자각 증상이 부족한 것을 들 수 있다. 발열, 기도 증상(기침, 가래), 호흡 곤란, 흉통 등이 통상의 주 증상이지만 고령자에 있어 이것들이 현저하게 보여지지 않는 것이 많아 발열 · 기도 증상 등을 자각하지 못하는 것이 20% 이상으로 보여진다. 이것에 대해 60세 이상의 고령자에 있어 특징적인 것은 헐떡임, 순환 부전, 피로감, 식욕 부진, 의식 장애, 탈수 상태 등이다. 또한 검사 소견에서는 통상은 말초 백혈구수(WBC)는 바이러스 감염을 제외하고 증가해, 핵의 왼쪽 이동을 수반하지만 고령자에서는 분명한 증가를 나타내지 않는 경우도 많이 보여진다. 적혈구 침강속도는 항진 경향을 나타내, C 반응성 단백(CRP)은 개체의 차이는 있지만 성인과 동일한 양성이 되는 것이 많다. 혈액 가스에 대해서는 증례의 반 이상으로 산소 분압의 저하를 나타냈다고 하는 보고가 많아, 기초질환이나 병변이 퍼져, 환자의 예후, 의식 장애와 관련해서 주목해야 할 사항이다. 흉부 X선 소견에서는 고령자에게 특유의 특징은 없고 오히려 그 병상은 기염균이나 환자의 병태에 의한 것이 많다. 다만 이물 흡입 증례나 와병생활의 증례에서는 양측하폐야 배측에 음영이 보이는 것이 많기 때문에 정면상에서는 잡히지 않는 것도 많아, 측면상이나 흉부 CT에서 확인할 필요가 있다.

요로 감염증에 대해서는 증상이 있는 것을 증후성 요로 감염증이라고 한다. 방광염의 특징적인 증상은 배뇨통, 빈뇨, 요의절박감, 하복부통, 잔뇨감이다. 단순성 방광염에서는 증상은 전형적으로 나타나는 것이 많다. 고령자에게 많은 complex system 방광염에서는 증상이 확실치 않은 것이 많아, 전립선비대증 등의 기초질환의 증상과 겹쳐 진단이 곤란한 일도 있다. 또한 치매 환자나 와병생활의 환자들은 질병 호소가 전달되기 어렵다. 신우신염에서는 발열, 허리와 등 통증이 특징적인 징후이지만, 고령자에서는 발열이 나타나지 않는 경우도 있다. 검사 소견에서는 백혈구 수의 증가가 보이지 않을 때에도 호중구의 좌방 이동이나 CRP는 상승한다. 또한 균혈증이 되기 쉽고 중증화하기 쉽다.

균측의 요인

❖ 균의 분리 상황

고령자 폐렴에 한정하지 않고 감염증에 대해, 적절한 항균제의 선택을 위해서는 기염균의 분류가 반드시 필요하다. 폐렴에 관해서는 항균제의 투여 전에 객담 채취 혹은 기관내 채담을 실시해 그램 염색을 시행하고 균의 빈식상 등을 참고하여 기염균을 정확하게 추정하는 것이 중요하다. 고령자의 경우에는 불현성 이물 흡입도 많이 나타나 기염균은 구강내 세균총과 구별이 되지 않는 것이 있으므로 그램 염색의 빈식상을 참고로 해 기염균을 추정하는 것이 좋다. 가래의 객출이 곤란한 증례나 혐기성균의 관여가 의심되는 경우에는 경기관 흡인법(transtracheal aspiration, TTA)이나 기관지경에 의한 protectived specimen brush에 의한 검체 채취도 유리한 계책이다.

기염균에 관해서는 65세 이상의 고령자 원외 폐렴에 대해, 입원을 필요로 한 95가지의 예 중 39.8%(37예)로 기염균을 확정하고 있다.[2] 내역은 폐렴 구균, 인플루엔자균, 레지오넬라, 미코플라스마 등이 인정되어 젊은층 원외 폐렴과 큰 차이는 보이지 않았다. 한편 원내 폐렴이나 요양소에서의 폐렴에 관해서는 원외 폐렴과는 달리 녹농균이나 포도상구균이 많이 나타나 폐렴간균이나 대장균도 많다고 여겨지고 있다. 또한 나카타의 보고에 의하면 70세 이상의 고령자 원외 폐렴의 TTA 및 병소채취검체에서의 기염 미생물은 혐기성균이 제1위를 차지하고 있어 그 다음에 폐렴 구균, 인플루엔자균, 황색 포도상구균, 녹농균 등이며 69세 이하 원외 폐렴의 기염균과 큰 차이를 보였다(표 1). 고령자 폐렴의 문제점으로 복수균 감염이 있었다. 69세 이하의 증례에서는 단일균 검출이 48예(89%), 복수균 검출이 6예(11%)인데 대해 70세 이상의 고령자에서는 단일균 검출이 9예(45%), 복수균 검출이 11예(55%)였다는 보고가 있다(표 2).[3]

요로 감염에 있어서 단순성 요로 감염에서는 고령이 되는 것에 따라 대장균의 빈도가 저하해, 장구균, 폐렴간균, 프로테우스 등의 분리 빈도가 상승한다. 카테터 비유치의 복잡성 요로 감염증에서는 대장균을 비롯하여 여러 가지의 세균이 분리되어 특히 장구균의 빈도가 많아진다. 카테터 유치가 있는 복잡성 요로 감염증에서는 젊은층에 비해, 녹농균의 빈도가 줄어들어 대장균의 빈도가 비교적 높아진다. 또한 항균제 투여 후의 요로 감염증에서는 녹농균, 장구균, 포도상구균(주로 메티실린 내성 황색 포도상구균: MRSA)의 분리 빈도가 높아진다.[4]

표 1 원외 폐렴의 기염 미생물

69세 이하		70세 이상	
M. pneumoniae	31	Anaerobes	12
S. pneumoniae	23	*S. pneumoniae*	10
H. influenzae	17	*H. influenzae*	6
S. aureus	10	*S. aureus*	6
Anaerober	8	*P. aeruginosa*	5
P. aeruginosa	6	*K. pneumoniae*	4
K. pneumoniae	4	*Y-streptococcus*	3
C. psittac	4	GNF-GNR	2
Y-streptococcus	3	*X. maltophilia*	1
GNF-GNR	2	*E. coli*	1
L. pneumoniae	2	*X. oxytoca*	1
S. milleri	1	*Enterobactor sp.*	1
C. pneumoniae	1	*β-streptococcus*	1
X. maltophilia	1	*B. Catarrharis*	1
		기타	4

GNF-GNR: 포도 비발효 그램 음성간균

(문헌 3에서 인용)

표 2 TTA 및 병소채취 검체에서의 기염미생물

		69세 이상	70세 이상
TIA 병소채취 검체		82 10	26 2
		92	28
배양 양성	1 종류	48 (89%)	9 (45%)
	2 종류	6	2
	3 종류	0	6
	4 종류	0	3
	복수균	6/54 (11 %)	11/20 (55%)

TTA: 경기관흡인법

(문헌 3에서 인용)

❖ 내성균의 문제

메치실린 내성 황색 포도상구균(MRSA)은 세포벽 합성 효소인 PBP2A를 고분자물

생성하는 mec A 유전자를 갖고, β-락탐계 항균제에 내성화한 황색 포도상구균이라고 정의된다. 현재는 임상으로부터 분리되는 황색 포도상구균의 60~70%를 차지하고 있다. MRSA 감염증의 특징은 피부, 폐, 복강, 창부, 장, 요로, 관절, 뼈 등 각종 장기에 화농성의 감염을 일으킨다. 최근 독소 쇼크증후군이나 식중독을 일으키는 일도 알려진 바 있다. MRSA 감염은 원외 감염증이라고 하는 것 보다는 원내감염증이며, 카테터, 인공 장기, 페이스 메이커 등의 인공물을 넣은 환자, 큰 수술을 받은 환자, 스테로이드 대량 투여를 받고 있는 환자에게 발병한다. MRSA에 대한 감염 방어의 가장 중요한 것은 호중구에 의한 살균으로, 비특이적으로 작용하는 감염 방어이다. 인공물의 주위는 혈관 신생이 불충분해 호중구가 충분히 분포하지 않고, 감염의 위험성이 높다. 또한 카테터 등의 표면에는 바이오 필름이 형성되어 호중구의 작용이나 항균제의 작용을 방해하고 있다. 치료에 관해서는 반코마이신(vancomycin), 테이코플라닌(teicoplanin) 등의 글리코펩타이드(glycopeptide)계 항균제를 단제로 이용한다. 개선이 보이지 않을 때는 아베카신(arbekacin)을 이용하거나 감수성이 있으면 미노사이클린(minocycline) 등을 투여한다.

반코마이신 내성 장구균(vancomycin resistant enterococci, VRE)은 유럽을 중심으로 원내감염증으로 유행하고 있다. 일본에서는 보고는 적지만 서서히 증가해 왔다. 장구균(enterococcus spp)은 약 20종류 이상의 균종의 총칭이며, 하부 소화관을 중심으로 정상 세균총을 구성하는 상주균이다. 장구균은 물리적, 화학적 자극에 강하고, 다양한 환경에도 저항성을 나타낸다. 병원성은 그다지 강하지 않지만, 균혈증이나 심내막염 등의 원인이 되는 일이 있어, 요로 감염증이나 호흡기 감염증의 원인균이 되는 일도 자주 있다. 장구균은 세펨계 항균제에 자연 내성을 나타내, 이것이 장구균 감염증의 증가의 한 요인이 되고 있다. 반코마이신(VCM)은 그램 양성 구균에 강한 항균력을 가지는 항균제로 유럽에서는 그램 양성균 감염증에 널리 이용되고 있다. 일본에서는 MRSA 감염증에 적응이 한정되어 있기 때문에 서양만큼 넓게 사용되지는 않지만 최근 MRSA 감염증의 증가에 수반해, 사용 빈도가 상승하고 있다. VRA는 VCM에 내성이 된 장구균의 총칭이며 van A, van B, van C, van D, van E 등의 내성 유전자에 의해 내성이 전달되어 VCM의 항균 타겟인 세포벽 합성 과정에 있어 펩타이드에 변이를 일으켜 VCM의 존재 하에서도 세포추를 합성할 수 있도록 변화하고 있다. VRE의 치료는 Enterococcus faecalis는 VRE에서도 페니실린에 감수성을 가지고 있는 것이 많아, 페니실린계 및 카르파베넴(carbapenem)계 항균제에 의한 치료가 가능하다. 그러나 다른 균종으로 van A, van B 유전자를 가지고 있는 VRE에서는 이러한 약제에 저항성이며 현재 리네졸리드(linezolid)나 시너시드

(synercid) 등이 사용되고 있다.

녹농균은 정상인이 보균하고 있는 상태에서는 감염에 이를 것은 없지만, 감염 방어기능이 저하한 타협숙주(compromised host)에 대해 감염을 일으키기 쉬워진다. 기염균으로로는 만성 기관지염이나 폐렴 등의 호흡기 감염증, 요로 감염증이나 면역저하자에 있어서의 패혈증의 원인균으로 중요하다. 본균은 많은 항균제에 내성을 나타내는 균으로 이전부터 문제가 되고 있었다. 녹농균에 유효한 항균제가 개발되면 일시적으로는 유효하지만 곧바로 내성화해, 최근에는 '다제내성 녹농균'이라고 불리는 고도 내성 녹농균이 출현해 문제가 되고 있다. 판단 기준은 표 3에 나타낸 것처럼 세 종류의 대표적인 항녹농균성 항균제의 어느 것에도 내성을 나타내어 실제로는 3자에게 한정하지 않고 다른 항균제에도 교차 내성을 나타낸다. 내성 기전으로는 β-락타마제(lactamase) 생성, 막투과성의 저하, 수식 불활성 효소의 생성, DNA 쟈이레이스(gyrase)나 토포이소메라제(topoisomerase) 유전자의 변이, 약제 배출 기구 등이 지적되고 있어 최근에는 메타로 β-락타마제라고 불리는 효소의 생성균에 의한 것이 증가 경향을 나타내, 카르파베넴 내성과도 관련해 문제가 되고 있다. 카르바페넴약에 고도의 내성이더라도 피페라실린(piperacillin), 뉴키놀론제(new quinolone), 모노박탐(monobactam), 아미노글리코시드제 등에 대해서는 감수성이 남아 있는 경우도 있어, 조합시킨 치료가 가능한 증례도 있다.[5)]

균교대현상

고령자에 있어 항균제 투여 중이나 투여 후에 재차 발열이나 염증 반응의 상승을 초래하는 일이 있다. 일반적으로 균교대현상이란 투여 중인 항균제에 감수성이 없는 균의 증식에 의한 감염을 칭하고 있다. 호흡기 감염증 환자에서는 균교대현상에 의해 녹농균이나 MRSA에 의한 기관지염이나 폐렴을 보이는 경우가 많아 소화관에서는 항균제 투여 후에 *Clostridium difficile*의 생성하는 독소가 원인이 되어 위막성

표 3 다제내성 녹농균의 판단 기준

다음 세 조건을 모두 만족시키는 경우
1. 이미페넴 MIC≧16 μg/mL 또는 디스크(KB법)의 저지 원형≦13 mm
2. 아미카신 MIC≧32 μg/mL 또는 디스크(KB법)의 저지 원형≦14 mm
3. 시프로플록사신 MIC≧4 μg/mL 또는 디스크(KB법)의 저지 원형≦15 mm

장염을 일으키는 경우가 많다.

위막성 장염은 광역 스펙트럼을 가지는 항균제 특히 세펨계나 린코마이신계의 항균제의 투여 중에 고령자나 위독한 기초질환을 가지는 환자에게 보이는 중증의 설사증이다. *C. difficile*의 독소 톡신 A와 톡신 B에 의해 장점막이 상해되어 장염이 발증한다. 환자의 장관 내에 이미 존재하고 있던 *C. difficile*가 독소를 생성하여 발병하는 내인 감염과 항균제 사용 중의 숙주가 외부에서 침입해 발병하는 외인 감염이 있다. 주 증상은 설사로, 수양성에서 연변까지 다양하지만 혈변은 보기 드물고, 발열도 약 반수에서 보인다. 내시경적으로는 대장(특히 직장이나 S상결장)에, 백색~황색의 조금 융기한 위막이 존재하면 진단은 용이하다. 또한 *C. difficile*은 아포형성성 혐기성 간균으로 배양은 엄밀하게 혐기성에 시행할 수 없으면 위음성이 될 확률이 높고, 톡신 A를 증명하면 확실하다. 치료는 염산 반코마이신 2.0 g/일 내복이 제1선택으로 여겨진다. 본제는 소화관으로 거의 흡수되지 않기 때문에, 신부전 환자에게도 투여 가능하다. 메트로니다졸(metronidazol) 750 mg/일도 유효하지만 소장으로부터 대부분 흡수되고 대장관강 내에서의 농도가 유지되기 어렵다. 증상은 4~7일 전후로 개선하는 경우가 많지만 약 15%로 재발이 보인다는 보고가 있다. 재발의 원인으로는 *C. difficile*는 아포를 형성해 장관에서 구제할 수 없었다든가 주위 환경으로부터의 아포의 재감염 때문이라고 생각되고 있다.

고령자에 있어서 투여량의 문제

❖ 약물 처리 능력

고령자에 있어서 항균제의 투여량은 연령, 체중, 병상 등을 고려해 결정해야 한다.

고령자의 경우 위내용 배출 속도나 장관 운동의 감소, 장관에 있어서의 흡수 면적의 감소나 소장의 혈류감소에 의해 흡수가 감소할 가능성이 있다. 반면 고령자는 위산 분비기능의 저하로 위액의 pH는 상승하여 약산성이 된다. 새로운 매크라이드계 항균제〔록시스로마이신(roxithromycin), 클래리스로마이신(clarithromycin)〕은 약산성의 위액 속에서는 안정되고 실활하지 않고 소장으로 흡수되기 때문에 높은 혈중농도가 유지된다. 또한 페니실린계 항균제 등 산성에 약한 항균제는 그 생물 활성을 높일 가능성이 있다.

고령자는 혈장 알부민 농도가 저하하는 예가 많아 약물과 혈장단백과의 결합률이 저하하여 결합형 약물이 증가한다. 이것에 의해 약리 작용이 강하게 나올 가능성이 있지만 반대로 부작용의 가능성도 높아진다.

대사에 관해서는 간장에서 대사되는 약물이 많아 노화와 함께 간장의 중량은 감소해 간혈류량은 저하한다. 일반적으로 간기능의 지표로 하는 AST(GOT), ALT(GPT) 등의 검사에서는 고령자의 간기능 저하는 지적하기 어렵다.

신장은 약물의 배설에 있어 중요하다. 신장에 있어서도 노화에 수반한 신혈류량의 저하가 보여져 사구체여과율이나 신세뇨관으로부터의 배설이 저하한다. 간처럼 신장에 있어서도 생체 구성 성분에 차지하는 근육의 비율이 감소하는 것으로 크레아티닌의 생성이 감소해, 혈청 크레아티닌이 정상적인 일이 많다. 이것으로부터 고령자의 진정한 신기능을 알기 위해서는 크레아티닌제거율(Ccr)이 중요하다. 80세 이상의 고령자에서는 정상인의 50% 이하이다. 얻어진 Ccr를 기초로 투여량을 결정한다. 고령자에 있어서의 치료역 농도와 중독역 농도의 비교에서는 Ccr이 40 mL/분을 컷오프하는 보고도 있다.[6)]

❖ 항균제의 체내 동태

경구 항균제의 체내 동태에 있어 최고혈중농도(Cmax)는 성인에서 각 약물의 Cmax와 큰 격차는 없다. 그러나 항균제의 대부분이 신배설형이며 고령자에 있어서의 신기능 저하로 혈중반감기($T_{1/2}$)의 연장과 혈중약물 농도 시간 곡선 아래쪽 면적(AVC)의 증대 및 뇨중배설률의 저하가 있다. 이것으로부터 새로운 매크로라이드계 항균제나 세펨(cephem)계 항균제에서는 성인과 같은 투여법으로 지장없다고 생각된다. 또한 플루오로퀴놀론계 항균제에서는 흡수성이 뛰어나고 $T_{1/2}$가 길기 때문에 높은 혈중농도에 도달할 가능성이 있어 감량해 투여하는 등의 배려가 필요하다.

정맥내 투여에 관해서는 플로목세프(flomoxef), 세프티족심(ceftizoxime), 세포테탄(cefotetan), 세포티암(cefotiam), 세프피롬(cefpirome)으로 검토되고 있어 이러한 신배설형 항균제에서는 성인과 비교해 $T_{1/2}$는 2배 이상으로 연장한다. 이것은 경구제와 같이 노화에 수반하는 신기능 저하를 위해 높은 혈중농도로 추이한다. 또한 요중배설률은 저하한다. 이것에 대해 간배설형인 세포페라존(cefoperazone)은 고령자에 있어서의 $T_{1/2}$의 연장은 성인의 1.7배이며 신배설형에 비해 약간 경도이다.

근육내 주사에 있어서의 검토에서는 성인과 비교하면 근육 국소로부터의 흡수는 저하하고 있어 경구 정맥내 투여와 같이 혈중농도는 지체해 $T_{1/2}$은 연장된다.

항균제의 사용법

항균제의 선택에 관해서는 전술한 것처럼 투여 대상 환자의 숙주 상태, 원인균, 항균제의 특성을 고려하여 가능한 한 항균역이 좁은 항균제를 선택하는 것이 좋다. 원인균이 불명한 경우에서도 고령자가 모두 타협숙주(compromised host)는 아니기 때문에 필요 이상으로 제3세대 세펨계나 카르바페넴계 항균제를 다용하는 것은 피해야 하는 것이다.

항균제의 투여에는 경구, 근주, 정주, 좌약, 국소가 있지만 투여 방법 선택 시에는 질환별, 중증도별로 판단해야 한다. 고령자는 체중이 적은 특히 와병생활 환자에서는 분명하게 체중의 감소한 환자가 많다. 항균제의 혈중농도, 원인균의 최소 발육 저지 농도(MIC) 등을 고려해 결정해야 하지만, 고령자에 있어서는 성인 투여량의 50~70%를 기준으로 최소 필요량이어야 한다. 고령자에 있어서의 신기능의 저하(Ccr)를 고려 해, 투여 기간을 연장시킬 필요가 있다. 80세 이상의 고령자에 있어서의 주사제의 경우, 성인으로 $T_{1/2}$의 짧은 항균제에서는 1일 2회, $T_{1/2}$가 3시간 이상의 것으로는 1일 1회로도 가능하다. 경구 항균제에 대해, 플루오로퀴놀론계(fluoroquinolone) 항균제에서는 $T_{1/2}$가 길기 때문에 1일 1회 혹은 격일 투여도 고려되어야 한다.

항균제의 중지 시기는 임상 소견 및 적혈구 침강속도, 백혈구, CRP 등의 염증 반응을 지표로 하여 치유 판정을 실시한다. 효과가 없는 경우는 다른 항균제를 생각해야 하는 것으로 동일 약제를 장기간 사용하지 않는 편이 좋다.

부작용

고령자의 경우 항균제의 대량 투여나 장기 투여, 병용 요법, 병용제와의 상호작용, 이전에 사용된 항균제에 의한 인체의 감작, 전술한 것처럼 대사나 배설기능 저하에 의한 체내 축적 등에 의해 성인과 비교해 부작용이 출현하기 쉬워진다.

항균제와 그 주요 부작용을 나타낸다(표 4). 항균제의 계통에 따라 다양한 부작용을 나타내고 농도 의존성에 출현하는 것과 농도에는 관계없이 출현하는 것으로 나눌 수 있다. 전자는 아미노 배당체약의 신 장애 · 귀 장애(조직의 농도에 의존), 글리코펩타이드계약의 신 장애 · 귀 장애, 페니실린계, 세펨계, 카르바페넴계, 퀴놀론계약의 경련(중추 신경에 있어서의 GABA 수용체 결합의 저해), 세펨계약의 안타부스(antabuse)형 작용(아세트알데히드 대사의 저해), 출혈 경향(장내 세균층의 변화에

표 4 항균제와 주요 부작용

항균제	주요 부작용
페니실린약	과민반응, 간 장애, 신 장애, 출혈 경향, 중추신경 장애
세펨약	과민반응, 간 장애, 신 장애, 출혈 경향, 안타부스형 작용, 중추신경 장애
카르바페넴약	과민반응, 간 장애, 신 장애, 중추신경 장애
매크로라이드약	위장 장애, 간 장애
테트라싸이클린약	간 장애, 신 장애, 광선과민증
아미노배당체약	신 장애, 귀 장애, 신경 · 근육 접합부 장애
폴리펩타이드약	신 장애, 말초신경 장애, 신경 · 근육 접합부 장애
글리코펩타이드약	피부 발진(red man syndrome, red neck syndrome), 신 장애, 간 장애, 귀 장애
클로람페니콜	조혈기 장애, 간 장애, Gray syndrome
퀴놀론제	위장 장애, 간 장애, 중추신경 장애, 저혈당, 광선 과민(광독성)

수반하는 비타민 K합성 저해)등이 있다. 이것에 대해 후자에서는 페니실린계, 세펨계, 카르바페넴계약의 발진, 발열, 쇼크나 페니실린계 및 세펨계약의 신 장애가 있다. 또한 글리코 펩타이드계약에서는 투여 속도에 의해 발진〔red neck (man) syndrome〕이 보인다.

이러한 부작용 방지를 위해 신 장애, 간 장애에 따른 투여량, 투여 기간을 생각할 필요가 있다. 농도 비의존성의 부작용에는 알레르기의 유무의 확인 등 상세한 문진이 필요하다.

[참고문헌]

1) Kawakami K, et al : Reduced Immune Function and Malnutrition in the Elderly : Tohoku J Exp Med 187 : 157- 171, 1999.
2) Rello J, et al : Severe community-acquired pneumonia in the elderly ; Epidemiology and prognosis.Clin Infect Dis 23 : 723-728, 1996.
3) 中田紘一郎 : 高齢者肺炎. PTM 11 (3)Feb : 2001.
4) 藤田和彦 : 高齢者の腎尿路感染症の病態, 診断, 治療の現況. 化学療法の領域 18 : 211-216, 2002.
5) Hirakata Y, et al : Rapid detection and evaluation of clinical characteristics of emerging multiple-drug-resistant gram-negative rods carrying the metallo-b-lactamase gene blaIMP. Antimicrob Agents Chemother 42 : 2006-2011, 1998.
6) Muhlberg W, et al : Age-dependent changes of the kidneys: pharmacological implications. Gerontology 45 : 243-253, 1999.
7) 堀　誠治 : 副作用・相互作用を考慮した投与計画. 化学療法の領域 19, 528-538, 2003.

PART 8

고령자의 백신 요법

서론

악성종양에 대한 관심이 항상 높지만 폐렴은 현재도 일본인 사인의 4번째를 차지하고 있다. 게다가 고령자가 폐렴 사망자의 다수를 차지하고 있는 것은 잘 알려져 있다. 또 인플루엔자 감염 후 고령자가 심질환이나 뇌혈관 장애로 입원하거나 세균성 폐렴을 2차성으로 발병하는 것은 일상 진료에서 자주 보여진다. 한편 오셀타미비르(Oseltamivir)로 대표되는 항바이러스제의 개발은 눈부시지만 새로운 항균제의 개발은 좀처럼 진행되지 않았다. 그러한 상황 속에서 메치실린 내성 황색 포도상구균(MRSA)이나 페니실린 내성 폐렴 구균(PRSP), β-락타마제 비생성 암피실린 내성 인플루엔자균(BLNAR) 등의 내성균의 증가는 일상 진료 속에서 큰 문제가 된다. 고령자에게 잘 보여지는 노화에 수반하는 심폐 신기능의 저하, 당뇨병이나 만성 호흡기 질환의 존재와 내성균의 증가에 수반하는 치료의 복잡함과 더불어 고령자에서는 인플루엔자 바이러스 및 폐렴 구균 등을 중심으로 한 폐렴 기인 미생물에 대하는 예방, 백신(표 1)의 중요성은 더욱 더 높아지고 있다.

표 1 고령자에게 가치가 있는 백신 예

비활화 백신	
임의 접종	인플루엔자 폐렴 구균 파상풍 톡소이드(toxoid)

폐렴 구균 백신

표 2에 나타낸 것처럼 많은 미생물이 호흡기질환의 원인으로서 중요하지만 특히 폐렴 구균은 인플루엔자균, 혐기성균, 녹농균과 함께 고령자의 원외 폐렴의 기인균으로서 빈도가 극히 높다. 또 인플루엔자 감염 후의 세균성 폐렴의 기인균으로 황색 포도상구균 모두 지극히 빈도가 높다. 구체적으로는 일본에서는 고령자의 중증 시중 폐렴의 약 50%, 원내 폐렴의 10%가 폐렴 구균에 의하는 것이라는 보고가 있다.[1] 폐렴 구균 백신으로는 「뉴모박스(pneumovax)」가 있다. 80종류 이상의 폐렴 구균 중 23종류의 폐렴 구균에 유효한 백신(협막다당체 백신 : 비활화 백신)이다.

또한 현재 PRSP(페니실린 내성 폐렴 구균), PISP(페니실린 저감수성 폐렴 구균) 등 내성균이 분리되는 비율이 높아졌다(일본에서의 세균검사 검체로부터의 분리는 30% 정도). 미국 등에서는 매크로라이드계 항균제가 유효하지만 일본에서는 매크로라이드 내성의 주가 많다는 특징이 있다. 폐렴 구균 백신 투여는 PRSP 감염에 대해서도 유효하고, 그 고령자에의 유용성은 아주 높다. 만성 순환기질환, 만성 호흡기질환, 당뇨병을 가진 고령자뿐만 아니라 고령자 전체에 향후 인플루엔자 백신과의 병용이 진행될 것으로 예상된다.

PRSP: Penicillin-resistant Streptococcus pneumoniae

페니실린 G(PCG)의 최소 발육 저지 농도(MIC)가 2 μg/mL 이상을 나타내는 폐렴 구균을 페니실린 내성 폐렴 구균(PRSP)이라고 정의해, 페니실린 이외의 항균제에도 다제 내성을 나타내는 것이 많다. 현재 전세계적으로 검출되고 있다. 폐렴 구균은 구강, 상기도의 상재균이기 때문에 내인성 감염을 일으킨다. 또한 비말 감염도 일으켜 폐렴이나 만성 기도 감염증, 패혈증, 주로 소아의 화농성 수막염 등의 기인균이 된다. 치료에는 카르바페넴계, 뉴퀴놀론계 등의 항균제가 이용된다.
페니실린 내성 폐렴 구균의 내성은 모자이크 유전자의 관여한 복수의 PBPs(penicillin-binding proteins), 즉 페니실린 결합 단백(PBP1A, PBP2B)의 변이나 PBP2X라는 변종인 PBP의 획득에 의한다고 말해진다. 고령자의 폐렴 대책뿐만 아니라 소아과 영역에서도 화농성 수막염 대책으로 폐렴 구균 백신 접종의 필요성이 지적되고 있다.

Haemophilus influenzae: 인플루엔자와 BLNAR

인플루엔자균은 그램 음성균이며 호흡기 감염 및 소아과 영역에서 폐렴 구균 같이 화농성 수막염 등의 기인균으로 문제가 된다. β-락타마제(lactamase)를 생성하고 임피실린에 내성을 나타내는 인플루엔자균 외에 beta-lactamase-negative, ampicillin-resistant *Haemophilus influenzae*(BLNAR: β-락타마제 비생성하는 암피실린 내성 인플루엔자균)이 주목받고 있다. 향후 이들 등의 내성균의 분리 증가와 함께 고령자 특히 병원 감염 대책으로 *Haemophilus influenzae* 백신이 폐렴 구균처럼 고령자에게 적용이 될 가능성이 있다. 서양에서는 화농성 수막염 대책으로 Hib 백신(*Haemophilus influenzae*균 TypeB 백신)이 접종되고 있다.

표 2 고령자 백신

대원칙: 고령자는 기초질환을 가진 경우가 많고 생리기능도 저하되었기 때문에 반드시 예진을 꼼꼼히 실시하여 접종 적부를 검토한다.

폐렴 구균 백신	인플루엔자 백신	파상풍 톡소이드
1) 상완 신측에 0.5 mL 근육주사 또는 피하 주사 1회	1) 상완 신측에 0.5 mL 피하 주사 1회 또는 2회(2회 접종의 경우 1~4주간의 간격)	상완 신측에 0.5 mL 근육주사 또는 피하 주사 1회
2) 기타 비활화 백신의 접종을 받은 사람은 통상 1주 이상 경과 후에 본제를 접종한다	2) 기타 비활화 백신의 접종을 받은 사람은 통상 1주 이상 경과 후에 본제를 접종한다	
3) 방사선, 면역 억제제 등으로 치료 또는 접종 후 곧 그런 치료를 받을 때는 충분한 면역응답을 얻을 수 없는 것으로 알려져 있다	3) 면역 억제적인 작용이 있는 제제를 투여 중인 경우, 치료 중 또는 접종 후 곧 그런 치료를 받을 때는 충분한 면역응답을 얻을 수 없는 것으로 알려져 있다	
제제에 대한 알레르기 주의	제제에 대한 알레르기 주의(특히 기관지 천식)	제제에 대한 알레르기 주의

❖ 주의 1 - 항체값과 재접종

접종 후 5년간의 항체값은 높고 그 후 서서히 저하한다고 전해지고 있다. 일본에서의 재접종은 보이지 않았다. 단기간으로 재접종을 실시하면 부작용이 강하게 나올 가능성은 있다. 해외에서는 65세 이전 및 이후와 5년 이상의 간격을 두고 재접종을 실시하게 되어 있다.

❖ 주의 2 - 부반응

현재까지 주로 주사 부위의 가려움, 통증, 발적, 종창, 가벼운 발열, 관절통, 근육통 등 보고되고 있다. 빈도는 불명확하지만 아나필락시스양 반응, 소강 상태인 특발성 혈소판 감소성 자반병 환자에 있어 혈소판 감소의 재연이나 지각 이상, 길랑바레증후군 등의 급성 신경근 장애도 보고되고 있다.

인플루엔자 백신

2003년 SARS가, 2004년은 조류인플루엔자가 화제가 되었는데 세계를 시끄럽게

한 SARS의 감염 사망자는 세계 전체로 약 800명이다.[2)] 인구통계로 본 인플루엔자에 의한 사망자는 일본 전체에서 매년 약 2,000명 이상이라고 하고 있어 그 대부분은 고령자이다. 인플루엔자가 유행하면 비유행 시에 비해 사망자 수가 현저하게 증가하는 초과 사망(excess death, excess mortality) 경향도 보인다. 이것들은 인플루엔자의 유행에 의한 사회 전체에의 영향의 크기를 나타내고 있다. 특히 고령자에서는 폐렴 합병, 기초질환 악화와 함께 심질환, 뇌혈관 장애로 입원을 하게 된다. 인플루엔자 백신은 1998년 및 1999년 10만 명 이상의 65세 이상 지역 주민을 대상으로 한 검토에 의해 인플루엔자에 의한 입원이 32% 및 29% 전 사망률이 48% 및 50% 감소하는 것이 보이고 고령자의 백신 접종의 유용성이 나타난다.[3)] 인플루엔자 바이러스 A 및 B의 유행하는 형태를 예측해 작성되는 비활화 백신이 인플루엔자 백신이다. A형 인플루엔자에는 다양한 아형이 있어, H(적혈구 응집소) 1~15과 N(노이라미니다제 단백) 1~9의 편성으로 표현된다. 사람의 인플루엔자 바이러스에서는 H1, H3 아형이 알려져 있다(트리인플루엔자 백신은 H5, H7, H9형 등이 알려져 있다). 현재는 A형의 H3N2와 H1N1 및 B형의 3종의 인플루엔자 바이러스가 전 세계적으로 공통된 유행주가 되고 있으므로 인플루엔자 백신은 이 세 종류의 혼합 백신이다. 구체적으로는 ① A 홍콩형 파나마주 ② A 러시아 New Caledonia주 ③ B형 산동주 등의 3개를 혼합한 백신을 이용하고 있다. 인플루엔자 백신과 신속 킷에 의한 진단, 항바이러스제 아만타딘, 자나미비어, 오셀타미비르의 활용은 고령자나 기초질환이 있는 사람 등의 중증화와 사망을 막는다는 점에서 매우 유용하다.

❖ 주의 1 - 면역 기간

후생노동성은 면역 기간에 대해서는 접종의 2주 후부터 약 5개월간이라고 한다. 따라서 유행하는 1월에 대비하기 위해서는 12월 초순까지의 백신이 필요하다.

❖ 주의 2 - 접종 횟수

고령자(65세 이상)에 대한 인플루엔자 백신 접종 횟수는 1회로도 양호한 항체값의 상승을 얻을 수 있다고 말해진다.

❖ 주의 3 - 예방접종법

예방접종법에 의해 「65세 이상」, 「60세~64세까지에서 심장, 신장 혹은 호흡기의 기능에 장애가 있어, 일상 생활이 극도로 제한된 사람 또는 사람 면역 부전 바이러스에 의한 면역의 기능에 장애가 있어, 일상생활이 거의 불가능한 사람」에 대해서는 연 1회 예방 접종법에 의거하여 정기 접종을 받을 수 있다.

파상풍

토양 중에 넓게 상주하는 파상풍균(clostridium tetani)이 창상으로 체내에 침입해, 신경 독소(파상풍 독소)에 의해 경직성 경련, 호흡근마비 등을 일으키는 감염증이다. 예방 접종법에 따라 디프테리아 · 백일해 · 파상풍 혼합 백신(DTP)의 정기 예방 접종의 시작 이후, 파상풍의 환자 · 사망자 수는 감소하고 있다. 그러나 평생 면역이 아니고 정기적(10년)의 추가 접종이 필요하다고 생각된다. 보통 성인은 사고 등이 없으면 파상풍 톡소이드 백신을 접종 할 기회가 없고, 고령자의 파상풍 면역이 없어지고 있는 경우가 있을 수 있다. 실제 일본의 파상풍 보고 예의 95% 이상이 30세 이상의 성인이며, 고령자에게 있어 백신이 추천되는 질환의 하나이다. 파상풍 환자의 고령화로 향후 성인으로의 파상풍 톡소이드 백신 접종의 필요성은 높아질 것으로 생각된다.

[참고문헌]

1) 河野　茂ほか : 日本内科学会誌 87(2) : 4, 1998.
2) WHO : Summary of probable SARS cases with onset of illness from 1 November 2002 to 31 July 2003.
3) Nichol KL, Nordin J, Mulloly J, et al : Influenza vaccination and reduction in hospitalizationz for cardiac disease and stroke among the elderly. N Engl J Med 348 : 1322-1332, 2003.

PART 9

고령자의 소화기관질환 치료제 사용법

소화성 궤양 치료제

❖ 진료 가이드라인과 약물 요법

2003년에 「과학적 근거에 기초한 위궤양 진료 가이드라인의 책정에 관한 연구반」에 의해 일본의 위궤양 진료 가이드라인이 만들어졌다.[1] 그에 따르면 가장 빈도가 높은 헬리코박터 파일로리균(Hp) 양성 궤양에서는 제균 치료를 최우선으로 실시해야 한다고 여겨진다. 제균 치료에 의하지 않는 궤양 치료에서는 플로톤 펌프 저해제(PPI)를 제1 선택으로 하는 것이 강하게 권장된다. PPI를 사용할 수 없는 경우는 H_2 수용체 길항제(H_2RA), 염산 피렌제핀(pirenzepine) 혹은 일부의 방어 인자 증강제〔수크랄페이트(sucralfate), 미소프로스톨(misoprostol), 엔프로스틸(enprostil)〕를 사용하는데 H_2RA를 우선한다. 방어 인자 증강제는 이론적 배경은 있지만 산분비 억제제를 웃도는 효과를 증명한 증거는 부족하고, 의료 경제적 부담을 생각하면 산분비 억제제와도 병용하지 않는 편이 좋다고 여겨진다. 궤양의 유지 요법은 Hp 음성 궤양이나 Hp 제균 불능 또는 실패한 예, 위독한 전신성 합병증을 가지는 예 등에 적응이 되어 의료 경제적 관점에서 주로 H_2RA의 반량 투여가 이용된다. 고령 처음의 위궤양에서는 발증에 소염진통제나 스테로이드제가 관여하는 비율이 높다. NSAIDs 궤양에서는 NSAIDs의 사용을 중지해야 하지만 중지가 불가능한 예에서는 PPI 혹은 미소프로스톨이 추천된다.

❖ 치료제

표 1에 소화성 궤양 치료제의 분류와 주요 약제를 나타낸다. 소화성 궤양 치료제의 주력은 산분비 억제제이며 그 중에서도 PPI와 H_2RA가 중요해서, 양자의 차이를 표 2에 정리했다.

프로톤펌프 저해제(PPI)

PPI는 프로톤펌프를 비가역적으로 저해하는 최강의 산분비 억제제로 주로 간에서 대사되기 때문에 신 장애 예에서도 상용량으로 좋다. 고령자에서는 노화에 의해 간 기능이 저하하고 있는 것이 많지만 간은 예비기능이 크기 때문에 고령이라고 하는 것만으로는 감량의 필요는 없다. 효소가 재생성될 때까지 24시간 이상에 걸쳐 작용이 지속하기 때문에 1일 1회 투여로 좋지만 속효성은 없다. 위산에 불안정하기 때문에 장용제이지만 고령자에게 많은 위배설지연 예에서는 흡수율의 저하로 효과를 충분히 발현할 수 없는 경우가 있다.

약값이 비싸기 때문에 위궤양에서는 8주간, 십이지장궤양은 6주간이라고 하는 보험상의 투여 제한이 있다. 연속 투여에 의한 작용의 감약은 없고, 난치성의 위식도 역류증에서는 장기 투여도 행해진다. 원인은 미상이지만 PPI의 투여에도 불구하고 야간에 위내 pH가 지속적으로 저하하는 예가 있어(Nocturnal Acid Breakthrough), 야간 증상 악화를 초래하는 일이 있다. 또한 PPI는 Hp에 대한 항균 작용도 있어, 산의 억제로 항생 물질의 실활(失活)을 막기 위해 제균 요법에서도 병용된다.

PPI는 강산성의 환경에서만 프로톤펌프에 결합한다고 하는 특성을 갖고, 부작용은 적지만 드물게 일어나는 혈구 감소나 간 장애, 간질성 폐렴에는 주의가 필요하다. 주로 시토크롬 P450의 아이소자임(aisozaimu) CYP2C19에 의해 대사되기 때문에 중증 간 장애 예에서는 신중한 투여가 필요하다. 대사 효소의 경합에 의한 대사 지연이기 때문에 디아제팜이나 페니토인, 와파린 등의 작용을 증강하는 일이 있다.

H_2 수용체 길항제(H_2RA)

H_2RA는 벽세포의 H_2 수용체와 가역적으로 결합해 야간의 위산 분비를 잘 억제하지만 콜린성 자극을 억제할 수 없기 때문에 식후의 산분비 억제는 불충분하다. 다만 고령자에서는 하루 동안의 위액 pH는 젊은층에 비해 높기 때문에 저녁식사 후 1회의 복용으로 유효하다. H_2RA는 위산에 안정적이라서 주사제도 있지만 Hp 항균력은 없다.

표 1 소화성 궤양 치료제의 분류와 대표적 약제

분류			일반명(대표적 상품명)	통상 사용법
공격 인자 억제제	산분비 억제제	프로톤 펌프 저해제(PPI)	오메프라졸〔오메프랄(omepral)〕 란소프라졸〔타케프론(takepron)〕 라베프라졸 나트륨〔파리에트(pariet)〕	1일 1회 20 mg 내복 1일 1회 30 mg 내복 1일 1회 10 mg 내복
		H2수용체 길항제 (H2RA)	시메티딘〔타가메트(tagamet)〕 파모티딘〔가스타(gaster)〕 염산 라니티딘〔잔탁(zantac)〕 니자티진〔아시논(acinon)〕 염산 록사티딘 아세테이트 〔아르탓트(altat)〕 라푸티딘〔프로테카진(protecadin)〕	800 mg 2회 분복 40 mg 2회 분복 300 mg 2회 분복 300 mg 2회 분복 150 mg 2회 분복 20 mg 2회 분복
		선택적 무스카린 수용체	염산 피렌제핀 〔가스트로제핀(gastrozepin)〕	75 mg 3회 분복
		길항제	브롬화 티퀴지움〔티아톤(thiaton)〕	30 mg 3회 분복
		항콜린제	브롬화 부틸스코폴라민 〔브스코판(buscopan)〕	30~60 mg 3회 분복
		항가스트린 (gastrin)제	세크레틴〔세크레판(secrepan)〕 프로글루미드〔프로미드(promid)〕	1회 1A를 1~2회/일 근주 1.2 g 3회 분복
		기타	옥세사제인〔스트로카인(strocain)〕	15~40 mg 3~4회 분복
	산중화제	제산제	산화 마그네슘	0.5~1 g/일을 몇 차례 분복
방어 인자 억제제	점막 보호제		수크랄페이트〔아루사루민(ulcerlmin)〕	3 g 식간 3회 분복
	조직 수복 · 점액 생성하는 촉진제		염산 세트락세이트〔노엘(neuer)〕 알긴산 나트륨〔알로이드 G(alloid G)〕 테프레논〔세르베(serube)〕 레파미피드〔무코스타(mucosta)〕 에카베토 나트륨〔가스트롬(gastrom)〕 폴라프레징크〔프로맥(promac)〕	600~800 mg 3~4회 분복 1회 20~60 ml를 3~4회/일 내복 450 mg 3회 분복 300 mg 3회 분복 3 g 2회 분복 아침 · 취침 전 내복 150 mg 2회 분복 (아침 · 취침 전)
	점막혈류증가제		플라우노톨〔켈낙(kelnac)〕 염산 베넥세이트 베타덱스 〔울굿(ulgut)〕	240 mg 3회 분복 800 mg 2회 분복 (아침 · 취침 전)
	항도파민제		설피리드〔도그마틸(dogmatyl)〕	150 mg 3회 분복
	프로스타글란딘 (prostaglandin) 제제		미소프로스톨〔사이토텍(cytotec)〕 엔프로스틸〔캄리드(camleed)〕	800 μg 4회 분복 100 μg 2회 분복
	장기 추출물		유우혈액 추출물〔솔코세릴(solcoseryl)〕	1A 정주

(계속)

표 1 *(계속)* 소화성 궤양 치료제의 분류와 대표적 약제

분류			일반명(대표적 상품명)	통상 사용법
배합제			마록스(maalox) (마록스 현탁 내복용) 코란틸〔코란틸 과립(kolantyl)〕 마즈렌〔마즈렌 S과립(marzulene-s)〕 캐베진 U〔캐베진 U코와산(cabagin-U)〕	3.6 g 3회 분복 3 g 3회 분복 1.5 g 3회 분복 3 g 3회 분복
제균 요법제			〔란삽(lansap)〕	1일 2회 내복

표 2 PPI와 H_2RA의 작용 · 대사 특성의 차이

	프로톤펌프 저해제	H_2 수용체 길항제
위점막의 벽세포에 있어서의 작용 부위	[H+/K+] ATPase	히스타민 H_2 수용체
주요 대사 경로	간 배설	대부분의 약제는 신 배설
산분비 억제력	강력	중등도
산분비 억제 작용의 발현 시간	늦다	빠르다
산분비 억제 작용의 지속 시간	길다	짧다
산분비 억제 작용의 연속 투여에 의한 감약	없다	있다
강력하게 산분비 억제 작용이 출현하는 시간대	주간	야간
H. pylori 감염에 의한 산분비 억제력의 변화	눈에 띈다	눈에 띄지 않는다
H. pylori에 대한 항균력	있다	없다

라푸티딘을 제외한 약제는 신배설이며 고령자나 신 장애 예에서는 투여량을 고려할 필요가 있다. 크레아티닌제거율(Ccr)을 기준으로 한 투여량의 조절이 추천되고 있지만, 외래 수준에서는 혈중 크레아티닌 수치로 대용되는 경우가 많다. 그러나 고령자에서는 근육량의 감소가 있으므로 신기능의 저하가 혈청 크레아티닌 수치에 반영되지 않는 경우가 있다. 安田 등은 혈청 크레아티닌 수치와 연령, 체중으로부터 Ccr를 개산하는 수식을 나타내고 있다.[2)]

[남성] Ccr(mL/분) = (176 − 연령) × 체중/(100 × 혈청 크레아티닌 수치)

[여성] Ccr(mL/분) = (158 − 연령) × 체중/(100 × 혈청 크레아티닌 수치)

예를 들면 70세 남성에서 체중 60 kg, 혈청 크레아티닌 1.2 mg/dL로 하면 Ccr은 53 mL/분이 되어 H_2RA의 투여량은 약 반량으로 좋다.

부작용은 특히 고령자에서의 보고가 많아, 혈소판 감소나 범혈구 감소 등의 혈액 장애와 두통이나 불면, 경련, 착란 등의 정신 신경 증상이 중요하다. 출혈이나 수술 등에서 비경구적으로 H_2RA를 투여할 때는 특히 주의가 필요하며 혈중농도의 급상

승에 따라 약제가 혈액 뇌관문을 통과해 중추의 히스타민 수용체를 차단하여 중추 신경 장애를 일으킬 수도 있다. 또한 시메티딘에서는 간의 시토크롬 P450의 억제로 와파린이나 프로프라놀롤 등의 각종 약물과의 상호작용이 문제가 된다.

제산제

제산제는 중조 등의 흡수성 제산제와 알루미늄 화합물이나 마그네슘 화합물 등의 비흡수성 제산제로 분류된다. 흡수성 제산제는 염산에 녹기 쉽고 효과 발현은 빠르지만, 작용 시간은 30분 정도로 짧다. 비흡수성 제산제는 약간 효과가 지효성이지만, 작용 시간은 조금 길다.

항콜린제와 제산제를 합제하면 진경 작용과 함께 위운동이 억제되어 제산제의 작용 시간이 길어진다. 대표적인 합제는 마록스이고 효과 지속 시간은 100분 정도이다. 수산화 마그네슘의 제산 작용에 의해 알루미늄이 가지는 항펩신 작용이 지속한다.

궤양의 자각 증상을 즉석에서 경감하려면 수산화 마그네슘이 효과적이지만 부작용인 설사에 주의한다. 알루미늄 함유 제산제는 변비를 일으키기 쉽고, 장기 투여에 의해 알루미늄 뇌증이나 골증의 위험이 있어, 투석 환자에서는 금기이다. 다가카치온 알루미늄이나 마그네슘 이온을 포함한 제제는 테트라싸이클린류 항생 물질이나 퀴놀론류 항균제와 킬레이트를 생성해 소화관 점막 투과성을 저하시킨다. 또 시메티딘이나 디곡신, 프로프라놀롤, 클로르프로마진, 아스피린 등의 흡수를 저해하며, 술펜아미드나 L도파 등의 흡수를 촉진시킨다.

점막 방어 인자 증강제

항펩신 작용도 점막보호제인 수크랄페이트는 H_2RA에 필적하는 효과를 가져 비흡수성으로 고령자에게도 사용하기 쉽다.

프로스타글란딘 제제인 미소프로스톨은 NSAIDs 궤양의 예방 효과가 있지만, 고령자에서는 설사 등의 부작용이 출현하기 쉽다.

Hp 제균요법제

일본에서는 간편성과 제균 효과라는 점에서 PPI와 아목시실린, 클래리스로마이신(CAM)에 의한 신 3제 요법의 1주간 투여가 추천된다. CAM의 용량에는 400 mg와 800 mg가 있지만, 양자의 제균율에는 상당한 차이는 없다. 고령자라도 인용성은 양호하고, 위축성 위염의 진행에 의해 Hp의 균량이 감소하고 있는 예가 많기 때문에 높은 제균율을 기대할 수 있다.

주요 부작용은 설사와 미각 장애로 CAM의 용량이 증가하면 미각 장애가 많아진다. 고령자에서는 설사의 부작용이 많아, 신기능 저하 예에서는 항생 물질의 양을 감량할 필요가 있다. 제균 후의 위식도 역류증의 증가에 관해서는 아직도 일정한 견해가 없다. 제균 실패의 2가지 큰 원인은 약제 내성과 복약 순응도로 첫회 제균에 실패하면 2차 내성(특히 CAM 내성)을 획득하기 때문에 복약 지도를 확실히 실시한다.

소화관기능조절제

표 3에 소화관기능조절제의 분류와 약제를 나타냈다. 건위약은 생약의 쓴 맛이나 향에 의해 미각이나 후각을 자극하여 식욕을 더해 소화를 촉진하지만 최근에는 작용 기전이 분명한 소화관기능조절제가 자주 사용되고 있다. 소화제는 음식의 소화를 도와 식욕을 항진시키는 약제로 소화불량이나 복부의 여러 가지 증상 이용되고 있다.

❖ 소화관운동조절제의 작용 기전[3)]

아세틸콜린은 부교감신경 지배 장기에서는 무스카린형 작용을 나타낸다. 나파디실산 아클라토늄(아보비스®)은 무스카린 수용체에 작용해, 위배설 촉진 작용을 가진다.

도파민은 위운동의 억제와 관계되지만 메토클로프라미드(프림페란®)는 도파민

표 3 소화관기능 조절제의 분류와 대표적 약제

분류		일반명(대표적 상품명)	통상 사용법
소화관 운동 조절약	부교감신경 흥분제	나파디실산 아클라토늄(아보비스)	75~150 mg 3회 분복
	항도파민제	메토클로프라미드(프린페란) 돈페리돈(나우제린) 염산 이토프리드(가나톤) 설피리드(도그마틸)	20~30 mg 2~3회 분복(식전) 30 mg 3회 분복(식전) 150 mg 3회 분복(식전) 150 mg 3회 분복
	오피아트작동제	말레인산 트리메부틴(세레키논)	300 mg 3회 분복
	세로토닌작동제	구연산 모사프리드(가스모틴)	5 mg 3회 분복
건위제		복합 건위산(S · M산)	3.9 g 3회 분복
소화제		소화 효소 복합제 〔스트미라제, 베리짐(berizym) 등〕	3 Cap. 3회 분복

D_2 차단 작용과 5-HT_3 차단, 5-HT_4 자극 작용을 가져 구토중추를 억제해 위내용의 배설을 촉진한다. 도파민 D2수용체 차단제인 돈페리돈(나우제린®)은 위운동을 촉진한다. 염산 이토프리드(가나톤®)는 도파민 D_2 수용체 차단 작용과 아세틸콜린에스테라제 저해 작용을 겸비해, 위운동을 촉진한다.

말레인산 트리메부틴(세레키논®)은 소화관 평활근의 Ca_2^+ 채널과 K^+ 채널에 직접 작용해, 평활근 수축과 이완을 조절한다. 또한 아우엘바하(auerbach) 신경총에도 일하고 운동 항진 상태에서는 콜린 작동성 신경의 오피오이드 κ 수용체에 작용해 소화관 운동을 억제해, 운동 저하 상태에서는 아드레날린 작동성 신경의 오피오이드 μ 수용체에 작용해 노르아드레날린 유리를 억제하여 소화관 운동을 항진 시킨다.

구연산 모사프리드(Mosapride Citrate)〔가스모틴(gasmotin)®〕는 세로토닌(serotonin) 5-HT_4 수용체에 작용하고 소화관 운동을 항진시키지만 도파민 D_2 수용체 길항 작용이 없기 때문에 추체 외로 증상 등의 부작용이 없다.

❖ 약제 선택

위궤양에서는 위배설의 저하가 보여지기 때문에 산분비 억제제와 소화관기능항진약의 병용은 잘 행해진다. 제토 작용을 기대할 때는 메토클로프라미드와 돈베리돈이 잘 이용된다. 팽만감이 강할 때는 구연산 모사프리드 또는 염산 이토프리드가 이용된다. 말레인산 트리메부틴은 기능성 위장증이나 과민성장증후군에 적응이 되고 특히 복통을 수반하는 예나 복부 팽만감에 대해서 효과가 있다.

❖ 부작용

돈베리돈과 메토클로프라미드는 도파민 D_2 차단 작용을 가지기 때문에 손가락 진전이나 근육 경직 등의 추체 외로 증상이나 젖분비 등의 부작용이 있고 특히 고령자에서 발현 빈도가 높다.

설사약

고령자의 변비는 장관기능 저하나 수분 섭취량의 저하, 체동의 감소 등에 의한 기능성 변비가 많지만 악성종양에 의한 기질성 변비의 빈도도 높다. 또 고령자는 여러 가지의 질환이 병존하여 다종의 내복약을 복용하고 있는 경우가 많기 때문에 우선 변비를 일으키는 약제가 투여되어 있지 않은지를 조사하여야 한다. 변비를 일으키기 쉬운 약제로는 항우울증약이나 항불안제, 항파킨슨병약, 항콜린제, 강압제, 이뇨제, 마약진통제, 진해약, 기관지 확장제, 요실금 치료제 등 고령자에서 자주 처방되는 약이 많다.

❖ 기계적 설사약

약제자체가 장관 내에서 수분을 흡수해 장내용의 체적을 증량시켜 그 자극으로 장관연동을 항진시켜 배변을 촉진한다. 장기 투여해도 비교적 안전하지만 작용이 늦어 속효성이 부족하다.

잘 이용되는 것은 염류 설사약으로 마그네슘염이 많지만, 마그네슘염은 뉴퀴놀론계 항균제나 테트라싸이크린계 항생 물질 등의 약제의 흡수를 저해한다. 염류 설사약의 장기 투여는 마그네슘이나 나트륨의 저장을 일으키는 일이 있어, 신 장애나 심질환, 고혈압 환자에서의 투여는 신중하게 실시해야 한다.

❖ 자극성 설사약

장점막의 직접 자극이나 장관벽신경총에의 작용으로 장관 운동을 항진시킨다. 효과가 강하고 속효성이 있어 복용하기 쉽지만 장기적으로 이용하면 내성을 일으켜 증량 하지 않으면 효과가 없어지므로 단기의 사용이 원칙이다. 특히 센나계 설사약의 장기 연용은 대장 흑피증을 일으켜 장관연동의 저하를 초래하기 때문에 주의가 필요하다. 직장 자극성 설사약은 속효성이 있지만, 직장염을 일으키는 경우가 있다. 관장의 남용은 자연스러운 변의를 잃게 해 변비를 조장하게 된다.

❖ 자율신경 작용제

부교감신경 자극 혹은 교감신경 차단에 의해 대장 운동을 항진시켜 배변을 재촉하지만, 부교감신경 자극에 수반하는 부작용으로 타액 분비 항진이나 발한, 졸음이 있다.

정장제 · 지사제 · 치질환 치료제

주요 장질환 치료제의 분류와 대표적 약제를 표 5에 나타낸다. 지사제는 세균성 장염에서는 배균을 하지 못하고, 증상의 악화나 지체를 초래할 위험성이 있어 기본적으로 이용해서는 안 된다.

표 4 설사약의 분류와 대표적 약제

분류			일반명(대표적 상품명)	통상 사용법
기계적 설사약	염류 설사약		산화 마그네슘	1.5~3 g 3회 분복
			황산 마그네슘	1회 5~15 g을 다량의 물과 함께 내복
			구연산 마그네슘 〔마그코롤 P(magcorol P)〕	200~250 mL를 검사 10~15시간 전에 내복
			PEG* 배합 경구 장관 세제 〔니플렉(niflec)〕	1회 1~2봉지를 2~4L 물로 내복
	팽창성 설사약		카르메로스나트륨 (바르레코제)	2~8 g 3회 분복, 다량의 물과 함께 내복
	침윤성 설사약		DSS** + 카산스라놀(비마스 S)	6정 2~3회 분복
	당류 설사약		락트로스(모니락)	19.5~39 g 2회 분복
자극성 설사약	대장 자극성 설사약	안토라키논계 유도체	센노시드(프루제니드)	12~24 mg 취침 전 내복
			센나엑기스(요델 S, Adjust-A)	80 mg 취침 전 내복
			센나(아로젠)	1~2 g 1~2회 분복
			대황(대황 분말)	0.5~1 g 취침 전 내복
			알로에(알로에 분말)	0.25 g 취침 전 내복
		지페놀 유도체	피코사르파트나트륨 (락소베론)	1회10~15방울 취침 전 내복
		페놀프탈레계 유도체	페노바린(락사톨)	0.2~1.2 g 1~3회 분복
	직장 자극성 설사약		탄산수소 Na + 무수린산 이수소 Na 배합제(레시카르본 좌약)	1회 1~2개 직장내 삽입
			비사코질〔테레민소프트(teleminsoft) 좌약〕	10~20 mg분 1~2 직장내 삽입
	직장 자극성 설사약		피마시유(가향 피마시유)	1회 15~30 mL 내복
자율신경 작용제			브롬화 네오스티그민(와고스티그민)	5~15 mg 1~3회 분복
			판테틴(판토신)	300~600 mg 3회 분복
			후르술티아민(아리나민 F)	50~100 mg 1~2회 분복
			염화 베타네코르(베사콜린)	30~40 mg 3~4회 분복
			메토클로프라미드(프린페란)	30 mg 3회 분복
			나파지실산 아크라트니움(아보비스)	75~150 mg 3회 분복
기타			디노프로스트(프로스탈몬 F)	20~40 g/kg를 1~2회/일 정주
			대건중탕(대건중탕 엑기스 과립)	15 g 식간 3회 분복

* Polyethylene Glycol, ** Dioctyl Sodium Sulfosuccinate

표 5 정장제 · 지사제 · 치질환 치료제의 분류와 대표적 약제

분류		일반명(대표적 상품명)	통상 사용법
장운동 억제제	아편 알카로이드	인산 코데인	60 mg 3회 분복
	항콜린제	브롬화 메펜조레이트(mepenzolate)〔트란콜론(trancolon)〕 브롬화 티키지움(tiquizium bromide)〔치아톤(thiation)〕 이리코론 M(irricolon M)(이리코론 M정)	45 mg 3회 분복 30 mg 3회 분복 6정 3회 분복
	기타	로페라미드(loperamide)〔로페민(lopemin)〕	1~2 mg 1~2회 분복
수음제	탄산 알부민	탄산 알부민(albumin tannate)〔탄나르빈(tannalbin)〕	3~4 g 3~4회 분복
	흡착제	천연 규산 알루미늄〔아드솔빈(adsorbin)〕 디메틸 폴리실록산(가스콘)	3~10 g 3~4회 분복 120 mg 3회 분복
	살균 방부제	염화 베르베린(berberine chlorid hydrate) · 겐노쇼우코에키스〔페로베린 A(phelloberin)〕	6정 3회 분복
	유산균 제제	내성 유산균(비오페르민 R) 비피더스균(비오스민)	3 g 3회 분복 3~6 g 3회 분복
염증성 장질환 치료제		사라조술파피리진(사라조피린) 메사라진(펜타사) 인산 베타메사존나트륨(스테로네마) 인산 프레드니졸론나트륨(프레드네마) 인플릭시맙(레미케이드)	2~4 g 4회 분복 1.5 g 3회 분복 1g/일 직장내 주입 50~100 mL 주장 60 mL 주장 5 mg/kg BW를 수주~수개월 간격으로 점적 정주
치질환 치료제		포스테리잔(강력 포스테리잔 연고) 프로크트세딜(프록토세딜 연고) 네리프록토(네리프록토 좌약, 연고) 트리베노시드 리도카인 배합제(포라자 G연고, 좌약)	1~3회/일 적당량을 항문부위에 도포 또는 주입 1~3회/일 적당량을 항문부위에 도포 또는 주입 1~2회/일 적당량을 항문부위에 도포 또는 주입 2회/일 적당량을 항문부위에 도포 또는 주입
기타		티락타제(미르라크토) 포리칼보필칼슘(코로넬)	섭취 유당량 10 g 에 1 g을 내복 3.6 g 3회 분복

❖ 장운동 억제제

항콜린제가 자주 이용되지만 경구투여에서는 효과 발현까지 1시간 전후를 필요로 하기 때문에 효과의 지속은 3시간 정도이다. 항콜린제는 무스카린 수용체뿐만 아니

라 니코틴 수용체에도 작용하기 때문에 안구근육 조절 장애나 빈맥, 기립성 저혈압, 배뇨 장애 등의 부작용을 초래한다.

아편 알카로이드는 강력한 장연동 억제 작용을 갖고 있고, 진통 진정 작용이나 진해 작용도 있다.

로페라미드(loperamide)는 장관 신경계의 시냅스 전에 위치하는 오피오이드 수용체를 활성화하여 아세틸콜린 방출을 억제하는 것에 의해 장연동을 강력하게 억제하지만, 졸음이나 현기증을 일으키기도 하여 궤양성 대장염에서는 중독성 거대 결장증을 초래하는 일이 있기 때문에 금기가 된다.

❖ 수감제

장점막의 단백과 결합해, 분비를 억제해 자극을 감소시킨다. 타닌산알부민 외, 천연 규산 알루미늄이나 살균 방부제, 유산균 제제가 자주 이용된다.

❖ 염증성 장질환 치료제

약물 요법의 주체는 살라조술파피리딘(내복약, 좌약)이나 메살라진(내복약, 주장), 스테로이드(전신 투여, 좌약, 주장) 등이다. 부작용 경감을 위해 직장염형에서는 스테로이드 좌약, 좌측 결장형에서는 수용성 스테로이드 주장 등의 국소 치료가 잘 행해진다. 중증 및 중등증의 궤양성 대장염에서는 스테로이드의 대량 투여나 면역 억제제가 시도된다.

고령자에서는 경증의 직장염 형태가 많기 때문에 외래 치료로 조절할 수 있는 예가 많지만 설사나 점혈변이 많아지면 탈수를 초래하기 때문에 적절한 보액이 필요하다.

❖ 치질환 치료제

치루는 외과 수술의 대상이기 때문에 약물 요법이 제일 선택이 되는 것은 치핵과 탈항이다. 치질환 치료제에는 국소의 염증이나 감염을 억제해 창상 치유를 촉진하는 효능이 기대된다.

부신피질 호르몬을 함유 하는 제제(강력 포스테리잔 연고, 프록트세딜 연고 등)는 항문 국소에 결핵이나 바이러스성 질환, 진균증이 있는 환자에게는 금기가 된다.

【참고문헌】

1) 科学的根拠に基づく胃潰瘍診療ガイドラインの策定に関する研究班（編）：EBMに基づく胃潰瘍診療ガイドライン. じほう, 東京, 2003.
2) 安田兵衛：腎機能の年齢的変化に関する研究：糸球体濾過値を求める式およびモノグラムの人種差. 医学と生物学 101 : 83-86, 1988.
3) 高木敦司：健胃消化薬，胃腸機能調節薬. 診断と治療 88(Suppl) : 218-222, 2000.

PART 10

고령자의 간 · 담 · 췌질환 치료제 사용법

노화와 간기능

고령자의 간 · 담 · 췌질환제를 사용할 때 치료 표적 장기가 약제의 대사 경로이기도 하기 때문에 그 노화 변화를 최초로 개관한다. 부검이나 초음파에 의한 검토에서는 20~80세 사이에 간 중량은 남성에서 45% 전후, 여성에서 28% 전후 감소하고 간 혈류량도 35% 감소한다. 간혈류 속도는 매년 0.3~1.5% 감소해 24~91세에서는 24~47% 감소한다. 방사성 콘드로이친 황산철 정주법을 이용한 해독기능, 대사 처리기능을 측정하면 노인자의 간기능이 처리할 수 있는 약용량은 젊은층의 1/2.4~1/2가 된다. 노화에 의한 대사기능 감소의 원인으로는 간의 축소보다 환경의 영향, 대사효소 활성의 변화가 보다 중요하다. 특히 제I상의 대사 반응(산화 반응)으로 활성 저하가 현저하다. 한편 제II상 반응(포합 반응)에는 노화의 영향은 적다. 따라서 고령자에서는 글루쿠론산 포합을 받는 약물은 산화 대사되는 약물보다 사용하기 쉽다. 아세틸화 반응에의 노화의 영향은 약물에 의해 일정한 것이 아니고, 임상적 의의는 분명하지 않다. 60~80세에는 알부민은 젊은층에 비해 약 15~20% 저하한다. 혈장단백 결합률의 높은 산성약물에서는 혈청알부민 농도의 저하는 유리 약물 농도의 상승을 야기하기 때문에 약물의 조직 이행이 증대해, 약리 효과도 증대되지만, 유리형 약물에 대한 제거율이 불변인 한 약물 투여량을 변경할 필요는 생기지 않는다. 한편 α_1-산성 당단백은 노화에 수반해 증가하는 경우가 많아 알칼리성 약물과의 결합 비율은 증가해, 산성 약물과는 반대로 혈중의 유리형 농도는 저하해 약효도 저하한다.

고령자 간 장애 치료의 원칙

❖ 약제성 간 장애

고령자에서는 대사에 관련되는 간 · 신기능의 저하가 있는 한편 복수의 의사로부터 다수의 약제가 장기간에 걸쳐 처방되고 있거나 또는 시판약을 복용하는 경우도 있기 때문에 복용 약제에 기인하는 간 장애가 젊은층에 비교해 상대적으로 많다. 또한 알코올 섭취에 기인하는 간 장애는 이병 기간이 길고, 진행된 간 장애를 합병하는 경우가 많다. 원인 약제로 고령자에게는 비고령자에게 많은 NSAIDs나 항생제보다 오히려 최근에는 그 사용 빈도로 인하여 심 · 혈관제나 소화기관용 약이 원인이 되는 경우가 많다. 약제성 간 장애가 의심되는 증례에서는 우선 가능성이 있는 약제의 휴약, 알코올이 원인의 경우는 금주가 치료의 전제가 된다. 고령자의 간 장애의 치료 시에는 치료 시작 전에 치료 목적을 분명히 하여 특정 원인이나 병태에 대한 치료를 중시한다. 매회 간기능 검사치의 개선만을 목표로 하지 않고, 장기적인 관점에서 치료를 계속한다. 식사, 운동, 음주의 주의, 복약 지도와 함께 환자의 생활의 질을 떨어뜨리지 않게 배려하는 것이 중요하다.

❖ 바이러스성 간염

고령자의 만성 간염

고령자에서는 B형 간염은 연령과 함께 감소하고, C형 간염이 상대적으로 증가한다. B형 만성 간염의 상당수는 모체 감염이거나 영유아기의 감염이 많고 고령자에서는 감염 성립으로부터의 이병 기간이 길고 고령기에 접어들기 전에 만성 간염 · 간경변, 간암 혹은 혈청전환(sero conversion)에 의해 간기능이 정상화 해 캐리어 상태에 있는 것이 많아 고령기에 있어 활동성 만성 간염 상태인 것은 보기 드문 반면, C형 간염은 수혈 등의 혈액을 통한 감염 때문에 감염 성립 시기는 다양하고 만성 간염을 거쳐 간경변에 이르기까지 20~25년을 필요로 한다. 간경변에의 이행 시기의 평균 연령은 최근 고령화하여 66.5세이고 피크는 70대 전반이다.

치료 방침

만성 간염만으로는 생명 예후에 영향이 없기 때문에 장래의 간경변이나 간세포암으로 이행할 가능성이 어느 정도 있는지 검토하는 것이 우선 필요하다. 간경변, 간세포암이 없음이 밝혀진 후에 치료를 고려한다. 60~70세에는 가능하면 IFN 치료를 실시하지만, 70세 이상에서는 간염의 치유를 목적으로 하지 않는 치료법을 검토한다.

한편 고령자의 급성 간염은 간재생기능의 저하에 의해 지체하기 쉽고, 청장년자와 비교해 상대적으로 극증화하기 쉬운 것에 유의가 필요하다.

인터페론(IFN) 요법

간생검에 의한 진단이 필요한 IFN 요법은 고령자에서 적응이 될 기회는 적다. 합병증도 없고 장기 예후가 가능한 증례로, 게다가 IFN가 성공하기 쉬운 genotype 2형, 혹은 1형에서도 바이러스량이 적은 증례로, 부작용에 대해 납득한 후에 본인이 희망하는 경우에 적응이 된다. 바이러스의 배제를 목표로 하지 않고 만성 간염에 의한 섬유화를 막아 발암 위험도를 개선하는 목적으로 고령자에 있어도, IFN를 투여하는 것으로 생명 예후 개선 효과를 기대할 수 있는 것이 학회에서 보고되고 있다(2003년 일본 간장병학회). 즉 IFN 단독 요법 시행 증례(2.698예)로 검토하면 65세 이상의 고령자 C형 간염 환자라도 일과성 성공, 지속성 성공을 얻을 수 있는 증례에서는 65세 이하와 같게 생명 예후의 개선을 기대할 수 있는, IFN 단독 치료 6개월 후의 간기능 정상화와 HCV-RNA의 음성화를 저효하면 65세 이상 43.4%(53명 중 23명) 65세 이하 40.4%(639명 중 258명)이며, F1, F2, F3, F4의 계층을 나눈 각각의 군간 비교에 있어도 양군으로 많은 차이가 없다. genotype Ia, Ib증례에서는 65세 이하와 비교해 약간 저효율이 저하하지만, 저바이러스량의 Ib예에서는 거의 65세 이하와 동등한 저효율이며 IFN 단독 요법으로 충분한 효과를 얻을 수 있다. 리바비린(RBV)과의 병용 요법에 관해서는 소량의 IFN와의 병용은 안전하게 시행할 수 있는 것이 보고되고 있다.

간염의 치료의 실제

a. Interferon(β-제제)에 의한 항바이러스 요법

보통 정맥 내 투여가 가능한 F제제 300만 단위/일(6~8주)을 이용한다. 부작용으로 인플루엔자와 같은 증상(발열, 관절통, 권태감)은 대부분 발발하지만 스테로이드의 병용 투여로 방지 가능하다. 우울, 의식 상태의 변화를 일으키는 경우도 있다. 간질성 폐렴을 일으키는 일도 있기 때문에 해수의 유무에 주의해, 정기적으로 흉부 X선 촬영 검사를 실시한다. 고령자에서는 부작용이기 때문에 중지를 피할 수 없게 되는 것이 많아 인플루엔자와 같은 증상이 지체되는 일이 있다. 저용량으로 장기 사용하거나 또는 페그화 인터페론을 이용하는 등의 연구가 필요하다.

b. IFN과 리바비린(ribavirin)의 병용 요법

합성 핵산 아날로그인 리바비린과 IFNα-2b의 병용이 IFN 제제 단독 요법 저항성의 genotype 1형 HCV인 고바이러스량의 증례에서도 유효하다.

genotype 1, 고바이러스량(IMeq/mL 혹은 100 KIU/mL)의 증례에 대해서는 종래의 6개월의 IFN + 리바비린 요법 후에 6개월의 IFN 단독 요법을 추가하여 저바이러스량의 증례에 대해서는 IFN 단독 요법이 genotype 2의 고바이러스량의 증례에 대해서는 6개월의 IFN + 리바비린 요법이 바람직하다. 외국의 대규모 비교 시험의 결과로부터 genotype 1형에 대한 첫회 투여는 IFNα/리바비린 병용 요법 48주 투여가 genotype 2형에 대한 첫회 투여에서는 IFNα/리바비린 병용 요법 24주로 충분한 SVR(sustained virological response: IFN 치료 종료 후 6개월 간, 가장 고감도의 검출계를 이용해 혈중 HCV-RNA가 검출되지 않는 상태)가 얻어졌다. 일본의 임상시험 결과에서는 genotype 1형 고바이러스량의 난치 예에 대해 IFNα/리바비린 병용 24주 투여에 의해 첫회 투여에서 약 20%, 무효 · 재연 예에의 재투여에서도 약15%에서 SVR를 얻을 수 있다. genotype 1형 고바이러스량 증례에 대해서는 IFNα/리바비린 병용 24주 투여 후 IFNα 단독 24주 추가 투여가 현재의 보험 진료 속에서는 가장 치료 효과가 높다. 치료 초기에 고용량 IFN를 투여하더라도 SVR는 개선하지 않고, genotype 1형 고바이러스량 증례에서는 IFNα의 1회 투여량을 5~6 MU로 설정하는 것이 바람직하다. 리바비린을 가능한 한 장기에 병용을 하면 보다 높은 SVR를 얻을 수 있다. genotype 2형 저바이러스량 증례에서는 첫 회 치료가 IFNα 단독 24주 투여로 저효율 60~70%이기 때문에 원칙으로 24주에 IFNα 투여를 종료한다. IFNα/리바비린 병용 치료 시작 후 12주의 시점에서 HCV-RNA의 감소가 보이지 않는 증례는 병용 요법을 단념한다. genotype와 HCV-RNA 양이나, 개개인의 증례에 있어서의 치료 반응성을 고려하여 최종적으로 치료 기간이 결정 되는 것이 당연하지만, 고령자나 리바비린에 의한 부작용이 출현한 증례에서는 신속하게 리바비린을 감량하여 목표 기간 중의 병용 요법을 완수한다. 감량하더라도 끝까지 병용한 증례에서는 여전히 병용 치료가 유효하다라고 하는 것이 보고되고 있다.

c. 강력 미노파겐 C(SNMC) 요법

바이러스 배제 작용은 없지만 IFN 치료법의 적응이 되지 않는 고령자라도 사용할 수가 있다. 고령자에서는 고혈압이나 저칼륨혈증에 주의해, SNMC 40 mL/일을 연일 투여로 3~4개월 지속해 트랜스아미나제 수치의 저하를 확인해 주 3~4회로 감량하고 지속한다. 치료에 의해 혈청 칼륨이 감소하는 증례에서는 스피로놀락톤(spironolactone) 제제의 병용을 실시한다.

d. 기타 약물 요법

소시호탕(7.5 g/일)은 SNMC 같은 효과를 기대해 사용되지만 저칼륨혈증이나 간질성 폐렴의 합병에 주의한다. UDCA(우루소®, 300 mg/일)는 부작용이 적어 고령자에게 사용하기 쉽다. SNMC와 병용하여 상승효과를 기대할 수 있다.

e. B형 간염에 있어서의 라미부딘(lamivudine) 요법

HBV DNA 양성으로 GPT치가 정상의 2배 이상의 값을 나타내는 B형 만성 간염 환자에게 항HIV약으로 사용되어 온 역전사효소저해제 라미부딘 치료가 권장되고 있다. HBV에 대한 IFN 치료는 HCV에 대한 것처럼 효과가 보이지 않고, GPT치가 정상의 5배 이상에서는 IFN 치료보다 라미부딘에 의한 치료(100 mg/일)가 좋다. 특히 B형 간염의 급성 악화에 의한 중증화 · 극증화에 대해서는 라미부딘의 사용으로 예후가 극적으로 개선하는 것이 보고되고 있다. 하지만 장기간, 특히 2년간의 투여 후에 약 50%, 3~5년 동안 70~75%의 빈도로 내성 주(株)가 출현하여 간조직상의 악화가 보고되고 있다. 고령자, 신기능의 저하 증례에서는 신중하게 투여하여야 한다.

고령자의 췌장염

❖ 고령자 급성 췌장염의 치료

고령자에서는 췌장 중량의 감소, 샘꽈리세포(선방세포)의 감소, 췌섬유화, 아밀로이드의 침착, 주췌관의 확장 2차, 3차 췌관의 소낭포상 확장이나 트립신, 리파제 분비의 저하가 있다. 고령자 췌장염의 원인으로는 알코올성보다 담석췌장염이나 특발성이 많고, 무통예도 있다. 급성 췌장염이나 만성 췌장염의 급성 악화에 대해서는 우선 절식 · 보액에 의해 췌장의 안정을 꾀해, 통증과 국소 · 전신의 합병증의 예방에 노력한다. 급성 췌장염에서는 항상 중증화를 염두에 두어, 최초의 몇일간은 항균제를 병용한다. 중증화했을 경우는 집중 치료실 관리를 실시해, 특수 치료의 적응을 검토한다.

치료를 시작하기 전에 약제에 기인하는 췌장염의 가능성을 항상 염두해 두고 의심스러운 약물의 투여를 중지한다.

약물 요법

탈수 · 전해질의 보정, 알부민 보급, 수혈, 승압제 투여, 호흡 관리 등으로 호흡 · 순환 상태를 개선한다.

통증 대책

마약성 진통제를 이용하는 경우는 Oddi 괄약근에의 영향이 적은 염산 페티딘(pethidine)이나 황산 아트로핀과 병용하여 펜타딘이나 염산 모르핀을 이용한다.

단백분해효소저해제

단백분해효소저해제의 투여에 대해서는 내시경적 담관췌관조영검사에 수반하는 급성췌장염 예방에는 효과가 있지만 그 외의 급성 췌장염에 대해서는 무작위 비교 시험으로 효과가 확인되어 있지 않다. 그러나 유효한 경우도 있어 사용될 경우는 에프오와이(FOY)® 600~2,400 mg/일 또는 푸산(futhan)® 20~200 mg/일 점적정주를 실시한다. 미라클리드(miraclid)® 5~20만 단위/회, 1~3회/일은 정맥염을 일으키는 일이 있으므로, 중심 정맥에 투여한다.

특수 치료

일탈 췌장효소나 사이토카인 등의 유해 생성물을 중화 · 제거하는 목적으로 지속 혈액녹과투석(continuous hemodiafiltration, CHDF)이나 혈장교환을 췌장의 괴사 소견이 강한 경우는 췌장효소 저해제와 항균제를 지속 동주(動注)를 하는 경우가 있다. 총담관 결석의 십이지장 유두에의 제돈에 의한 담관염에 연발하는 췌장염의 경우는 항생제를 투여하면서 내시경적 결석 적출술을 실시한다.

생활 지도

통증의 소실, 혈중췌효소의 정상화를 기다렸다가, 수분 · 경구 영양을 시작한다. 금주, 저지방식, 소화 효소의 내복을 지도한다.

❖ 만성 췌장염의 약물 요법

성인의 제거

염증 야기 약제의 투여 중지, 금주, 총담관결석이 의심되는 경우는 내시경적 결석 제거술을 시도한다.

만성 통증에 대한 치료

경도의 복통 시는 진경제나 NSAIDs를 증상에 맞추어 제산제나 소화효소제와 병용한다. 통증이 심할 때는 급성 췌장염 시의 통증관리에 준하지만 약물 의존에 주의한다. 소화효소제는 통상의 2~3배량을 투여한다.

췌장염에 대한 치료

급성 재연 시에 췌장효소 저해제를 점적 투여한다.

비대상기의 치료

췌외분비능을 보충하기 위해서 충분한 양의 소화효소제를 투여한다. 인슐린 분비 부전에 수반하는 당뇨병에 대해서는 당흡수 저해제, 인슐린 보충을 실시한다. 글루카곤(glucagon)의 분비 부전도 합병하는 것으로부터 저혈당 발작에 충분히 유의한다.

그 밖의 특수 병태에 대한 치료

주췌관에 췌석을 합병하여 통증 원인이 되는 경우는 췌석 제거가 유용하고 체외충격파쇄석기(extracorporeal shock wave lithotripsy, ESWL), 경유두적 내시경적 췌석 제거를 실시하는 방법이 있다. 췌관 협착이 췌장염의 악화 원인으로 여겨지는 경우는 스텐트 유치를 실시한다.

급성췌장염에 수반해 일과성으로 담관 협착이 일어나는 일이 있지만, 협착이 지체하는 경우는 담관 스텐트 유치를 실시한다. 스텐트 유치의 경우는 항상 감염이 일어날 가능성이 있다.

고령자 급성 담낭염의 치료

노화에 의해 일반적으로 담낭은 비후하여 탄력성 · 수축 확장기능이 저하한다. 담즙산 분비량도 감소한다. 담낭 결석은 종래, 빌리루빈계 결석이 많았지만, 최근에는 콜레스테롤 결석이 많다. 담관 상피는 위축해 평활근은 감소한다. 총담관은 젊은층과 비교해 약간 지름이 커진다. 고령자에서는 총담즙 분비량이 감소해, 담낭 수축기능의 저하에 수반하는 담즙체, 위액 산도나 분비량의 저하, Oddi씨 괄약근의 기능이 저하하기 때문에 역행성 담관 감염의 빈도가 높아져 빌리루빈 결석이 형성되기 쉬운 원인이 된다. 고령자에 있어서의 급성 담관 감염증의 원인으로는 담낭 결석이나 총담관 결석의 감돈이 가장 빈도가 높고, 담낭 천공, 담낭 주위 농양, 내담즙루, 급성 폐쇄성 화농성 담관염과 같은 위독한 담도 감염증이 고령자에게 상대적으로 빈도가 높은 것에 유의한다. 또한 고령자에서는 췌담도계의 악성종양의 빈도가 높아져 종양에 의한 폐쇄성 황달에 감염이 합병하면 급속히 급성 화농성 담관염에까지 진행할 가능성이 있기 때문에 조속한 대응이 필요하다. 고령자의 급성 담도 감염증에서는 정형적인 증상이 부족한 일이 있어 혈액검사상에서도 백혈구의 증가를 보이지 않거나 다른 장기 합병증의 존재로 급속히 병세가 악화되는 일이 있으므로 주의가 필요하다. 치료할 때는 절식이나 보액, 항생제 등의 보존적 치료와 함께 긴급의 담도 감압 처치의 필요성을 신속하게 판단한다.

❖ 보존적 치료의 기본적 방침

1. 진통 · 진경제로 증상의 경감, 수분 · 전해질 밸런스의 보정을 실시한다.

내복: 부스코판® 또는 코리오판®, 좌제 : 볼타렌® 좌제 등

주사: 부스코판® 근주 또는 오피아트® 피하주

2. 항균제

항생제로 감염증의 조절. 기염균이 확정할 때까지는 대장균 등의 그램 음성간균에 유효한 광역 스펙트럼의 항생 물질을 일반적으로 사용한다.

내복: 세프스판®, 크라비트® 등

주사: 세프메타존®, 스르페라존® 등

❖ 담석증

간헐기, 무증상의 콜레스테롤계 결석에 대해서 행해지는 담석 용해 요법의 적응은 담도조영법에서 담낭이 자주 조영되는 것과 CT로 비석회화 결석인 것, 직경으로 2 cm를 넘지 않는 것, 장기 복약의 순응도를 기대할 수 있는 것, 환자가 다른 치료법의 이점 · 결점을 이해한 후 용해 요법을 희망하고 있는 것이다. 노인에서는 적응이 되는 것은 약 1% 정도이다.

담낭 결석 발작 시에는 절식, 진통제, 항생제 투여를 실시한다.

담관 결석의 경우, 유증상이면 경피적 경간담도 배액술(percutaneous transhepatic cholangiodrainage, PTCD) 후의 수술 또는 내시경적 유두괄약절개술(endoscopic sphincterotomy, EST)이 필요하다.

담관계 질환의 치료 시에는 영상 진단, 저침습성 내시경 치료가 진보하여 효과의 불명료한 약물 치료를 장기에 실시하는 것을 피한다.

담관계 질환에 대해서 명확한 치료 효과가 확립되어 있는 것은 감염증에 대한 항생제 뿐이다. 원칙적으로 담관 결석증은 약물 요법의 적응이 되지 않는다. 유증상 담낭 결석에 대해서는 담낭절제술만이 가장 유효한 치료법이다.

【참고문헌】

1) 第13回全国原発性肝癌追跡調査報告（山岡義生編）：日本肝癌研究会事務局, 京都, 1998.
2) Farrell GC, et al : Consensus statements on the prevention and management of hepatitis B and hepatitis C in the Asia-Pacific region. J Gastroenterol Hepatol 15 : 825-841, 2000.
3) 戸山三省, 山田剛太郎 : 高齢者C型慢性肝疾患へのインターフェロン治療. 肝胆膵 45(6) : 1033-1038, 2002.

4) 斉藤　聡, 熊田博光 : 高齢者慢性肝炎の原因と治療方針. Geriatric Medicine　36 (11) 1557-1561, 1998.

5) 各務伸一監修 : コンセンサス肝疾患治療2004. アークメディア社, 2004.

6) 戸田剛太郎, 杉町圭蔵, 中村孝司 : 消化器疾患最新の治療2003-2004. 南江堂, 東京,2003.

7) 寺村早苗, 厳　淳浩, 小橋祐司, 岡江俊二 : 老年学大事典. 村上元庸編集, 西村書店, 東京, 1998, p365-386.

PART 11

고령자의 갑상선질환 치료제 사용법

고령자 갑상선질환

고령자라도 젊은층과 같이 다양한 갑상선질환이 있다. 크게 나누어 다음과 같은 질환을 들 수 있다. ① 갑상선기능저하증 ② 갑상선기능항진증 ③ low T_3 syndrome ④ 종양성 질환 ⑤ 시상하부 하수체기능 이상에 기초를 둔 연발성(2차성) 갑상선기능이상증, 이것들은 또한 원인, 병태의 시간에 따른 변화, 혹은 배경에 있는 병태 등으로 세분된다. 특히 고령자에서는 배경으로 이른바 노인증후군이나 고령자 특이적 병태가 그 기초에 존재한다. 치료제 사용법의 기본은 젊은층에서의 그것과 크게 다른 점은 없지만 이들을 고려하여 선택, 조합, 사용 타이밍 등에 주의가 요구되는 점이 있다.

항갑상선제

항갑상선제는 갑상선으로부터의 갑상선호르몬 분비를 억제하는 약제이다. 갑상선기능이 항진해, 갑상선호르몬 분비가 과잉일 때 이용된다. 바세도병에 있어서의 과잉 호르몬 분비에 대해서 이용된다. 요오드의 유기화, 아미노산의 요오드화 등에 작용하여 갑상선호르몬 합성을 억제하는 것에 의해 그 작용을 발현한다. 따라서 바세도병의 실태(자기면역 기전)의 치료에는 관여하지 않는다. 항갑상선제에는 메티마졸(methimazole, MMI)과 프로필치오우라실(propylthiouracil, PTU)의 두 종류가 있다. 후자는 갑상선호르몬 분비 억제 이외에 갑상선으로부터 분비된 싸이록신(T_4)을 활성형 호르몬인 트리요오드타이로닌(T_3)에의 변환을 억제하는 작용이 있다.

고령자 바세도병의 치료의 기본은 청년 발증의 그것과 다를 것은 없다. 바세도병 MMI 치료의 경우 초기 투여는 30 mg/일로 시작하여 증상(빈맥, 발한 등), 갑상선종의 성질과 상태의 정상화를 관찰하면서 감량한다. 그러나 갑상선자극호르몬(TSH) 수용체 자기 항체(TRAb)가 이것에 평행해 저하하지는 않는다. 그 때문에 갑상선호르몬 측정치와는 별도로, 이 자기 항체의 변화를 보고 헤아리는 것이 중요하다. 한편 고령자 바세도병에서는 갑상선종이 매우 분명할 때가 많고 또한 하시모토 갑상선염(만성 갑상선염)을 합병하는 경우가 많다. 따라서 목적없이 항갑상선제 투여를 계속하면 갑상선기능저하증이 되는 경우가 있다. 장기간, 갑상선기능항진 상태가 계속하면 하수체의 TSH 생성하는 기능은 짧은 기간에는 회복하지 않기 때문에 TSH 농도의 상승을 기다리면 기능 저하에 빠진다. 항갑상선제의 투여를 계속하고 싶은 경우는 소량(50~75 ㎍/일)의 T_4 제제를 병용하는 것이 바람직하다. 혈청 사이로키신 결합 글로불린(TBG) 농도가 정상(20 ㎍/mL 전후)으로 유지되고 있으면, 이 투여량의 T_4로 항진 증상을 나타내지는 않는다. 기능 저하에 빠졌을 경우의 팩 업으로 이것의 투여는 필요하다. TBG의 측정은 T_4 투여에 있어서의 안선성을 확인하는 의미에서도 중요하다.

항갑상선제에는 부작용이 있다. 장기간의 대량 투여에 의한 기능 저하는 부작용은 아니다. 작용 기전에서 보면 반드시 발증하기 때문이다. 부작용으로 중요한 것은 무과립구증이다. 통상, 인두염(강한 인두통, 발열 등의 증상을 나타낸다)을 가지고 발병해, 전신성의 감염증(균혈증 등)이 된다. 대부분은 말초에서의 갑상선기능저하증 상태를 야기하지만 항갑상선제의 분자 구조가 DNA를 구성하는 염기를 닮아 있는 것으로부터, 세포 증식이 왕성한 세포(골수 세포 등)의 증식을 어지럽히기 때문이라고 추측되고 있다. 범혈구감소증(재생불량성 빈혈)을 야기하는 일도 있지만 혈소판 등에는 변화가 나타나지 않는 경우가 많아, 세포 특이성도 있는 것이라고 추측할 수 있다. 이러한 경우 즉시 항갑상선제 투여는 중지하고 다른 치료법(외과적 치료 등)으로 전환하지 않을 수 없다. 무과립구증에는 과립구증식 인자(G-CSF)가 현저한 효과를 나타낸다. 고령자의 무과립구증 발증 빈도는 젊은층의 그것과는 비교되지 않지만, 경도의 과립구감소증은 빈번하게 보여진다. 그 외의 부작용으로 간기능 장애, 피부소양감을 수반한 발진 등이 있다.

TSH 생성 종양이나 기능성 갑상선 선종(프란마병)등에서도 갑상선기능항진증을 나타낸다. 이러한 질환에서도 항갑상선제는 호르몬 분비를 억제하므로 기능항진증에는 효과가 있다. 그러나 전자에서는 음성 피드백 억제가 해제되어 오히려 TSH 분비를 올려 종양의 증대를 초래한다. 한편 후자의 치료는 외과적 치료가 불가능한 때에 적응이 된다.

갑상선호르몬제

갑상선호르몬제는 그 이름대로 갑상선호르몬 그 자체를 함유하는 약제이며, 투여에 의해 갑상선호르몬 작용이 출현한다. 갑상선호르몬은 전신의 모든 세포로 작용한다. 세포 특이성이 있지만, 연령 의존성 작용을 알아 두는 것은 중요하다.[1] 고령자에서는 세포 증식의 왕성한 조직에서의 세포 증식 정보와 아포토시스(apoptosis)의 정보를 정리해, 적절한 조직기능을 유지한다. 에너지 생성을 유지하는 작용도 있다. 고령자에게는 일반적으로 말초에서의 T_4에서 T_3로의 변환이 저하해, 활성형 갑상선호르몬(T_3) 농도는 저하하는 경향이 있다.[2] 전신의 활동 저하에 대한 적응이지만, 아주 분명한 저하는 생활에 지장을 초래한다. 활성형 호르몬이 T_3이기 때문에 T_3 제제 혹은 갑상선 건조 분말 제제의 투여를 시도하고 싶지만 그것은 금기이다. 고령자에서는 동맥경화가 진전하는 경우가 많아 허혈에 대한 혈류 증대의 요구가 이러한 호르몬 제제로 촉진되어 이 한계를 넘으면 급성 순환기 장애를 일으키기 때문이다.[3]

고령자에게 갑상선기능저하증을 일으키는 질환으로 많은 것은 하시모토병(만성 갑상선염)이다. 소량(25 ㎍/일 이하)의 T_4 제제로부터 시작하여 점차 증량하고 100 ㎍/일을 유지량으로 한다. 연령, 체중에 의해 투여량을 조절한다. 효과는 TSH 농도의 저하 속도로 판정하지만, 고령자에서는 천천히 저하하는 것을 확인하고 또한 빈회에 심전도를 모니터하는 것이 중요하다.[4] 갑상선기능저하증에서는 고콜레스테롤혈증은 반드시 발증하며 거기에 따른 동맥경화증은 훨씬 많다. 덧붙여서 갑상선기능저하증인 것에도 불구하고 고콜레스테롤혈증이라고 진단되어, 방치되는 증례는 지극히 많다. 갑상선호르몬(T_4) 투여에 의해 이 경우의 고지혈증은 개선된다.

갑상선호르몬제에는 부작용은 없다. 있다고 해도, 제제에 포함되는 물질에 의한 피부소양 등의 보고이다. 그 중에는 호르몬에 알레르기 반응이 보인 증례도 보고되고 있지만, 논리적으로 맞지 않다. 아마 갑상선호르몬 결합 단백질에 특이적인 알레르기 반응이 증강된 것이라고 생각된다. 일반적으로 갑상선호르몬을 대량 투여하면 빈맥, 발한, 열기, 초조함 등의 증상이 출현해 이것들이 부작용으로 되어 있지만 부작용은 아니고 작용이다. 혈청 TBG 농도를 측정해 이것이 혈중에 충분히 있으면 100 ㎍/일의 T_4로 이러한 증상은 출현하지 않는다. 다행히 고령자에서는 TBG 농도는 상승하는 경향이 보여지지만, 폐경기의 여성에서는 급속히 TBG 농도가 저하하는 일이 있다. 에스트로겐 농도의 급속한 저하에 수반하는 상태이다. 이런 때는 비록 T4라도 초기에는 소량으로부터 시작하여 아주 천천히 증량을 계획한다.

요오드와 β-아드레날린 차단제

갑상선기능항진증 중에는 crisis라는 중증 예가 있다. 일반적으로는 갑상선기능항진증에 근거하는 고차 중추기능의 이상을 나타내는 상태가 그것이지만 최근에는 복부 증상(예를 들면 설사나 물용변 등)이 출현하는 것만으로 crisis라고 판단하고 있는 임상가도 있다. 고령자에서는 이에 이어 고차 중추기능의 이상을 일으키는 것이 자주 보여지기 때문이다. 갑상선기능항진증에 근거하는 순환혈액량의 급속한 저하(심박출량의 저하와 탈수에 의한다)가 고차 중추기능 저하의 원인이다. 급성의 갑상선 억제가 필요할 때 요오드는 갑상선에서의 호르몬 분비 억제에 효과가 있다.[5] 통상, 요오드량으로 50 mg/일로 효과가 보여지지만, 그 이상 투여해도 상관없다. 갑상선호르몬의 말초에서의 작용이 극히 높은 경우에는 β-아드레날린 차단제를 이용한다. 정신 증상이 출현해, 심한 중증의 빈맥이 출현하고 있을 때는, 이것을 정맥 내 투여한다. 다만 반드시 심전도를 모니터하면서, 천천히 투여하는 것이 중요하다. 고령자의 경우 투여에 의해 부정맥을 일으키고 생명 예후와 관계되는 위험에 빠지는 경우가 많기 때문이다.[6]

crisis가 아니어도 갑상선기능항진증이 현저할 때 β-아드레날린 차단제는 유용하다. 젊은층에서의 효과와 같이 고령자라도 순환 혈액량의 개선을 보인다. 고령자에서는 때때로 심부전이 합병하지만 이것은 심기능의 과잉 응답에 의한 심박출량의 저하에 의하는 것으로 심부전이 있다고 해도 β-아드레날린 차단제를 이용해서는 안 되는 이유가 되지는 못한다.

low T_3 syndrome의 치료

low T_3 syndrome은 갑상선이나 갑상선호르몬 분비 기구에 이상이 없음에도 불구하고, 활성형 갑상선호르몬인 T_3 농도가 저하해, 이것에 수반해 생기는 갑상선기능저하증이다. 일반적으로는 갑상선에 이상이 없기 때문에 갑상선호르몬제의 투여의 필요는 없다고 여겨지고 있다. 대부분 소모성 질환, 만성 영양 장애 등의 환자에서 보여지지만 고령자에서 수척해지는 환자가 종종 있다. 식사부진, 건조, 심기능의 저하에 의한 서맥 등은 만성 영양 장애의 결과라고도 생각되지만 말초에서의 갑상선호르몬 작용이 저하한 상태라고 생각해도 괜찮다. 호르몬 투여에 찬반양론이 있지만 적어도 소량 T_4 투여는 이러한 증상을 극적으로 개선된다.[7] low T_3 syndrome의 원인 치료는 말할 필요도 없이 필요하지만 원인 치료를 도입할 때 전신 상태를 유지하기 위한 T_4 투여는 필요 불가결하다. 덧붙여 low T_3 syndrome로는 갑상선호르몬의 대사뿐만 아니라 다양한 호르몬의 대사, 작용이 치우쳐 있다. 예를 들면, 성장호르몬-인슐린형 성장 인자, 부갑상선-칼슘-비타민 D 등이다. 갑상선호르몬을 보충하는 경우, 이러한 대사 · 작용 기구의 변화를 관찰하고 영양상태를 파악하는 것은 말할 필요도 없다.

【참고문헌】

1) 橋爪潔志 : 加齢と甲状腺ホルモン作用調節 : TSH-甲状腺ホルモン機構の臨床的評価. 最新医学 56 : 57-61, 2001.
2) 市川和夫, 橋爪潔志 : TSH/甲状腺ホルモン系の加齢による変化. 内分泌・糖尿病科 11 : 126-132, 2000.
3) 橋爪潔志 : 高齢者の甲状腺疾患. 日本老年医学会雑誌 35 : 662-664, 1998.
4) 市川和夫, 橋爪潔志, ほか : 高齢者における橋本病の特徴. 日本老年医学会雑誌 35 : 771-776, 1998.
5) Hashizume K, Akasu F, Takazawa K, et al : The inhibitory effect of acute administration of excess iodide on the formation of adenosine 3', 5'-monophosphate induced by thyrotropin in mouse thyroid lobe. Endocrinology 99 : 1463-1468, 1976.
6) 雪村八一郎, 橋爪潔志, ほか : バセドウ病クリーゼの一例. 内科 54 : 387-389, 1984.
7) 橋爪潔志 : 高齢者のホルモン補充療法の意義. 日本老年医学会雑誌 37 : 870-872, 2000.

PART 12

고령자의 고지혈증 치료제 사용법

고령자의 고지혈증 치료

고지혈증은 당뇨병, 고혈압 등과 함께 동맥경화성 질환(허혈성 심질환, 뇌혈관 장애, 말초혈관질환)의 중요한 위험 인자이다. 이미 하나의 중요한 위험인자로서 노화를 들 수가 있어 노화는 다른 위험 인자의 기여도를 저하시킨다. 바꾸어 말하면 해를 넘김에 따라 고지혈증이나 다른 위험 인자의 기여도는 저하한다는 의견이 있다. 사실 청장년자에 있어서는 스타틴계 약제의 투여에 의해 관동맥질환을 예방할 수 있다는 긍정적 조사에 의한 증거가 집적하고 있지만, 고령자에서 고지혈증 치료의 의의는 청장년자만큼 명확하지 않다. 아래에 고령자에 있어서의 고지혈증 치료의 중요성을 주창한 보고와 그렇지 않다는 보고 결과를 소개한다.

❖ 고령자라도 고지혈증을 치료하는 의의가 있다는 보고

1. The Scandinavian Simvastatin Survival Study(4S)[1]

심바스타틴에 의한 관동맥질환의 2차 예방의 유효성을 나타낸 4S의 후속연구(substudy)에 있어 같은 약제에 의한 고콜레스테롤혈증에 대한 치료는, 65세 이상의 고령자군에서도 65세 미만의 비고령자군과 거의 동일한 정도로, 관동맥질환에 의한 사망률 및 전사망률을 감소시키는 것을 나타냈다.

2. Cholesterol and Recurrent Event Trial(CARE)[2]

총콜레스테롤이 240 mg/dL 미만으로 심근경색 환자의 과거 병력을 가지는 환자를 대상으로 프라바스타틴에 의한 관동맥질환의 2차 예방 효과를 나타낸 CARE의 아집단의 해석에서 65세 이상의 고령자군에 대해 심혈관 이벤트의 발생률이 36%, 관동맥질환사 또는 비치사성 심근경색의 발생률이 39%, 뇌혈관 장애의 발생률이 40% 저하했다.

3. Pravastatin Anti-atherosclerosis Trial in the Elderly(PATE)[3]

일본에서 고콜레스테롤혈증을 나타내는 고령자를 대상으로 프라바스타틴을 투여해 혈관질환 발증의 예방 효과를 조사한 결과 10~20 mg의 통상량 사용군에서는 5 mg의 저용량군에 비해 상당히 낮았다.

4. Pravastatin in elderly individuals at risk of vascular disease (PROSPER)[4]

70~82세(평균 75세)의 고령자 5,804명(남성 2,804명, 여성 3,000명)을 대상으로 프라바스타틴 40 mg/일을 투여해 평균 3.2년간 추적한 결과, 관동맥질환사, 비치사성 심근경색, 치사성 및 비치사성 뇌졸중의 발생률은 플라시보군과 비교해 프라바스타틴군으로 상대 위험이 15% 저하했다($p = 0.014$). 그 내역으로 관동맥질환사 + 비치사성 심근경색은 19%($p = 0.006$) 감소했지만 뇌졸중에 관해서는 차이는 보이지 않았다. 또한 인지기능도 평가했지만 상당한 저감 효과는 보이지 않았다. 한편 프라바스타틴의 인용성은 양호하고 40 mg/일이라는 비교적 고용량에도 불구하고 플라시보에 비해 상당한 근육 장애, 간 장애의 증가는 보이지 않았다.

❖ 고령자에서는 고지혈증을 치료하는 의의가 낮다는 보고

1. Epidemiologic Study of the Elderly(EPESE)[5]

71세부터 104세까지의 고령 남녀 997명을 대상으로 해 4년간, 총사망률, 관동맥질환의 발생률을 추적 조사했는데 240 mg/dL 이상의 고콜레스테롤혈증과 35 mg/dL 이하의 저HDL 콜레스테롤혈증은 모두 총사망률, 관동맥질환 발증의 위험은 되지 않았다.

2. Total cholesterol and risk of mortality in the oldest old[6]

85세 이상의 초고령자를 대상으로 한 스터디에서는 724명을 대상으로 10년간의 추적관찰을 실시하여 1 mmol/L의 총콜레스테롤의 상승은 15%의 총사망률의 감소로 연결되어 감염증과 암의 발생의 감소가 주요 원인이라고 보고했다.

3. Screening for Coronary Heart Disease in Elderly Men Based on Current and Past Cholesterol Levels[7)]

34년 전부터 행해지고 있는 하와이 거주의 일본계 미국인의 추적 조사인 Honolulu Heart Program의 일환으로 1980~1982년에 혈청 콜레스테롤을 측정한 61세~81세의 1,170명의 고령자를 대상으로 관동맥질환의 발생을 12년간 보충했다. 등록한 1,170명은 게다가 10년 전의 1970~1972년에도 혈청 콜레스테롤이 측정되고 있어 각각의 시점에서 고콜레스테롤혈증(240 mg/dL 이상)이 관동맥질환의 위험이 되어 있는지 아닌지를 해석했다. 그 결과 고콜레스테롤혈증은 61세~81세 시점에서는 위험군은 되지 않지만, 51세~72세 시점에서는 위험군이 되는 것이 판명되었다. 이 연구는 엄밀한 의미로 긍정적 조사는 아니지만, 같은 대상을 과거로 거슬러 올라가 해석하고 있는 점에서 흥미롭다.

4. Cholesterol and other lipids predict coronary heart disease and ischaemic stroke in the elderly, but only in those below 70 years[8)]

60세 이상의 고령자 2,805명을 10년 이상에 걸쳐서 추적한 이 조사에서는 고콜레스테롤혈증을 비롯하여 하는 혈청 지방질은 60~69세의 비교적 젊은 대상에 대해서만 관동맥질환과 허혈성뇌질환의 위험이 되는 것을 나타냈다.

이상과 같이 고령자의 고지혈증 치료의 시비에 관한 정견은 없지만 「고령자라도 고지혈증을 치료해야 한다는 보고」는 모두 스타틴을 사용하고 있는 것은 특필해야 할 점이다. 또한 PROSPER는 전례, 70세 이상의 고령자를 대상으로 하고 있어 이 시험으로 프라바스타틴의 유효성이 인정된 것과 높은 인용성이 증명되었던 것은 고령자에 대한 스타틴 사용의 유용성을 나타내는 증거로서 높게 평가할 수 있는 것이다.

진단, 치료의 과정

일본 동맥경화 학회가 정한 고지혈증의 진단 기준은 표 1대로이다. 고지혈증이라고 판명되면 그림 1의 플로차트(flow chart)에 따라 진단을 진행시킨다. 원발성 고지혈증으로 진단이 되면 고지혈증 이외의 위험 인자의 유무, 협심증, 심근경색, 뇌경색, 폐쇄동맥경화증 등의 혈관질환의 합병의 유무를 조사한다. 이상의 평가를 실시하면 환자 카테고리(표 2)를 분류할 수가 있어 이것에 따라 관리 목표치가 설정된다.

표 1 고지혈증의 진단 기준(혈청지방질치: 공복 시 채혈)

고콜레스테롤혈증	총콜레스테롤 ≧ 220 mg/dL
고LDL 콜레스테롤혈증	LDL 콜레스테롤 ≧ 140 mg/dL
저HDL 콜레스테롤혈증	HDL 콜레스테롤 < 40 mg/dL
고트리글리세리드혈증	트리글리세리드 ≧ 150 mg/dL

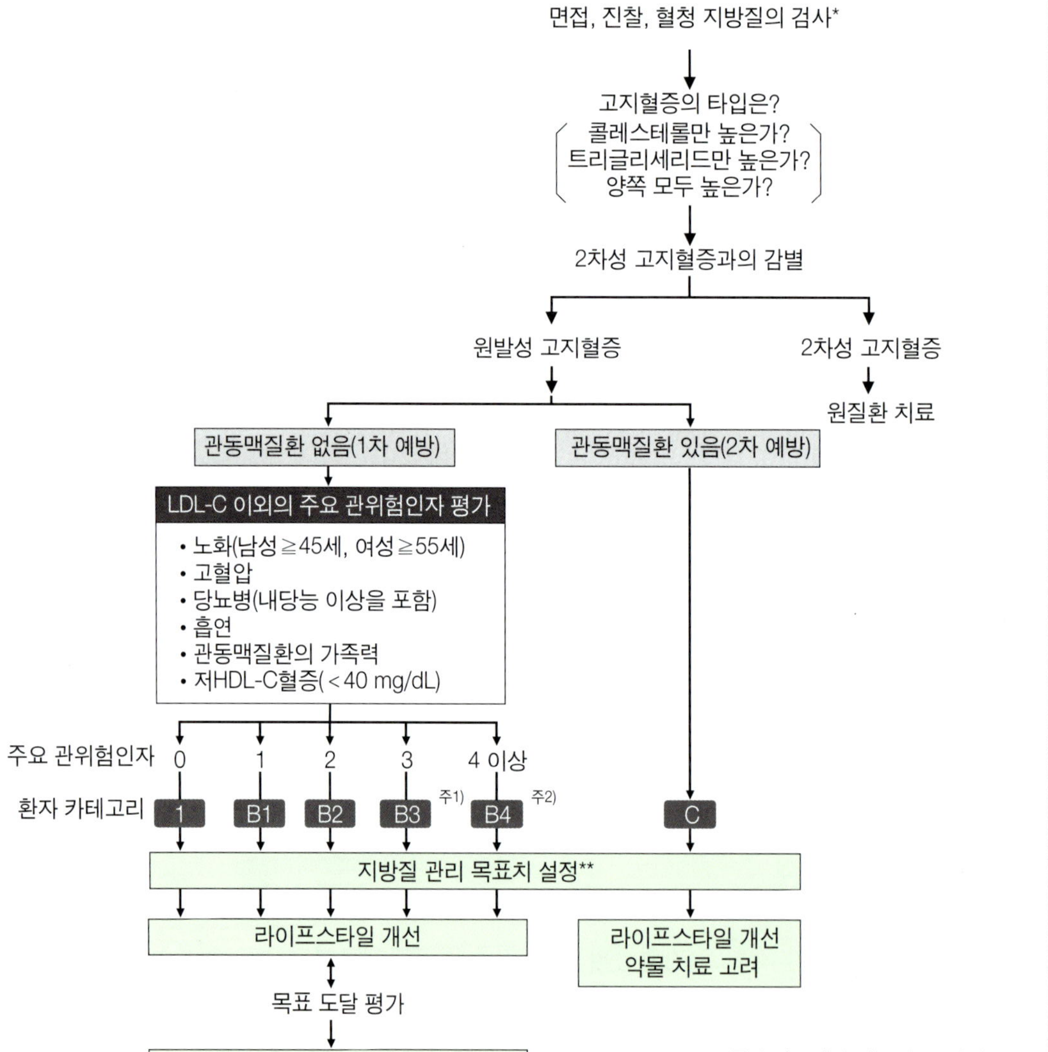

*혈청 지방질 검사: 공복 시 채혈의 TC, LDL-C, HDL-C, TG : 표 1 참조
**지방질 관리 목표치: 표 2 참조

주1) 당뇨병이 있으면 그 밖에 위험 인자가 없어도 B3으로 한다.
주2) 뇌경색, 폐쇄동맥경화증의 합병은 B4 취급으로 한다.

그림 1 고지혈증 환자의 취급 방법

표 2 환자 카테고리별 관리 목표

<table>
<tr><th colspan="3">환자 카테고리</th><th colspan="4">지방질 관리 목표치(mg/dL)</th><th colspan="3">기타 관위험 인자 관리</th></tr>
<tr><th></th><th>관동맥 질환*</th><th>LDL-C 이외의 주요관위험인자**</th><th>TC</th><th>LDL-C</th><th>HDL-C</th><th>TG</th><th>고혈압</th><th>당뇨병</th><th>흡연</th></tr>
<tr><td>A</td><td>없음</td><td>0</td><td><240</td><td><160</td><td rowspan="6">≧40</td><td rowspan="6"><150</td><td rowspan="6">고혈압 학회 가이드 라인에 의거</td><td rowspan="6">당뇨병 학회 가이드 라인에 의거</td><td rowspan="6">금연</td></tr>
<tr><td>B1</td><td rowspan="4">없음</td><td>1</td><td rowspan="2"><220</td><td rowspan="2"><140</td></tr>
<tr><td>B2</td><td>2</td></tr>
<tr><td>B3</td><td>3</td><td rowspan="2"><200</td><td rowspan="2"><120</td></tr>
<tr><td>B4</td><td>≧4</td></tr>
<tr><td>C</td><td>있음</td><td></td><td><180</td><td><100</td></tr>
</table>

TC: 총콜레스테롤, LDL-C: LDL 콜레스테롤, HDL-C: HDL 콜레스테롤, TG: 트리글리세리드

*관동맥질환이란 확정 진단된 심근경색, 협심증으로 한다.

**LDL-C 이외의 주요 관위험 인자

노화(남성≧45세, 여성≧55세), 고혈압, 당뇨병(내당능 이상을 포함), 흡연, 관동맥질환 가족력, 저HDL-C혈증(<40 mg/dL)

- 원칙으로 LDL-C치로 평가해, TC치는 참고치로 한다.
- 지방질 관리는 우선 라이프스타일의 개선으로 시작한다.
- 뇌경색, 폐쇄동맥경화증의 합병은 B4 취급으로 한다.
- 당뇨병이 있으면 그 밖에 위험 인자가 없더라도 B3로 한다.
- 가족성 고콜레스테롤혈증은 따로 고려한다.

치료 방침

고령자의 고지혈증에 관해서는 장수 과학 연구「고령자 고지혈증의 장기 예후」연구반에 대해, 65~74세의 전기 고령자는 2002년에 개정된 성인을 대상으로 한「동맥경화성 질환 진료 가이드라인」을 그대로 적용하는 것, 75세 이상의 후기 고령자에서는 고지혈증 위험의 증거가 일정하고 있지 않는 것으로부터 개개인의 환자의 의학적, 사회적 배경을 고려해 주치의의 판단으로 대응하도록 지도하고 있다.

고지혈증에 대한 치료는 비고령자와 같이 식사 요법, 운동 요법이라고 하는 일반 요법으로부터 시작해 유효하지 않은 경우 약물 요법을 추가한다. 고령자에 대해서 너무 엄밀하게 식사 요법을 실시하면 급격한 식생활의 변화로부터 영양 밸런스를 무너뜨려 오히려 건강을 해치게 되므로 주의가 필요하다. 운동은 개인의 체력에 따라 가능한 범위에서 실시하도록 지도한다.

식사 요법이나 운동 요법 등의 일반 요법으로 3개월 이상 경과를 봐도 고지혈증의 개선이 충분하지 않은 경우 약물 치료를 실시한다. 그 때 약을 좋아하지 않는 환자도

있으므로 약의 필요성을 알기 쉽고(왜 약을 이용해서까지 고지혈증을 치료해야 하는가) 필요가 있으면 가족에게도 설명한다. 치료를 시작하는 경우 장기의 기능이 저하하고 있는 것을 고려해, 투여는 소량(청장년자의 반량)으로부터 시작한다. 그리고 투여 후 4주 이내에 효과와 유해 작용의 확인을 실시한다. 고령자에서는 약물에 대한 반응에 개인차가 크기 때문에 개개인의 증례에 응해 시간을 들여 적절한 양을 결정하며 치료를 서두르지 않는 것이 중요하다.

약제의 선택은 표 3과 같이 고콜레스테롤혈증만 보이는 경우 고콜레스테롤과 고트리그리세리드혈증의 양쪽 모두가 보이는 경우로 나누어 적합한 약제를 선택한다. 고콜레스테롤혈증에 대해서 HMG-CoA 환원효소 저해제(메바로틴®, 리포바스®, 로코르®, 리피톨®, 리바로®), 음이온 교환 수지(코레바인® 등), 프로브콜(신레스탈®, 로렐코®)을, 고트리글리세리드혈증에 대해서 피브라트계 약제(리포크린®, 베자토르 SR®, 리판틸® 등) 등을 사용한다. HMG-CoA 환원효소 저해제는 고령자라도 유용성이 높다. 피브라트계 약제는 일반적으로 트리글리세리드 저하 작용 외 HDL 콜레스테롤 상승 작용이 있고 또한 베자토르 SR®나 리판틸®은 콜레스테롤 저하 작용도 강하다.

약제의 유해 작용

❖ 스타틴계 약제의 유해 작용

스타틴에는 유해 작용으로 위부 불쾌감, 졸음, 구토, 복통, 가슴앓이, 설사 등의 소화기 증상, 피진, 소양, 과민증후군, 탈모 등의 피부 증상, 두통, 불면, 현기증, 귀울림, 미각 이상, 말초신경 장애 등의 정신 신경 증상, 근육통, 탈력감, 횡문근융해증 등의 근육 장애, 그 외 간 장애, 혈소판 감소, 당뇨병의 악화(리피톨®)의 보고가 있다. 특히 횡문근융해증과 간 장애는 위독해질 경우가 있으므로 주의가 필요하다. 횡문근융해증은 사지, 특히 대퇴부의 근육통이나 탈력감 등의 증상으로 시작되어, 중

표 3 타입별로 본 고지혈증치료제의 선택

고콜레스테롤혈증만의 경우	HMG-CoA 환원효소 저해제(스타틴), 콜레스티미드(colestimide), 프로브콜(probucol)
고콜레스트롤혈증과 고트리그리세리드혈증을 보이는 경우	피브라트계

증 예에서는 융해한 근육으로부터 미오글로빈이 방출되어 요세관 장애 등에 의해 급성 신부전을 일으키는 경우도 있다. 고령자, 신기능 장애, 간기능 장애, 갑상선기능저하증, 감염증, 과격한 운동 등이 횡문근융해증의 위험으로 들 수 있고 신기능이 저하한 고령자는 당연히 위험도가 높아진다. 위독한 합병증을 일으키지 않기 위해서는 투여 시작 후 최저 3개월 동안은 자각 증상과 간기능, CPK를 추적관찰해야 한다. 또한 같은 고지혈증 치료제인 피브라트(fibrate)계 약제와의 병용으로 횡문근융해증이 발생하는 비율이 매우 높아지므로(피브라트계 약제 단독으로도 발생하는 일이 있다) 고령자에서는 원칙으로 병용은 금기이다.

스타틴 중에서도 지용성 스타틴은 간장의 시토크롬 P450(CYP)에 의해 대사된다. CYP에는 서브타입이 있고, 스타틴의 대사와 관계되는 것은 주로 3A4, 2C9, 2D6의 3 종류이다. CYP3A4, 2C9, 2D6는 다른 많은 약물의 대사도 담당하고 있다. 따라서 이러한 약물을 병용했을 때에는 각 약물의 대사가 지연해, 혈중농도가 상승하고 유해 사상이 발생하기 쉬워진다. 특히 고령자는 복수의 질환을 합병하고 있는 것이 많기 때문에 고지혈증 치료제 외에 복수의 약제가 병용되고 있는 케이스가 많아 상호작용에는 주의가 필요하다. 특히 와파린과 병용할 때 프로트롬빈 시간이 연장하여 출혈성 합병증을 일으키는 위험이 있고 디곡신을 리포바스®, 리피톨®과 병용하면 디곡신 중독을 일으키는 위험이 있다. 게다가 에리스로마이신, 클래리스로마이신, 이트라코나졸, 미코나졸과의 병용으로 스타틴 특히 심바스타틴의 혈중농도가 상승하여 횡문근 융해가 발생했다는 보고도 있다. 또 약제뿐만이 아니라 대량의 자몽쥬스의 섭취로 리포바스®, 리피톨®의 혈중농도가 상승했다는 보고도 있어, 과도한 섭취는 삼가도록 지도한다.

한편 메바로틴®은 지용성이 낮고, CYP 대사를 거의 받지 않기 때문에 상호작용을 받는 것이 적다. 또한 리바로®도 지용성이면서 CYP 대사를 받기 어렵다고 여겨지고 있어 두 약제는 고령자라도 안전하게 사용할 수 있다고 생각된다.

❖ 스타틴계 약제 이외의 약제에 의한 유해 작용

음이온 교환 수지에서는 혈청 트리글리세리드의 상승, 변비, 복통 등의 소화기 증상, 다른 약물의 흡수 장애, 프로브콜에서는 HDL 콜레스테롤의 저하, 심전도상의 QT연장, 피브라트계 약제에서는 간기능 장애, CPK의 상승, 횡문근융해증(신기능 장애 예에서는 특히 주의), 담석에 주의한다(그림 2).

HMG-CoA 환원효소 저해제: 간 장애, 혈소판 감소, 근육통, 탈력감이나 CPK 상승 등의 근육 장애, 횡문근융해증,
(스타틴) 와파린, 디곡신의 작용 증강
콜레스티미드: 복약하기 어려움, 변비, 복통, 다른 약물의 흡수장애
프로부콜: HDL 콜레스테롤의 저하, 심전도상의 QT연장
피브라트계 약제: 간기능 장애, CPK의 상승, 담석

그림 2 고지혈증 치료제 사용 시의 주의점

[참고문헌]

1) The Scandinavian Simvastatin Survival Study Group : Randomised trial of cholesterol lowering in 4444 patients with coronary heart disease: the Scandinavian Simvastatin Survival Study (4S). Lancet 344 : 1383-1389, 1994.
2) Sacks FM, et al : The effect of pravastatin on coronary events after myocardial infarction in patients with average cholesterol levels. Cholesterol and Recurrent Events Trial investigators. N Engl J Med 335 : 1001-1009, 1996.
3) Ito H, Ouchi Y, Ohashi Y, et al : A comparison of low versus standard dose pravastatin therapy for the prevention of cardiovascular events in the elderly: The pravastatin anti-atherosclerosis trial in the elderly (PATE). J Atheroscler Thromb 8 : 33-44, 2001.
4) Shepherd J, Blauw GJ, Murphy MB, et al : Pravastatin in elderly individuals at risk of vascular disease (PROSPER): a randomised controlled trial. Lancet 360 : 1623-1630, 2002.
5) Krumholz HM, Seeman TE, Merrill SS, et al : Lack of association between cholesterol and coronary heart disease mortality and morbidity and all-cause mortality in persons older than 70 years. JAMA 272 : 1335-1340, 1994.
6) Weverling-Rijnsburger AW, Blauw GJ, Lagaay AM, et al : Total cholesterol and risk of mortality in the oldest old. Lancet 350 : 1119-1123, 1997.
7) Hakim AA, Curb JD, Burchfiel CM, et al : Screening for coronary heart disease in elderly men based on current and past cholesterol levels. J Clin Epidemiol 52 : 1257-1265, 1999.
8) Simons LA, Simons J, Friedlander Y, McCallum J : Cholesterol and other lipids predict coronary heart disease and ischaemic stroke in the elderly, but only in those below 70 years. Atherosclerosis 159 : 201-208, 2001.

PART 13

고령자의 경구 당뇨병제 사용법

급증하는 고령자 당뇨병

1997년에 후생성을 중심으로 실시된 당뇨병 실태 조사에 의하면 고령자의 당뇨병 유병률은 약 15%, 그 수는 262만 명으로 전 당뇨병 환자 690만 명의 40% 정도를 고령자가 차지하고 있었다. 그 시점에서 향후 출생률 저하와 고령화 사회가 진전됨에 따라 고령자 당뇨병의 비율은 더욱 증대될 것이라고 추정되고 있었다. 그 추정이 현저하게 현실화했던 것이 최근 보고된 2002년에 후생노동성에서 행해진 당뇨병 실태 조사의 결과이다. 이 조사에서는 HbA1c 6.1% 이상 또는 현재 당뇨병의 치료를 받고 있는 사람을 「당뇨병이 강하게 의심되는 사람」, HbA1c가 5.6% 이상 6.1% 미만을 「당뇨병의 가능성을 부정할 수 없는 사람」으로 하여 2군으로 나뉘었다. 그 결과를 1997년 실태 조사와 비교했던 것이 그림 1이다. 양군을 합치면 1997년에는 1,370만 명이었으나 2002년에는 1,620만 명으로 급증했다. 그리고 남녀 모두 그 증가는 60대와 70대 이상의 고령자의 증가에 의하는 것이며 50대 미만의 청장년층에서는 오히려 양군 모두 감소 경향이 보이고 있다. 이번 조사의 다른 하나의 특징으로 고령자에 있어서의 증가는 70대 이상의 남성에서는 「당뇨병이 강하게 의심되는 사람」이 거의 배로 증가하였다. 하지만 그 외의 연령, 성별 구분에 있어서의 증가는 그 대부분이 당뇨병 예비군이라고 생각되는 「당뇨병 가능성을 부정할 수 없는 사람」이었다.

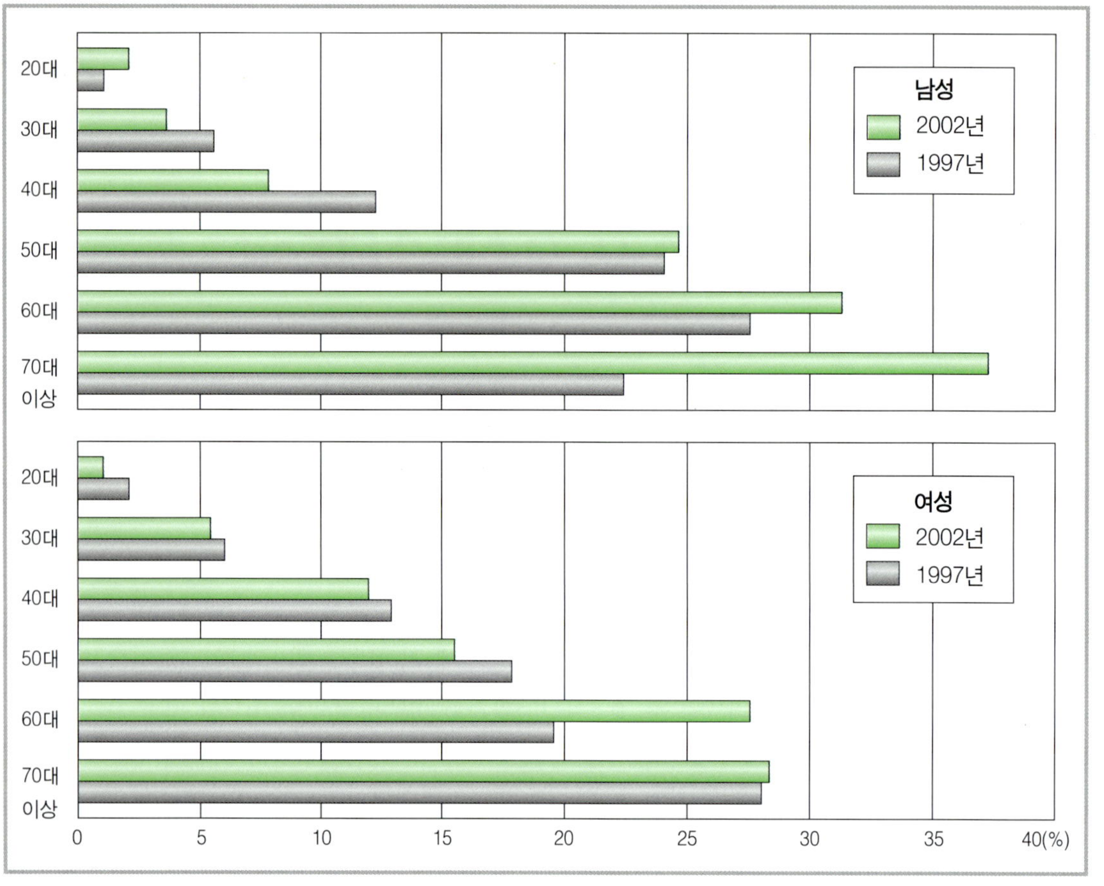

그림 1 1997년 및 2002년 조사에 있어서의 당뇨병 가능성 예의 연령대별 비율

(후생노동성 「2002년 당뇨병 실태 조사」 의거)

고령자 당뇨병의 병태 특성

고령자에 있어서의 당뇨병 예비군의 최근의 증가에는 노화에 수반하는 내당능의 저하가 큰 요인이 되고 있다. 그 기전으로서 노화에 의해 변화하는 여러 가지의 인자가 관여하고 있지만 특히 인슐린의 표적 조직인 골격근의 감소에 수반하는 체지방 그 중에서도 내장 지방의 상대적인 증가가 인슐린 저항성을 조장하고 있다고 생각되고 있다. 고령자의 내당능저하는 이른바 impaired glucose tolerance(IGT)나 경증 당뇨병과 유사해 식전 혈당은 정상이지만, 식후 혈당이 상승하는 것이 특징이다. 이것은 노화에 의한 췌장 β-세포의 피폐에 의해 인슐린 초기 분비가 지연 · 저하하는 것도 한 요인이라고 생각되지만, 인슐린 분비기능이 유전적으로 낮은 일본인에 있어서 최근 라이프스타일의 서구화가 β-세포의 피폐를 더욱 조장한 결과라고도 생각할 수 있다.

다음에 고령자 당뇨병의 치료나 관리 목표를 생각하는 경우, 중요한 점은 당뇨병의 이병 기간이다. 일반적으로 노인기 이후에 발병한 당뇨병은 경증으로, 이병 기간도 짧고 합병증의 빈도는 낮다고 말해지고 있다. 그러나 고령자 당뇨병의 대부분이 성인기에 발병해, 그 후 장기간 경과하기 때문에 이미 많은 합병증을 가진 증례가 다수를 차지한다. 즉 청장년자와 비교해 고령자 당뇨병에서는 그 이병 기간이 길고 노화에 수반하는 동맥경화에 의한 혈류 저하나 장기 장애에 당뇨병 특유의 대사 이상이 가미되어 혈관병변의 위험이 보다 높은 것이 염려된다. 고령자 당뇨병의 약물 요법에 대해서는 이러한 고령자 특유의 병태 특성을 숙지해 치료 방침을 세우는 것이 중요하다.

고령자 당뇨병의 치료 지침

고령자 당뇨병이 처음으로 진단되었을 경우 청장년자의 당뇨병처럼 1~2개월의 식사 · 운동 요법이라도 충분한 혈당 조절을 얻을 수 없는 증례에서는 약물 요법의 적응이 된다.

치료의 기본이 되는 식사 · 운동 요법은 고령자에 있어도 중요하지만, 청장년자와 다른 주의 포인트가 있다. 우선 식사 내용은 단백질이 감소하고 당질이 증가하며 미각의 저하로 염분의 과잉 섭취, 치아가 적어 씹는 능력이 저하하기 때문에 딱딱한 야채 등을 먹기 어려워지고 종래부터의 자신의 기호를 바꾸기 어려운 경향이 있다. 고령자에 대한 식사 요법은 이러한 점을 충분히 배려해, 전문 영양사에 의한 영양 지도를 병 초기에 각개인의 인지 능력에 맞추어 실시할 필요가 있다.

한편 고령자 당뇨병의 운동 요법에 대해서는 특별한 운동을 생각할 필요는 없다. 산책을 중심으로 한 보행이 제일 안전하고 효과도 있다. 진행한 세소혈관 합병증이나 동맥경화증을 가지는 증례에서는 합병증의 정도에 따라 운동 강도를 조정한다. 그 위에 탈수를 초래하기 쉽고 저혈당증상이 현저하지 않다. 운동 능력에 개인 차가 큰 고령자의 특징을 숙지해 지도에 임한다. 이것이 고령자 2형 당뇨병의 위독한 급성 합병증인 비케톤성 삼투압성 혼수나, 지체성의 저혈당증 발증 예방이나 그 예지로 연결될 것이라고 생각된다.

고령자 당뇨병에 대한 경구 당뇨병약의 선택

표 1에 최근 자주 사용되는 경구 혈당강하제의 특징을 나타낸다. 고령자 당뇨병의

표 1 최근 사용되는 경구 혈당 강하제의 특징

	SU약	BG약	인슐린 저항성 개선제	α-GI	속효형 인슐린 분비 촉진제
일반명(상품명)	글리벤클라미드〔오이글루콘(euglucon), 다오닐(daonil)〕 글리클라짓〔글리미크론(glimicron)〕 글리메피리드〔아마릴(amaryl)〕	메트포르민〔글리코란(glycoran), 멜빈(melbin)〕 부포르민〔디베토스(dibetos) B〕	피오글리타존〔악토스(actos)〕	아카보스〔글루코베이(glucobay)〕 보글리보스〔베이슨(basen)〕	나테글리니드〔스타시스(starsis), 파스틱(fastic)〕 미티글리니드〔글루파스트(glufast)〕
공복시 혈당치	⬇	↓	↓	↘	↘
식후 혈당치	↘	↘	↘	↓	⬇
HbA_{1c}	⬇	↓	↓	↘	↘
부작용	• 저혈당 • 2차 무효 • 세포의 피폐 • 체중 증가	• 소화기 증상(식욕 부진, 오심, 구토, 설사) • 유산산증 • 제 1 선택제로 사용 불가	• 간 장애 • 부종 • 체중 증가	• 소화기 증상(방비, 복부 팽만) • 간 장애	• 경도 저혈당

(朝日生命研究所 菊池方利, 일부 변경)

경증 예에서는 식전보다 식후 혈당이 고가를 나타내므로 간 장애 등의 부작용에 주의하면서 장관으로부터의 당의 흡수를 지연시키는 α-글루코시다제 저해제(α-GI), 주로 간장으로부터의 당의 방출을 억제하는 비구아니드(BG)약, 골격근 등의 말초에 있어서의 인슐린 저항성을 개선하는 티아조리딘 유도체(피오그리타존)를 이용한다. 그림 2에 나타낸 것처럼 술포닌우레아(SU)약에 비해 인슐린 분비 작용이 정상인과 거의 동등해, 작용 시간이 짧은 비SU계 인슐린 분비 촉진제(나테글리니드)도 유효하다. 인슐린 분비가 저하한 증례에는 SU약을 사용하지만 인슐린 분비 촉진 작용과 인슐린 저항성 개선 작용을 겸비하는 새로운 SU약인 글리메피리드가 개발되어 고령자에 있어도 그 유효성이 인정된다. 그림 3은 당뇨병 전반에 있어서의 경구혈당강하제의 포지셔닝을 나타내고 있지만 고령자에 있어도 개개인의 증례의 병태 특성에 대응하는 포지셔닝이 적용 가능하다고 생각된다.

일반적으로 이병기간이 장기화한 고령자 당뇨병에 대해 SU약의 장기 투여 예가 많아지고 β-세포의 노화로 피폐와 함께 혈당 조절이 불충분하여 BG약과의 병용 등도 행해지지만, 이른바 SU약의 2차 무효를 나타내는 증례도 증가하고 있다. 이 경우

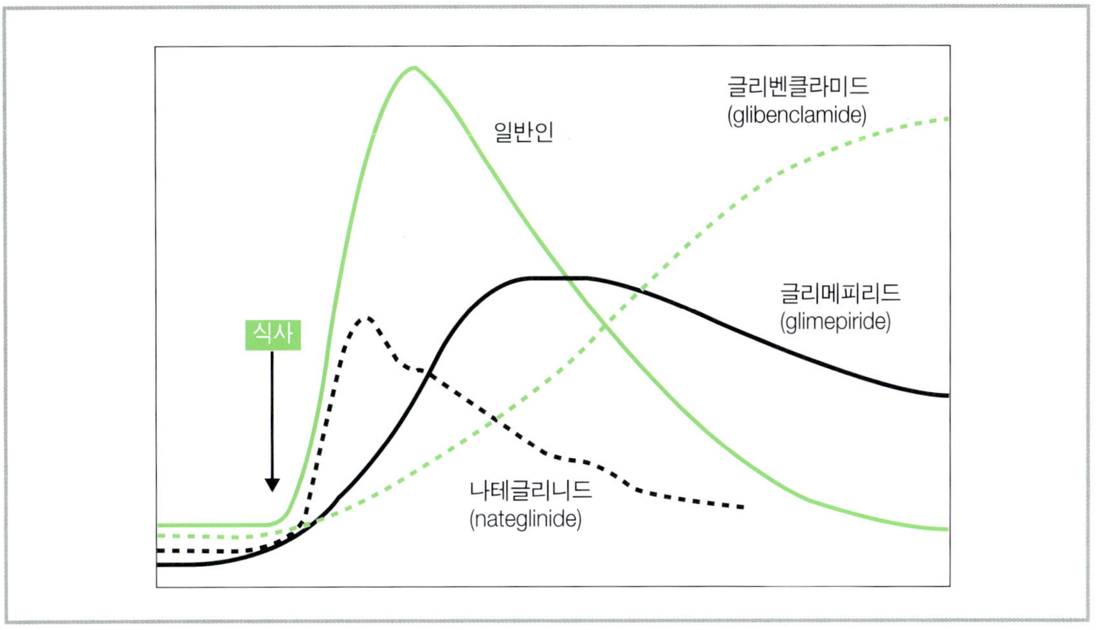

그림 2　인슐린 분비 촉진제에 의한 식후의 인슐린 분비 동태의 비교

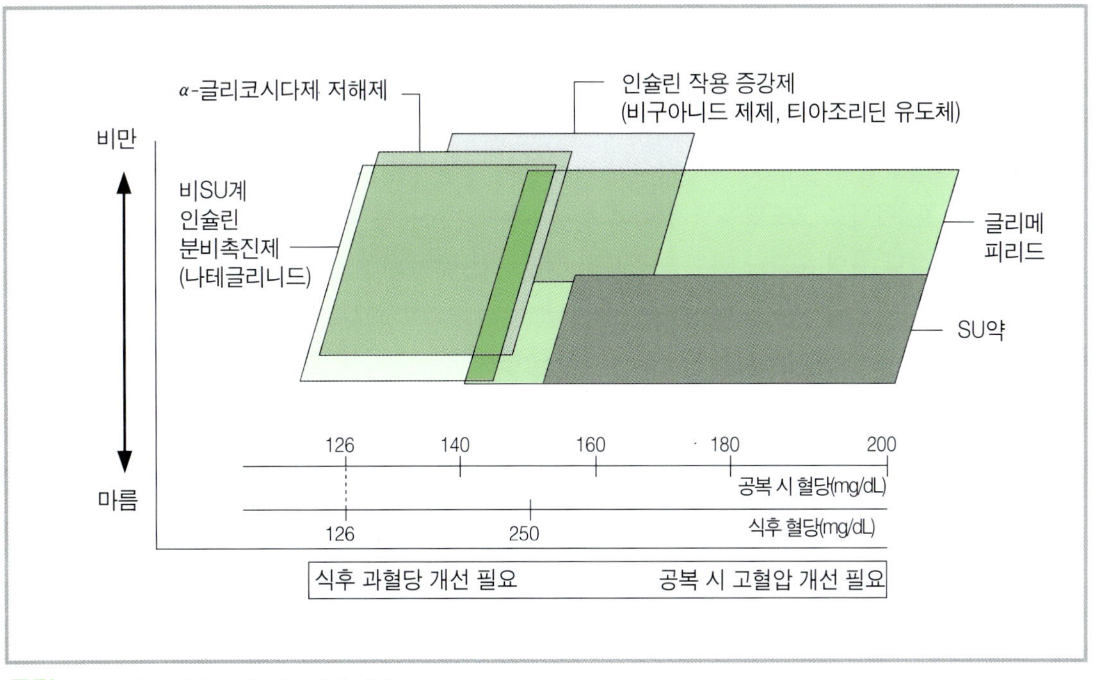

그림 3　경구 혈당 강하제 포지셔닝

(川崎医科大学 加來浩平, 일부 변경)

에는 당독성(glucose toxicity)에 의한 췌장 β-세포에서 인슐린 분비 부전과 말초에 있어서의 인슐린 저항성이 더욱 조장된다. 이 당독성의 해제를 위해 고령자 2형 당뇨병에 대해에서도 인슐린 치료가 적극적으로 도입되게 되었다.

각종 경구 혈당강하제의 사용상의 주의점

최근 새로운 약제 중에는 복약 시간을 엄격하게 지키지 않으면 효과가 나오지 않거나 반대로 급속한 혈당 강하를 초래하는 것이 있다. 고령자에서는 약을 정해진 시간에 엄수하여 복용하는 「복약 순응도」가 저하하고 있는 증례도 있으므로 주의를 필요로 한다. 아래에 각 경구 혈당 강하제의 사용상의 주의점에 대해 기재한다.

❖ α-GI

식후의 고혈당에 대해서 온화한 억제 효과를 나타낸다. 경증의 고령자 당뇨병의 초기 약물 요법으로 최적이다. 본제에는 아카보즈(acarbose)와 보글리보스(voglibose)가 있지만 고령자에게는 우선 효과가 온화해 부작용이 경도인 보글리보스를 매 식사 직전 0.2 mg으로 시작한다. 부작용으로 복부 팽만, 방귀, 설사, 변비 등의 복부 증상의 빈도가 높지만, 서서히 완화하는 일도 있다. 약리 작용상 단독 투여로 저혈당의 위험은 거의 없지만 타제와의 병용에서 저혈당이 발생했을 경우에는 설탕이 아니고 포도당을 섭취해야 한다. 본제의 사용에 관해서는 음식 직전의 복용과 저혈당 시의 포도당 섭취를 충분히 설명하는 것이 중요하다.

❖ 속효형 인슐린 분비 촉진제

속효성으로 단시간형의 인슐린 분비 촉진제이기 때문에 역시 식후 혈당만 높은 고령자 경증 당뇨병에 적절하다. 노화와 함께 지연하는 조기 인슐린 분비를 개선하는 유일한 경구제로 주목받는다. 다만 그 약리 효과는 각 식전 10분 이내에 복용하지 않으면 기대하는 혈당 강하 작용이 보이지지 않기 때문에 주의를 필요로 한다. 또 청장년자에게는 일반적으로 나테글리니드로 90 mg 정을 투여하지만 고령자에서는 60 mg에서도 충분한 효과를 얻을 수 있다.

❖ 인슐린 저항성 개선제

고령자의 내당능 저하의 주요 요인으로 인슐린 저항성이 존재하기 때문에 본제의 고령자 당뇨병에의 적응도 충분히 있다. 일반적으로 비만자나 여성에 의해 현저한 효과가 보인다. 부작용으로 부종의 빈도가 꽤 높다. 고령자에서는 부종으로 오는 체내 수분 저장에 의한 심부전의 출현에 특별히 주의한다. 고령 여성에 대해서는 15 mg 혹은 1/2정(7.5 mg)로부터 시작해 효과와 부작용의 밸런스를 체크하는 것이 중요하다.

❖ BG약

인슐린 저항성 개선제와는 다른 기서로 혈당 강하 작용을 나타낸다. 간 당신생의 억제나 말초 조직에 있어서의 당 이용의 촉진 등 다양한 췌외 작용을 나타낸다. 부작용으로 유산산증이 유명하고 고령자에 대한 사용에 관해서도 부정적인 의견이 많다. 그러나 전자는 극히 보기 드물고 후자는 일본과 같이 메토포르민(metoformin)으로 최대 750 mg의 투여는 서양 여러 나라 최대 3 g 투여에 비교해 소량이며, 고령자에게도 소화기 증상 등에 주의를 하면서 신중하게 투여할 수 있다.

❖ SU약

가장 대표적인 경구 혈당 강하제이며 고령자에 대한 투여에도 긴 역사가 있다. 작용 시간이 긴 클로르프로파미드는 고령자에게는 이용하지 않지만, 최근에는 효과의 강력한 글리벤크라미드나 약간 작용이 온화한 글리클라짓의 2종을 구사하는 것이 많다. 또한 최근 등장한 인슐린 저항성 개선 효과도 가지는 글리메피리드는 고령자 당뇨병에 대해도 유효성이 확인되고 있다.

당뇨병 합병증 치료제

당뇨병에 특이적인 미세혈관병증(microangiopathy)에 의한 3대 합병증에 대한 약물 요법에 대해서 말한다. 동맥경화에 기인하는 이른바 미세혈관병증에 대한 약물 요법에 대해서는 타 항목을 참조하기 바란다.

❖ 당뇨병 신증

신부전 전기나 조기 신부전에 대해 ACE 저해제나 안지오텐신 II 수용체 길항제(ARB)는 미량 알부민뇨의 감소 효과가 보인다. 신부전의 발증과 진전 저지에 혈당 조절과 동등하게 중요한 혈압 조절에도 ACE 저해제와 ARB가 제1선택제로 자주 사용된다. 다만 고령자 당뇨병에서는 신기능 장애가 노화와 함께 진행되고 있는 경우도 많아 이러한 증례에서는 Ca 길항제나 소량의 이뇨제 사용이 추천되고 있다.

❖ 당뇨병 망막증

현시점에서 망막증에 확실히 유효로 여겨지는 약물은 보이지 않는다. 단순 망막증에 대해서 혈관벽강화제나 아스피린 내복이 유효하다는 보고는 있다. 최근 초자체액 중의 vascular endothelial growth factor(VEGF)가 망막증의 혈관 투과성 항진이나 혈관 신생에 대해 중심적 역할을 하고 있는 것이 보고되었다. ACE 저해제가 용량 의존성에 VEGF의 발현을 억제하는 것보다 새로운 망막증 치료제로 증식 망막증의 진전을 억제할 가능성이 보여진다.

❖ 당뇨병 신경 장애

당뇨병 신경 장애는 다른 만성 합병증과 비교해, 조기에 출현해 그 빈도도 높고, 병태나 증상도 다방면에 걸친다. 대표적인 감각 운동신경 장애에 대해서는 알도스 환원 효소(AR) 저해제가 사용되어 비교적 조기에 있어 유효하다. 최근 프로테인키노제 C(PKC) 저해제의 유용성이 기초 검토로 확인되어 일본에서도 그 임상 치험이 시작되고 있다. 한편 기립성 저혈압, 위부전마비, 무자각성 저혈당 등의 원인이 되는 자율신경 장애는 특히 고령자 당뇨병에 대해 전도, 골절이나 변비 혹은 의식 장애 등을 유발하기 때문에 그 예방이나 치료는 중요하다. 대부분은 대증 요법으로 종지하지만 최근 AR저해제인 에팔레스타트(epalrestat)가 자율신경 장애의 조기 치료나 그 진전 방지에 유효하다는 나타나고 있다.

【참고문헌】

1) 横野浩一：高齢者の糖尿病管理.「新しい診断と治療のABC18；糖尿病」（花房俊昭, 編）. 最新医学社, 大阪, 2004, p155-161.
2) 横野浩一：高齢者の糖尿病.「糖尿病合併症の食事指導Q&A」（馬場茂明, 編）. 医歯薬出版, 東京, 2001, p221-223.

PART 14

고령자의 인슐린 사용법

인슐린 요법의 적응과 조절 지표

고령자 당뇨병에 있어서의 인슐린 요법의 적응은 1형 당뇨병과 더불어 2형 당뇨병 중에서 인슐린의 절대적 또는 상대적 부족으로 혈당 조절이 불량인 예이며,[1] 청장년자와 같다. 본고에서는 고령자 당뇨병의 대부분을 차지하는 2형 당뇨병의 인슐린 요법에 대해 개설한다.

인슐린 치료 적응의 판정은 고용량의 SU약 치료에서도 충분한 혈당 조절을 얻을 수 없는 경우(공복 시 혈당 180 mg/dL 이상, HbA_{1C} 9% 이상)이다.[2] 조절 목표치는 공복 시 혈당 140 mg/dL, HbA_{1C} 7% 미만,[3] 치매나 와병생활 등의 여러 문제로 저혈당의 위험을 회피하는 것이 곤란한 경우에는 공복 시 혈당치 160 mg/dL 미만, 식후 혈당치 280 mg/dL 미만, HbA_{1C} 8% 미만으로 약간 높게 설정하는 것이 일반적이다.[4]

인슐린 요법의 실제

❖ 인슐린 제제의 선택

최근 외래에서의 인슐린 도입이 보급하고 있지만, 고령자는 입원해서 시작하는 것이 안전하다. 이 때에는 가족 특히 치료상의 중요 인물에게도 혈당 자기 측정을 포함한 지도를 동시에 실시하는 것이 좋다. 표 1에 주요 사람 인슐린 제제를 나타냈지만 다양한 작용 시간의 제제나 주사 도구가 있어 환자의 적성에 맞춘 선택이 가능하다.

표 1 주요 사람 인슐린 제제

분류			제품명	작용 시간	특색
인슐린 아날로그	초속효형		휴마로그(humalog)주(카트 · 키트 · 바이알) 노보라피드(novorapid)주(플렉스펜 · 바이알)		투명 10~20분에서 효과 발현 작용 지속 3~5시간
인슐린 아날로그	중간형 (혼합제제)		노보라피드 30 믹스		백탁 초속효형과 중간형인 혼합제제
인슐린 아날로그	지속형		란투스(lantus)주 카트		투명 1~2시간에서 효과 발현 24시간 지속
사람 인슐린	속효형		펜필(penfill) R주/휴마카트(humacart) R주 · 키트 노보렛트(novolet) R주/노보린(novoline) R주 휴마린(humulin) R주/이노렛트(innolet) R주		투명 30분에서 효과 발현 작용 지속 8시간
사람 인슐린	중간형	NPH	펜필 N주/휴마카트 N주 · 키트 노보렛트 N주/노보린 N주 휴마린 N주/이노렛트 N주		백탁 작용 지속 24시간
사람 인슐린	중간형	10%R	펜필 · 노보렛 · 이노렛트 10R주		백탁 속효형과 중간형인 혼합제제
사람 인슐린	중간형	20%R	펜필 · 노보렛 · 이노렛트 20R주		
사람 인슐린	중간형	30%R	펜필 · 노보렛 · 이노렛트 30R주 휴마카트 3/7주 · 키트 휴마린 3/7주		
사람 인슐린	중간형	40%R	펜필 · 노보렛 · 이노렛트 40R주		
사람 인슐린	중간형	50%R	펜필 · 노보렛 · 이노렛트 50R주		

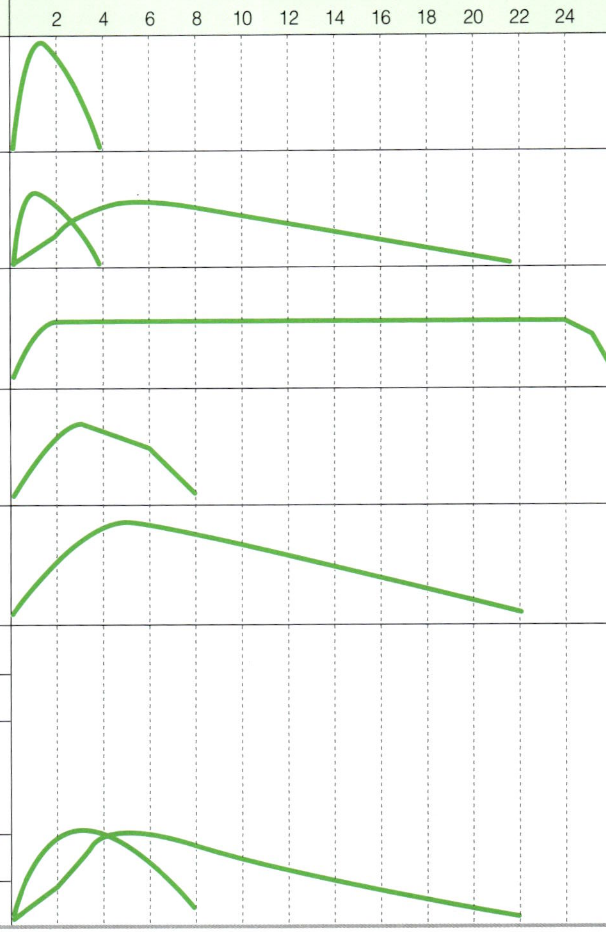

(松岡健平: 日本医師會雜誌, 130(8): S8, 2003.에서 변경 인용)

인슐린 도입 시에는 혼합형 또는 중간형 인슐린의 1일 1회 내지 2회 투여법, 속효형 내지 초속효형 인슐린의 매 식전 3회 투여법 등이 다양한 방법이 제창되고 있어 병태에 맞추어 선택하게 된다. 1일 2회 이상 여러 차례 투여하는 쪽이 보다 안정된 양호한 혈당 조절을 얻을 수 있는 경우가 많지만 치료의 순응도가 불량인 예나 가족이 주사하고 있는 예 등 아침 1회 주사를 피할 수 없게 되는 증례도 적지 않다.

❖ 주사 시간

인슐린 주사는 식전 30분이 원칙이지만 초속효형 인슐린은 작용 발현과 피크까지의 시간이 짧기 때문에 식사 직전의 주사가 원칙이다. 또한 식사 직후의 주사도 가능하기 때문에 식사 섭취량이 불안정한 고령자에서는 식사량을 확인하고 나서 인슐린량을 결정할 수 있다는 이점이 있다.

❖ 투여량의 설정법

그림 1에 고령 당뇨병 환자의 인슐린 요법의 개략을 나타냈다. 순응도의 낮은 증례에서는 중간형 인슐린이나 혼합형 인슐린의 아침 1회, 8~12단위로 시작하여 3~5일마다 2~4단위씩 증량한다. 1일 투여량이 20단위를 넘는 경우는 조석 2회의 분할

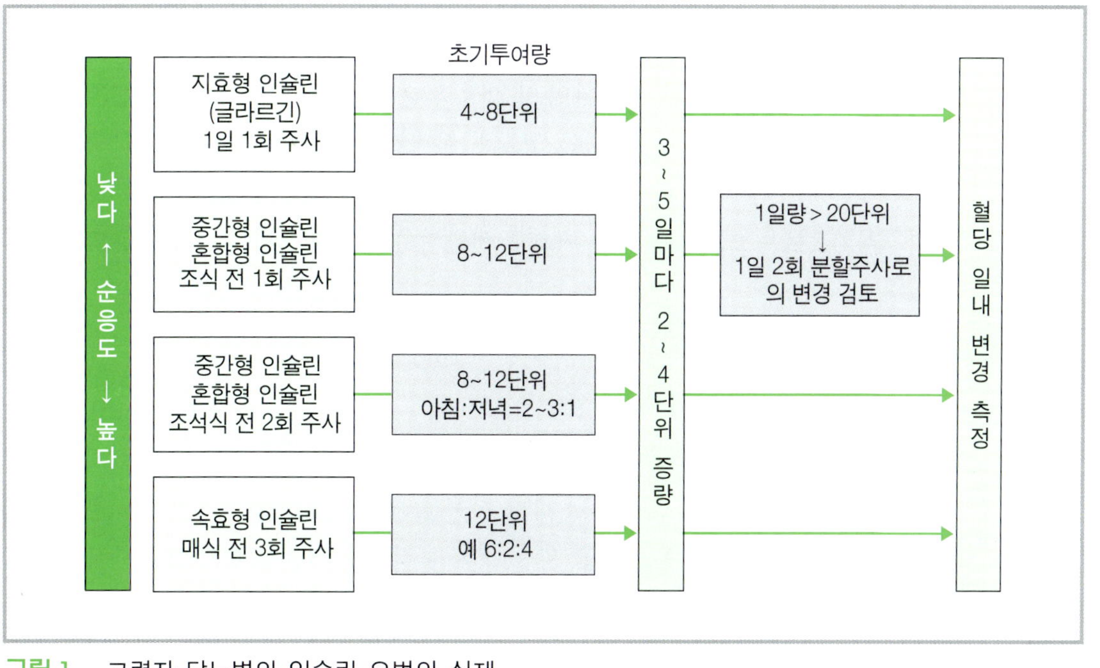

그림 1 고령자 당뇨병의 인슐린 요법의 실제

투여가 바람직하다.

혼합형 또는 중간형의 2회 주사에서는 야간 및 이른 아침 저혈당의 위험성을 고려해, 고령자에서는 조석의 비율을 2~3 : 1으로 저녁식사 전의 양을 낮게 설정한다. 치매 환자나 독거 노인 등 야간 저혈당의 대처가 곤란한 예에서는 저녁식사 전의 인슐린을 속효형이나 초속효형 인슐린으로 하는 것도 하나의 방법이다. 중간형 인슐린보다 혼합형 인슐린 쪽이, 보다 생리적인 인슐린 요법이 가능해진다. 혼합형 제제는 속효형의 함유율에 의해 10~50% 제제의 5종류가 있지만(초속효형과의 혼합 제제는 현재 30% 뿐이다), 도입 시는 30% 함유 제제를 선택해 점심식사 전의 혈당치가 높은 경우는 속효형의 함유가 고율인 제제로, 저녁식사 전의 혈당치가 높은 경우는 저율의 제제로 변경한다.

내인성 인슐린 분비가 비교적 양호한 예에서는 속효형 인슐린이나 초속효형 인슐린 제제를 각 식전에 3회 투여하는 경우도 있다. 이 때는 야간부터 이른 아침에 걸친 저혈당에의 배려는 불필요하고 인슐린 주사가 여러 차례가 되는 점을 제외하면, 고령자에서는 가장 안전성이 높은 방법이다. 아침 식사 전 6단위, 점심식사 전 2단위, 저녁식사 전 4단위로 투여로 시작하고 혈당치를 측정하면서 대체로 이 비율로 점증해 나가는 것이 일반적이다.

❖ 포도당 독성 해제 목적의 인슐린 요법

최근에는 SU약 치료에서도 혈당 조절이 불량인 예에, 일정기간 인슐린 치료를 실시하는 것으로 당독성을 해제하여 내인성 인슐린 분비나 인슐린 저항성을 개선시키는 치료를 하고 있다. 잔존하는 인슐린 분비기능이나 인슐린 저항성의 정도에도 의하지만 이것에 의해 다시 SU약에서 양호한 혈당 조절을 얻을 수 있는 경우가 많다. 본 치료에는 초속효형 또는 속효형 인슐린의 매 식전 3회 투여가 이용되는 것이 많다.

❖ 지속형 인슐린 제제

글라르긴은 지속형 인슐린 제제로 분명한 피크를 초래하지 않고 1일 1회의 투여로 거의 24시간에 걸쳐 안정된 혈당 강하 작용을 나타낸다. 본제는 1형 당뇨병에 대해 인슐린 기초 분비와 같은 효과를 얻는 것을 목적으로 개발된 제제이다. 주사 시각은 매일 일정하다면 아침식사이든 취침 전이든 상관 없다. 본제의 투여 대상으로서 1형 당뇨병뿐만 아니라 2형 당뇨병으로 내인성 인슐린 분비기능이 저하한 예도 생각할 수 있다. 4~8단위로 시작해 혈당치를 평가하면서 2단위씩 점증한다. 혈당 자기 측정의 실시 할 수 없는 예에서도 아침 식사 전의 혈당치를 지표로 그 양을 조절하는 것이 가능하다. 임상이 도입된 지 얼마 안 된 제제이며 향후의 각종 병태에서의 투여법의 확립이 기대된다.

❖ 혈당 조절 상태의 평가

어느 치료법에 대해도 혈당 조절이 목표에 가까워진 시점에 야간을 포함한 혈당 일내 변동을 측정해, 그 조절 상태를 평가한다. 고령자에서는 후술한 것처럼 저혈당에 의한 위험성이 청장년자보다 높기 때문에 충분한 배려가 필요하다.

혈당 자기 측정

인슐린 요법으로 혈당 자기 측정은 필수는 아니지만, 저혈당이 의심되는 경우나 시크데이(sick day) 병태의 파악에는 빠뜨릴 수가 없기 때문에 인슐린의 도입 시기와 동시에 도입하는 것이 바람직하다. 실제의 측정 시간은 아침 식사 전을 기본으로 하여 인슐린의 종류, 주사 횟수, 생활 양식 등을 고려해 결정한다.

시크데이(Sick day)

감기 등 여러 종류의 원인으로 발열, 식욕 부진, 설사, 구토 등을 일으키는 이른바 시크데이의 환자 교육과 의료측의 대응은 고령자에 있어 특히 중요하다. 조심성 없는 약물 요법의 중단에 의한 당뇨병성 혼수나, 평상시와 동량의 인슐린 주사에 의한 저혈당의 위험성을 피하지 않으면 안 된다. 시크데이 때의 지도 포인트는 우선 주치의에 연락을 하는 것, 식사는 영양 배분에 집착하지 않고 먹을 수 있는 것을 먹는 것이다. 탈수 예방을 위해서 소량으로 여러 차례 수분 섭취를 실시하고 고혈당 증상이 있을 때는 1일에 1.5 L 이상, 없을 때에도 1 L 이상을 취한다. 인슐린량의 조절 시에는 자기 판단을 금지해 경구 섭취량에 아울러 그림 2와 같이 대처한다.[5)] 혈당 자기 측정이 가능한 경우는 혈당치와 식사 섭취량의 양자로부터 인슐린량을 결정한다. 같은 에피소드를 반복하는 환자에게는 미리 인슐린 변경 요령을 평상시부터 지시해 두는 것도 한 가지 방법이다. 병상이 48시간 이내에 개선하지 않는 경우에는 입원이

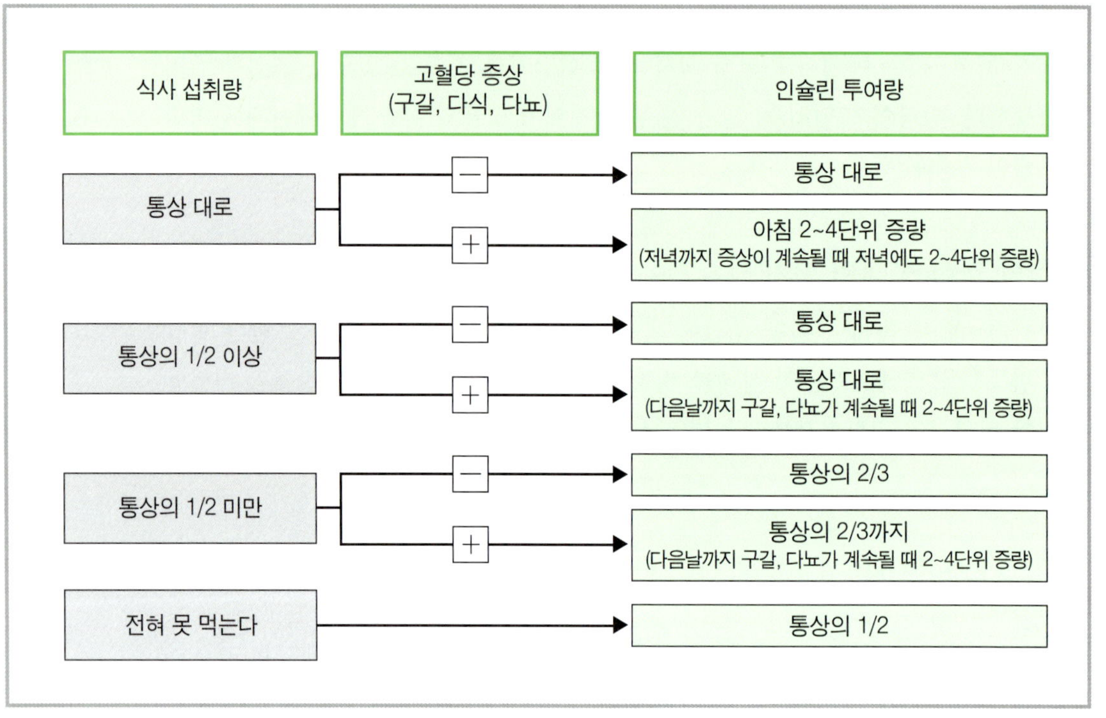

그림 2 고령자 당뇨병에 있어서 시크데이의 인슐린 사용법 (문헌 5에서 변경 인용)

적응된다.

저혈당

생리기능이 저하한 고령자에서는 청장년자에게 비교해 저혈당이 일어나기 쉽고, 또한 그 때의 증상이 부족한 경우나 비전형적인 경우가 많아 발견이 늦어져 위독해지기 쉽다. 또한 1회의 저혈당 발작으로 전도와 그에 따르는 여러 합병증이나 뇌혈관 장애, 심근경색이라는 치사적인 질환이 유발되는 일도 있다. 고령자에서는 1회의 저혈당 발작이라도 피해야 하므로 개개인의 증례에 맞춘 치밀한 인슐린량이나 주사 횟수의 검토, 소소한 증상의 변화도 놓치지 않는 세심한 주의가 필요하다. 또한 저혈당을 일으켰을 때의 대응에 관해서 가족을 포함한 충분한 교육이 필요하다.

【참고문헌】

1) 日本糖尿病学会（編）：『糖尿病治療ガイド2002－2003』. 文光堂, 東京, 2002.
2) 大庭建三, 中野博司, 鈴木達也, 妻鳥昌平：老年者糖尿病. 日本臨床 55（1997年増刊号）：620-625, 1997.

3) 井藤英喜 : 高齢者糖尿病の診断と治療. 日老医誌 39 : 257-260, 2002.
4) 井藤英喜 : 老年者糖尿病の治療あたって考慮すべきこと. The Experiment & Therapy 650 : 3-5, 1998.
5) 井藤英喜 : 老年者糖尿病の管理. 『糖尿病記録号』(島　健二編). 医学図書出版, 東京, 1995, p358-362.

PART 15

고령자의 부신피질 호르몬 · NSAIDs 사용법

고령자에게 투약 시의 주의점

만성 염증성 질환의 치료에 항염증 · 진통 · 해열 작용이 있는 부신피질 호르몬(스테로이드)이나 비스테로이드성 항염증제(NSAIDs)를 장기에 걸쳐 사용하는 것은 질환 활동성의 조절, 환자의 QOL 유지에 유효한 반면 그 효과에 반한 다양한 부작용의 출현을 각오해야 한다. 특히 간 · 신에 있어서의 약물 대사기능이 저하되어 있는 고령자, 복수의 질환을 가진 고령자에서는 노화에 수반해 출현하는 질환에 덮혀 복잡한 부작용에 대한 예방책이 중요하다.

항염증제인 NSAIDs는 염증 통증을 주체로 하는 류마티스질환 치료의 기본을 차지하지만, 다채로운 항염증, 면역 억제 작용이 있는 부신피질 호르몬은 염증 · 면역 이상이 강한 류마티스 관절염, 교원병, 궤양성 대장염, 간질성 폐렴, 혈소판 감소성 자반병, 백혈병, 림프종, 천식, 신증후군, 간염, 변성성 신경질환 등 거의 모든 영역의 난치성 질환에서 사용되고 있다. 고령자에게 많은 류마티스질환을 예로, 부신피질 호르몬, NSAIDs의 월단위, 연단위라고 하는 장기 사용상의 문제점과 주의점에 대해 주로 말한다.

고령자에 있어서의 류마티스질환의 지위

비분열세포인 줄기세포는 노화와 함께 감소, 위축하기 때문에 의식적인 근육 트레이닝이 없는 한 총체적인 근력 · 건력은 저하해, 뼈 · 연골의 지지 기구는 약체된다.

또한 연골 세포도 비분열 세포이기 때문에 상해를 받은 후의 수복은 어렵다. 이러한 배경으로부터 자각될지 어떨지는 별개로 어떠한 의미에서 근골격 기관의 장애가 없는 고령자는 없다고 여겨진다.

영양 위생 환경의 개선과 항생 물질, 항암제를 비롯하여 의료의 발달로 인류의 평균수명이 50년으로 비약적으로 연장되었다. 이전이었다면 성인 후의 인생은 겨우 25년 정도였지만, 현재는 2배인 50년을 넘는다. 치아처럼 경조직인 뼈는 다치면 충치처럼 수복이 어렵다. 고령자에게 많은 류마티스성 질환의 대표인 변형성 관절증, 류마티스 관절염, 류마티스성 다발관계 통증은 모두 노화를 배경으로 한 근골격계의 통증성 질환이다. 게다가 증상이 일부에 머무르지 않고 전신적, 다발성으로 대부분의 경우 노화에 의한 골다공증, 변형성 관절증을 합병하여 운동기능 전반의 저하가 일어나고 있다. 게다가 노화 변화에 의한 생활습관병, 만성 염증에 의한 다장기(특히 심혈 관계, 소화기계, 호흡기계, 간신계) 기능의 저하가 있다. 통상의 검사에서는 연령수준의 기능으로 여겨져도 단순한 감염, 계절의 변화나 심리적인 스트레스에도 예상 외의 반응을 나타내는 것이 적지 않다. 류마티스성 질환과 일괄하여 칭하지만 치료상 공통된 것은 NSAIDs 정도로 부신피질 호르몬의 사용은 한정적이다.

NSAIDs의 종류와 작용 기전

고대 버드나무의 나뭇가지로부터 추출된 아스피린이 통증의 치료에 경험적으로 사용되고 있었다. 1971년 Vane에 의해 아스피린 등의 NSAIDs의 작용 기전이 시클로옥시게나제(COX) 저해에 의한 프로스타그란딘 생성 억제에 근거하는 것이 밝혀졌다. 이 연구로 모든 NSAIDs의 연구가 시작되었다고 말할 수 있다.

NSAIDs는 비스테로이드성 항염증제라고 총칭되듯이 화학 구조상 스테로이드핵을 갖지 않지만, 약리 작용적으로는 스테로이드제와 유사한 항염증 작용을 가지는 한 무리의 약제이다. 모든 세포막에 존재하는 인지방질이 포스포리파제 A_2에 의해 아라키돈산이 되어, 이 아라키돈산을 기질로 그림 1에 나타낸 것처럼 COX1, COX2라고 칭해지는 시클로옥시게나제에 의해, 각종 특이적인 합성 효소에 의해, 각각의 프로스타글란딘이 생산된다. PGH_2로부터는 트롬복산 A_2도 합성된다.

류마티스 관절염을 비롯하여 많은 류마티스성 염증성 병태(통증, 발열 등)의 원인은 PGE_2이다. 그 때문에 NSAIDs는 부작용이 적고 효율적인 약제의 개발이 현재도 진행되고 있다. 조직에 의해 발현이 다르지만 COX1은 항상적으로 발현하고 있어, 인체의 통상 활동에 필수이며 COX2는 염증 시에 유도된다고 생각되어진다. 그 때

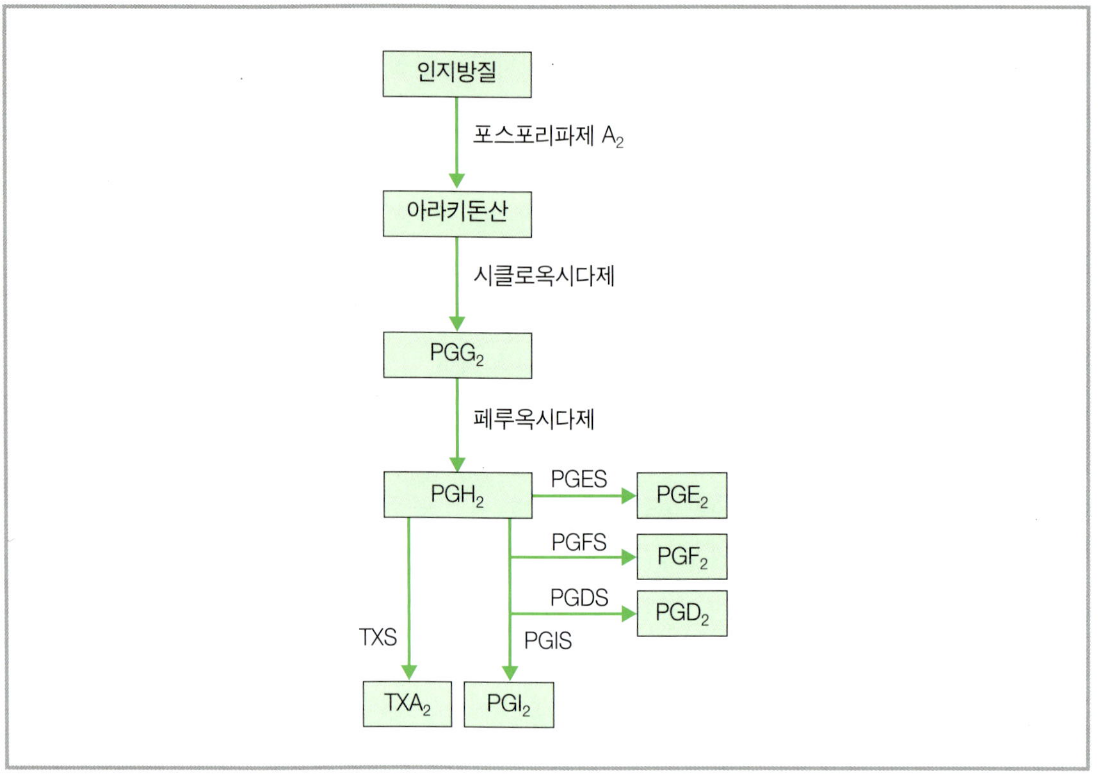

그림 1　프로스타글란딘의 합성 경로

문에 NSAIDs의 개발에서는 가능한 한 항상적으로 일하는 COX1을 저해하는 약제보다 염증 시에 작용하는 COX2를 주로 억제하는 작용이 있는 NSAIDs의 개발이 진행되었다. 아직 최종적인 결론을 내기까지는 도달하지 않지만, 일반적으로 말할 수 있는 것은 항염증 효과가 뚜렷한 것은(즉 COX1, 2 모두 저해하는 고전적인 아스피린이나 인도메타신 등) 부작용도 많아 COX2 선택성이 강한 위장 장애 등의 부작용이 적다고 예상된 약제는 이론만큼 유효성도 없고, 위장 장애도 적당히 출현하는 경향이 있다.

최근 문제가 되는 점은 동맥경화의 성인으로 염증의 중요성이 뚜렷해졌지만, COX2 저해제는 임상적으로 반대로 동맥경화성 질환을 촉진시킬 가능성이다. 동맥경화성 질환의 예방을 위해서 COX2 저해제 사용 시에는 COX1 저해제를 병용하라는 기묘한 권고도 이루어지고 있다. 이와 같이 NSAIDs를 둘러싼 환경은 건통, 염증, 발열이라고 하는 기본적인 생물 반응의 기서 해명도 아직도 불명한 부분이 많고 최근 COX3의 존재도 보고되어 통증 연구에 급속한 진전을 볼 수 있는 반면에 혼란도 초래하고 있다.

NSAIDs 사용상의 주의점

화학 구조로부터 NSAIDs를 분류하면 표 1과 같이 크게 7개로 나눌 수 있다. 화학 구조의 차이는 대사 속도의 차이, 체내에서의 대사 경로의 차이, 항염증 효과의 강약의 차이가 되어, 효과 부작용의 차이가 나오기 때문에 대상의 조건에 의해 사용구분이 가능해진다. 반감기가 긴 약제는 이른 아침의 통증을 호소하는 류마티스 환자가 취침 전에 복용하는 것으로 좋은 타이밍에 효과를 발휘할 수 있는 반면 신기능이 저하하고 있는 노인에서는 부종 등의 부작용이 나오기 쉽다. 진통 작용이 강한 약제는 위장 장애가 나오기 쉽다. 비산성의 약제에서는 항류마티스 효과를 거의 바랄 수 없다.

약제를 화학 구조로부터 선택하는 것 외에 투여 방법의 차이로도 선택할 수 있다. 대부분은 특유의 위십이지장궤양 예방을 목적으로 한 제형의 궁리이다(표 2). 흡수를 위가 아니라 장에서 실시하는 아스피린의 장용제: 미니맥스®, 많은 좌제(직장으로부터 직접, 중, 하직장 정맥으로부터 하대정맥으로 들어와 문맥으로 가는 경우가 적기 때문에 간 대사가 적고 간 장애도 적다) 전구약물은 주로 간장에서 대사되어 활성형으로 되기 때문에 위장 장애가 적지만 간의 부담은 늘어난다.

COX2는 염증 세포 등으로 여러 가지의 자극에 의해 발현이 늘어난다. 그 때문에 아스피린, 인도메타신과 같은 COX1 선택적인 약제와는 달리 COX2를 선택적으로

표 1 화학 구조에서 본 비스테로이드성 항염증제(NSAIDs)의 분류

분류	주요 약제	특징
살칠산	아스피린(aspirin)	진통 작용, 이전, 위장 장애
아릴초산	인도메타신(indometacin) 볼타렌(voltaren) 클리노릴(clinoril)	강한 효과
프로피온산	이부프로펜(ibuprofen) 록소닌(loxonin)	평균한 진통 해열 효과 비교적 부작용 적음
페남산	폰탈(pontal)	비교적 강한 진통 효과 설사
피라조론	페닐부타존(phenyl butazon)	긴 반감기 부종, 부작용 많음
옥시캄	펠덴(feldene)	긴 반감기
비산성	에피리졸(epirizol)	약한 효과 항류마티스 작용 없음

표 2 투여 수단으로부터 본 비스테로이드성 항염증제(NSAIDs)의 분류

분류	주요 약제	특징
장용제	미니맥스	적은 위장 장애 약한 효과
서방제	인테반(inteban) SP 볼타렌(voltaren) SR	효과 지속, 약한 효과
좌제	볼타렌 좌제	적은 위장 장애
주사제	케토프로펜(ketoprofen)	즉효성, 강한 효과
전구약물(prodrug)	클리노릴(clinoril) 록소닌(loxonin)	적은 위장 장애
경피흡수제	나파겔른(napageln)	적은 부작용 약한 효과

저해하는 약제의 개발이 최근의 유행이다. 그러나 COX2 선택적 약제는 항염증 효과가 적은 것에 비해서는 예상만큼 위장 장애는 적지 않다. 비교적 COX2 저해 활성의 강한 종래부터 있던 볼타렌(voltaren)®, 록소닌(loxonin)®이 효과 대 부작용의 측면에서 가장 다용되고 있다. NSAIDs로 가장 문제가 되는 부작용은 위십이지장궤양으로 미국에서는 교통사고 사망과 필적한다고 말해지고 있다. 위독한 것은 아니지만 빈도가 많은 부작용으로 부종이 있다. 원래 운동량이 적고 근육량도 적고 심신기능 저하의 노인은 하지의 부종은 쉽게 발생한다. 기본적으로는 부종을 예방할 수 있는 NSAIDs는 없다. 주요 장기 장애가 있는 환자에게로의 투여 시에 고려해야 할 문제를 표 3에 정리했다. 또한 긴급한 해열진통 효과만을 위해, 좌제 투여를 하는 경우가 많은데 고령자에서는 급속한 혈압 저하에 의한 쇼크 증상을 일으키는 경우가 종종 있으므로 신중하게 해야 한다.

부신피질 호르몬(스테로이드 호르몬)의 작용 기전

스테로이드 호르몬이라고 불리는 글루코코르티코이드는 인체에 필수인 일내 변동성 호르몬(조고야저)으로 매일 20~30 mg 코르티졸로 시상하부 · 하수체 · 부신의 조절을 받아 분비된다. 당대사, 단백분해 촉진 이화 작용, 지방질 대사, 전해질 조절, 면역 조절 작용 등 인체 항상성 유지의 모든 작용에 관여하고 있다. 세포 내에 접어

표 3 장기 장애에서 본 비스테로이드성 항염증제(NSAIDs)의 선택

장기 장애 분류	주요 약제 분류
위십이지장 장애	전구약물, 프로피온산, COX2 선택성 좌제, 경피흡수제
신 장애	스린다크, 프로피온산, COX2 선택성 단시간 반감기, 경피흡수제
간 장애	좌제, 경피흡수제
알레르기	간단한 구조의 것
고령자	단시간 반감기, 프로피온산

든 스테로이드는 hsp90(열쇼크 단백)와 결합, 핵이행 후, 빗나가 활성화하여 핵내의 GRE(glucocorticoid responsive element)라고 하는 특이적인 유전자와 결합하고 그 하류에 있는 유전자 정보의 발현을 조절한다. 그 때문에 스테로이드제의 투여는 효과가 크고, 부작용도 광범위하게 미칠 가능성이 있다.[1)]

약리 작용에 의한 분류

장기에 이용하는 스테로이드 호르몬은 프레드니졸론(중간형)에 한정되지만, 주사제로 사용되는 단시간 작용형인 솔코테프®, 케나코르트®, 장시간 작용형인 린데론®, 데카드론®도 있어, 역가나 전해질 대사가 차이가 난다. 제형에 의한 분류에서는 경구제 이외에 주사제(수용성, 현탁제, 리포화 제제), 외용제(관절용, 피부용, 분무제, 점안용, 구강용) 등 모든 부위에의 도달이 가능한 연구가 이루어지고 있다.

스테로이드 호르몬의 부작용, 사용상의 주의

주요 부작용과 그 예방 · 대책을 표 4에 정리한다. 어떤 부작용도 격일 투여 혹은 간헐 투여로 다소 경감할 수 있다고 말해지고 있지만 예방이 곤란하다. 감량이 곤란한 경우는 면역 조절제, 면역 억제제 등 타 종류의 약제의 병용을 실시하는 경우가 많다. 환자가 걱정하는 만월상안면은 스테로이드 치료에 반드시 발증하며 스테로이드가 유효하게 작용하고 있는 외형의 지표이며 감량으로 반드시 회복된다는 취지를 환자에게 설명하는 것이 좋다. 당뇨병, 고혈압 등의 유발은 어떤 연령에서도 주의가 필요하지만 고령자에게로의 투여에서 가장 문제가 되는 것은 골다공증이다. 운동 장

표 4 스테로이드제 장기 사용 시의 주요 부작용

장기 분류	주요 부작용	대책
면역계	면역 저하	
근골격계	골다공증 스테로이드 미오파치	비스포스포네이트 격일 투여법
심혈관계	고혈압 동맥경화, 고지혈증	강압제 스타틴
내분비계	당뇨병 부신피질 부전	혈당강하제, 인슐린 간헐 · 격일 투여법
소화기계	소화성 궤양	프로톤펌프저해제
눈	백내장, 녹내장	안과적 치료
피부	피부 위축, 다모증, 피부 취약성	피부과적 치료
신경계	정신병	정신과적 치료

려, 비스포스포네이트계의 약제(알렌드로네이트®, 리세드로네이트®, 에틸드로네이트® 등)의 투여가 바람직하다. 그러나 특히 노화에 수반하는 전신성 근력 저하를 초래한 류마티스 관절염 등에서는 역류성 식도염의 빈도가 대단히 높기 때문에 비스포스포네이트계의 약제에 의한 부작용에 특히 주의가 필요하다.

[참고문헌]

1) 田辺 学, 後藤 眞 : 副腎皮質ステロイド薬 : New Mook整形外科No.1－慢性関節リウマチ. 越智隆弘, 菊地臣一, 編集. 金原出版, 東京, 1997, p144-151.

PART 16

고령자의 항류마티스제 사용법

류마티스 관절염(rheumatoid arthritis, RA)의 치료는 통증을 억제하는 것과 동시에 관절 파괴 · 기능 장애를 막는 것이 목적이다. 약물 요법은 그 중심을 차지하고 있어 염증을 억제하는 것으로 통증을 완화하는 목적으로 사용하는 비스테로이드성 항염증제(non steroidal anti-inflammatory drugs, NSAIDs)와 스테로이드제 그리고 관절 파괴를 막아 RA의 진행을 억제하는 항류마티스제(disease modifying anti-rheumatic drugs, DMARDs)의 병용이 주체가 된다. 병의 진행을 억제한다고 하는 관점에서 RA 치료의 조기부터 DMARDs의 사용이 필요하지만 고령자에서는 부작용을 일으키기 쉽기 때문에 DMARDs의 사용은 신중하게 실시해야 하는 것이다.

또한 최근 면역 억제제, 생물학적 제제의 개발도 진행되어 임상 응용되고 있어 새로운 치료의 선택사항으로 기대되지만 그 사용에 대해 고령자에서는 특히 주의가 필요하다. 각 제제의 사용법 및 주의점을 중심으로 논하기로 한다.

항류마티스제

❖ 금 제제

주사 금 제제로는 금티오린고산나트륨(sodium aurothiomalate)〔GST: 시오졸(shiosol)®〕, 경구제는 오라노피린(auranofin)〔AF: 리드라(ridaura)®〕을 사용할 수 있다. 효과 발현에는 3개월 정도 필요하다. 금티오린고산나트륨의 치료 효과는 용량 의존성이다. 투여의 일례를 나타내면 첫회 10 mg을 근주하고 이것을 1~2주 간격으로 2~3회 계속한 후 1회 25 mg의 근주를 1~2주 간격으로 계속한다. 1회 50 mg까지 증량하는 일도 있지만 부작용을 생각하면 25 mg 사용에 그치는 것이 많다. 효과는 총량이 200~300 mg 전후로 보이게 되는 경우가 많아 유효하면 10 또는 25 mg를 2~4주 간격으로 계속한다. 주사 금제제는 유효한 예도 많지만, DMARDs 중에서도 부작용의 출현율은 높아 사용의 중지가 필요하게 되는 경우가 많다. 특히 고령자에서는 생리기능이 저하하는 것보다 부작용이 출현하기 쉽기 때문에 투여량이나 투여 간격에 유의해 신중하게 사용할 필요가 있다. 주요 부작용은 피부 점막 증상, 신장애, 조혈 장애, 간질성 폐렴 등이다. 피부 점막 증상에는 구내염, 피진, 소양 등이 있지만, 많은 경우는 경도이며 감량이나 투여 간격의 연장 또 스테로이드 외용제의 병용 등으로 투여를 계속할 수 있는 것이 많다. 병세가 악화되는 경우에는 중지 내지 스테로이드제의 투여가 필요하게 될 수도 있다.

한편 경구제의 오라노피린은 효과가 주사 금 제제에 비하면 뒤떨어지지만 부작용의 출현율은 낮고 비교적 사용하기 쉽다. 1회 1정(3 mg), 1일 1~2회 투여한다. 가장 많은 부작용은 설사 등의 소화기 증상이며 투여 시작 후 1~3개월 경에 생기는 경우가 많다. 감량이나 일시적인 중지로 개선되는 경우가 많아 투여 중지의 원인이 되는 것은 적다. 주사 금 제제와 같은 부작용은 인정하는 것의 빈도는 적고 고령자에게는 사용하기 쉬운 약제의 하나이다.

❖ D-페니실라민(penicillamine)〔DPC: 메탈캅타제(metalcaptase)®〕

SH기를 갖고 옛부터 사용되고 있는 DMARDs이지만 주사 금 제제와 같이 부작용의 발현율이 높고, 근년 사용 빈도는 감소하고 있다. 또한 고령자에의 사용은 원칙적으로 금기로 되어 있다.[1)] 효과 발현에는 2~3개월 필요하고 초기량 1회 50~100 mg, 1일 1~2회 경구투여하다. 필요하다면 4주 후에 증량하고 유지량은 200 mg까지로 하는 것이 일반적이다. 미각 장애 등의 부작용 방지를 위해 20~60 mg의 비타민 B6(Pydoxal®)를 투여한다. 주요 부작용은 미각 장애, 소화기 증상, 조혈 장애, 신장애, 간 장애, 또한 보기 드문 것은 않지만 중증근무력증이나 다발성 근육 염증 등 자기면역질환을 유발하는 경우가 있다.

❖ 부시라민(bucillamine)〔BUC: 리마틸(rimatil)®〕

일본에서 개발된 SH기를 가지는 DMARDs이고, D-페니실라민과 임상 효과나 부작용이 유사하다. 1일 100 mg으로 투여를 시작하고 필요에 따라서 증량하지만 200

mg까지로 하는 것이 안전하다. 부작용으로는 단백뇨 등의 신 장애, 간 장애, 조혈 장애가 주요한 것이지만 빈도는 D-페니실라민에 비하면 적다. 1일 50 mg 투여로도 유효한 증례도 있어, 부작용의 점으로부터도 고령자에서는 소량으로부터 점증하는 것이 바람직하다.

❖ 살라조술파피리딘(salazosulfapyridine)〔SASP: 아줄피딘(azulfidine)EN®〕

살라조술파피리딘은 궤양성 대장염의 치료제였지만 RA에도 유효하고 일본에서는 장용제의 아자르피진 EN®가 이용된다. 비교적 부작용은 적고, 효과의 발현도 1~2개월 빨라 유효성도 금 제제, D-페니실라민에 필적한다. 다만 1~2년으로 비교적 짧은 투여 기간에 이스케이프 현상이 출현하는 일이 있어 장기 사용 시에는 탈락 예도 많다. 1일 500 mg으로 시작해 1일 1,000 mg까지 증량 가능하다. 주요 부작용은 소화기 증상, 피부점막 증상, 조혈장애, 신 장애, 간 장애가 있지만 과립구감소는 복용 후 조기부터 출현하기 쉽다. 신 장애, 간질성 폐렴 등의 위독한 부작용의 발현은 다른 DMARDs에 비하면 적어 신중한 경과 관찰은 필요하지만 비교적 사용하기 쉬운 약제이다.

❖ 아크타릿트(actarit)〔ACT: 오크루(orcl)®, 모바(mover)®〕

RA에 대한 유효율은 다른 DMARDs에 비교하면 낮고 조기의 경증 RA에 이용된다. 1회 100 mg, 1일 3회의 투여이며 부작용은 비교적 적고 고령자에게는 사용하기 쉬운 DMARDs이다. 부작용으로 신 장애가 나타나 고령자에서는 소량 투여로 시작한다. 간 장애, 피진 등도 보여지지만 DMARDs 중에서는 유효성은 낮은 안전성 높은 약제이다. 또 DMARDs는 유효성이 확립한 병용 요법은 거의 보이지 않지만 메토트렉세이트의 효과가 불충분한 예로 아크타릿트의 추가 투여가 유효할 수도 있다.[9)]

이스케이프 현상

DMARDs 투여 중에 효과가 감약하는 2차 무효. 약제의 변경 또는 추가가 필요하다.

면역 억제제

❖ 미조리빈(mizoribine)〔MZR: 브레디닌(bredinin)®〕

일본에서 개발된 면역 억제제이다. 유효성은 주사 금 제제, D-페니시라민, 부실라민에 비하면 낮고 아크타릿트나 경구 금 제제와 동일한 정도이지만 부작용이 적고 안전성이 높아 조기에 활동성의 높지 않은 환자나 고령자에게 적응이 있다. 1회 50 mg, 1일 3회 투여하고, 300 mg까지 증량 가능하다. 또한 부작용은 적지만 신배설이기 때문에 신기능 장애가 있는 환자에게는 투여량을 감량한다. 다른 면역 억제제와 달리 DNA에 관계 없이 효과를 발휘하기 때문에 골수 억제 등의 부작용은 적다. 또 단독으로의 효력은 약하지만 간독성이 낮은 등 부작용이 적기 때문에 병용 요법으로 이용하는 것이 가능하다.

❖ 메토트렉세이트(methotrexate)〔MTX: 류마트렉스(rheumatrex)®〕

메토트렉세이트는 유효성이 매우 높아, 널리 사용되고 있다. 일본에서도 1999년에 류마트렉스®가 RA에 인가된 이래 사용량은 증가하고 있다. 효과 발현까지 필요로 하는 기간은 1~2개월로 다른 DMARDs에 비해 비교적 짧고 이스케이프 현상은 적고 효과가 장기간 계속하는 예가 많다. 류마트렉스®의 투여량은 주 1회 4~8 mg로, 1캡슐 2 mg를 12시간 간격으로 경구투여하는 소량 간헐법이 이용되고 있다. 서양에서는 메토트렉세이트로 주 7.5~15 mg를 투여하는 방법이 표준적이고 일본에 비해 많이 투여한다. 일본에서도 류마트렉스® 8 mg로 무효인 경우는 메토트렉세이트로 증량하는 것으로 효과를 보이는 일이 있지만, 보험 적응외이다. 부작용에는 용량 의존성에 증가하는 소화기 증상, 구내염, 간 장애, 조혈 장애 및 투여량에 관계없이 생기는 피진, 간질성 폐렴 등 위독한 부작용이 있어, 사용에는 주의를 필요로 한다. 간 장애의 빈도는 높고 부작용의 경감을 위해서 엽산(포리아민®) 5 mg/주를 메토트렉세이트 투여의 다음날 또는 다음 다음날에 투여하지만 치료 효과의 감약이 보이는 예도 있다. 엽산의 투여로 소화기 증상, 구내염 등의 증상이 경감하는 일도 있다. 또 골수 억제 등이 위독한 경우는 로이코보린® 10 mg을 6시간 간격으로 투여한다. 간질성 폐렴은 위독한 부작용이며 기침, 헐떡임 등의 증상에 주의해, 흉부 X선 검사를 정기적으로 실시한다. 메토트렉세이트의 중지와 스테로이드제 투여로 개선하는 것이 많지만, 진단이 늦으면 치사적으로 되는 일이 있다. 폐에 기초질환이 있는 예에서는 간질성 폐렴을 일으키는 빈도가 높고 특히 고령자에서는 주의가 필요하다.

❖ 레플루노미드(leflunomide)〔아라바(arava)®〕

새로운 면역 억제제로 일본에서도 2003년에 발매되었다. 1일 1회, 1정 100 mg를 3 일간 경구투여로 시작해(loading dose), 그 후 유지량으로 1일 1회 20 mg를 투여한다. 유지량은 증상, 체중에 의해 적당 1일 10 mg에 감량하더라도 좋다. 초기 투여량은 임상 효과가 발현하는 혈중농도에 신속하게 이행시키기 위해 설정되어 있지만 부작용에 의해 투여를 중지하고 복용을 재개하는 경우는 100 mg 정을 이용하는 초기 투여는 실시하지 않고 유지량으로 시작한다. 효과는 2주~3개월로 비교적 일찍부터 발현해, 메토트렉세이트와 동일한 정도의 치료 효과를 얻을 수 있다. 주요 부작용은 간 장애, 소화기 증상, 피진, 탈모, 고혈압이며, 위독한 것으로 조혈 장애, 간질성 폐렴, 감염증 등이 있다. 간 장애에서는 ALT(GPT)가 기준치 상한의 2~3배로 상승했을 경우 유지량을 10 mg에 감량해 경과를 지켜본다. 3배 이상으로 상승했을 경우 또한 감량하더라도 개선을 보지 않았던 경우는 투여를 중지한다. 간질성 폐렴, 폐섬유증, 기회 감염에 의한 폐렴 등의 합병이나 기왕이 있는 환자에서는 간질성 폐렴이 급속히 병세가 악화되어 치사적인 경과에 이르는 예가 보고되었다. 투여 전의 검사와 신중한 투여가 필요하고, 정기적인 흉부 X선 검사를 시행하는 것 및 해수, 호흡곤란 등의 증상이 출현했을 경우에는 투여의 중지가 필요하다. 골수 억제, 피부점막안증후군(Stevens-Johnson 증후군), 위독한 감염증 · 간 장애 등 위독한 부작용 출현 시에는 증상이 소실할 때까지 약물 제거법을 실시한다. 구체적으로는 콜레스티스티라민 무수물 8 g(퀘트스란® 18 g)을 1일 3회, 11일간 투여한다. 임상 증상에 따라 투여 기간은 조정한다. 유효성이 높아 향후 기대되는 치료제지만 위독한 부작용도 있어 고령자에서는 기초질환에 폐병변이 있는 경우도 많고 생리기능도 저하하기 때문에 투여에는 특히 주의를 필요로 한다.

생물학적 제제

❖ 인플릭시맙(infliximab)〔레미케이드(remicade)®〕

본제는 마우스의 단일 클론 항체의 항원 결합 부위를 갖고 그 밖에는 사람의 γ-글로블린 유래의 키메라형 항TNFα단일 클론 항체이다. 그 외 TNF α를 타겟으로 한 에타너셉트(etanercept)〔엔브렐(enbrel)®〕, 아달리무밥(휴미라®) 등의 약제가 개발되고 있지만, 일본에서는 2003년 7월에 인플릭시맙이 인가되고 타제는 향후의 인가를 기다리고 있는 중이다. 사용법은 체중 1 kg당 3 mg를 1회의 투여량으로 점적정주한다. 첫회 투여 후는 2주, 6주에 투여하고 이 후 8주 간격으로 투여를 실시한다. 단독 투여에서는 항키메라 항체(human anti-chimeric antibody, HACA)의 출현에 의해 효과의 감약을 보이기 때문에 메토트렉세이트와의 병용으로 사용한다. 병용에서는 메토트렉세이트 단제 투여에 비교해 상당한 임상 효과를 보이고 있어 류마트렉스® 8 mg로 충분한 효과를 얻을 수 없는 환자가 본제의 적응이 된다. 중증 감염증, 활동성 결핵, 탈수질환, 울혈성 심부전 등의 환자에게는 금기이다. 위독한 부작용으로 기회 감염 · 중증 감염증, 결핵, 아나필락시스 증상(위독한 infusion reaction), 지발성 과민증, 항dsDNA 항체의 양성화를 수반하는 루프스모양증후군, 백혈구 · 호중구감소 등이 있다. 투여에 해당해 BCG반응 검사, 흉부 X선 검사, 필요하다면 흉부 CT검사를 시행해, 결핵의 감별이 필요하다. 과거에 결핵의 기왕이 있는 경우 이소니코틴산 히드라지드(INH) 300 mg의 9개월 병용 투여가 필요하다. INH의 예방 투여는 레미케이드 투여 시작 1개월 전, 가능하면 3개월 전부터 시작하는 것이 바람직하다. 또한 레미케이드 투여 시에 infusion reaction(위독한 경우는 쇼크)를 일으키는 일이 있어 점적 시작 전이나 투여 중에도 바이탈 체크를 실시하여 긴급 처치를 즉시 실시할 수 있는 환경에서의 투여가 필요하다. 특히 고령자에서는 면역기능도 저하하고 있기 때문에 감염증은 합병하기 쉽고, 증상도 경미하게 보이는 경우도 있으므로, 항상 감염증이 일어날 가능성을 염두에 둔 경과 관찰이 필요하다. 또 고령자에서는 50% 정도의 결핵기 감염율이 있다고 여겨져 충분한 문진(늑막염, 폐침윤 등의 환자는 신고하는 일도 있다)과 함께 투여 전의 검사 및 투여 중의 결핵 발증에 주의를 필요로 한다. 또 악성종양 발생의 가능성도 부정할 수 없기 때문에 신중한 경과 관찰이 필요하고, 투여 중 생백신 접종도 실시하지 않는 것이 바람직하다.

고령자에 있어서의 DMARDs의 실제 사용법

DMARDs는 일반적으로 지효성이고 효과 발현까지 2~3개월 이상 필요하다. 효과를 판정하려면 적어도 3~6개월 투여해 이 시점에서 유효하지 않으면 타제로 변경한다. 무효의 경우는 변경 또는 병용을 생각해 병용에 해당하는 약제의 작용 기전을 고려해 여러 가지의 병용 요법이 시도되고 있지만 현재로는 아직 충분히 확립은 하고 있지 않다. 또한 2~3년 사용을 계속하면 이스케이프 현상을 일으키는 일이 있어 유효성을 평가하면서 사용해 나갈 필요가 있다. 유효하고 RA의 활동성도 다스려지면 DMARDs를 감량해 나가지만 중지하면 재연하므로 소량 또는 투여 간격을 연장하여 유지 요법은 필요하다.

DMARDs는 부작용을 일으키는 약제가 많아 특히 생리기능이 저하해, 기초질환을 가진 비율이 높은 고령자에서는 안전하게 사용하는 것이 곤란한 경우도 많다. 이 때문에 실제 활동성의 높은 RA에서는 스테로이드제의 투여가 필요하게 되는 예도 많다. 또한 이스케이프 현상이 없어도 부작용이란 점에서 DMARDs를 감량 내지 중지하지 않을 수 없는 경우도 자주 있다. 유효성의 높은 D-페니실라민, 주사 금 제제, 메토트렉세이트, 레프루노미드, 인플릭시맙 등의 투여는 상당한 주의가 필요하고 사용할 때도 소량으로부터 투여해야 한다. 신 장애가 적은 사라조술파피리딘은 비교적 사용하기 쉽고 유효성도 높지만 투여할 때는 소량으로 투여하는 것이 바람직하다. 경증이면 오라노핀, 아크타릿트 또한 미조리빈 등을 사용하면 좋다. DMARDs는 신장, 간장, 소화기, 혈액, 폐, 피부 점막 등의 부작용이 많아 부작용 모니터를 하기 때문에 약제 시작 · 변경 후에는 2~4주마다 혈액, 요, 흉부 X선 검사를 하고, 또 간질성 폐렴에서는 자각 증상을 자주 문진하는 일도 중요하다. 또 면역 억제제에서는 기상 관찰 감염증에도 주의가 필요하다. 고령자에서는 DMARDs의 유효성과 부작용의 밸런스를 생각하면서 신중하게 경과를 쫓아 치료해 나가는 것이 중요하다.

[참고문헌]

1) メタルカプターゼ50/100添付文書. 第3版改訂版. 大正製薬, 2003.
2) Aso M, Tanaka Y, Saito K, et al : Additive combination of actarit to methotrexate in the treatment of refractory rheumatoid arthritis. Mod Rheumatol 10 : 103-109, 2000.

PART 17

고령자의 고요산혈증 치료제 사용법

고요산혈증 치료제의 종류

고요산혈증 치료제는 작용 기전의 차이에 따라 요산배설촉진제와 요산생성억제제로 분류된다. 요산배설촉진제는 프로베네시드(probenecid), 브코롬(bucolome), 벤즈브로마론(benzbromarone)의 세 종류가 사용 가능하지만 벤즈브로마론의 사용 빈도가 높다(표 1). 요산 생성 억제제에 관해서는 치험 중인 것은 있지만 현재 사용 가능한 약제는 알로푸리놀(allopurinol) 뿐이다.

❖ 벤즈브로마론(benzbromarone)

요산배설촉진제 중에서 가장 요산 배설 작용이 강하고 본제 25 mg를 투여했을 때의 혈청 요산치의 저하는 알로푸리놀 150~200 mg의 투여에 상당한다. 벤즈브로마론은 간내 약물 대사 효소 CYP2C9에 의해 1'-히드록시벤즈브로마론과 6-히드록시벤즈브로마론의 두 종류의 주요 대사물에 대사되지만 이러한 대사물도 벤즈브로마론과 같게 요산 배설 촉진 작용을 가지고 있다. 벤즈브로마론의 생물학적 반감기는 5.4시간으로 짧고 단시간에 체내에서 소실해 버리지만 1'-히드록시벤즈브로마론과 6-히드록시벤즈브로마론의 생물학적 반감기는 각각 18.5시간, 23.3시간으로 길기 때문에 본제는 1일 1회 투여로 양호한 요산 저하 작용을 유지할 수 있다.

벤즈브로마론은 4 컴퍼넌트 시스템으로 설명되는 요산 배설 기구의 분비 후 재흡수를 저해하는 것으로 요산 배설 작용을 발휘한다. 최근 사람의 근위 요세관에서 발현해 요산의 재흡수를 담당하는 유기 음이온 트랜스포터의 하나인 DRAT1이라고 불

리는 요산 수송체가 발견되었지만 DRAT1가 벤즈브로마론의 작용점의 하나로 생각된다.[1)]

투여 시작 초기는 체내에 저장한 여분의 요산을 씻어내기 위해서 일시적으로 요중 요산배설량이 증가하지만 요산의 체내 풀이 정상화한 후에는 외인성의 푸딩체 부하가 걸리지 않는 한은 요산 제거율이 상승한 상태로 요중 요산배설량은 일정하게 되어 그다지 증가하지 않는다.[2)] 본제는 CYP2C9를 저해하는 작용을 가지기 때문에 CYP2C9가 주요 대사 효소인 와파린의 혈중농도를 증가시켜 그 항응혈 작용을 증강한다.[3)]

임상상으로는 문제가 되었던 적은 없지만 CYP2C9로 대사되는 약물과의 병용 시에는 주의가 필요하다(표 1). 아스피린이나 피라진아미드와의 병용으로 요산 배설 작용이 감약하는 일이 있다. 요산배설촉진제는 그 숙명으로 신기능 장애가 진행하면 효과를 발휘할 수 없게 되지만 벤즈브로마론은 혈청 크레아티닌 수치가 3 mg/dL 정

표 1 고요산혈증 치료제의 종류와 투어량, 부작용 등

	일반명	상품명	1일 투여량과 투여 방법		병용에 주의가 필요한 약제	부작용
요산배설촉진제	프로베네시드 (probenecid)	베네시드 (benecid)	500~2,000 mg	2~4회 분복	술포닐 요소계 경구당뇨약, NSAIDs, 와파린, 메토트렉세이트, 아시크로버, 세펨계항생제, 아스피린, 피라진아미드	위장 장애, 신증후군, 재생 불량성 빈혈, 피진, 요로결석
	브크롬 (bucolome)	파라미진 (paramidin)	300~900 mg	1~3회 분복	와파린, 피라진아미드, 아스피린	소화성 궤양, 피 진, 백혈구감소증, 요로결석
	벤즈브로마론 (benzbromarone)	유리놈 (urinorm), 나카리신, 벤즈마론 외	25~100 mg	1~2회 분복	와파린, 페니토인, NSAIDs, 톨부타미드, 로사르탄, 아스피린, 피라지나미드	극증간염, 위장 장애, 요로결석
요산생성억제제	알로푸리놀 (allopurinol)	자이록크, 아로시톨 (alositol), 자로페르 외	100~300 mg	1~3회 분복	6-머캅토퓨린, 아자티오프린, 테오필린, 와파린, 시크로스포린, 페니토인, 펜토스타틴, 캅토프릴, 히드로클로로티아지드, 안피시린	중독증후군(hypersensitivity syndrome), Steven-Johns증후군, 피진, 재생 불량성 빈혈, 간기능 장애

도까지의 신기능 장애라면 사용 가능하다. 다만 투여 시작 초기에는 일시적으로 대량의 요산이 배설되어 신장 부하가 걸리기 때문인지 신기능 장애의 환자에서는 또한 신기능 장애를 진행시키는 일이 있다. 이 때문에 소량으로 시작함과 동시에 뇨알칼리화제의 병용과 이뇨를 높이기 위한 음수를 장려하는 것이 중요하다. 또한 신기능 장애의 유무에 관계없이 본제 투여 시는 요산 제거율의 증가에 수반해 요로결석을 초래할 가능성이 있기 때문에 요알칼리화제의 병용이 필수이다. 부작용은 적은 약제이지만 때때로 극증간염 등의 위독한 간 장애를 초래하는 일이 있다(표 1).[4] 위독한 간 장애는 특이 체질의 환자에게 사용되었을 때에 많게는 사용 6개월까지 발병하기 때문에 시작 당초는 정기적으로 간기능을 조사할 필요가 있다.

❖ 알로푸리놀(allopurinol)

알로푸리놀은 푸린 대사 경로의 최종 단계에서 작용하는 크산틴 산화 효소를 저해하는 효소 저해제이며 요산의 생성량이 감소하기 때문에 혈청 요산치의 저하와 함께 요중의 요산배설량도 감소한다. 알로푸리놀의 생물학적 반감기는 1.1~1.4시간으로 짧지만 그 대사물인 옥시푸리놀의 반감기는 13.6~23시간으로 길고 옥시푸리놀에도 강력한 크산틴 산화 효소의 저해 작용이 있기 때문에 알로푸리놀에 의한 요산 생성 억제 효과는 지속된다.

알로푸리놀도 옥시푸리놀도 신 배설성의 약물이기 때문에 신 장애 시에는 그 혈중농도가 상승한다. 특히 옥시푸리놀은 요산 배설 기구를 사용해 배설되기 때문에 신기능이 정상적이어도 배설 저하형의 고요산혈증에서는 옥시푸리놀의 배설도 장애를 받아 혈중농도가 상승하기 쉽다. 알로푸리놀은 6-머캅토퓨린이나 아자티오프린, 테오필린 등, 크산틴 산화 효소로 대사되는 약제의 혈중농도를 상승시킨다. 또한 간장의 약물 대사 효소에 영향을 주어 안티피린, 프로베네시드, 와파린 등의 생물학적 반감기를 연장시킨다. 기타 기전은 불명하지만 안피시린에 의한 피진의 발현 빈도가 증가하는 등 본제는 여러 가지의 약물과 상호작용을 나타내므로 이러한 약제의 병용 투여에 임해서는 투여량에 충분한 주의가 필요하다.

본제에는 요중 요산배설량을 저하시켜 요로결석의 방지 효과가 있고,[5] 요알칼리화약의 병용을 반드시 필요로 하지 않아 사용하기 쉬운 약제이다. 약제 알레르기로의 피진이 비교적 많이 보여져 치사적인 중독증후군(hypersensitivity syndrome)을 일으키는 경우도 있다(표 1). 중독증후군은 신 장애가 있는 환자에게 통상량의 알로푸리놀을 투여했을 때에 사용 1개월 이내에 발병하기 쉽다.[6] 신 장애 시에는 옥시푸리놀 농도가 상승하여 이것에 대한 알레르기가 생기기 쉽다고 생각되고 있다. 이 때문에 신 장애의 정도에 따라 투여량을 바꾸는 배려가 필요하다(표 2).[6,7] 벤즈브로마론처럼 투여 초기는 정기적으로 혈액검사를 반복하여 부작용의 조기 발견에 노력할 필요가 있다.

표 2 신기능에 대응한 알로푸리놀 사용량의 기준

Ccr > 50 mL/분	100 mg~300 mg/일
30 mL/분<Ccr≦50 mL/분	100 mg/일
Ccr≦30 mL/분	50 mg/일
혈액 투석 시행 예	투석 종료 시에 100 mg
복막 투석 시행	50 mg/일

(문헌 7에서 인용)

약물 치료의 적용

약물 치료의 적용은 「고요산혈증·동풍의 치료 가이드라인」에 따라 결정한다.[9] 통풍 발작을 반복하거나 통풍 결절을 가진 경우는 혈청 요산치에 좌우되지 않고 약물 치료의 적응이 된다. 무증후성 고요산혈증에 대해서는 전문의 사이에 일정한 의견 일치를 얻을 수 있는 혈청 요산치 8 mg/dL 이상을 약물 치료 도입의 기준으로 한다. 다만 신 장애나 심혈관 장애 등을 초래하기 쉬운 합병증을 가지지 않는 경우는 통풍 발작의 발증이 고빈도로 여겨지는 9 mg/dL 이상이 약물 치료의 적응이 된다(그림 1). 요산치의 관리는 약물 치료에 의해 용이하게 실시할 수 있지만 고요산혈증의 상당수는 과식, 비만, 음주, 스트레스 등 부적절한 생활 환경으로부터 발병하고 하기 때문에 생활 환경의 시정에 주 목적을 둔 생활 지도가 우선 행해져야 하고 약물 치료는 생활 지도를 충분히 하더라도 개선을 얻을 수 없는 경우에 선택하는 2차적인 치료 수단으로 이해해야 한다.

약물의 선택 방법

요산 생성 과잉형의 고요산혈증은 요산 생성 억제제로 치료해, 요산 배설 저하형의 고요산혈증은 요산배설촉진제로 치료하는 것이 기본 원칙이다(표 3).[7] 이와 같이 두 종류의 약제를 구사하는 것으로 부작용의 발현을 미리 막을 수 있다. 요산배설량이 증

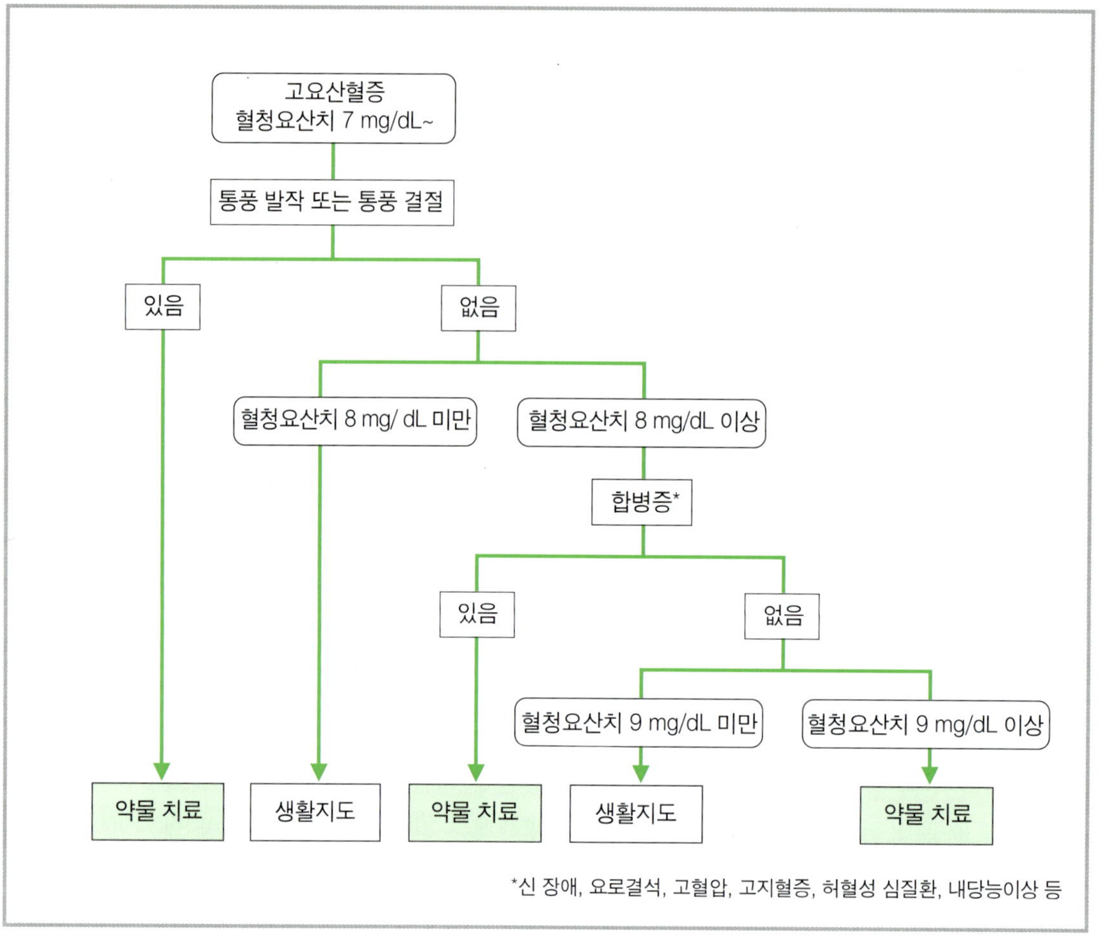

그림 1 고요산혈증의 치료 지침 (문헌 7에서 인용)

가하는 요산 생성 과잉형에 요산배설촉진제를 투여하면 요중의 요산배설량이 또한 증가해 버려 요로결석의 위험성이 한층 증대한다. 한편 요산배설저하형을 알로푸리놀로 치료하면 활성 대사 산물의 옥시푸리놀이 혈중에 축적하기 쉽기 때문에 생각지 못한 부작용을 일으키는 경우도 있다. 요산배설저하형이라도 알로푸리놀로 치료하는 것이 좋은 경우는 요로결석을 합병하고 있는 경우와 배설촉진제의 효과가 기대할 수 없을 정도로 신기능 장애가 있는 경우이다(표 3).

약물의 투여 방법

요산배설촉진제, 알로푸리놀의 어느 하나의 약제로 치료하는 경우도 급격한 요산

표 3 고요산혈증 치료제의 선택

요산배설촉진제의 적응	요생성성억제제의 적응(알로푸리놀)
요산배설 저하형 부작용으로 알로푸리놀 사용 불가	요산생성 과잉형 요로결석의 기왕 또는 보유 중등도 이상(Ccr≦30 mL/분)의 신기능 장애 부작용으로 배설촉진제 사용 불가

요산배설 저하형: 요산 제거율 6.2 mL/분
요산생성 과잉형: 요산 배설량 > 0.51 mg/kg/시

(문헌 7에서 인용)

치의 저하는 통풍 발작을 유발하는 위험성이 있으므로 각 약제 모두 가능한 한 적은 용량으로 치료를 시작하는 것이 바람직하다. 고령자에서는 신 장애가 염려되기 때문에 비스테로이드 항염증제의 대량 사용이 부득이한 통풍 발작의 유발은 가능한 한 피하고 싶은 것이다. 초기 투여량으로는 일반 성인의 반량에 상당하는 알로푸리놀이라면 50 mg, 벤즈브로마론이라면 12.5 mg 정도가 적당하다고 생각된다. 적은 양으로 약물 치료를 시작하더라도 통풍 발작의 유발이 염려되는 경우에는 당분간 콜히틴(colchicine)이나 비스테로이드 항염증제 중 하나를 1정 정도, 고요산혈증 치료제와 함께 병용 투여하면 좋지만 가능한 한 단기간의 투여를 하고 만연한 투여는 신중하여야 한다. 약물 치료 도입 후는 혈청 요산치의 추이를 보면서 또 부작용의 발현에 주의하면서 2~4주마다, 알로푸리놀이라면 50 mg → 100 mg → 200 mg으로, 벤즈브로마론이라면 12.5 mg → 25 mg → 50 mg과 증량하여 혈청 요산치를 6 mg/dL 이하로 유지할 수 있는 약 용량을 결정하여 그 양을 유지량으로 장기간 투여하는 것이 좋다.

[참고문헌]

1) Enomoto A, Kimura H, Chairoungdua A, et al : Molecular identification of a renal urate anion exchanger that regulates blood urate levels. Nature 417 : 447-452, 2002.
2) 藤森　新 : 尿酸コントロール薬の使い方. 診断と治療84 : 820-824, 1996.
3) Takahashi H, Sato T, Shimoyama N, et al : Potentiation of anticoagulant effect of warfarin caused by enantioselective metabolic inhibition by the uricosuric agent benzbromarone. Clin Pharmacol Ther 66 : 569-581, 1999.
4) 鈴木貴久, 鈴木　孝, 木村昌之, ほか : Benzbromaroneが原因と考えられた劇症肝炎亜急性型の1例. 日消誌 98 : 421-425, 2001.
5) Ettinger B, Tang A, Citron JT, et al : Randomized trial of allopurimol in the prevention of calcium oxalate calculi.N Engl J Med 315 : 1386-1389, 1986.
6) Hande KR, Noone RM, Stone WJ : Severe allopurinol toxicity. Description and guidelines for prevention in patients with renal insufficiency. Am J Med 76 : 47-56, 1984.

7) 高尿酸血症・痛風の治療ガイドライン作成委員会（編）：高尿酸血症・痛風の治療ガイドライン（第1版）. 日本痛風・核酸代謝学会, 東京, 2002.

PART 18

골다공증 치료제의 사용법

골다공증이란

골다공증은 노화에 수반하는 질환이며 여성호르몬이 병태에 깊게 관련되기 때문에 여성에게 많다. 골다공증의 유병률은 65세 이상에서는 여성 30% 이상, 남성 10% 이상, 80세 이상의 여성 50% 이상, 남성 30% 이상으로 추측되고 향후도 더욱 더 증가하는 것으로 예상된다.

골다공증 정의는 2000년의 미국 국립공중위생연구소(NIH)의 컨센서스회의[1)]에 있어, 「골절 위험을 늘리는 골강도상의 문제(compromaized bone strength)를 이미 갖고 있는 사람에게 일어나는 골격질환」이라고 정의되어 지금까지의 「골량의 저하와 골미세 구조의 열화를 특징으로 한 골절위험이 증가한 상태」[2)]에서 크게 바뀌었다. 골강도는 골밀도(bone mineral density, BMD)와 골의 질(bone quality)의 양자에 의해 규정된다. 골밀도는 단위면적 또는 단위 체적 정도의 미네랄량으로 나타내고, 골의 질이란 골의 미세 구조, 골기질의 특성 등에 의해 규정된다. 골의 질을 평가하는 수단으로 골대사지표가 골밀도와는 독립되어 골의 질의 평가, 골절의 예측인자, 골다공증 치료제의 효과 판정에 유용하다는 것이 나타나 있다.

골다공증은 골밀도 저하(골강도 저하)의 존재를 증명해, 골밀도 저하를 초래하는 다른 질환과의 감별에 의해 된다. 현재 일본에서는 일본골다공증학회에 의한 진단 가이드라인[3)]이 이용되고 있다(표 1, 그림 1). 골다공증과 감별해야 할 질환을 그림 2에 나타낸다. 고령자에서는 특히 허리, 등의 통증을 초래하는 질환이나 악성종양, 다발성 골수종 등의 빈도가 증가하여 감별해야 할 질환도 많다. 생활 지도, 약물 요법에 관해서도 합병질환, 신기능의 평가 등 혈액, 요검사(표 2), 가슴 요추 X선 촬영 2

표 1 원발성 골다공증의 진단 기준(2000년도 판)

저골량을 초래하는 골다공증 이외의 질환 또는 속발성 골다공증을 보이지 않고 골평가의 결과가 아래와 같은 조건을 충족시키는 경우 원발성 골다공증이라고 진단한다.

Ⅰ. 취약성 골절[a] 있음

Ⅱ. 취약성 골절 없음

	골밀도치[b]	척추 X선상에서의 골다공화[c]
정상	YAM 80% 이상	없음
골량 감소	YAM 70% 이상 80% 미만	의심스러움
골다공증	YAM 70% 미만	있음

YAM: 청장년 평균치(20~44세)

a. 취약성 골절: 저골량(골밀도가 YAM의 80% 미만 혹은 척추 X선상으로 골다공화가 있는 경우)가 원인으로 경미한 외압에 의해 발생한 비외상성 골절. 골절 부위는 척추, 대퇴골 경부, 요골원위단, 기타.

b. 골밀도는 원칙적으로 요추골밀도로 한다. 다만 고령자에 있어 척추 변형으로 요추골밀도의 측정이 적절하지 않다고 판단되는 경우에는 대퇴골 경부골밀도로 한다. 이러한 측정이 곤란한 경우는 요골, 제2중수골, 종골의 골밀도를 이용한다.

c. 척추 X선상에서의 골다공화의 평가는 종래의 골위축도 판정 기준을 참고로 해 실시한다.

척추 X선상에서의 골다공증	종래의 골위축도 판정 기준
없음	골위축증 없음
의심스러움	골위축증도 Ⅰ도
있음	골위축증도 Ⅱ도 이상

(문헌 3에서 인용)

방향은 필수이다. 골다공증 치료는 식사 요법, 운동 요법, 전도 예방 등의 생활 지도와 약물 요법으로 대별된다. 골다공증에 사용되는 약제는 에스트로겐 제제와 더불어 일본에서는 활성형 비타민 D, 비타민 K가 이전부터 인정되고 있다. 게다가 비스포스포네이트 제제, 선택적 에스트로겐 수용체 조절제라고 하는 새로운 골흡수 억제제를 가지는 약제도 사용 가능하다. 본고에서는 골다공증학회의 각종 가이드라인을 기반으로 고령자에게 있어 골다공증 치료제의 사용법[4)]에 대해 기술한다.

골대사지표

골조직은 정지한 장기가 아니고, 골형성과 골흡수를 반복하는 골리모델링이 영위되고 있다. 현재 골다공증 진료에 이용되고 있는 보험 적용 골대사지표를 표 3에 나

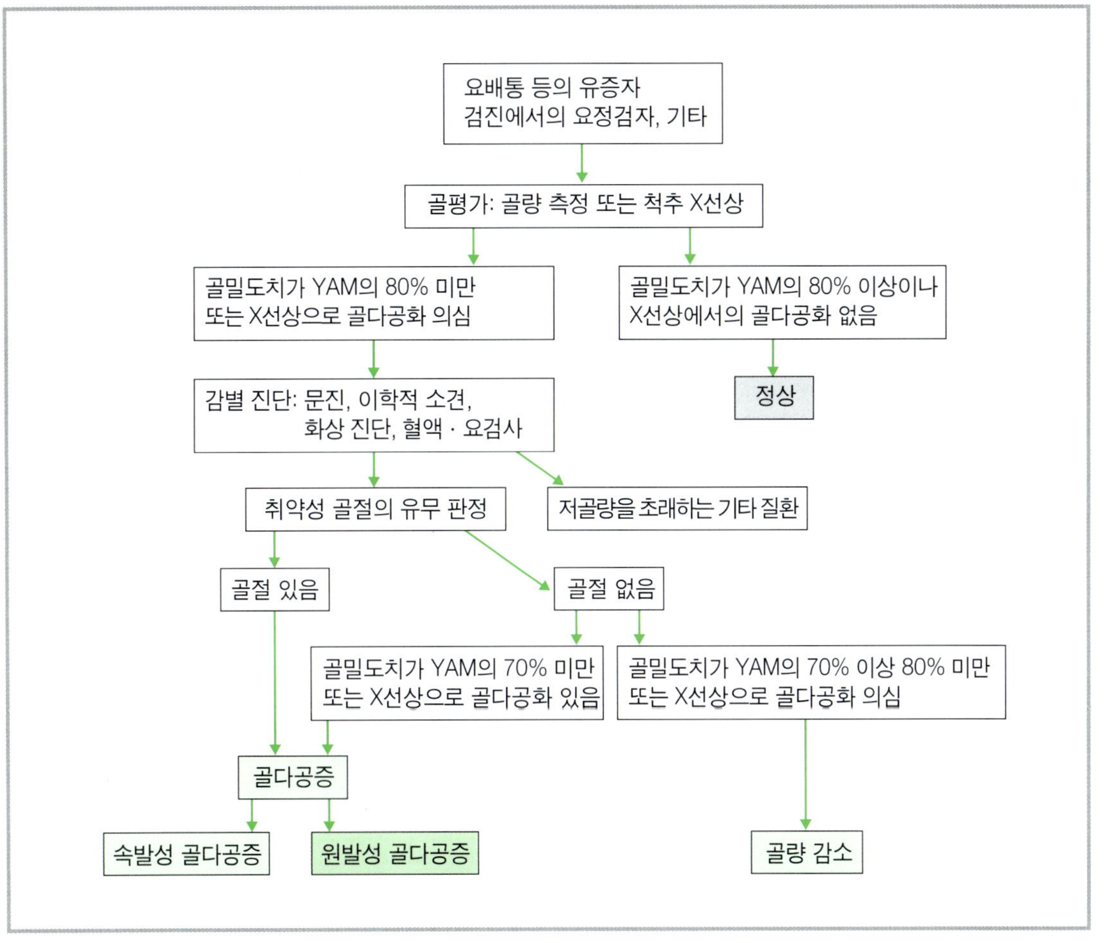

그림 1 원발성 골다공증 진단 매뉴얼 (문헌 3에서 인용)

타낸다. 골대사지표는 골절의 예측 인자, 약물 치료의 효과 판정에 대해 골밀도와는 다른 요인이라고 인식되고 있다. 골다공증 진료에 있어서의 골대사지표 적정 사용 가이드라인[5] 내에 있어 치료제제 선택의 지침이 나타나고 있다. 즉 골대사지표가 현저한 고가(표 4)를 나타냈을 경우는 전이성 골종양, 골 칼슘대사 이상을 초래하는 질환의 감별을 실시한다. 그것들이 부정되었을 때에는 골절의 위험도가 높은 것을 나타내고 있어 골흡수 억제 작용도 약제의 선택의 근거로 한다(그림 3). 또한 치료 후의 효과 판정에도 유용하여 골대사지표 기초치에서 최소 유의 변화가 보이면「효과 있음」이라고 판정한다(표 5).

표 2 혈액 · 요검사

혈액검사	혈산, 응고, 생화학	PT, APTT, Fib 총단백, 알부민, GOT, GPT, ALP, Ca, P, Mg, BUN, Cr T-cho(또는 LDL-cho), HDL-cho
		혈당, HbA_{1C} 등
	골대사지표	골형성지표: 골형ALP, (PINP) 골흡수지표: 혈중 NTX
	〈병력, 이학적 소견, 일반 검사의 이상치에 대응하는 적당 측정〉	인타크트 PTH, PTHrP TSH, FT_4, $1.25\text{-}(OH)_2$, Vit.D ACTH. CRS LH, FSH, E2, 테스토스테론 CRP, 류마티스 인자 단백분화, (M단백) 등
요검사	일반뇨, 요중 Ca, P, Cr (Ca/P > 0.3이면, 고칼슘뇨증이라고 생각한다) 골흡수지표: 요중 NTX, CTX, DPD 요중 Bence-Jones 단백 등	

표 3 골다공증 진료에 이용되는 골대사지표

지표	약어	검체	측정법	골다공증으로 산정되는 보험 점수**
골흡수지표				
디옥시피리디노린*	DPD	요	ELISA	190점
I형 콜라겐 가교 N-테로펩타이드*	NTX	요	ELISA	180점
I형 콜라겐 가교 N-테로펩타이드*	NTX	혈청	ELISA	180점
I형 콜라겐 가교 C-테로펩타이드*	CTX	요	ELISA	190점
I형 콜라겐 가교 C-테로펩타이드*	CTX	혈청	ELISA, ECLIA	–
주석산 저항성산 포스파타제	TRACP	혈청	효소 활성, ELISA 등	–
골형성지표				
골형 알칼리 포스파타제*	BAP	혈청	EIA, IRMA	190점
오스테오칼신	OC	혈청	IRMA 등	–
I형 프로콜라겐-N-프로펩타이드	PINP	혈청	RIA, ECLIA	–
I형 프로콜라겐-C-프로펩타이드	PICP	혈청	RIA	–

*: 골다공증에서 보험 적용의 측정
**: 2004년 4월의 약값 개정에 의한 보험 점수
RIA: radioimmunoassay(방사면역측정법) ELISA: enzyme-linked-immunosorbent assay(효소결합면역흡착측정법)
EIA: enzyme immunoassay(효소면역측정법) IRMA: immunoradiometric assay(면역방사정량측정법)
ECLIA: electrochemiluminescent immunoassay(전기화학발광면역측정법)

저골량을 나타내는 질환

- **원발성 골다공증**
  - 퇴행기 골다공증, 노인성 골다공증 ― 폐경후 골다공증
  - 특발성 골다공증 (임신후 골다공증 등)
- **속발성 골다공증**
  - 내분비성: 갑상선기능항진증, 성선기능부전, 쿠싱증후군
  - 영양성: 괴혈증, 기타(단백질 결핍, 비타민A 또는 D과잉)
  - 약물: 코르티코스테로이드, 메토트렉세이트(MTX), 헤파린
  - 부동성: 전신성(침상안정, 대마비, 우주비행), 국소성(골절 후 등)
  - 선천성: 골형성부전증, Marfan 증후군 등
  - 기타: 류마티스 관절염, 당뇨병, 간질환 등
- **기타 질환**
  - Ⅰ) 각종 골연화증
  - Ⅱ) 원발성 · 속발성 부갑상선기능항진증
  - Ⅲ) 악성종양 골전이
  - Ⅳ) 다발성 골수종
  - Ⅴ) 척추 혈관종
  - Ⅵ) 척추 카리에스
  - Ⅶ) 화농성 척추염
  - Ⅷ) 기타

그림 2　원발성 골다공증의 감별 진단

표 4　전이성 골종양 등의 골질환이나 뼈 · 칼슘대사 이상을 검색하는 골대사지표의 측정치

		남성	폐경 전 여성	폐경 후 여성	단위
골흡수지표	DPD	5.6 <	7.6 <	13.1 <	nmol/mmol · Cr
	NTX(요)	66.2 <	54.3 <	89.0 <	nmolBCE/mmol · Cr
	NTX(혈청)	17.7 <	16.5 <	24.0 <	nmolBCE/L
	CTX(요)*	346.1 <	301.4 <	564.8 <	μg/mmol · Cr
골형성지표	BAP**	44.0 <	29.0 <	75.7 <	U/L
	PINP	78.0 <	59.9 <	106.5	ng/mL

상기의 골대사지표의 측정치(평균+1.96 표준 편차) 이상의 높은 값은 전이성 골종양 등의 골질환이나 부갑상선 · 갑상선기능항진증 등의 뼈 · 칼슘대사 이상의 존재가 의심된다. 컷오프값에는 시설간 차이가 있는 것에 주의한다.
BCE: bone collagen equivalent(골콜라겐 상당량) *: 논문투고 준비중, **: EIA 키트를 이용한 측정

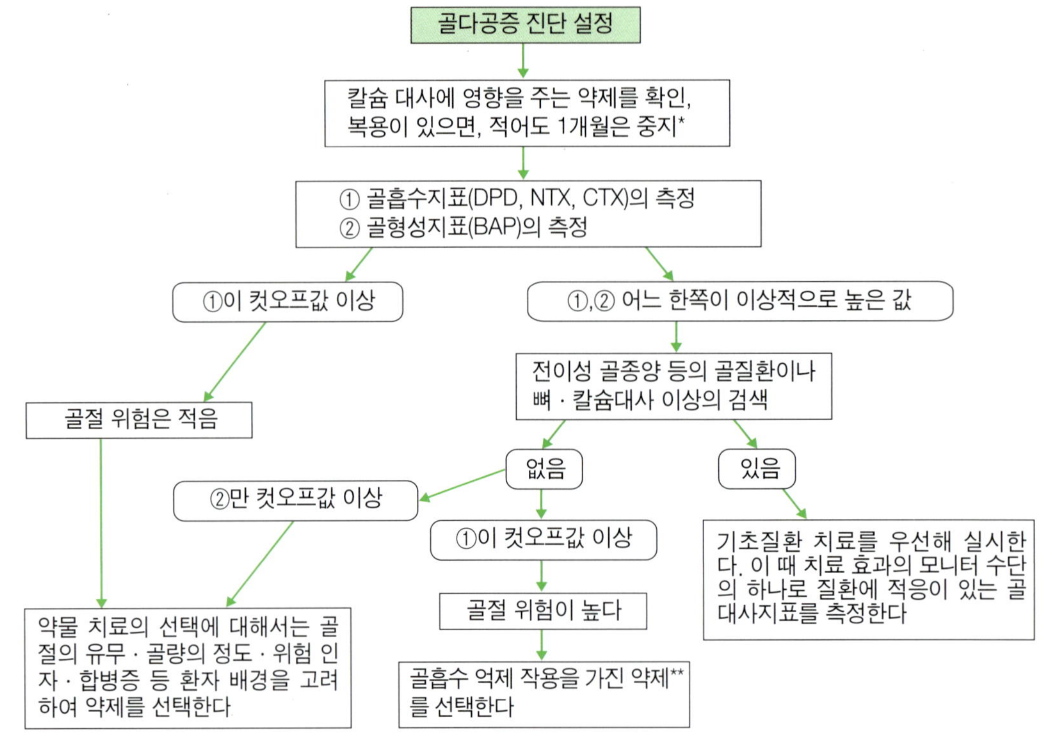

*: 비스포스포네이트에서는 6개월 이상 중지 기간이 필요
**: 비스포스포네이트, SERM(라록시펜), 에스트로겐, 칼시토닌, 이프리플라본이 골흡수 억제 작용을 가진 것으로 알려져 있다.

그림 3 골다공증의 진단 및 치료제제의 선택 시에 있어 골대사지표의 측정

표 5 골다공증에서 보험 적용의 골대사지표의 최소 유의 변화(minimum significant change: MSC)

MSC는 폐경 후 골다공증 환자의 이른 아침 일차 변동의 2배를 나타낸다(%).
MSC의 신뢰성은 8% 이하의 위험률에 상당한다.
변동치에는 시설간차가 있는 것에 주의한다.

지표	측정 방법	단위	MSC
혈청 BAP	EIA	U/L	23.1
요 DPD	ELISA	nmol/mmol · Cr	29.6
요 CTX	ELISA	μg/mmol · Cr	51.1
요 NTX	ELISA	nmolBCE/mmol · Cr	35.0
혈청 NTX	ELISA	nmolBCE/L	14.2

골다공증 치료제

❖ 칼슘 제제

칼슘 섭취량은 고령자에서는 800 mg/일 이상이 권장되지만 일본은 섭취량이 적고 고령자에서는 또한 장관의 칼슘 흡수기능의 저하, 비타민 D의 저하가 존재한다. 식사로부터의 섭취량 증가의 권장과 더불어 칼슘 제제를 처방하는 일도 많다. 폐경 후 여성에서는 고콜레스테롤혈증 빈도가 높고 그 때의 유제품 섭취에서는 무지방유를 선택하도록 지도하는 등의 배려가 필요하다. 단독으로 골다공증 영역까지 골밀도가 저하한 환자에게 이용하는 것은 거의 없다. 타제와의 병용에서는 특히 비스포스포네이트 제제, 여성호르몬 제제 등의 골흡수 억제가 좋은 적응으로, 이러한 약제의 대규모 연구는 칼슘 제제의 병용하에서가 대부분이다. 한편 식품이나 보충제도 포함해 칼슘의 과잉 섭취로 고칼슘뇨증이나 고칼슘혈증을 초래할 가능성이 있어, 신 장애를 막기 위해서는 요중 칼슘/크레아티닌 비율이 0.3을 넘지 않게 모니터링할 필요가 있다. 특히 비타민 D_3 제제와의 병용에서는 빈도가 높아진다. 칼슘 제제는 변비를 초래하는 일이 있어, 그 점에서도 주의를 필요로 한다. 처방 예를 나타낸다.

【처방예】 ① 또는 ②

① L-아스파라긴산 칼슘
아스파라 Ca®(200 mg): 3~6 T, 3회 분복, 식후(정제 1정 200 mg에 Ca 22.3 mg)

② 유산 칼슘: 2~5 g, 3회 분복(골다공증에서의 보험 적용은 없다)
(가루약 1g에 칼슘으로 130 mg)

❖ 에스트로겐 제제

에스트로겐 제제는 골흡수 억제 작용을 가져, 폐경 후 골다공증의 제1선택으로 여겨져 왔다. 고령자라도 골대사 회전이 항진한 증례처럼 유용하다고 생각되어 왔다. 단기적인 부작용으로 치료 조기의 성기 출혈, 유방팽만감 등이 장기에서의 부작용으로 자궁내막암, 유방암이 문제시되어 왔다. 자궁내막암은 프로게스테론 제제의 병용으로 비치료자와 발증 빈도에 차이가 없다고 여겨지지만 유방암에 관해서는 장기가 될수록 위험도가 높아지는 것으로 알려져 왔다. 2002년에 보고된 미국의 50~79세(평균 연령 60세 이상)의 16,608명을 대상으로 한 Women's Health Initiative(WHI)에서는 HRT가 허혈성 심질환의 발증을 29%, 뇌졸중의 발증을 41%, 모든 심혈관 장애를 22%, 유방암의 발증을 26% 증가시켰던 것이 발표되어 골절, 대장암의 위험도가 상당히 감소를 보였지만 위험도가 장점을 웃돈다고 판단되어 중지되었다.[6] 더욱이 에스트로겐 단독 투여에 있어서도 골절 위험도는 감소시키면서도 뇌혈관 장애는 증가시켜 중지되었다.[7] 그 결과를 질병 구조, 인종, 생활 습관이 다른 일본에 적용시킬 수 없지만 또한 에스트로겐 첨부제, 에스트릴 제제, 종래법의 반량 투여 등의 검토를 기다릴 필요가 있다. 그러나 골흡수 억제제로 비스포스포네이트, 선택적 에스트로겐 수용체 조절제가 사용 가능해져 에스트로겐 제제를 유용하다고 생각되는 hot flush 등의 증상이 적고 동맥경화성 질환의 위험이 높은 고령자에 있어 적용 범위는 한정된다. 단기간 소량의 사용에도 치료 시작 전, 시작 후는 6개월마다 자궁내막암, 유방암 검진이 필요하다.

【처방예】 ①~③ 중 하나

① 결합형 에스트로겐
프레마린(premarin)®(0.625 mg): 0.5T
초산 메트로키시프로게스테론
프로베라(provera)®(2.5 mg): 0.5T, 연일 지속 투여

② 에스트리올(estriol)
에스트리올®(1 mg): 1T, 1 x

③ 17-β-에스트라디올(estradiol)
에스타라담(estraderm)M®: 0.5매, 48시간마다

❖ 칼시토닌 제제

파골세포기능을 억제해 골흡수 억제 작용을 가지는 칼시토닌 제제는 통증 경감 효과를 가지기 때문에 다른 어느 약제와도 병용된다. 고령자에서는 특히 통증을 가지는 증례가 많아, 척추 골절의 급성기(1~2개월)를 중심으로 사용되는 빈도가 높다. 해외에서는 경비적 또는 근육주사로 50~200단위가 사용되고(연일 또는 격일) 골밀도 증가 작용, 골절 억제 효과가 보이고 있다. 일본에서는 1~2회/주, 10~20단위의 근육주사가 사용되고 있다. 치료 효과로의 골절 억제 효과가 증명되지 않고, 통증을 수반하지 않는 증례에서는 적극적으로는 사용되지 않는다. 부작용으로는 안면 홍조, 졸음 등이 나타나고 다른 과민 증상, 간기능 이상, 전해질대사 이상(저나트륨혈증, 저인혈증), 서식 발작, 쇼크 등이 보고되고 있다. 본제로의 과민 증상의 기왕이 있는 경우는 금기이고 다른 알레르기성 질환의 병력을 가지는 증례에도 주의가 필요하다.

【처방예】
엘카토닌(elcatonin)(아래 중 하나)
엘시토닌(elcitonin) 20 S®: 20단위, 근주(1회/주)
엘시토닌(elcitonin)®: 10단위, 근주(2회/주)

❖ 활성형 비타민 D_3 제제

활성형 비타민 D_3 제제는 특히 칼슘 부족이 주체가 되는 것 같은 병태에의 투여가 추천된다. 고령자에서는 전신 장기의 예비기능이 존재하여 장관으로부터의 칼슘 흡수기능의 저하, 신장에 있어서의 비타민 D 활성화 기능의 저하, 이차적인 부갑상선 기능항진 상태가 존재해, 활성형 비타민 D 제제는 노인성 골다공증에 치료의 주역을 담당해 왔다. 최근 칼슘 밸런스의 시정과 더불어 근력, 운동 능력의 개선[8]이나 전도 예방 효과[9] 등이 보고되고 고령자에 있어서의 역할이 또한 기대된다. 병용에서는 특히 비스포스포네이트 제제와의 병용의 유용성이 보고되었다. 한편 내복 중 부작용으로 약제성 고칼슘혈증에 충분한 주의가 필요하다. 고칼슘혈증은 수개월 후 이후부터 출현하여 식욕 저하, 구갈, 전신권태감 등의 비특이적 증상을 나타낸다. 혈중 칼슘치의 상승 이전에 고칼슘뇨증의 지속으로 신 장애가 진행되면서부터 치료 시작 전, 치료 중에도 정기적으로 혈중, 요중 칼슘(요중 칼슘 크레아티닌 수치)을 모니터링하여 요중 Ca/Cr<0.3을 유지할 필요가 있다. 탈수로 칼슘치의 상승, 신 장애 악화의 가속을 초래한다. 고령자에서는 특히 탈수가 되기 쉽고 섭식, 음수 상황의 확인, 이뇨제와 더불어 마그네슘 제제, 디기탈리스 제제 등의 병용 약제, 합병질환의 존재에도 주의가 필요하다.

【처방예】 ① 또는 ②
① 알파칼시돌
원알파®/알파롤®: 0.5~1 μg/일
② 칼시트리올
로칼트롤®: 0.5 μg/일

❖ 비타민 K_2 제제

비타민 K는 골아세포에 의해 생성하는 되는 골기질 단백인 오스테오칼신(OC)의 γ-카르복실화에 작용한다. OC 이외에도 매트릭스 Gla 단백, 프로테인 S 등의 비타민 K 의존성 단백이 뼈에 존재한다. 역학적 데이터에 대해도 영양소로서의 비타민 K 부족이 저골밀도 특히 골절의 빈도 상승과 관련하는 것이 알려져 있다. 임상 성적에서는 일본의 제III상 임상시험에서 활성형 비타민 D_3 제제와 동등의 골절 억제 효과, 말초 피질 골밀도 증가 효과가 보인다.[4] 그러나 세계적으로 널리 이용되지 않고 장기간의 무작위 개입 대규모 임상시험 등의 골절을 엔드 포인트로 한 검토는 없고, 다른 약제와 비교하면 증거도 충분하다고는 말할 수 없다. 이론적 근거는 충분하고 고령자에서는 잠재적으로 비타민 K 결핍 상태도 염려된다. 현시점에서는 낫토나 야채의 섭취 부족, 소화관 수술 후나 지방 흡수 장애가 있는 예 등 비타민 K의 부족이 예측되는 환자나 오스테오칼신이 낮은 값일 때 투여가 추천되고 있다. 부작용으로는 위장 장애가 가장 많지만 중증은 아니고 감량으로 대응할 수 있는 증례가 대부분이다. 와파린 복용자에게는 금기이다.

【처방예】

메나테트레논
그라케®(15 mg): 3 캡슐, 3 x

❖ 비스포스포네이트 제제

비스포스포네이트 제제는 P-C-P구조를 기본 골격으로 하는 무기 인산염의 유도체로 질소기나 환상 구조의 유무에 의한 측쇄 구조의 차이에 의해 제1세대부터 제3세대로 분류된다. 석회화 억제 작용과 파골세포기능 억제에 의한 골흡수 억제의 양쪽 작용을 가지는 약제로 제1세대의 비스포스포네이트에서는 그 차이가 작기 때문에 석회화 억제를 초래하지 않도록 3개월에 2주간의 휴약 기간을 가져야 할 필요가 있다. 일본에서는 에티드로네이트(etidronate)와 더불어 보다 강력한 작용을 가지는 알렌드로네이트(alendronate), 리세드로네이트(risedronate)가 널리 사용되기 시작하고 있다. 어느 비스포스포네이트 제제에 대해도 골밀도 증가 효과, 척추 골절 방지 효과에 관해서 많은 보고가 있어[4] 알렌드로네이트와 리세드로네이트는 대퇴골 경부 골절 억제 효과가 밝혀지고 있다. 알렌드로네이트에서는 폐경 후 여성에 대한 10년간의 장기 사용이 보고[10]되고 있고, 비스포스포네이트 제제의 장기 투여의 위험성은 적다고 생각된다. 리세드로네이트에서는 70대의 여성의 대퇴골 경부 골절을 40% 억제한다고 보고되고 있어 넓게 고령자에게 사용 가능한 약제이다.[4] 고령자에 있어 골밀도가 저하하고 있는 증례가 많아, 비타민 D 결핍에 빠지기 쉽다. 비스포스포네이트 제제에 의한 강력한 골흡수 억제가 2차성 부갑상선기능항진증을 초래할 가능성이 높다고 생각되어 칼슘 제제나 비타민 D_3 제제와의 병용이 고령자에서는 특히 유용하다고 생각된다.

장관에 있어서의 흡수율은 낮고, 공복 시의 복용이 원칙이다. 에티드로네이트에서는 전후 2시간의 섭식 정지가 필요하다. 알렌드로네이트, 리세드로네이트는 에티드로네이트보다 절식 시간이 짧아서 좋지만 식도궤양 천공을 일으킬 수 있으므로 복약할 때는 충분한 물로 내복하는 것, 내복 후 일정시간은 와위를 피해야 한다. 이러한 내복에 관한 조건은 고령자에서의 순응도 저하로 연결될 가능성이 있다. 그 외의 부작용은 상복부 불쾌감, 설사, 구토 등의 소화기 증상이 주된 것이며 그 외 빈도는 낮지만 관절통의 보고도 있다. 또한 저칼슘혈증, 고도의 신 장애를 가지는 증례에도 사용할 수 없다.

【처방예】 ①~③ 중 하나

① 에티드로네이트
디드로넬(didronel)®(200 mg): 1 x, 이른 아침 공복 시 또는 전후 2시간 식사를 하지 않는 2주간 투여/10~12주간 휴약 반복(주기적 간헐 투여)

② 알렌드로네이트
보나론(bonalon)®/포사막크(fosamac)®(5 mg): 1 x, 이른 아침 공복 시(식전 30분) 180 mL 이상의 물을 내복, 내복 후 30분 동안은 눕거나 식사를 하지 않는다

③ 리세드로네이트
악토넬(actonel)®/베넷트(benet)®(2.5 mg): 1 x, 이른 아침 공복 시(식전 30분) 180 mL 이상의 물을 내복, 내복 후 30분 동안은 눕거나 식사를 하지 않는다

❖ 선택적 에스트로겐 수용체 모듈레이터(SERM)

폐경 후 골다공증에 대해 SERM인 라록시펜(raloxifene)이 사용 가능해졌다. 에스트로겐은 표적 장기에 있어 에스트로겐 수용체(ER)와 결합해 각 장기에 작용한다. SERM는 에스트로겐 같이 에스트로겐 수용체를 통해 표적 장기에 작용하지만 조직특이적으로 에스트로겐형 작용을 나타내거나 에스트로겐 길항 작용을 나타낸다. 유방암 치료제인 타목시펜(tamoxifen)도 SERM의 일종이며 유방암에는 에스트로겐 길항 작용에 의해 억제적으로, 뼈, 자궁에서는 촉진적으로 작용했다. 라로키시펜은 유방암 치료제 개발 중에 발견되어 뼈에 대해서 에스트로겐 작용제로 유선, 자궁에 대해서 에스트로겐 길항제로 작용하는 것을 알 수 있어 에스트로겐에 의한 문제점을 해결할 수 있는 골다공증 치료제로서 임상 응용되기에 이르렀다.

라록시펜은 골조직에 대해 에스트로겐 작용에 의해 파골세포의 활성이나 수를 현

증시키는 것 등에 의해 골흡수 억제 작용을 가진다. 해외에 있어서의 MORE 시험에 있어 조기부터 신규 임상추체 골절 발생을 68% 억제하여,[11] 국내 시험에 있어도 요추골밀도 증가 작용, 골대사지표 억제 작용이 확인되고 있다.[12]

식사나 시간에 관계없이 복용할 수 있어 자세에 관한 주의 사항도 없기 때문에 비스포스포네이트에 비교해 순응도 점에서 사용하기 쉬운 약제이다. 한편 해외에서의 임상시험에 대해 본제에서는 정맥혈전색전증(심부정맥혈전증, 폐색전증, 망막정맥혈전증 등)의 보고가 있어 중대한 부작용이다. 즉 장기 부동 상태인 장기 와상의 고령자에 있어 사용할 수 없다. 수술 등의 일정이 사전에 알고 있을 때에는 3일 전에는 중지하고 보행 가능하게 될 때까지 사용할 수 없다. 그 외의 부작용으로 갱년기와 같은 증상이 보고되고 있다. 병용 약제에 대해서는 비스포스포네이트 같이 골흡수 억제 작용을 가지므로 칼슘, 비타민 D 결핍 상태가 염려되는 증례에는 적극적으로 이것들을 병용하는 것이 필요하다고 생각된다.

【처방예】

라록시펜(raloxifene)
에비스타®(60 mg) 1 x

❖ 치료제 시작 후의 경과 관찰 항목

골대사지표의 사용으로 치료제의 효과 판정을 실시한다. 치료 시작 시와 치료 시작 후 3~6개월의 간격으로 2번째의 측정을 실시해, 최소 우위 변화(표 5)를 넘는 변화를 나타내는지 어떤지로 판정한다. 의미가 있는 변화를 나타내지 않는 경우는 검체 채취 시간이나 복약 상황을 확인한다. 골밀도 측정은 치료 효과 판정을 위해서는 DXA법에 따르는 요추골밀도가 유용하다. 4개월마다 보험 적응상은 측정할 수 있다. 일반적으로는 6개월 마다 측정되고 있는 경우가 많다.

고령자에서는 약제의 부작용이 출현하기 쉽고 처방 시작 시, 시작 후에도 배려가 필요하다. 자각 증상, 이학 소견에 변화가 있는 경우는 물론이지만 부작용을 놓치지 않기 위해서는 정기적인 혈액검사, 요검사가 필요하다. 또한 수면 도입제, 정신 안정제, 강압제 등은 전도의 위험을 상승시킨다. 골다공증 환자에 있어 이러한 약제에 관해서도 보다 신중해져야 한다.

【참고문헌】

1) NIH Consensus Development Panel on Osteoporosis Prevention Dsiagnosis and Therapy. JAMA 285 : 785-795, 2001.
2) Consensus Development conference. Diagnosis prophylaxis and treatment of osteoporosis. Am J Med 94 : 646-650, 1994.
3) 折茂　肇, ほか : 原発性骨粗鬆症の診断基準（2000年度改訂版）. 日骨代謝会誌18 : 76, 2001.
4) 日本骨粗鬆症学会 : 骨粗鬆症の治療（薬物療法）に関するガイドライン作製ワーキンググループ—2002年度改訂版—. Osteoporosis Japan 10, 635-709, 2002.
5) 日本骨粗鬆症学会 : 骨粗鬆症診療における骨代謝マーカーの適正使用ガイドライン（2002年版）. Osteoporosis Jpn 10 : 251-261, 2002.
6) Rossouw JE, et al : Risks and benefits of estrogen plus progestin in healthy postmenopausal women: principal results From the Women's Health Initiative randomized controlled trial. JAMA 288 : 321-333, 2002.
7) Anderson GL, et al : Effects of conjugated equine estrogen in postmenopausal women with hysterectomy: the Women's Health Initiative randomized controlled trial. JAMA 291 : 1769-1771, 2004.
8) Verhaar HJ, et al : Muscle strength, functional mobility and vitamin D in older women. Aging 12 : 455-460, 2000.
9) Papadimitropopulos E, et al : Meta-analyses of therapies for postmenopausal osteoporosis. VIII: Meta-analysis of the efficacy of vitamin D treatment in preventing osteoporosis in postmenopausal women. Endocri Rev 23 : 560-569, 2002.
10) Bone, HG et al : Ten year's experience with Alendtonate for osteoporosis in postmenopausal women. N Engl J Med 350 : 1189-1199, 2004.
11) Maricic M, et al : Early effects of raloxifene on clinical vertebral fractures at 12 months in postmenopausal women with osteoporosis. Arch Intern Med 162(10) : 1140-1143, 2002.
12) Morii H, et al : Effect of raloxifene on bone mineral density and biochemical markers of bone turnover in Japanese postmenopausal women with osteoporosis: results from a randomized placebo-controlled trial. Osteoporosis Int 14 : 793-800, 2003.

PART 19

고령자의 항정신병제 사용법

□국의 조사에 의하면 시설에 수용되고 있는 고령자의 약 90% 이상이 정신질환을 갖고 그 75% 이상이 각종 향정신약의 약물 요법을 받고 있다고 여겨지고 있다. 한편 다양한 약물에 의한 유해 반응의 출현 빈도는 노화에 수반해 일반적으로 상승한다. 따라서 고령자에 대한 항정신병제의 투여법으로 정통하는 것은 일반 임상의로 필수이다. 최근 부작용이 적은 비정형 항정신병제가 개발되어 고령자에 대한 항정신병제의 투여법도 바뀌어 가고 있다. 본고에서는 고령자에 있어서의 향정신약의 약물 동태를 개관한 후 비정형 항정신병제의 고령자에 대한 투여 방법을 증상별로 소개하고자 한다.

고령자에 있어서 향정신제의 약물 동태

고령자에게 향정신제의 유해 반응이 많은 이유로 약물에 대한 흡수 · 분포 · 대사 · 배설 능력이 노화에 수반해 변화하고 체내의 약물 농도의 상승을 초래하여 장기의 약물 폭로성을 높인다고 하는 약물 동태적 변화에 의하는 것과 노화와 함께 향정신제 그 자체에 대한 중추 신경계의 내용성이 저하하거나 감수성이 항진하거나 한다는 약역학적 변화에 의하는 것이 생각된다.

약물 동태적 변화로 고령자에 있어서의 체내 분포의 변화를 우선 들 수 있다. 노화에 따라 체내의 지방 성분은 증대하고 물 성분은 감소하기 때문에 지방 친화성인 것이 많은 향정신제에서는 체내 축적이 진행해 소실반감기가 연장하는 것을 생각할 수 있다.[1)]

또 약물의 대사 · 배설은 신장 및 간장에서 행해지지만 노화에 의해 이것들 장기의 기능 저하를 가져오고 혈중약물 농도의 증가를 초래하기 쉽다.[2] 향정신제의 상당수는 간대사성 약물이지만, 산화 환원이나 가수분해 등의 제1상 반응을 받아 그 후 글루쿠론산포합 등의 제2상 반응을 받는 약물과 직접 글루쿠론산 포합인 제2상 반응만을 받는 약물이 있다. 일반적으로 제1상 반응은 노화에 의한 영향을 받고 제2상 반응은 노화의 영향을 받기 어렵다고 여겨진다.[3] 한편 신혈류량의 저하, 사구체여과율의 저하, 요세관 분비율의 저하가 생기기 때문에,[4] 고령자에서는 신장에 있어서의 약물의 제거율이 저하한다. 따라서 간대사성 약물의 경우는 직접 글루쿠론산 포합을 받는 약물을 선택하는 것, 신배설성 약물의 경우는 상용량보다 소량을 사용하는 등 고령자에 대한 방침이 보여진다.

고령자 향정신제의 유해 반응은 노화에 의한 약역학적 변화에 따른 것이라고 생각되고, 주로 수용체기능 저하가 지적된다. 예를 들면 노화에 의존해 미장핵의 도파민 생성량은 감소하고 흑질에서는 도파민 생성량의 저하와 함께 도파민 작동성 신경이 감소한다.[5] 그 결과 항도파민 작용제에 대해서 약물 감수성이 항진하여 추체외로 증싱을 쉽게 출현시긴다고 생각된다.

섬망에 대한 항정신병제의 사용

섬망이란 광범위한 인지기능의 일과성 파탄으로 경도의 의식 혼탁과 중증의 의식 변용을 수반하는 정신 증후이다. 고령자에 있어 입원 중에는 물론 가정 생활에 있어서도 야간섬망의 출현을 빈번하게 보인다. 섬망의 출현은 고령자의 생명 예후에 큰 영향을 가져온다고 여겨지기 때문에 그 대책은 중요하다.

고령자에 있어서의 섬망을 나타내는 병인은 여러 가지이며 단순하게 약물 요법을 시행하기 전에 병인의 파악에 노력하는 것이 중요하다. 즉 처음에 직접 원인이 될 가능성이 있는 약물 중독을 포함한 중추 신경계 혹은 뇌에 대사성 질환의 존재를 확인한다. 또한 고령자에게는 이미 어떠한 약물이 투여되고 있는 경우가 많아 그것들 모든 약물의 종류, 투여량, 특성도 조사해야 한다. 두 번째로 외인적인 요인(심인 및 환경인)의 정확한 평가가 필요하다. 실제 약물 요법을 실시할 것도 없이 여기까지의 적절한 대응만으로 충분히 섬망이 개선하는 경우가 많다.

expert consensus guide line에 의하면,[6] 제1선택제로 consensus를 얻을 수 있던 것은 없지만, 제2선택제로 리스페리돈(0.75~1.75 mg/일)을 들 수 있다. 또한 약물 요법은 1주일간 계속하는 것을 추천하고 있다.

섬망을 대상으로 한 임상시험에 의하면 리스페리돈(risperidone)(평균 1.7~2.2 mg/일), 올란자핀(olanzapine)(평균 8.2 mg/일), 쿠에티아핀(quetiapine)(평균 44.9 mg/mL), 페로스피론(perospirone)(평균 5.6~8.0 mg/일)이 유효하고 현저한 부작용도 없었다고 보고되고 있다(표 1).

표 1 섬망을 대상으로 한 임상실험

대상질환/증상	추천 약물	용량 [평균] (mg/일)	대상 약물 [평균] (mg/일)	시험 디자인	효과	부작용 등	보고자/보고논문
섬망	OLZ	[8.2±3.4]	HPD [5.1± 3.5]	63.5±23.2세의 11명의 섬망환자에게 OLZ를 투여(64.5±18.3세의 11명에는 HPD를 투여). 오픈수준 시험	섬망 평가 척도에 따른 50% 이상의 개선은, OLZ군에서 5명(45%), HPD군으로 6명(55%)과 거의 동등. 최대 효과 발현까지의 일수는 OLZ군에서 6.8일. HPD군으로 7.2일	HPD군에서 EPS 3명(27%), 과진정 2명(18%), OLZ군에서는 부작용은 보이지 않았다.	Sipahimalani A et al/Psy-chosomatics 39(5): 422-430,1998
섬망	QTP	[44.9± 31.0]	–	67.3±14.8세의 DSM-IV에 의해 섬망이라고 진단된 12명에게QTP를 오픈수준으로 투여	평균 4.8±3.5일로 섬망이 경감	특별히 없음	Sasaki Y, et al / J Clin Psychiatry 64(11): 1316-1321, 2003
섬망	RIS PER	RIS: [1.7± 1.0~2.2± 1.0] PER: [5.6±2.0~8.0±2.5]	–	ICD-10에서 섬망으로 진단되어, 1주일 이상 약물 요법이 시행된 RIS가 주제 23예, PER이 주제 7예	유효 예(DRS에서 10점 미만에서 개선)은 RIS에서 19예(82.6%), PER에서 5예(71.4%). RIS는 Tmax가 길기(4시간) 때문에 석식 후 투여하지만, PER은 Tmax가 짧기 때문에 취침 전 투여가 유효	RIS: HPDdiv로 변경(1예), 과진정(3예), PER: 효과불충분(2예)	淺井 외/정신의학 46(10): 173-182,2004

BPSD에 대한 항정신병제의 사용

고령자에게 항정신병제를 사용할 기회가 많은 상황으로, 치매에 수반하는 정신 증상 혹은 이상 행동을 들 수 있다. 최근 이러한 증상은 Behavioral and Psychological Symptoms of Dementia(BPSD)로 정리되어 있다. 이 BPSD는 가정이나 시설에 있어 간호하는 사람에게 큰 부담이 되어 가정이나 간호하는 사람들에게로의 수용이나 사회 생활에의 적응을 곤란하게 하는 점에서 큰 문제이다. 따라서 BPSD에는 비교적 적극적으로 항정신병제가 투여되는 경우가 많다.

expert consensus guide line에 따르면[6] 망상을 수반하는 치매의 정신 증상에 제1선택제로 리스페리돈(0.5~2.0 mg/일)이 제2선택제로 쿠에티아핀(50~150 mg/일), 올란자핀(5.0~7.5 mg/일)이 추천되고 있다. 또한 이러한 약물 요법은 3~6개월 동안 점차 감소하여 유지량으로 하는 것이 권장된다.

BPSD를 대상으로 한 임상시험에 의하면 리스페리돈(1~2 mg/일), 올란자핀(5~10 mg/일), 쿠에티아핀(50~150 mg/일), 페로스피론(8~12 mg/일)이 유효했다고 여겨진다(표 2). 비정형 항정신병제 사이에서의 비교를 실시한 시험이 있지만 BPSD에

표 2 BPSD를 대상으로 한 임상시험

대상질환/증상	추천 약물	용량 [평균] (mg/일)	대상 약물 [평균] (mg/일)	시험 디자인	효과	부작용 등	보고자/보고논문
BPSD	RIS	[1.1]	HPD [1.2]	334명의 치매 환자에게 RIS, HPD, 플라시보를 이중맹검법으로 13주간 투여	RIS는 BEHAVE-AD 합계점에서 30% 이상 감소. RIS는 BEHAVE-AD 공격성 평점에서 HPD보다 감소. RIS는 HPD보다 EPS의 중증도 소		De Deyn PP, et al / Neurology 53(5):946-955, 1999
BPSD	OLZ	5~10	–	BPSD를 나타내는 AD(평균 82.8세, 206예)에 플라시보를 대조로 이중맹검법으로 고정용량(5, 10, 15 mg/d)를 6주간 투여	5 mg 및 10 mg군에서는 종합계점으로 상당한개선, 5 mg군에서는 환각 · 망상의 상당한 개선, 10 mg군에서는 초조감의 상당한 개선을 보였다. 고용량의 OLZ 15 mg군에서는 상당한 개선은 보이지 않았다.	보행장애, 졸음	Street JS. et al / Arch Gen Psychiatry 57:968-976. 2000

(계속)

표 2 BPSD를 대상으로 한 임상시험

대상질환/증상	추천 약물	용량 [평균] (mg/일)	대상 약물 [평균] (mg/일)	시험 디자인	효과	부작용 등	보고자/보고논문
BPSD	OLZ	model dose : 5	–	BPSD를 나타내는 AD(평균 83.4세, 105예)에 6주 고정용량(5, 10, 15 mg/d), 18주 가변 용량으로 투여	NPI/NH 점수, BPRS, CGI Severity-of-Alzheimer's scores, Barnes Akathasia scores가 상당한 개선	졸음, 불의의 상처, 발진	Jamie SS, et al / Int J Geriatr Psychiatry 16 Suppl 1:S62-70, 2001
BPSD	OLZ	지적용량: 5	–	BPSD를 나타내는 AD(평균 83.2세, 165예)에 플라시보를 대조로 이중맹검법으로 고정용량(5, 10, 15 mg/d)을 6주간 투여	환각이 없는 환자의 경우, 플라시보로 상당히 환각의 발증이 있고 이미 환각이 있는 환자는 플라시보로 환각의 악화를 보았다. 망상에 관해서는 플라시보와 상당한 효과의 차이는 보이지 않았다.	보행 장애, 졸음	Clark WS, et al / J Clin Psychiatry 62:43-40, 2001
BPSD	QTP	50–150	–	BPSD를 나타내는 AD(76±2세, MMSE, 18.7± 1, 10예)에 open-label로 12주간 투여	NPI delusion subscale, NPI aggression and agitation subscale의 상당한 개선. ADAS-cog는 상당한 변화 없음	기면상태, 체중 증가	Douglas WS, et al / Alzheimer Disease and Associated Disorders 16:128-130, 2002
BPSD〔파킨슨병(PD) 및 레비소체병(DLB)에 수반한다〕	QTP	[58] (PD), [69] (DLB)	–	정신 증상을 수반하는 PD(평균 77세, 87예) 및 DLB(평균 77세, 11예)에 open-label로 14개월 투여	정신 증상의 부분적 혹은 완전 소실 있음(PD에서 80%, DLB에서 90%)	운동기능 악화(PD에서 32%, DLB에서 27%)	Hubert HF, et al / J Clin Psychiatry 63:513-515, 2002
BPSD	RIS	[0.95±0.03]	–	337명의 치매 환자에게 플라시보를 대조에 이중맹검법으로 12주간 투여	CMAI total aggression scale(p〈0.001), CMAI total non-aggression subscale(p〈0.002),BEHAVE-AD total(p〈0.001), psychotic symptoms subscale(p=0.004), CGI-S, CGI-C(p〈0.001)이 RIS로 개선	졸음, 요로 감염	Brodaty H, et al / J Clin Psychiatry 64(2):134-143, 2003

(계속)

표 2 *(계속)* BPSD를 대상으로 한 임상시험

대상질환/증상	추천 약물	용량 [평균] (mg/일)	대상 약물 [평균] (mg/일)	시험 디자인	효과	부작용 등	보고자/보고논문
BPSD	RIS OLZ	[1.47] [6.65]	–	흥분 상태를 나타내는 치매환자 39명에 이중맹검법으로 14일간 투여.	양제 모두 CGI나 NPI 스코어의 개선이 상당히 보여, 양제간의 차이는 없었다.	졸음, 전도, 경도 EPS가 출현하기도 하지만 최종적으로는 상당한 정도는 아니었다.	Fontaine CS, et al / J Clin Psychiatry 64:726-730, 2003
BPSD (파킨슨병에 따른다)	QTP	[185]	–	정신 증상을 수반하는 파킨슨병 환자(69.4±8.6세, 35예)에 open-label로 12개월 투여.	Parkinson Psychosis Rating Scale 점수의 상당한 개선(110 mg으로 환각 소멸, 265 mg으로 망상 소멸). MMSE의 변화 없음.	일과성의 졸음	Francesca M, et al / Clin Neuropharmacol 27:33-37, 2004
BPSD	PER	8~12	–	BPSD를 나타내는 AD(72~76세, 4예)에 투여	Behave-AD의 상당한 개선. MMSE 변화는 거의 없었다.	경도의 휘청거림, 동작 완만	佐藤 외/정신의학 46:415-417, 2004

대한 효과로는 리스페리돈과 올란자핀에 상당한 차이는 없었다(표 2). 파킨슨병 혹은 레비소체병에 수반하는 BPSD에는 쿠에티아핀이 유효했다고 여겨지는 성적이 복수로 보고되고 있다(표 2). 비정형 항정신병제인 BPSD에의 사용 시에는 현저한 부작용은 보고된 것은 아니지만 리스페리돈에서는 졸음, 올란자핀에서는 졸음과 보행장애, 쿠에티아핀에서는 졸음, 페로스피론에서는 동작 완만 등에 주의를 필요로 하는 것이 나타나고 있다(표 2).

고령기 정신분열증 · 섬망성 장애에 대한 항정신병제의 사용

청년기에 발병한 정신분열증은 많은 경우 장기간에 걸쳐서 같은 내용의 투약이 계속되고 고령기에 이른다. 증상의 재연, 부작용의 증가, 혹은 신체질환이 발병했을 때에 투약 내용이 검토되게 되지만 전술한 것처럼 노화에 의한 약물동태학적, 약역학적인 변화에 충분히 배려해야 한다. 따라서 만연한 정형 항정신병제의 사용을 피해 비정형 항정신병제의 소량 투여가 추천되고 있다. 고령기에 처음 발증한 망상성 장애는 의식 장애나 감정 장애가 배경에 없고, 지발성 파라후레니아, 파라노이아, 민감 관계 망상을 포함한다. 이것들 망상성 장애에도 비정형 항정신병제가 최근 사용된다.

expert consensus guide line에 따르면,[6] 고령기 정신분열증의 제1선택으로 리스페리돈(1.25~3.5 mg/일)이 순위가 높은 제2선택으로 쿠에티아핀(100~300 mg/일), 올란자핀(7.5~15 mg/일), 아리피프라졸(aripiprazole)(국내 미발매 15~30 mg/일)가 추천되어 최저 유효량을 어느 정도 장기간 투여하도록 제시되고 있다. 고령기 망상성 장애의 제1선택제로는 리스페리돈(0.75~2.5 mg/일)이 추천되어 제2선택제로 올란자핀(5~10 mg/일), 쿠에티아핀(50~200 mg/일)이 추천되어 6개월 이상 최저 유효량을 투여하도록 제시하고 있다.

고령기 정신분열증 혹은 정신분열 감정 장애를 대상으로 한 임상시험에서는 리스페리돈(1~3 mg/일), 올란자핀(5~20 mg/일), 쿠에티아핀(100~300 mg/일), 페로스피론(12 mg/일)이 유효하다고 여겨지고 있다(표 3). 지금까지의 임상시험에서는 비정형 약 4제의 부작용에는 아주 분명한 것은 없었다고 여겨진다(표 3). 비정형 약 사이에서의 비교에서는 PANSS의 비교로 리스페리돈과 올란자핀의 차이는 없으며 리스페리돈은 주의력, 기억, 실행기능, 언어 유창성을 개선하고 올란자핀에서는 주의력, 기억기능 시험이 개선된다고 여겨진다(표 3).

고령기 감정 장애에 대한 항정신병제의 사용

망상을 수반하며 자살 충동을 반복적으로 가지는 심각한 고령기 우울증에 대해 expert consensus guide line에서는[6] 항우울증제와 더불어 제1선택제로 리스페리돈(0.75~2.25 mg/일),제2선택제로 올란자핀(5~10 mg/일), 쿠에티아핀(50~200 mg/일)을 추천하고 있다. 치료 기간으로는 6개월을 추천하고 있다.

환각 · 망상 상태를 수반하는 고령기 조병에 대해 expert consensus guide line에서는[6] 감정 조정제와 더불어 제1선택제로 리스페리돈(1.25~3 mg/일) 혹은 올란자핀(5~15 mg/일)을 추천하고, 제2선택제로 쿠에티아핀(50~250 mg/일)을 추천하고 있다. 치료 기간으로 3개월을 추천하고 있다.

고령기의 양극성 장애를 대상으로 한 임상 연구는 여전히 수가 적지만 올란자핀

표 3 정신분열증 · 망상성 장애를 대상으로 한 임상시험

대상질환/증상	추천 약물	용량 [평균] (mg/일)	대상 약물 [평균] (mg/일)	시험 디자인	효과	부작용 등	보고자/보고논문
정신분열증 · 정신분열 감정 장애	OLZ	5~20[10.8]	–	60세 이상의 11명 중 정신분열증 및 정신분열 감정 장애에 open trial로 4주간 투여	PANSS에는 63.6%의 환자가 20% 이상의, 36.3%의 환자가 40% 이상 감소. CGI-S에서는 81.8%의 환자가 much better 또는 very much better	목현(2예), 설사(1예), 진정(2예), 발진(1예), 기립성 저혈압(1예), 1.59 kg의 체중증가	Madhusoodanan S, et al / Ann Clin Psy 12:11-18, 2000
정신분열증	OLZ	5~20[12.4]	HPD [8.7 mg]	OLZ와 HPD의 이중맹검 대규모 비교시험으로 65세 이상의 환자를 post hoc 해석	OLZ의 투여를 받은 53%의 환자가 임상적인 개선	등통, 진전, 좌불안석증, 비염이 통계적으로 많은 HPD 투여군에서 보여지고, OLZ 투여군에서 많이 보인 유해사상 없음	Jamie S Street / Psychiatric Annals 30(3):191-196, 2000
정신분열증 · 정신분열 감정 장애 · 조울증 등	QTP	100~300	–	61~72세의 7예인 입원 환자를 정형 · 기타 비정형제로 switch	4예에서 양성 증상이 현저히 개선, 그 중 3예에서는 음성 증상도 개선, 3예에서 EPS 개선	2예에서 일과성 저혈압, 목현, 졸음	Madhusoodanan S, et al / J Geriatr Psychiatry Neurol 13(1):28-32, 2000
정신장애	QTP	100~300 [137.5]	–	65세 이상 환자에서 open trial로 52주간 투여	BPRS와 CGI-S에서 상당한 개선	졸음(31%), 목현(17%), 기립성 저혈압(15%), EPS(13%)	Tariot PN, et al / Clin Ther 22(9):1068-1084, 2003
만성정신분열증	RIS OLZ	1~3 [2] 5~20 [10]	–	60세 이상의 175명의 만성 정신분열증에 이중맹검법으로 8주간 투여	PANSS에서 상당한 개선 (RIS=OLZ)	EPS: RIS 9.2% OLZ 15.9%, 체중 증가: RIS < OLZ	Jeste DV, et al / Am J Geriatr Psychiatry 11: 638-647, 2003

(계속)

표 3 *(계속)* 정신분열증 · 만상성 장애를 대상으로 한 임상시험

대상질환/증상	추천 약물	용량 [평균] (mg/일)	대상 약물 [평균] (mg/일)	시험 디자인	효과	부작용 등	보고자/보고논문
정신분열증 · 정신분열 감정장애	RIS OLZ	1~3[2] 5~20[10]	–	60세 이상의 176명 정신분열증 및 정신분열 감정 장애에 이중맹검법으로 8주간 투여	RIS는 주의력, 기억, 실행기능, 언어 유창성을 개선. OLZ는 주의력, 기억기능 시험 시 개선		Harvey PD, et al / Int Geriatr Psychiatry 18:820-829, 2003
정신분열증	RIS OLZ	[1.7] [9.9]	정형 항정신병제(경구/데포제)	60세 이상의 정신분열증에 항정신병제가 투여된 66명에게 open trial로 switching을 하여 4주간 투여	양제 모두 BPRS, SANS, MADRS에서의 개선이 보이고, EPS도 개선. OLZ에서는 운동 장애의 개선과 QOL 척도 개선	특기할 만한 부작용 없음	Ritchie CW, et al / Int J Geriatr Psychiatry 18 : 432-440, 2003
정신분열증	PER	12	1예는 RIS 3mg	71세의 환각 망상 상태 급성 증악 증례, 70세 잔유 상태 예	급성증악증례에서는 PANSS의 분명한 감소, 잔유 상태예서는 음성 증상 및 EPS의 경감	특별히 없음	增井 외/정신신경지 105(10):1247-1253, 2003

(평균 16.0 mg/일)이 효과가 있었다고 여겨지는 보고가 있다(표 4).

● ○ ● ○

고령자에게 항정신병제를 사용할 기회가 생겼을 때, 그 부작용이 적은 비정형 항정신병제를 선택하는 것은 상식이다. 그러나 그 사용량은 통용량의 거의 반 이하를 사용하게 된다.

사용하는 비정형 항정신병제는 고령자 개인의 상황에 의해도 선택된다. 예를 들면, 당뇨병, 고지혈증, 체중 증가가 있는 고령자는 올란자핀을 피하고 리스페리돈이 선택된다. 또한 전술했지만, 파킨슨병이나 루이소체병의 환자에게는 쿠에티아핀이 선택된다.

본고에서 기술한 비정형 항정신병제의 고령자에 대한 사용법은 어디까지나 원칙이며, 고령자 개개인으로 조정되는 것이 당연한 것임을 마지막으로 강조한다.

표 4 양극성 장애를 대상으로 한 임상시험

대상질환/증상	추천 약물	용량 [평균] (mg/일)	대상 약물 [평균] (mg/일)	시험 디자인	효과	부작용 등	보고자/보고논문
양극성 장애	OLZ	[16.0]	플라시보	61~67세의 환자 8예 (OLZ: n=5, 플라시보: n=3), double-blind	YMRS: OLZ (−5.00) 개선, 플라시보(6.67)악화, PANSS total score: OLZ(−26.80 감소), 플라시보(9.33 증가), CGI, Bipolar Version mania rating OLZ improvement: (−0.80), 플라시보(0.33)	OLZ에서는 SAS: (−1.50) 개선, AIMS: (−2.00)개선, 플라시보는 변화 없음.	Tohen M, et al / Am J Psychiatry 156: 702-709, 1999

【참고문헌】

1) 青葉安里, ほか : 加齢と向精神薬. 臨床精神薬理 5 : 1519-1531, 2002.
2) 塩崎一昌, ほか : 老年者における向精神薬の薬理作用 ; 老年期精神障害への向精神薬投与にあたっての基礎および基本的問題について. 老年精神医学雑誌 9 : 903-907, 1998.
3) Greenblatt JD, et al : Drug disposition in old age. N Engl J Med 306 : 1081-1088, 1982.
4) 森田幸代, ほか : 加齢と抗精神病薬の体内動態. 臨床精神薬理 1 : 997-1002, 1998.
5) Morgan DG, et al : Dopamine and serotonin system in human and rodent brain. J Am Geriatr Soc 35(4) : 334-345, 1987.
6) Streim J, et al : The Expert Consensus Guideline Series Using Antipsychotic Agents in Older Patients. J Clin Psychiatry 65(suppl 2) : 1-105, 2004.

PART 20

항치매 약물 요법의 현상과 전망

치매의 치료제에는 그 중핵 증상인 인지기능 장애의 치료제와 그 주변 증상인 정신 증상이나 그에 따르는 이상 행동의 치료제가 있다. 전자가 항치매제로 불리는데, 여기에서는 항치매제에 대해 현상과 장래의 전망을 말한다. 미리 말해 두지만 뇌대사 개선제라고 불리는 약이 특히 일본에서는 만성기의 뇌혈관 장애 예에 이전에는 다수 사용되어 이것이 매스컴 등에서 항치매제로 잘못 불린 적이 있다. 그러나 이러한 약은 뇌혈관 장애에 근거하는 자발성 저하, 기분 · 감정 장애 등을 대상으로 개발된 약이며 치매를 대상으로 한 약은 아니다. 오해를 근거로 재평가되어 본래의 표적 증상에 유효한 약도 대다수가 자취를 감추었지만 이러한 약과 지금부터 말하는 항치매제를 혼동해서는 안 된다.

항치매제에는 치매의 핵심 증상을 플라시보에 비해 상당히 개선하는 인지기능 개선형의 약과 인지기능 장애의 진행을 상당히 억제하는 진행 억제형의 약 및 그 중간형의 약이 있다. 치매는 다양한 질환으로 일어나지만, 현재 항치매제의 주요 대상이 되고 있는 질환은 광의의 알츠하이머병(알츠하이머형 치매와 동일, 이하 AD로 생략)이다. 인지기능 개선형보다 진행 억제형의 약이 대상질환 특이성이 높고, 따라서 구체적으로는 AD의 진행을 억제할 수 있는 항치매제의 개발이 가장 바람직하다.[1] 그러나 현재 사용되고 있는 항치매제는 인지기능 개선 작용을 주로 하는 항치매제이다.

현재의 항치매제에 대해

❖ ACh계 부활제

표 1은 지금까지 치험 또는 시판되거나 현재 시도되고 있는 주요 항치매제의 종류를 집계한 것이다.[2] 다수의 약이 시도되어 왔지만, 현재 그 효과가 국제적으로 승인되어 시판되고 있는 것은 주로 아세틸콜린(ACh)계 부활제이다. ACh계 부활제의 개발은 1976년에 AD에 있어서의 ACh계의 활성 저하가 Bowen 외,[3] Perry 외,[4] Davies 외[5]에 의해 독립적으로 보고되어 1982년에 Whitehouse 외[6]에 의해 이것이 마이네르트핵의 변성에 의한 것임이 밝혀져 Appel에 의해 AD의 성인으로 ACh 가설이 제창되었던 것에 비롯되고 있다. 그 후 ACh의 변화는 치매의 악화 인자이더라도 AD의 성인이라고는 생각되지 않지만 이런 종류의 약의 개발이 현재 드디어 결실을 보았다는 것이 실상이다. 그러나 인지기능 개선형의 약이며 아직 제1세대의 항치매제의 단계이다.

ACh 부활제 중에서도 특히 임상적인 유용성이 보이는 것은 몇개의 아세틸콜린에스테라제 저해제(AChEI)이다. 이 중 최초로 시판된 것은 타크린(코그넥스®)이었으나 부작용 때문에 널리 사용되지 않고, 그 후에 발매를 중지한 나라도 있다. 그 다음에 발매되었던 것이 일본에서 개발된 도네페질(donepezil)〔아리셉트(aricept)®〕이

표 1 주요 항치매제의 종류

종래 시도된 것부터 시판 중인 것 및 현재 시도되고 있는 것을 포함한다. 세세한 개개인의 약제를 생략한다.

1. 아세틸콜린(ACh)계 부활제
2. 신경 펩타이드 내지 유도체
3. 신경성장인자형 작용제
4. 항염증제
5. 여성호르몬
6. 항산화제 · 프리래디컬 포촉제
7. 킬레이트제
8. 기타
   NMDA 수용체 저해제, 칼슘길항제, 세로토닌 재흡수 저해제, 히스타민 H_2 수용체 길항제, 맥각 유도체, MAO 저해제, 메라토닌, 스타틴계약 등
9. A β-백신
10. A β-cascade 관련약

(문헌 2에서 인용)

며 이것은 현재 세계적으로 가장 넓게 이용되고 있어 현재 일본에서 승인되고 있는 유일한 항치매제이기도 하다. 그 외에 이런 종류의 약으로는 리바스티그민(엑셀론®)이나 갈란타민(레미닐®) 등이 있다.

도네페질(donepezil)〔아리셉트(aricept)®〕

이미 널리 사용되고 있으므로 간단하게 말한다. AChE 저해의 선택성이 높고, 말초에서의 부작용이 적고, 중추신경계로의 이행이 용이하여 작용 지속이 길고 1일 1회 복용으로도 효과가 좋은 뛰어난 특징이 있다. 치험은 일본에서 빨리 시작했지만 미국에서 빨리 종료해, 실약 5, 10 mg/일이 함께 플라시보보다 ADAS cog나 CIBIC plus 등의 테스트 방식 혹은 관찰 방식의 어느 임상 평가에서도 상당히 개선하였다(그림 1).[7] 일본에서는 5 mg/일과 플라시보의 이중맹검 비교 시험이 제III상으로 실시되어 역시 같은 결과를 얻을 수 있었다.[8] 일본에서는 3 mg/일을 2주간 사용해 부작용이 없는 것을 확인 후에 5 mg/일을 유지량으로 사용한다. 최근 구강내붕괴정(아리셉트 D정®)이 발매되었다.

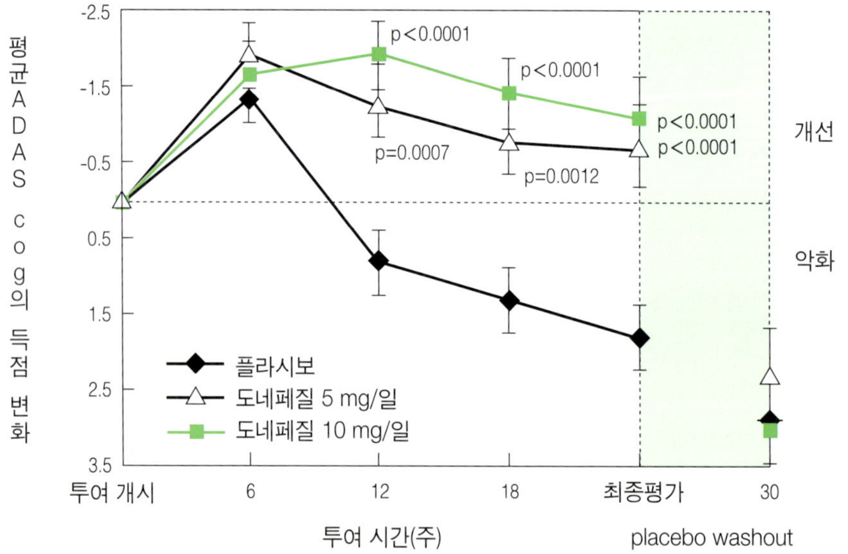

도네페질 5 mg/일, 도네페질 10 mg/일군은 함께 플라시보에 비해 상당한 ADAS cog 득점을 개선했다. 10 mg/일군 쪽이 약간 우수했지만 실약의 2군 사이에는 상당한 차이는 보이지 않았다.

그림 1 미국에 있어서의 AD를 대상으로 한 도네페질의 플라시보 대조 이중맹검 비교 제Ⅲ시험의 결과

(문헌 7에서 인용)

갈란타민(레미닐®)

리바스티그민은 도네페질과 거의 동일한 AChEI 작용을 나타내는 약제이지만 갈란타민은 AChEI 작용 이외에 니코틴성 ACh 수용체(n-AChR)에도 nicotinic allosterically potenciating ligand(nicotinic APL)로서의 활력 작용을 가진다고 하는 특징을 갖고 있다(그림 2).[9)]

Tariot 시험, Raskind 시험 등의 플라시보 대조 이중맹검 시험이나 이러한 메타분석으로 유용성이 확인되었다(그림 3).[10)] 곧 일본에서도 발매될 것으로 생각된다.

❖ 기타 최근 항치매제

메만틴(에빅사®)

ACh계 활력 이외에 이미 이중맹검 비교 시험으로 효과가 인정된 최근의 항치매제으로 메만틴이 있다. 이것은 NMDA 오픈 채널 저해제계의 항치매제이며 이미 영국,

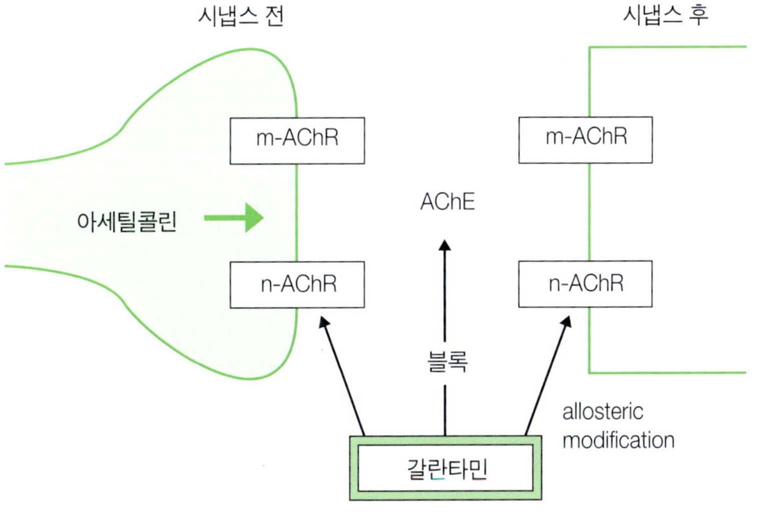

갈란타민은 AChE의 작용을 저해함과 동시에 n-AChR와 결합해 ACh의 작용을 증강한다.
AChE: 아세틸콜린에스테라제
n-ACER: 니코틴성 아세틸콜린 수용체
m-AChR: 무스카린 아세틸콜린 수용체

그림 2 갈란타민의 작용 부위

(문헌 9에서 인용)

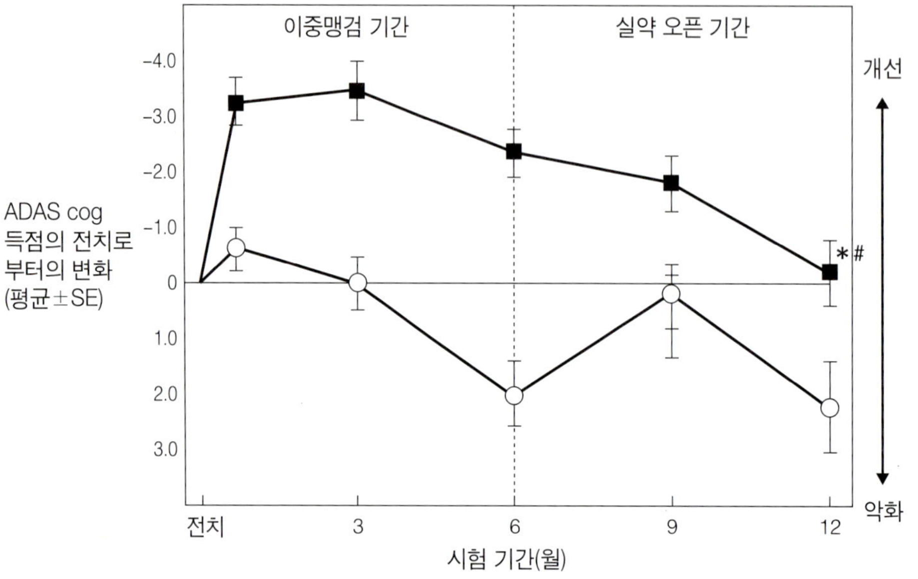

ADAS cog에 따른 인지기능 득점의 변화를 나타낸다. 6개월까지는 플라시보 대조 이중맹검비교시험. 그 이후는 갈란타민 24 mg/일 오픈 시험
○: 플라시보/갈란타민 24 mg
■: 갈란타민 24 mg/ 갈란타민 24 mg
*: p<0.05: 플라시보군과 갈란타민군과의 차이
#: 치료 전의 득점과 차이가 없음을 가리킨다

그림 3 미국에 있어서의 AD를 대상으로 한 갈란타민의 플라시보 대조 이중맹검 비교 시험의 결과

(문헌 10에서 인용)

독일 등에서는 승인 · 시판되고 있다.

GDS(Global Deterioration Scale) 스테이지가 5~7, MMSE 점수가 10점 이하라고 하는 중증의 AD에 대해에서도 플라시보와 비교해 매우 뛰어난 효과를 보였다고 보고되고 있고,[11] 일본에서의 승인이 기대되고 있다. 종래 이 계통의 약제에 대해서는 부작용이 걱정되어 왔지만 메만틴은 부작용이 적다고 여겨지고 있다.

항염증제

항염증제는 진행 억제형의 항치매제로서의 기대가 모아지고 있다. 항염증제는 이런 종류의 약을 장기에 걸쳐 사용하고 있던 한센병이나 만성 류마티스 환자한테는 AD의 발증이 매우 적었다는 역학 조사의 결과로부터 시도되게 된 것이다. 그 작용기전으로서 AD는 염증은 아니지만 그 병리학적 변화의 성립 과정에 염증과 공통되는 과정의 관여가 생각되고 있다. 즉 AD의 노인 반점의 구성 성분인 아밀로이드

β-단백(Aβ)이 보체를 활성화 해, 이것이 Aβ의 신경 독성을 강하게 하고 또한 미크로글리어를 활성화 해 프리래디칼의 생성이나 사이토카인의 방출을 증가해, 신경세포사를 촉진하는 것을 항염증제가 억제한다는 의견이 있다. 또 최근에는 비스테로이드성 항염증제(NSAIDs)가 Aβ42의 생성을 억제한다는 보고도 있다. Rogers 등[13]은 인도메타신이 AD의 인지기능 저하의 진행을 억제했다고 보고해, Stewart 등[13]은 NSAIDs를 2년 이상 사용한 군에서는 비사용군에 비해 AD의 발증이 상당히 적었다고 보고하고 있다(그림 4). 그러나 항염증제 중 어떤 것이 유용한가, 장기 사용 시의 부작용은 어떤가 하는 점이나 진행 억제형의 항치매제 평가법이 아직 확정되지 않았다는 점에서 향후 검토의 필요성이 남아 있다.

스타틴계 약제

최근 고지혈 치료제로 각종 스타틴계 약제가 사용되고 있지만 Aβ가 아밀로이드를 형성하는 경우에 콜레스테롤 대사가 크게 관여한다는 보고가 최근 주목받고 있다. 즉 柳澤 외는 Aβ가 아밀로이드를 형성하기 전에 GM_1 강글리오시드와 조밀하게 결

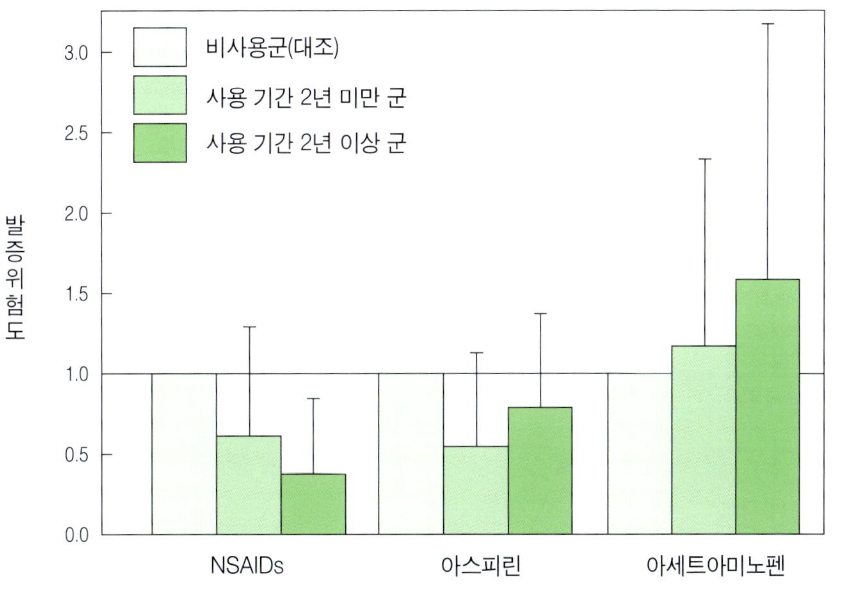

비스테로이드성 항염증제(NSAIDs) 사용이 2년 이상인 군에 대해서만 알츠하이머형 치매 발증의 위험도가 비사용군에 비해 상당히 감소했다.

그림 4 NSAIDs, 아스피린, 아세트아미노펜 사용군에 있어서의 사용 기간과 AD발증 위험도의 관계

(문헌 13에서 인용)

합하는 과정이 있고 이 때에 콜레스테롤이 풍부한 환경이 필요함을 나타내고, 또한 아밀로이드 형성 과정에는 lipid raft라고 하는 콜레스테롤이 풍부한 막영역이 중요한 역할을 완수하는 일도 보고되고 있다. 트랜스제닉(transgenic) 마우스에서의 동물 실험에서도 스타틴계 약제가 뇌내나 골수액 내의 Aβ를 저하시킨다고 보고되고 있다. 어느 타입의 스타틴이 유용한가 등의 검토가 남아 있지만 이미 사람한테 장기적으로 사용되는 약이므로 향후의 연구가 기대되고 있다.

장래의 항치매제 개발로의 전망[14)]

AD치료의 가장 근본적인 약의 개발은 역시 본증을 특징짓는 노인반점이나 신경원섬유 변화의 형성을 예방 또는 억제할 수 있는 약은 아닐까 생각된다. 그것에는 AD의 성인에 대한 Aβ-아밀로이드 cascade 가설을 이해해 둘 필요가 있다. 그림 5

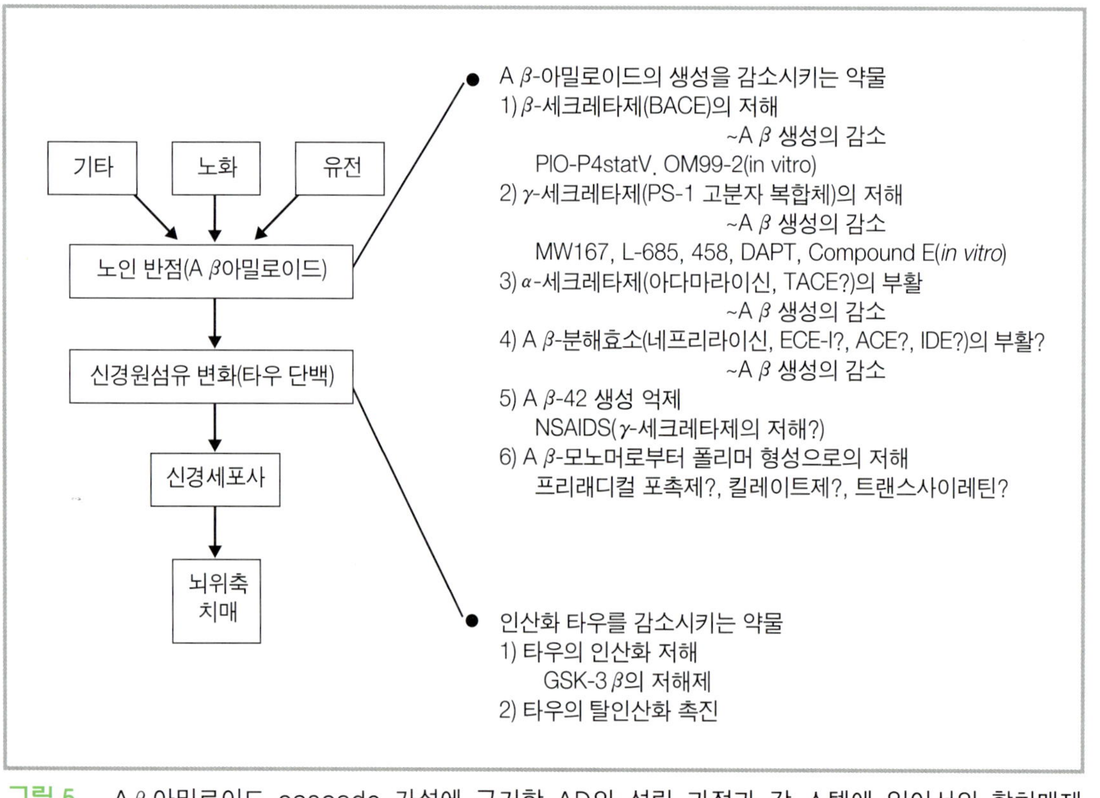

그림 5 Aβ-아밀로이드 cascade 가설에 근거한 AD의 성립 과정과 각 스텝에 있어서의 항치매제 개발의 전략

(문헌 14에서 인용)

는 이 가설에서 AD의 성립 과정의 각 스텝마다 생각되어지는 항치매제 개발의 전략을 기입한 것이다. 노인반점의 주성분은 Aβ 아밀로이드이며 이것은 그 전구물질인 APP에서 추출된 것이지만 APP에서 Aβ을 C 말단측에서 추출된 효소인 γ-세크레타제 혹은 N 말단측에서 추출된 β-세크레타제를 저해하든가 혹은 Aβ 속에서 떨어져 나온 α-세크레타제의 활성을 부활하는 물질의 검토를 하고 있다. 각 효소가 작용하는 부위와 실제 효소의 후보를 그림 6에 나타낸다. 또 추출된 Aβ을 분해하거나 이것이 모노머로부터 폴리머를 형성하는 것을 저해하는 약물, 아밀로이드를 형성하가 쉬운 Aβ 생성을 억제하는 약물의 검토도 행해지고 있다.

한편 신경 원섬유 변화의 주성분은 고도로 인산화된 타우란 단백이지만, 신경 원섬유 변화의 단계에서 이 과정을 블록하는 방책으로는 이 타우의 인산화를 저해하는 것이나 한 번 인산화된 타우의 탈인산화의 촉진이 생각되고 있다. 타우의 인산화 효소의 후보도 몇개 보고되고 있지만 그 중에서도 일본에서 발견된 타우 인산화 효소(tau protein kinase, TPK)가 가장 유력하고 이것에는 TPK-I와 II의 2종류가 알려져 있다. 이 TRK-I는 그 후 glycogen syntase kinase(GSK-3β)와 같은 효소인 것이 밝혀졌지만 이 GSK-3β의 저해제도 검토되고 있다.

게다가 이러한 Aβ 아밀로이드 cascade 가설 관련의 약의 개발과 함께 Aβ-백신에 의한 치료의 검토도 진행되고 있다. 주사에 의한 백신 요법은 사람으로의 치험 도중에 뇌에 병리학적인 변화를 일으키는 것이 밝혀져 중단되었지만 일본에서 개발된 경구 백신에 의한 방법은 이러한 부작용이 현재까지 동물에서는 보여지지 않고, 이론

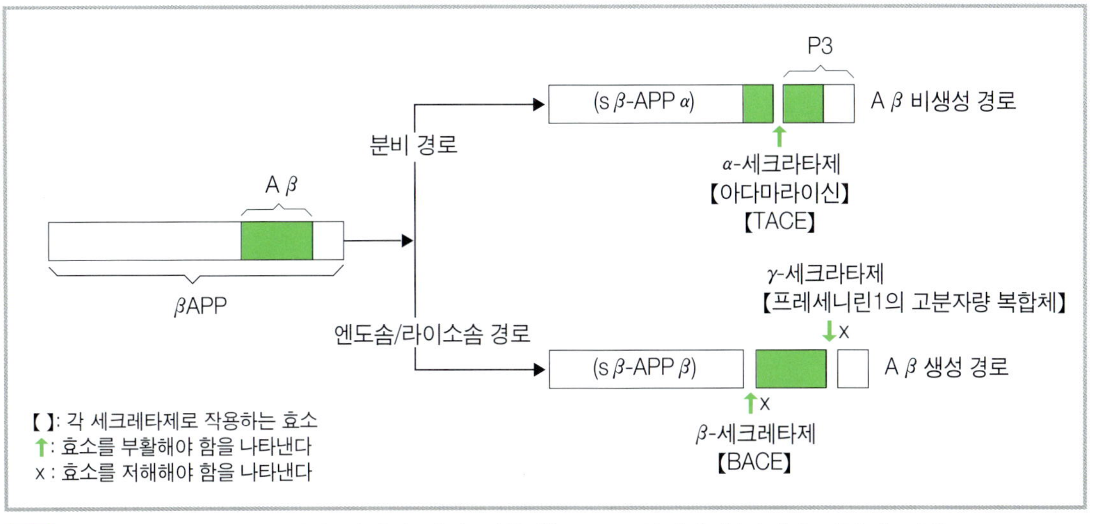

그림 6 β-APP의 2개의 처리 과정과 이에 작용하는 효소 열거에 항치매제 개발의 전략

(문헌 14에서 인용)

적으로도 출현할 가능성은 적다고 여겨지고 있다. 아밀로이드의 침착을 예방하는 것만이 아니라, 한 번 침착한 아밀로이드도 제거할 수 있다고 생각되고 있어 동물에서의 효과와 부작용 검토가 빨리 종료되어 사람으로의 치험이 시작될 것이 크게 기대되고 있다. 최근에는 사람의 AD와 같은 병리학적 변화를 나타내는 트랜스제닉(transgenic) 동물을 만들 수 있게 되어 이것들을 이용한 연구에 의해 연구가 진행되고 있다.

현재 Aβ-아밀로이드 cascade 가설이 유력하지만 AD로 가장 중요한 점은 신경세포 또는 시냅스의 소실이다. Aβ-아밀로이드의 축적이나 인산화 타우의 축적이 어떻게 신경세포나 시냅스의 소실과 관련하는가 하는 가장 근본적인 점이 아직 명확하지 않다. 이것에 관해서는 소포체 스트레스의 관여를 생각하는 설도 제창되고 있어 이 방면으로부터의 새로운 치료적 접근이 장래 시도될 가능성도 있다.

【참고문헌】

1) 平井俊策 : 抗痴呆薬の将来. 老年精神医学雑誌 5 : 683-688, 1994.
2) 平井俊策 : 抗痴呆薬開発の現況. 老年精神医学雑誌 11 : 176-183, 2000.
3) Bowen DA, Smith CB, White P : Neurotransmitter related enzymes and indices of hypoxia in senile dementia and other abiotrophies. Brain 99 : 459-496, 1976.
4) Perry EK, Perry PH, Blessed G, et al : Necropsy evidence of central cholinergic deficits in senile dementia. Lancet I : 189, 1977.
5) Davies P, Malony AJF : Selective loss of central cholinergic neurons in Alzheimer's disease. Lancet II : 1403, 1976.
6) Whitehouse PJ, Price DL, Clark AW, et al : Alzheimer's disease; Evidence for selective loss of cholinergic neurons in the nucleus basalis. Ann Neurol 10 : 122-126, 1981.
7) Rogers SL, Farlow MR, Doody RS, et al : A 24-week, double-blind, placebo-controlled trial of donepezil in patients with Alzheimer's disease. Neurology 50 : 136-145, 1998.
8) 平井俊策 : 我が国最初の抗痴呆薬Donepezilについて. 臨床精神薬理 3 : 285-292, 2000.
9) 平井俊策 : Alzheimer病の治療の現状と展望. 新しい治療薬の開発. Clin Neurosci 20 :704-705, 2002.
10) Raskind MA, Peskind ER, Wessel T, et al : Galantamine in AD-A 6-month randomized, placebo-controlled trial with a 6-month extension. Neurology 54 : 2261-1168, 2000.
11) Reisberg B: Memantine in moderate-to-severe Alzheimer's disease.N Engl J Med 348 : 1333-1341, 2003.
12) Rogers J, Kirby LC, Hempelman SR, et al : Clinical trial of indomethacin in Alzheimer's disease. Neurology 43 : 1605-1611, 1993.
13) Stewart WF, Kawas C, Corrada M, et al : Risk of Alzheimer's disease and duration of NSAID use.Neurology 48 : 626-632, 1997.
14) 平井俊策 : 将来の抗痴呆薬開発の戦略. 臨床精神医学 31 : 1165-1169, 2002.

PART 21

파킨슨병 치료제의 사용법

고령자의 파킨슨병에는 테일러 메이드 의료가 필요하다

파킨슨병의 치료제에는 특효약인 L-도파를 필두로 도파민 수용제 작용제나 항콜린제 등 많은 유효한 약제가 개발되고 실용화되고 있다. 최근 중요시되는 Evidence-based Medicine(EBM)의 관점에서 보면 파킨슨병의 치료는 신경질환 중에서도 가장 과학적으로 확립되어 있는 것 중의 하나이다. 일본에서는 일본신경 학회가 중심이 되어 작성된 EBM에 근거한 치료의 가이드라인이 2002년에 공표되었다.[1] 본고는 이것에 근거해 해설한다.

유의해야 하는 점은 고령자의 파킨슨병에는 청장년자와는 다른 특징이 있기 때문에 치료에 있어서도 약이 잘 안 듣거나 부작용이 쉽게 생기는 문제나 어려움이 늘어나고 있다.[2,3] 따라서 능숙한 치료를 실시하는 것은 고령자의 파킨슨병의 특징, 특히 치료제의 특성과 환자에게 나타나는 약의 효과나 부작용을 잘 숙지하여 환자마다 가장 적절한 치료법을 연구해야 한다. 표준화되고는 있어도 파킨슨병의 치료는 개개인의 환자마다 약간의 가감을 결정하는 솜씨와 요령이 요구된다.

고령기 파킨슨병의 환자 구성과 치료의 요령

파킨슨병의 발증 연령은 20대에서 80대까지로 폭넓게 분포되어 있으며 매우 천천히 진행하는 중추신경계 변성질환이다. 통상, 생명 예후는 나쁘지 않기 때문에 대단히 긴 임상 경과를 취한다. 따라서 고령자의 파킨슨병에는 청년기 · 장년기에 발병하여 수십년이라는 긴 경과의 진행기 파킨슨병 환자부터 고령 발증으로 경과가 짧은 조기 파킨슨병 환자까지 다양한 경과년수의 환자가 포함된다. 그 때문에 약에의 반응이나 부작용은 환자마다 다르다. 또한 치매의 합병 빈도가 증가해, 부작용에서는 정신 증상(환각, 망상, 섬망)과 불수의운동(운동이상증)의 빈도가 높아진다.[2,4] 파킨슨병 치료제의 상당수는 정신 증상을 유발해, 정신 증상 출현은 환자의 ADL과 QOL을 큰 폭으로 저하시켜 간호 곤란의 원인이 된다.[5] 따라서 고령 파킨슨병은 운동 증상을 개선하여 정신 증상을 보이지 않도록 균형을 잡는 「지나치지 않은」 치료에 유의하여야 한다.

파킨슨병 이외의 파킨슨증(특히 약제성)과의 감별이 필요하다

파킨슨병의 네 가지 주 특징인 동작 완만, 근강직, 진전, 자세 반사 장애 = 체간균형장애는 파킨슨병 이외의 질환에서도 출현한다.[6] 특히 주의가 필요한 것은 약제성 파킨슨증으로 증상이 파킨슨병과 아주 비슷한데다 빈도가 높다. 고령자에게 번용되는 항정신병제 · 항우울증제〔설피리드(sulpiride) = 도그마틸(dogmatyl)®, 티아프리드(tiapride) = 그라마릴(gramalil)®, 파록세틴 = 팍실(paxil)®〕, 최근 널리 사용되고 있는 비정형 항정신병제〔쿠에티아핀(quetiapine) = 세로퀴엘(seroquel)® 등〕, 소화관 운동 조정제 · 진토제〔메토클로프라미드(metoclopramide) = 프림페란(primperan)®, 돔페리돈(domperidone) = 나우제린(nauzelin)®, 페르페나진(perphenazine) = 피젯트시®〕으로 빈도가 높게 출현한다. 칼슘 길항제에서도 유발된다.[7] 따라서 파킨슨병 환자 진찰 시에는 반드시 약의 복용력을 확인하고 파킨슨증 유발 가능성이 있는 약은 중지한다.

파킨슨병 이외의 변성질환의 파킨슨증(선조체 흑질 변성증, 진행성 핵상성 마비, 대뇌피질 기저핵 변성증)도 증상이 파킨슨병과 아주 흡사한 것이 있다. 이것들에 대해서는 항파킨슨병약은 효과가 없거나 효과가 있더라도 일시적이라서 효과가 없다고 판단된 약은 중지한다.

파킨슨병의 병태와 치료제의 특징

일본에서 사용 가능한 항파킨슨병약을 표 1에 나타낸다. 파킨슨병은 병리 · 병태

표 1 주요 항파킨슨병약(일본에서 발매되고 있는 것)

일반명	상품명	유지량(mg)	공통의 부작용
도파민 전구 물질			
L-도파	도팔 · 도파스톤	1,200~3,000	오심, 구토, 식욕 부진, 변비, 부종, 운동이상증, 환각, 망상, 흥분, 기립성 저혈압
L-도파 · 카르비도파 합제	메네시트(menesit) · 네오도파스톤(neodopaston)	300~1,200	
L-도파 · 벤세라지드 합제	마도파(madopar) · EC 도팔(doparl) 네오도파졸(neo dopasol)	300~1,200	
도파민 수용체 작용약(작용제)			
맥각계			
브로모크립틴	파로델 · 아프놀 B · 세로크립틴 · 데파로 · 파도파린 · 파르키존 · 프로스페린 · 메렌	15~22.5	식욕 부진, 오심, 흉수, 부종, 폐섬유성 변화, 간질성폐렴, 후복막섬유증, 위 · 십이지장궤양 악화, 환각, 망상, 흥분, 졸음, 현기증, 기립성저혈압
페르골리드(pergolide)	퍼맥스(permax)	0.75~2.25	
카베르골린(cabergoline)	캐바설(cabaser)	2~4	
비맥각계			
프라미펙솔(pramipexole)	비-시프롤(BI-Sifrol)	1.5~4.5	구역, 구토, 식욕부진, 부종, 운동이상증, 경면, 입안건조, CK 상승, 돌발성 수면, 환각, 망상, 섬망, 흥분, 착란
탈리펙솔(talipexole)	도민(domin)	1.2~3.6	
항콜린제			
트리헥시페니딜(trihexyphenidyl)	아텐(artane) · 트레민 · 세드리나 · 트리페지논 · 파키네스 · 피라미스틴	2~6	현기증, 휘청거림, 구갈, 요로폐쇄성 장애, 안조절장애, 착란, 망상, 흥분, 배뇨 곤란
피로헵틴(piroheptine)	토리몰(trimol)	2~8	
비페리덴(biperiden)	아키네톤 · 아키리덴 · 타스모린 · 비카몰	1~4	
프로페미난	파킨	40~600	
메틱센(metixene)	콜린폴	15	
마자티콜(mazaticol)	펜토나	12	
모노아민 산화 효소 저해제			
셀레길린(selegiline)	에프피정(FP)	5~10	환각, 망상, 착란, 협심증, 오심, 현기증

(계속)

표 1 주요 항파킨슨병약(일본에서 발매되고 있는 것) *(계속)*

일반명	상품명	유지량(mg)	공통의 부작용
노르아드레날린 전구 물질			
드록시도파(droxidopa)	돕스(dops)	300~900	식욕 저하, 구토, 두통, 환각, 망상, 백혈구 감소, 혈압 상승
도파민 유리 촉진제			
아만타딘(amantadine)	심메트렐(symmetrel)	100~300	환각, 망상 청반, 구갈, 식욕 부진

생화학적으로는 중뇌흑질의 도파민 작동성 신경세포의 선택적 변성으로 선조체로 이어진 신경종말로부터의 도파민 방출이 감소하기 때문에 임상적으로는 무동, 근강직, 진전 등이 출현하고 최종적으로는 자세 반사 장애에 의한 전도나 보행 불능이 출현한다.[8)]

따라서 이 병태에 가장 적합한 특효약은 L-도파로 속효성으로 부작용이 적고 효과가 현저하다. 결점은 작용 시간이 4~6시간으로 짧은 것(혈중농도 피크는 2시간 후), 장기 투여에 의해 효과의 일내변동이나 불안정성(wearing-off, on-off: 후술), 불수의운동이 나오기 쉬운 것이다. 작용제는 효과의 면에서는 L-도파에 떨어지지만 작용시간이 길고 효과가 안정적이라서 초기의 불쾌한 소화기 증상을 제외하면 부작용이 비교적 적다. 항콜린제는 진전이 눈에 띄는 예나 경증 파킨슨병에는 유효하지만, 무동에는 효과가 적고 고령자에서는 기명 장애, 의식 장애, 환각이나 섬망과 같은 정신증상을 일으키기 쉽다. 아만타딘과 셀레기린은 효과가 약하고 고령자에서는 환각이나 섬망이 나타나기 쉽다.

조기 파킨슨병의 치료 가이드라인(그림 1)[1)]

고령자 혹은 치매를 수반하는 파킨슨병의 제1선택제는 L-도파 · 도파탈탄산효소저해제(DCI: 카르비도파, 벤세라지드)의 합제이다. 개선이 불충분하면 작용제를 병용한다. 우선 L-도파 · DCI 합제 1정(100 mg)/아침에 시작하여 1주마다 1정 증량하여 2~3정/일로 상태를 살핀다.

효과가 불충분하면 작용제를 병용한다. 고령자에게는 소화기계 부작용이 가벼운

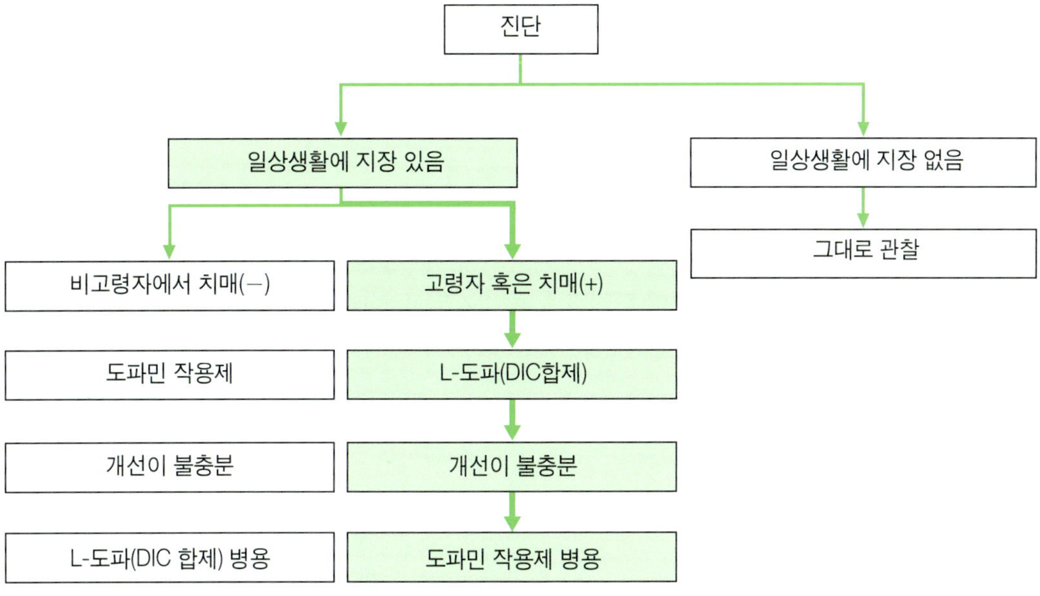

1. 고령자(1개의 기준으로 70~75세 이상) 및 치매의 합병 환자 이외는 도파민 작용제로 시작.
2. 개선이 불충분이라고 판단하기 위해서는 부작용이 없는 한 도파민 작용제라면 후생성에 의해 허가된 최고 유지량까지 L-도파이면 600 mg(DCI 병용)까지 사용하는 것이 원칙. 도파민 작용제로 오심이 강한 경우나 충분한 효과를 얻을 수 없는 경우는 L-도파를 병용한다. 이 양자에 있어서도 증상의 개선이 불충분한 경우는 항콜린제 또는 염산 아만타딘을 병용한다.
3. 도파민 작용제를 사용할 때는 돈페리돈 30 mg(3회 분복, 매식 전)을 병용하면 도입이 원활해진다.
4. L-도파를 시작할 경우 모노아민 산화 효소 B저해제를 동시에 병용해도 좋다(Wearing-off 현상의 발생이 어느 정도 억제된다. 또한 L-도파의 유지량을 줄일 수 있다).
5. 항콜린제 또는 염산 아만타딘을 제1선택제로 사용하는 것도 가능하다.
   단, 항콜린제는 여러 가지의 부작용으로 사용하지 않아도 될 경우에는 사용하지 않는 것이 바람직한 약물이란 평가가 국제적으로 여겨지고 있다. 특히 고령자에게로의 항콜린제의 사용은 가능한 한 피하는 것이 바람직하다. 염산 아만타딘은 효과가 있는 사람과 없는 사람이 판연하여 효과가 없는 사람에게 막연히 사용해서는 안 된다.
6. 치료기간이 길어지는 젊은층의 경우 항콜린제 또는 염산 아만타딘으로 수년간의 치료가 가능하면 L-도파 시작을 늦출 수가 있다. 이들 약물로 불충분한 경우는 상기의 그림에 따라 도파민 작용제를 추가하고 마지막에 L-도파를 추가한다.

그림 1 조기 파킨슨병의 치료 가이드라인 (문헌 1에서 인용)

카베르고린이나 프라미펙솔이 사용하기 쉽다. 처음부터 치료역의 용량을 투여하면 강한 구역 · 구토 · 식욕 부진이 출현하므로 도입용 저용량별로 진토제(돈베리돈)을 병용하여 소량으로 시작해 2주간 정도로 치료역에까지 점증한다. 토기는 약에 익숙해지면 보통은 1주일 정도로 소실하지만 계속되는 경우에는 중지하고 다른 약제로 변경한다.

항콜린제, 아만타딘, 셀레기린은 효과가 약할 뿐만 아니라 고령자에서는 환각이나 의식 장애를 일으키기 쉽기 때문에 원칙으로 고령자에게는 추천되지는 않는다. 항콜린제의 적응은 진전이 눈에 띄지만 무동이 가볍고 치매나 정신 증상이 없는 증례이다.

진행기 파킨슨병의 치료 가이드라인(그림 2)[1]

장기에 걸쳐 L-도파를 필두로 다양한 작용제, 항콜린제(아텐®), 아만타딘, 셀레기린, 도프스 등이 사용되고 있는 경우가 많다. L-도파 장기 투여 중의 효과의 감약과 불안정, 각종 약물의 부작용이 출현한 상태이다.

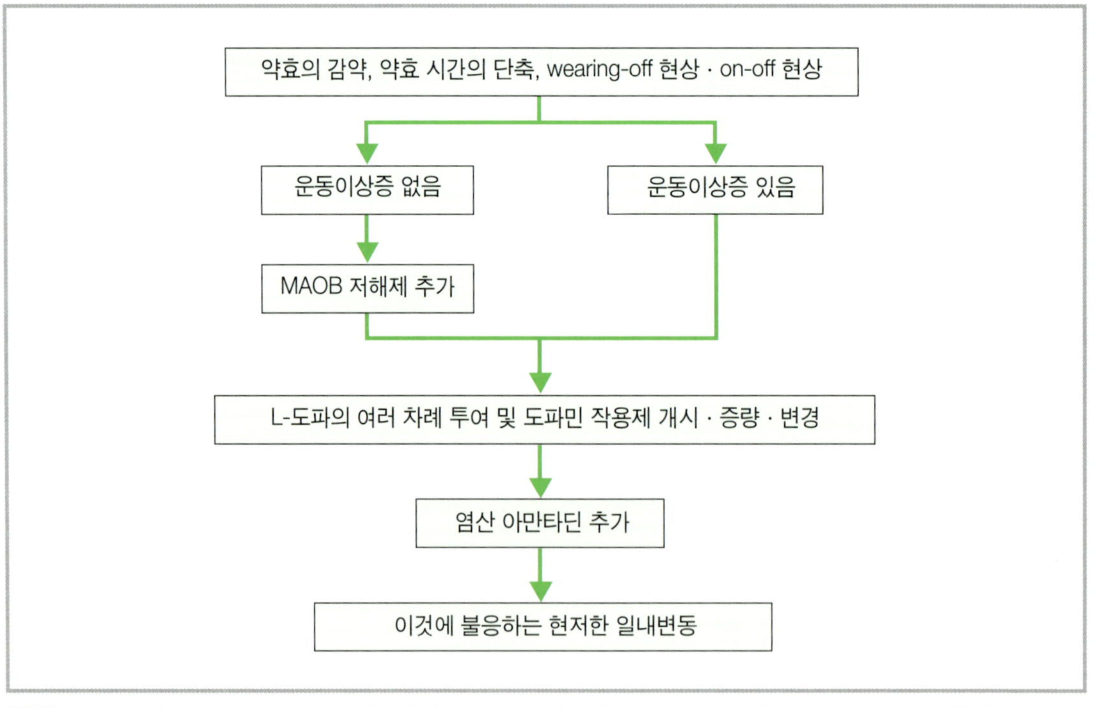

그림 2 진행기 파킨슨병의 가이드라인: 약효 감약, 약효 시간의 단축, wearing-off 현상 · on-off 현상

(문헌 1에서 인용, 저자 일부 추가)

❖ 약효의 감약과 약효 시간의 단축

L-도파 단독으로 치료 중인 경우에는 우선 작용제를 병용한다. 양자 병용 중인 경우에는 효과가 끊어지는 30~60분 전에 복용하도록 L-도파를 증량하여 복용 간격을 단축한다. 야간이나 이른 아침에 오프 상태가 됨에 따라 화장실 때문에 일어나거나 아침 기상 시의 동작이 부자유스러운 때에는 취침 전에 작용제를 복용한다.

어느 항파킨슨병약에도 공통의 부작용으로 환각, 섬망 등의 정신 증상, 불수의운동이 출현하므로 운동 장애의 개선을 달성하고 부작용은 나타나지 않는 용량에서 멈추는 것이 고령자 파킨슨병 치료의 요령이다.

❖ L-도파의 효과의 불안정

wearing-off는 L-도파의 약효 시간이 단축해 수시간 내에 급속히 효과가 소퇴 하는 현상, on-off는 L-도파 복용 시간에 관계없이 증상이 급속히 좋아지거나(on) 갑자기 나빠지거나(off) 하는 현상이다. 이것들은 청년 · 장년기에는 많지만 고령자에서는 빈노가 감소한다.

❖ 불수의운동(운동이상증)(그림 3)[1)]

고령자에서는 자주 보이는 부작용이다. 목이나 손발에 가벼운 운동이상증이 나오는 정도이면 환자에게 있어서는 가장 쾌조인 상태이므로 용량을 변경할 필요는 없다. 움직임이 크고 격렬해지면 보행이나 좌위 유지, 섭식 행위 등에 지장을 일으키게 된다. 고령자는 보통은 정위 뇌수술(전기 자극이나 파괴술)의 대상이 되지 않기 때문에 약제 감량의 결과 생기는 「파킨슨 증상의 악화/불수의운동 경감」의 사이에 가장 적절한 투여량을 최적 투여량으로 한다.

❖ 동결 현상(freezing phenomenon, 그림 4)[1)]

보행 시작 시에 다리가 순조롭게 나오지 않거나 혹은 방향 전환 시나 좁은 장소에서 다리가 바닥에 달라붙은 것처럼 되는 현상으로 전도의 원인이기도 한다. L-도파나 작용제의 증량으로 개선하는 경우도 있지만 진행기 파킨슨병에서는 자세 반사 장애와 함께 약물 치료에 저항성이다. 바닥에 테이프를 붙이고 횡단보도와 같은 줄무늬를 만들어 넘게 하고 구령이나 메트로놈의 소리에 맞춰 다리를 움직이게 하여 감각 자극을 이용한 조건을 붙이는 것이 유효하다.

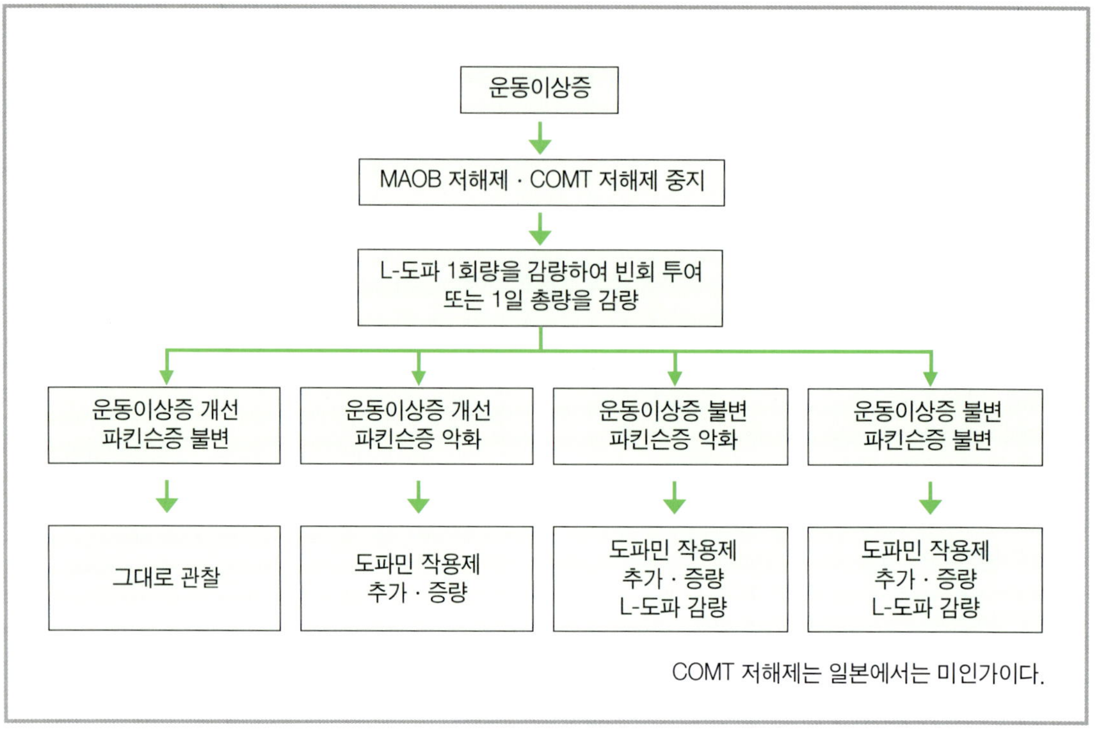

그림 3 진행기 파킨슨병의 치료 가이드라인: 운동이상증 (문헌 1에서 인용, 일부 개정)

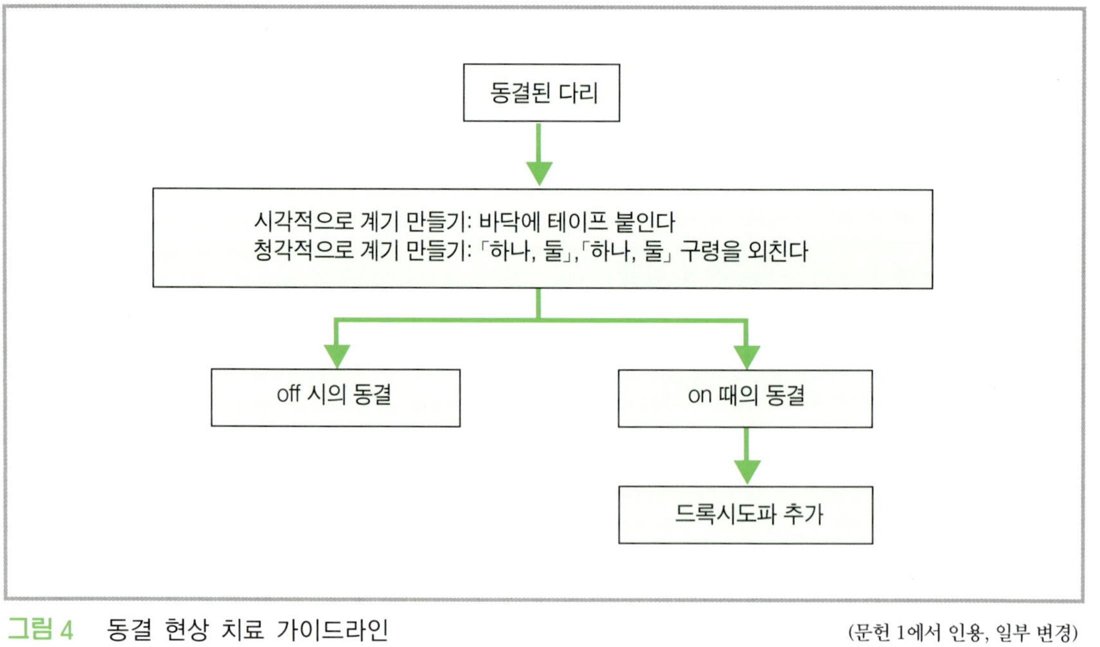

그림 4 동결 현상 치료 가이드라인 (문헌 1에서 인용, 일부 변경)

❖ 환각 · 망상 · 흥분 · 착란(그림 5)[1)]

환시나 착시에 관해서는 환자가 자각하고 있어 경도이면 치료가 필요하지 않고 공포감을 수반하는 경우나 빈번하게 출현해 환각 · 망상이 원인으로 흥분이나 이상 행동이 출현하는 경우에는 시급하게 대응할 필요가 있다. 항파킨슨병약 중지나 감량의 순서는 우선 마지막에 더한 약, 다음에 항콜린제, 아만타딘, 셀레기린, 도파민 작용제, 마지막으로 L-도파이다. 파킨슨증의 악화로 그 이상의 감량이 곤란한 경우에는 도파민 길항 작용이 약한 티아프리드(글라마릴®)나 비정형 항정신병제(쿠에티아핀 = 세로퀴엘®)를 소량 · 간헐적으로 투여한다. 모든 항정신병제는 파킨슨 증상을 악화시키므로 소량 · 단기 사용을 원칙으로 하고 결코 만연하게 장기 사용을 해서는 안 된다.

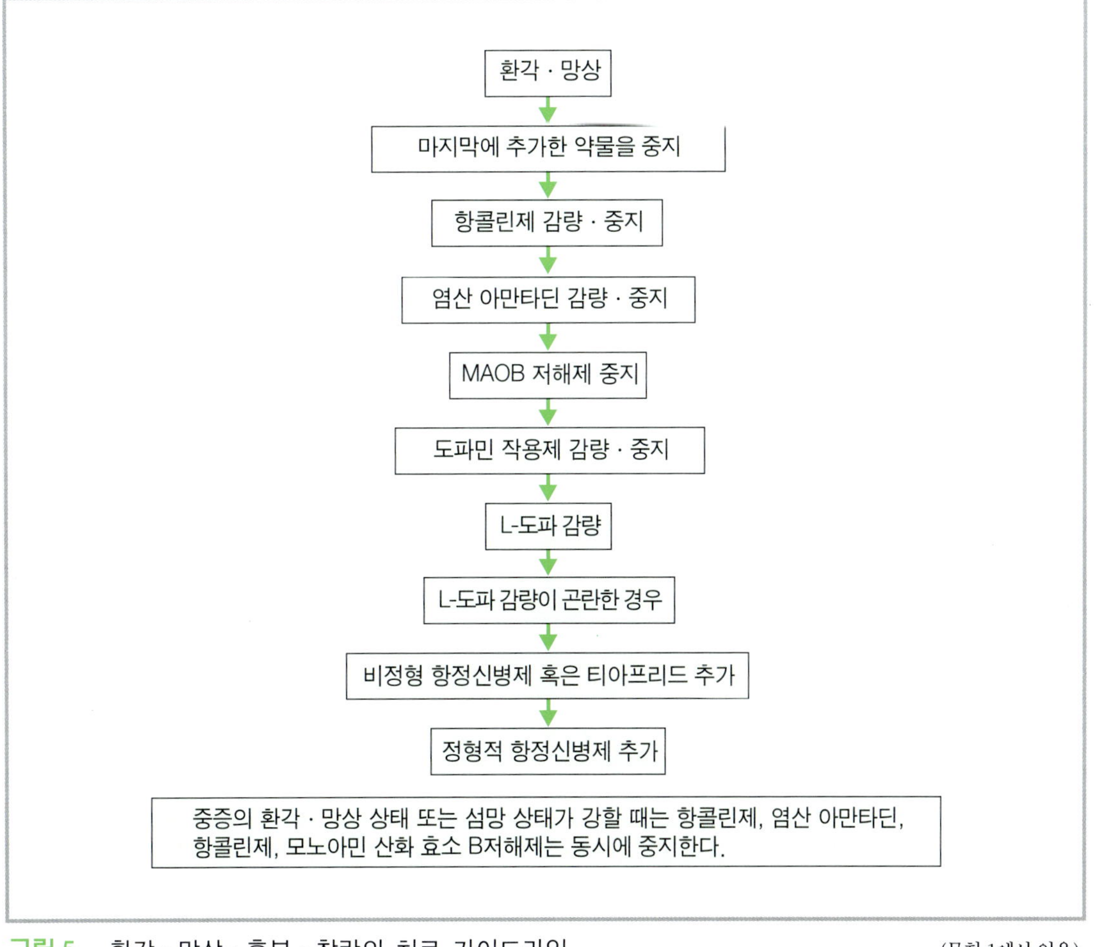
환각 · 망상
마지막에 추가한 약물을 중지
항콜린제 감량 · 중지
염산 아만타딘 감량 · 중지
MAOB 저해제 중지
도파민 작용제 감량 · 중지
L-도파 감량
L-도파 감량이 곤란한 경우
비정형 항정신병제 혹은 티아프리드 추가
정형적 항정신병제 추가
중증의 환각 · 망상 상태 또는 섬망 상태가 강할 때는 항콜린제, 염산 아만타딘,
항콜린제, 모노아민 산화 효소 B저해제는 동시에 중지한다.

그림 5 환각 · 망상 · 흥분 · 착란의 치료 가이드라인 (문헌 1에서 인용)

❖ 자율신경 증상[1)]

기립성 저혈압에 의한 현기증이나 일어섰을 때의 어지러움, 배뇨 장애(야간 빈뇨, 배뇨 곤란, 실금), 변비, 마비성 장폐쇄 등은 진행기 파킨슨병 환자에게 자주 보이는 증상이다.[9)] 배뇨 장애나 변비는 약물 혹은 도뇨, 관장 등으로 대증적으로 치료하여 경증일 때 없앤다.

❖ 재활, 간호 등

고령자의 파킨슨병에서는 약물 요법의 효과가 저하하는 경우가 많기 때문에 재활을 활용해 운동기능의 유지에 노력한다. 전신 관리나 간호에 유의하여 종합적기능평가를 받아들여 합병증과 폐용증후군을 예방하고 QOL의 향상에 노력한다.[10)]

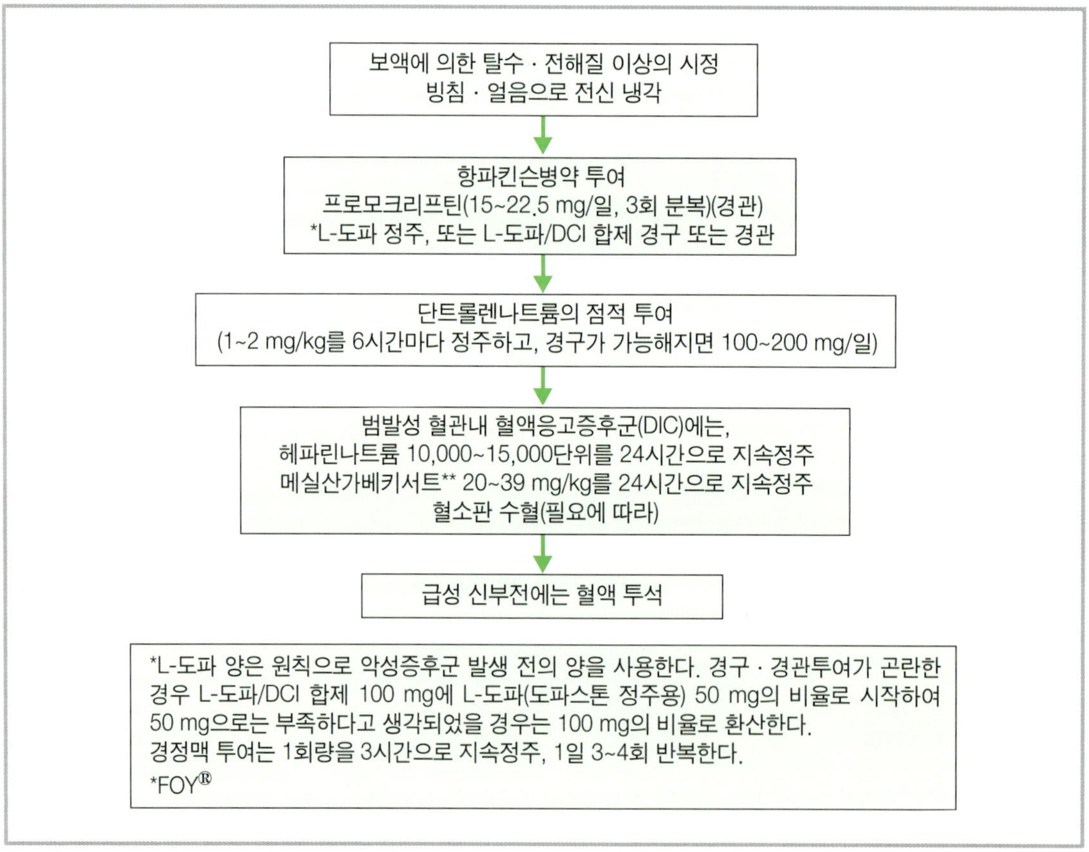

그림 6 악성증후군의 치료 가이드라인 (문헌 1에서 인용)

악성증후군의 치료 가이드라인(그림 6)[1)]

고열, 추체외로 증상, 발한, 자율신경 증상, 의식 장애 등이 다채로운 증상과 고CK 혈증을 일으킨다. 원래는 항정신병제의 부작용으로 보고되었다. 파킨슨병 환자에서는 항파킨슨병약의 갑작스런 복용 중단으로 발생하는 것이 대부분이지만 복용 중이더라도 고온, 탈수, 감염증, 약효가 떨어진 상태(오프 시) 등이 유인되어 발생하는 일이 있다. 방치하여 중증화되면 횡문근융해, 급성 신부전을 병발하고 사인이 되기도 한다. 유인의 예방과 발생 예방이 중요하다. 파킨슨 증상의 급격한 악화 시에는 본증을 의심하여 조기 발견 · 조기진단 · 조기 치료가 중요하다.

[참고문헌]

1) 日本神経学会パーキンソン病治療ガイドライン作成小委員会：パーキンソン病治療ガイドライン 2002. 臨床神経学 42 : 430-494, 2002.
2) Meara J, Koller WC (eds) : Parkinson's disease and parkinsonism in the elderly. Cambridge University Press, Cambridge, 2000.
3) 葛原茂樹 : 高齢者パーキンソン病の臨床. 日本老年医学会雑誌 41 : 245-253, 2004.
4) 葛原茂樹 : パーキンソン病における痴呆—診断と治療—. 『パーキンソン病　認知と精神医学的側面』（山本光利, 編）. 中外医学社, 東京, 2003, p269-282.
5) 山本光利 : Parkinson病の非運動症状の治療：うつ状態, 睡眠障害, 幻覚・妄想状態. 神経内科 58 : 562-566, 2003.
6) Sethi KD : Differential diagnosis of parkinsonism. In : Handbook of Parkinson's disease (Third ed). (Pahwa R, Lyons KE, Koller WC, ed), Marcel Dekker Inc, New York, 1992, p43-69.
7) 葛原茂樹 : 薬剤性パーキンソニズム.『パーキンソン病—診断と治療—』.（柳澤信夫, 編）, 金原出版, 東京, 2000, p90-97.
8) 柳澤信夫 : パーキンソン病の診断. 『パーキンソン病—診断と治療—』.（柳澤信夫, 編）, 金原出版, 東京, 2000, p53-64.
9) Dewey Jr RB : Nonmotor symptoms of Parkinson's disease. In: Handbook of Parkinson's disease (Third ed). (Pahwa R, Lyons KE, Koller WC, ed), Marcel Dekker Inc, New York, 1992, p109-126.
10) Roberts S : Rehabilitation, nursing and elderly patients with Parkinson's disease. In "Parkinson's disease and parkinsonism in the elderly" (Meara J, Koller WC, ed), Cambridge University Press, Cambridge, 2000, p185-197.

PART 22

대동맥류 · 폐쇄동맥경화증 치료제의 사용법

대동맥류에 대한 치료제

대동맥류의 수술 성적은 최근 크게 개선되어 대기 수술의 경우의 수술 사망률은 복부 대동맥류에서 1~2%, 흉부 대동맥류에서 5~7%이다. 최근 혈관내 치료의 진보로 고위험 증례에는 stent-graft 내 삽입술도 행해지게 되어 성적의 향상이 기대된다. 파열 예에서는 통상 반수의 증례는 병원으로 후송되지 않고, 후송된 환자의 반수가 구명된다고 전해지고 구명율은 약 30%가 된다. 이 때문에 수술 적응(표 1)이 되는 대동맥류의 치료는 외과적 치료가 우선되는 것이 당연하다. 복부 대동맥류에 대해 80세 이상의 고령자에게는 수술을 고려하지 않는 시대도 있었지만 최근 80세 이상의 초고령자를 대상으로 한 검토에서는 대기 수술에 대해서는 수술 사망률도 80세 미만의 성적과 상당한 차이는 없고, 증례마다의 전신 상태를 감안한 후에 수술을 실시하는 것이 좋은 결과를 얻을 수 있다. 이 때문에 대동맥류에 대한 치료제의 대상은 류내에 형성된 혈전에 의한 2차적 폐해, 류에 수반하는 염증성 변화 등의 병태와 더

표 1 대동맥류의 수술 적응

• 파열성 대동맥류
• 증후성 대동맥류(진통, 압통, 색전원, DIC 등)
• 외상성 · 세균성 · 염증성
• 최대류경 5 cm 이상(복부), 6 cm 이상(흉부)
• 해리성 대동맥류(Stanford A형, 장기허혈)

불어 동맥경화의 배경인자인 고혈압이나 고지혈증, 당뇨병, 병존질환인 허혈성 심질환 등이다. 특히 해리성 흉부 대동맥류에서는 급성기에 있어서는 강압 요법이 원칙이다. 본고에서는 대동맥에 특유한 전이자에 대한 치료제에 대해 말한다.

❖ 류내에 형성되는 혈전에 의한 2차적 폐해에 대한 약물 요법

류내에 형성된 혈전에 의해 DIC 상태에 이르고 있는 증례에서는 수술 중에 지혈에 고심한다.[1] 이러한 증례에서는 수술 전부터 gabexate mesilate(FOY®)나 nafamostat mesilate〔푸탄(futhan)®〕 등의 단백분해저해효소제나 헤파린, 저분자 헤파린 등을 이용해 FDP나 D-dimer를 정상 영역으로 저하시키고 혈소판수, 피브리노겐을 정상 영역까지 상승시켜 혈액 응고 장애를 개선한 후 수술을 실시하는 것이 좋다.[2] 이것들 내과적 치료를 우선해 실시하지만 그럼에도 불구하고 응고기능의 개선을 보이지 않는 증례에 대해서는 공연히 내과적 치료를 지속하는 것이 아니라 외과적 치료에 의한 DIC의 원인 제거 즉 류절제 인공 혈관 치환술을 실시해야 한다. 실제의 처방으로는 gabexate mesilate(FOY®) 20~39 mg/kg/일 24시간 지속 투여로 heparin sodium(헤파린®) 8,000~15,000단위/일 24시간 지속 투여를 추가한다. 또는 nafamostat mesilate(푸탄®) 0.06~0.2 mg/kg/일 24시간 지속 투여로 heparin sodium(헤파린®) 8,000~15,000 단위/일 24시간 지속 투여를 추가한다. 헤파린은 저분자 헤파린〔dalteparin sodium: 프라그민(fragmin)®〕 7.5~10 단위/kg/시간을 이용해도 괜찮다.

❖ 염증성 동맥류에 대한 약물 치료

염증성 동맥류는 류 주위에 염증을 일으켜 복통 · 발열 · 체중 감소 등을 보이는 경우가 많다. 염증의 중증의 경우에는 후복막장기에 염증이 파급하여 뇨관을 감싸는 수신증을 나타내는 경우도 있다. 그 중에는 후복막 전체 염증으로 퍼져 수술이 곤란한 증례도 있고 그러한 증례에서는 부신 스테로이드를 이용해 염증이 사라지기를 기다린 후 수술을 실시하는 경우도 있다.[3] 동맥류 증례에는 배경 인자로서 당뇨병, 내당능 이상을 갖고 있는 증례가 많아 스테로이드를 사용할 때에는 내당능의 악화에 충분히 주위를 기울여야 한다. DIC 때와 같이 내과적 치료로 염증의 소퇴를 얻을 수 없는 증례에서는 외과적 치료를 단행한다. 실제 처방으로서는 프레드니솔론(프레드닌®) 30 mg, 3회 분복으로 시작하여 염증의 소퇴를 확인하면서 서서히 감량한다.

폐쇄동맥경화증에 대한 치료제

폐쇄동맥경화증의 치료에 있어서는 우선 동맥경화의 배경 인자인 고혈압, 당뇨병, 고지혈증의 내과적 치료를 충분히 실시하는 것이 중요하다. 그에 따라 환자의 대다수를 차지하는 흡연자에 대해서 금연을 지도하는 것이 필요하다. 허혈성 심질환, 뇌혈관 장애, 폐쇄동맥경화증, 버거병 등 동맥 폐쇄성 질환의 치료 시 금연은 필수인 것을 환자에게도 초진 시부터 충분히 설명한다.

폐쇄동맥경화증에 대한 약물 치료는 그 병태, 허혈의 정도에 따라 내과적 보존 요법과 함께 혈행재건술이나 경피적 혈관형성술(PTA, Stenting) 후의 보조 요법으로도 중요하다. 2000년에 서양에서 하지 폐쇄동맥경화증에 대한 치료 가이드라인이 작성되어〔Working Group. TransAtlantic Inter-Society Concensus(TASC)〕, 폐쇄동맥경화증의 허혈의 중증도도 혈관 외과 전문의을 대상으로 한 일정한 서식 · 분류로 기술되도록 권장되어 왔으나 여기에서는 일반적으로 이용되어 온 Fontaine 분류에 대해 약물 요법에 대해서 간단하게 기술한다.

폐쇄동맥경화증에 대한 약물 요법은 주로 항혈소판제를 중심으로 행해졌지만 원래 사용되어 온 항혈소판 작용만을 가진다는 약제와 더불어 혈관 확장 작용을 겸비한 약제도 많이 개발되고 있다.

❖ Fontaine I 도

하지의 허혈은 경도이며 간헐성 파행을 보이지 않고, 동맥에 폐쇄을 보여도 측부혈행로 발달로 하지의 혈류는 유지되는 상태이다. 이 때문에 운동 요법만으로 약물 요법의 필요가 없는 경우가 많지만 증상에 따라 이코사펜트산 에틸(ethyl icosapentate)〔에파델(epadel)®〕 1,800 mg, 3회 분복을 투여하는 경우도 있다.

❖ Fontaine II 도

주간동맥의 폐쇄로 혈류가 저하한 증례 가운데 측부혈행로의 발달이 충분하지 않은 증례에 나타난다. 안정 시에는 근육의 산소 소비량에 충분한 산소가 동맥혈류에 의해 유지되고 있지만 보행 등의 운동 시에는 근육 조직의 산소 · 에너지 수요가 저하한 혈류 때문에 충분히 공급되지 않는다. 이 때문에 근육 내의 혐기성 대사 등에 의해 보급되어 그 때에 축적한 유산 등의 대사 산물에 의해 통증을 일으켜 간헐성 파행을 나타낸다.

증상의 완전한 완해를 얻기 위해서는 혈행 재건술이나 혈관내 치료를 선택해야 하는 경우가 많다. 그러나 운동 요법을 충분히 실시함과 동시에 약물 요법을 실시하는 것으로 측부혈행로의 발달이 촉진되어 Fontaine I도에 개선을 보인 경우가 있다. 혈행 재건술을 전제로 베라프로스트 나트륨(beraprost sodium)〔도너(dorner)®, 프로사이린(procylin)®〕 120 μg, 염산 사포그레라트(sarpogrelate)〔안프라그(anplag)®〕 300 mg 또는 리마프로스트알파덱스(limaprost alfadex)〔오팔몬(opalmon)®〕 30 μg을 3회 분복 또는 실로스타졸(cilostazol)〔프레탈(pletaal)®〕 200 mg를 2회 분복으로 처방하여 보존적 치료를 시작한다. 이러한 약제는 항혈소판 작용과 더불어 혈관 확장 작용을 가지기 때문에 두통을 호소하는 증례가 보여진다. 그 경우에는 약제 변경을 한다. 상기의 약제 이외에 혈관 확장 작용이 없는 염산 티클로피딘(ticlopidine)〔파날딘(panaldine)®〕을 처방하는 경우도 있다.

❖ Fontaine Ⅲ・Ⅳ도

Fontaine III도 증례는 Fontaine II노 증례보다 허혈이 진행한 상태이고 안정 시에 필요한 산소 소비량에 맞는 공급만이 이루어지지 않기 때문에 안정 시 통증을 나타낸다. 또한 Fontaine IV도 증례는 더욱 허혈이 매우 분명하기 때문에 발가락에 궤양・괴저를 일으킨다. 순수한 허혈만을 원인으로 궤양을 형성하는 것뿐만이 아니라 Fontaine II도 증례에서도 외상을 계기로 허혈 때문에 창상 치유 기전이 작용하지 않아 궤양 형성을 초래하는 증례도 포함된다. 이러한 증례는 혈행 재건술을 실시하지 않는 한 통증 궤양에서 해방되지 못한다. 이 때문에 외과 수술을 전제로 한 약물 요법을 시작한다. 내복약은 Fontaine II도 증례와 동일하지만 이것과 더불어 통증이 격렬한 증례에서는 경막외 카테터를 유치해 제통에 이용함과 동시에 말초 혈관을 확장시켜 하지의 혈행 개선을 도모한다. 또한 프로스타글란딘 제제〔리플(liple)®, 파룩스(palux)®, 프로스탄딘(prostandin)®〕의 점적정주도 병용한다.

❖ 혈행재건술 후

경피적 혈관확장술 후나 소구경 인공 혈관을 이용한 혈행재건술 후에는 전술한 베라프로스트 나트륨(도르나®, 프로사이린®) 120 μg, 염산 사포그레라트(안프라그®) 300 mg 또는 리마프로스트 알파덱스(오팔몬®) 30 μg를 3회 분복 또는 실로스타졸(프레탈®) 200 mg, 2회 분복과 더불어, 와파린 2~3 mg, 1회를 처방해 PT-INR로 2 전후로 조절한다. 실로스타졸(프레탈®)은 현재, 뇌경색 예방에 보험 적용되어 전신으로의 동맥경화 진전 예방을 목적으로 기대되고 있다.

● ○ ● ○

대동맥류 · 폐쇄동맥경화증에 대한 약물 요법의 현상을 간단하게 기술했다. 그렇지만 폐쇄동맥경화증에 대한 항혈소판제의 임상 면에 있어서의 유효성이 증명된 보고는 적고, 자가 정맥을 이용한 대퇴슬와동맥 바이패스의 수술 후 성적에 대한 염산티크로피딘(파나르딘®)의 유효성[4]과 간헐성 파행에 대한 실로스타졸(프레탈®)의 유효성[5]를 나타낸 보고가 이루어진 것에 지나지 않아 폐쇄동맥경화증에 대한 항혈소판제 사용의 선택 기준은 확립되어 있지 않은 것이 실정이다. 향후, 일본에 있어 말초 혈관 외과 영역에 있어서의 항혈소판제의 폐쇄동맥경화증에 대한 유용성을 검토하기 위해서 다른 시설 · 이중맹검 · 적극적인 대규모 검토가 기다려진다.

【참고문헌】

1) Mukaiyama H, Shionoya S, Ikezawa T, et al : Abdominal aortic aneurysm complicated with chronic disseminated intravascular coagulopathy: a case of surgical treatment. J Vasc Surg 6 : 600-604, 1987.
2) 新本春夫, 重松　宏, 武藤徹一郎 : 凝固線溶以上を合併した腹部大動脈瘤の治療. 日血外会誌 4 : 35-44, 1995.
3) 重松　宏, 武藤徹一郎 : 炎症性腹部大動脈瘤の診断と治療. 外科 57 : 412-420, 1995.
4) Becquemin JP : Effects of ticlopidine on the long-term patency of saphenous-vein bypass grafts in the legs. N Engl J Med 337 : 1726-1731, 1997.
5) Money SR, Herd JA, Isaacsohn JL, et al : Effects of cilostazol on walking distances in patients with intermittent claudication caused by peripheral vascular disease. J Vasc Surg 27 : 267-274, 1998.

PART 23

고령자의 호르몬 보충 요법

요약

유년기에서 고령까지 어떤 세대에 있어서도, 또한 선진국에서 개발도상국까지 대부분의 나라에 있어 여성의 평균 여명이 남성보다 길다는 사실은 성(성 호르몬)과 노인병, 노화와와의 밀접한 관계를 시사한다. 여성은 폐경 후에 고지혈증의 빈도가 급증해 고령이 되어도 그 경향은 계속된다. 허혈성 심질환은 여성에서는 폐경 전에는 거의 나타나지 않고 가족성 고지혈증 환자도 포함해 폐경 후 수년에 거쳐 발병한다. 원인으로 여성호르몬의 항동맥경화 작용이 시사되어 많은 기초 연구를 해 왔다. 폐경 후 여성의 고지혈증에 대해서는 통상의 항고지혈증약과 더불어 여성호르몬의 보충 요법(HRT)이 주목받아 서양에서는 허혈성 심질환 예방을 목적으로 한 대규모 임상시험이 실시되었다. 또한 HRT에는 골다공증 예방을 비롯하여 다면적인 작용이 보고되고 있다. 그러나 본고에 나타낸 것처럼 대규모 임상시험의 결과는 몇개의 문제점을 제기하여 장기에 걸치는 HRT에는 상당한 유의가 필요했다. 악성종양의 발증 요인에 관해서도 지견이 모아졌다. HRT의 일본에서의 시행률은 매우 낮지만 한국에 있어 혈전 형성성 질환 발증률의 인종 차이를 고려하여 여전히 HRT를 권장하고 있다. HRT에 기인하는 혈전증 발증에는 응고 인자 관련 유전자의 SNP 등이 관계할 가능성이 있다는 보고도 있어 이러한 인종, 민족 차이의 존재도 추측된다. 일본에서도 후생노동성의 반연구에 대해 장기 계속 투여 성적이 검토되고 있다. 게다가 SERM(selective estrogen receptor modulator)는 악성종양 발증률을 낮게 할 가능성이 주목받고 있다. 본고에서는 각종 여성호르몬 및 관련 제제의 다채로운 작용을 개관함과 동시에 관련된 대규모 임상시험도 소개하여 비교를 시도해 본다. 현재 보편적으로 권장되는 고령(여성)에 대한 표준화된 HRT는 아직 존재하지 않지만 향후의 발전을 위해 연구가 계속되고 있다.

여성호르몬과 각종 질환-심장병, 생활습관병을 중심으로

❖ 여성의 노화에 수반하는 성 호르몬의 변동

ACTH나 코르티졸은 일생 동안 거의 일정하게 유지되지만 성 호르몬은 크게 변동한다. 디히드로에피안드로스테론(DHEA)은 남녀 모두 사춘기에 증가하고 그 후 노화와 함께 감소한다. 여성호르몬은 사춘기에 증가하고 성인기는 월경 주기에 따라 변동하지만 일정한 수준으로 유지되어 폐경을 기점으로 급격하게 감소한다. 폐경 후는 난소에서의 분비는 없고 아로마타제에 의한 말초 조직에서의 에스트론(E_1)이 주체가 된다.

❖ 성 호르몬과 허혈성 심혈관병

노화에 의해 병태 구조가 변화한다. 표 1는 연령별 사인 순위를 나타낸다.[1] 고령 여성에서는 악성종양보다 허혈성 즉 동맥경화성 질환이 사인의 상위를 차지한다. 즉 폐경 전 여성의 심혈관 병변 발증률은 동년대의 남성에 비해 매우 낮은데, 폐경 후 여성의 동병변 발증률은 급격하게 상승하여 75세 이후는 남성의 그것을 능가할 기세이다(그림 1)[2]. 또한 남성보다 중증으로 예후가 나쁘다고 여겨져 폐경 후 급속히

표 1 중고년의 연령 계급별 사인 순위

연령	제1위	제2위	제3위	제4위	제5위
40~44세	악성 신생물	자살	심질환	불의의 사고	뇌혈관질환
45~49세	악성 신생물	심질환	뇌혈관질환	자살	불의의 사고
50~54세	악성 신생물	심질환	뇌혈관질환	자살	불의의 사고
55~59세	악성 신생물	심질환	뇌혈관질환	불의의 사고	자살
60~64세	악성 신생물	심질환	뇌혈관질환	불의의 사고	간질환
65~69세	악성 신생물	심질환	뇌혈관질환	폐렴	불의의 사고
70~74세	악성 신생물	심질환	뇌혈관질환	폐렴	불의의 사고
75~79세	악성 신생물	뇌혈관질환	심질환	폐렴	불의의 사고
80~84세	악성 신생물	뇌혈관질환	심질환	폐렴	불의의 사고
85~90세	뇌혈관질환	심질환	악성 신생물	폐렴	노쇠
90세 이상	뇌혈관질환	심질환	폐렴	노쇠	악성 신생물

(후생성 대신관방 통계 정보부: 1996년도 인구동태통계)(문헌 1에서 변경 인용)

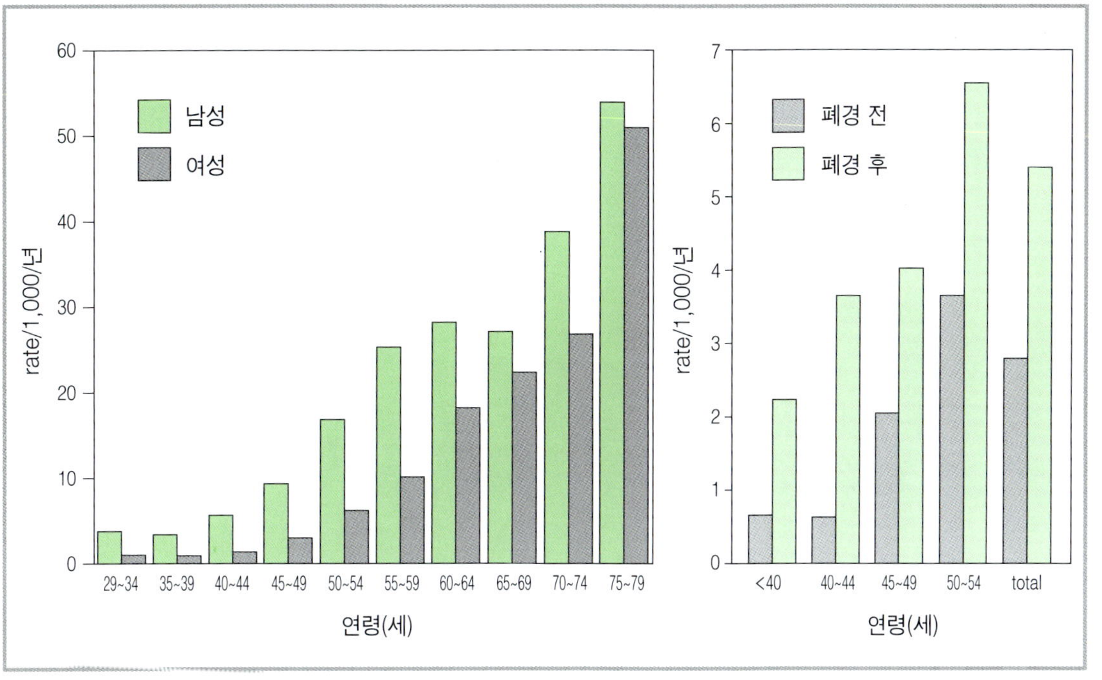

그림 1 허혈성 관동맥질환 이환율의 연령, 성차 (문헌 2에서 변경 인용)

동맥경화증이 진행하는 일도 한 요인으로 여겨진다.

가족성 고지혈증에서는 혈청 지방질에 성차는 없지만 심장병 발증 연령에 약 20년의 성차가 보인다. 에스트로겐의 항동맥경화 작용에는 지방질 변동 이외의 작용(혈관벽에의 직접 작용)이 존재하고 역학적으로는 E2의 항동맥경화 작용의 50% 이상이 해당한다. 작용 기전은 에스트로겐 수용체(ER α 및 β)가 혈관 내피 및 평활근 세포에 증명되어 NO와의 관계 등으로 검토되고 있다. 에스트로겐은 동물에서도 혈청 지방질에 영향을 주지 않고 동맥경화를 개선해 NO 자극 및 기초 분비기능도 개선시켰다.[3] DHEA는 작용 기전이 불명확한 항동맥경화 작용을 가지지만 우리는 DHEA는 아로마타제에 의해 에스트로겐에 변환된 후 NO를 통해 항동맥경화 작용을 가지는 것을 발견했다.[4] 에스트로겐은 동맥경화와 더불어 노화에 의한 혈관병증에도 기여할 수 있다.

NO

일산화질소, 산소와 아르기닌을 기질로 일산화질소 합성 효소에 의해 생성된다. 이 효소에는 3개의 아이소폼이 있지만 내피에 존재하는 내피형 NOS기능은 혈관 내피기능을 대표하는 것으로 동맥경화 형성에 중요.

허혈성 심혈관병의 발증에는 불안정한 플라크와 혈전 형성이 중요하지만 에스트로겐에는 심부정맥혈전 등의 부작용이 있다. 후술할 심혈관병 이환자를 대상으로 한 HERS study에서는 에스트로겐 투여 초기의 정맥혈전이 투여 중지 이유의 대부분을 차지했다. 일본에서는 서양에 비해 응고 인자의 유전자 변이에 의한 기능 부전의 발증 빈도가 낮기 때문에 정맥혈전증의 빈도가 낮을 가능성이 있다.[5] 혈중 에스트로겐 농도가 낮을 때는 선용 항진 작용으로 높을 때는 고용량 필에 보여지듯 응고 항진 작용을 한다.[6]

❖ 여성의 심부전

심부전은 사망수로 보면 그 90% 이상이 고령자에 속한다. Framingham 연구에 의하면 유병률은 50대에서 약 1%이지만 노화와 함께 뚜렷히 증가하고 80대에서는 약 10%에 이른다. 고령자는 증상이 다채롭고 불현성으로 중증화되기 쉽다. 허혈에 근거하는 것이 증가하며 확장 부전에 의하는 것도 증가한다. 남녀별 검토는 적지만 고령 여성에게는 허혈성 질환이 다발하기 때문에 빈도도 높고 중증예도 드물지 않다. 치료에 관해서는 여성에게 특이할 만한 것은 없다.

여성의 생활습관병 — HRT와의 관련에서 —

❖ 고지혈증

사람 여성의 TC(총 콜레스테롤)치는 20세 전에 최저치를 나타내고 노화와 함께 특히 폐경 후에 증가하여 60대에 피크가 되고 그 후 점차 감소한다고 여겨진다.[7] 그러나 최근의 검토에서는 ADL 자립자에서는 80세 전후까지 최고치를 유지해 감소하지 않았다.[8] TC치 220 mg/dL 이상의 환자수는 1980~1990년 10년 동안에 약 2배로 증가해 60대의 여성의 45%가 기준치를 넘었다.[9] 2000년의 일본인 혈청 지방질치의 조사 결과도 이것에 준하는 것이었다(후생노동성 연구). 이러한 폐경에 영향을 받는 지방질치의 노화 변동이 그림 1에 나타낸 허혈성 심질환 이환율에 영향을 준다고 생각된다.[10] HDL-C 저치는 고령자라도 독립된 관위험인자로 여성에서는 폐경

관위험인자

허혈성 심장병의 위험 인자. 고지혈증, 당뇨병, 고혈압, 흡연, 남성, 노화, 기타 가족력, 심전도 이상, 고요산혈증, 폐경 등도 포함된다고 여겨진다.

후 약간 하강하고 저HDL-C증 환자의 증가가 보인다. 구체적으로는 폐경 후 2년 동안에 에스트로겐 결핍으로 HDL-C는 5~7% 감소하고 LDL-C도 10% 가까이 증가한다. 에스트로겐은 간장에서의 아포 A1 합성을 항진하여 간성 TG 리파제(HTGL) 활성을 억제한다. VLDL 생성 항진, 간세포상의 LDL 수용체 수 증가로 혈액에서 LDL을 채취한다. LDL 산화 억제 작용도 가져 관위험 인자인 Lp(a)도 내린다. 프로게스테론은 LPL 활성화, HTGL 억제 해제 등에 의해 HDL-C를 내린다. 일본 동맥경화학회 가이드라인은 폐경을 하나의 위험 인자로 고지혈증의 치료 목표치를 40세 이상의 남성과 동일하게 엄격히 하였다.[11)] 그러나 폐경 후 여성의 고지혈증은 관위험 인자로의 기여는 낮다고 말하는 보고도 있다.[12)] 학회에서도 재검토되고 있고 LDL-C치가 중요하다. 약물 요법은 HMG-CoA 환원효소 저해제 등의 고지혈증 치료제와 여성호르몬이 있다. 전자의 혈청 지방질 저하 작용, 부작용 발현율은 남성과 같다. E2 첨부제는 간장에서의 대사를 받지 않고 TG는 상승하지 않는다. 3형 고지혈증도 HRT에 의해 혈청 지방질은 정상화한다. 후생성 장수 과학 연구반(고령자 고지혈증의 장기 예후, 北徹 교토대학 교수 반장)에서는 전기 고령자(65~74세)에 대해서는 65세 이하와 같은 진단 치료 기준을 나타냈다. 일본에서 고령자 골다공증에 보험 적용이 되어 있는 E3 제제는 폐경 직후의 여성에게 투여하더라도 혈중 지방질 변동은 보이지 않는다. 그러나 평균 80세의 후기 고령자에서는 투여 6개월 후부터 HDL-C의 상승을 보였다.[13)]

고혈압

여성호르몬의 영향을 본 연구는 적다. Framingham 연구 등에 의하면 중증도(혈압 수준)에 비례하여 심혈관병 합병률이 남녀 모두 상승한다. 고혈압성 심혈관병의 발증 빈도, 발증 시의 사망률 모두 여성이 높아 (폐경 후) 여성의 고혈압 관리는 중요하다.[14)] 동일한 혈압 상승이더라도 남성 쪽이 안정 시 심박수가 적고 좌실구출 시간이 길고 맥압이 낮았다.[15)] 24시간 혈압을 보면 남성은 일중의 고혈압이 좌실 용량을 결정하는 데 비해 여성에서는 24시간 내내 고혈압 즉 야간 강압이 적은 non dipper가 좌실 용량을 증가시켰다. 여성에게 좌실 비대가 일어나기 어려운 것, 남성은 안드로겐 때문에 2차적으로 운동 등에서도 비대가 일어나기 쉬운 것을 시사하고 있다. 폐경 후 HRT에 대해서는 시작 2~4주에서 혈청 지방질의 변동이 보이기 전에 혈관 저항, 혈압 변동이 보였다. 그러나 장기적으로는 거의 혈압에 작용하지 않거나 약간 상승시켰다. PEPI 연구에서는 45~64세의 여성에게 3년간 HRT를 실시해 혈압에는 약간의 상승 경향을 보였고 프로게스테론 병용은 혈압에 영향을 주지 않았다.

당뇨병

여성호르몬에 대한 연구는 적다. 당뇨병으로 이환한 고령 여성은 심혈관병의 위험이 매우 크다. 동물 실험에서도 확인되었다.[16] 여성호르몬은 당뇨병에 대해 예방적으로 작용하고 있을 가능성이 있다. 한편 고용량의 에스트로겐은 당질 스테로이드 작용을 나타내고 고혈당 등을 초래하는 일도 있어 중증 당뇨병 환자에게로의 HRT는 일반적이지는 않다.

HRT의 작용에 관한 대규모 임상시험 — 심혈관 작용을 중심으로 —

전술한 것처럼 여성호르몬은 허혈성 심질환, 동맥경화증의 중요한 제어 인자이다. 그러나 이 여성호르몬을 폐경 후에 보충해 심혈관병을 예방하려고 하는 시도 및 그 평가에 관해서는 최근 10년 큰 변천을 보였다.

❖ Nurse's Health Study

HRT에 관한 대표적인 관찰 시험이다. 1976년부터 미국의 간호사 121,700명에 대해 2년 마다 각종 관위험인자, 환자의 과거 병력 등에 대한 질문표를 송부하여 검토되었다. 1994년에 85,941명을 추적해 HRT에 의해 허혈성 심질환, 뇌졸중, 암, 유방암에 의한 사망은 각각 53%, 32%, 29%, 24% 감소한다는 결과였다. 1980~1982년과 1992~1994년의 비교에서는 관동맥질환은 31% 감소했지만 그 중 9%는 HRT에 의하는 것으로 여겨진다(표 2).[17,18] 이것을 바탕으로 미국에서는 1992년에 American College of

표 2 호르몬 보충 요법의 관동맥질환 예방 효과를 조사한 임상시험

시험명	Nurses' Health study	HERS HERS II	HERS II	WHI
문헌	N Engl J Med 366 : 1769-1775, 1997.	JAMA 280:605-613, 1998.	JAMA 288:49-57, 2002. JAMA 288:58-66, 2002.	JAMA 288:321-333, 2002.
연구 디자인	긍정적 코호트	플라시보 대조 이중맹검 RCT	HERS 종료 후의 오픈 추적	플라시보 대조 이중맹검 RCT
대상자	30~55세의 간호사	80세 미만(평균 66.7세)의 폐경 후 여성	80세 미만(평균 66.7세)의 폐경 후 여성	50~79세의 폐경 후 여성
인원수	121,700명	2,763명	2,321명	16,607명
관동맥질환력	없음	있음	있음	대부분이 없음

(계속)

표 2 (계속) 호르몬 보충 요법의 관동맥질환 예방 효과를 조사한 임상시험

시험명	Nurses' Health study	HERS HERS II	HERS II	WHI
사용 호르몬	특정하지 않음	CEE 0.625 mg + MPA 2.5 mg	CEE 0.625 mg + MPA 2.5 mg (6년째의 호르몬 사용률은 호르몬군 45%, 플라시보군 8%)	CEE 0.625 mg + MPA 2.5 mg
결과	호르몬 사용으로 관동맥 질환사가 반감	관동맥질환 2차 예방 효과는 보이지 않아, 시험은 4.1년에서 중지	관동맥질환 2차 예방 효과 역시 보이지 않음.	관동맥질환 1차 예방 효과는 보이지 않아, 시험은 5.2년에서 중지

HERS: Heart and Estrogen/progestin Replacement Study, WHI: Women's Health Initiative,
RCT: 랜덤화 비교 시험, CEE 결합형 에스트로겐, MPA: 초산 메드록시프로게스테론

(문헌 17~29에서 발췌)

Pysicians가 「폐경 후 모든 여성에게 HRT를 고려해야 한다」라고 권고했다.[19)]

❖ Postmenopausal Estrogen/Progestin Intervenions Trial(PEPI 시험)

처음으로 에스트로겐(결합형 에스트로겐 CEE)과 프로게스테론의 병용 요법에서 행해진 대규모 긍정적 임상시험이다.[20)] 45~64세의 폐경 후 여성을 대상으로 이중맹검으로 3년 동안 ① CEE 0.625 mg만 ② CEE + 초산 메드록시프로게스테론(MPA 10 mg, 1~12일째) ③ CEE + MPA(2.5 mg, 매일) ④ CEE + micronized 프로게스테론(200 mg, 1~12일째) ⑤ 플라시보만으로 5군으로 추적되었다. CEE군은 상당히 HDL-C의 상승을 보이고 MPA는 그 작용을 상쇄했다. LDL-C, 피브리노겐은 감소했다. CEE 단독에서는 자궁이 전암 상태가 되어 프로게스틴의 필요성이 밝혀졌지만 HRT에 의해 허혈성 심질환의 예방 효과가 기대되었다. 미국 심장협회(AHA)는 1997년에 「고 LDL-C 혈증과 같은 관위험인자를 다수 가진 폐경 후 여성에게는 HRT를 고려해야 한다」라고 권고했다.[21)]

❖ Heart and Estrogen-progestin replacement Study(HERS)

허혈성 심질환의 2차 예방에 관한 대규모 긍정적 임상 연구이다. 80세 미만의 여성 허혈성 심질환 이환자 2,763명을 HRT(CEE 0.625 mg + MPA 2.5 mg)와 대조군에서 비교했다. HRT군에게 유효성은 보이지 않아 4.5년의 예정을 4.1년으로 중지하

였다.[22] HRT군은 LDL-C는 11% 낮고 HDL-C는 10% 높았지만 정맥혈 전색전증(2.89배)과 담낭질환(1.38배)이 많았다. HRT군에 있어서의 심질환은 1년째가 많고 4~5년째에는 감소하는 경향이 있었다. 「허혈성 심질환의 2차 예방으로서 HRT를 시작하는 것은 추천되지 않지만 HRT 투여 후 3년 이상 경과한 환자에게는 유효성이 기대되어 지속해도 좋다」라고 권고했다. 그 후 평균 6.8년 추적한 결과(HERS II)에서는 허혈성 심질환의 발증, 재발에 HRT군과 대조군의 차이를 보이지 않고 HRT에 의한 정맥혈전증 발증이 부작용으로서 명백했다.[23]

❖ Women's Health Initiative(WHI)

미국의 50~79세의 폐경 후 여성 약 16만 명을 대상으로 해 HRT, 식생활, 흡연, 운동 등의 생활 습관 개선이 심혈관질환, 암, 골다공증에 미치는 영향의 평가를 위해 1991년부터 시작한 대규모 긍정적 임상시험이다. 그러나 8.5년간의 목표인 5.2년 시점에서 유자궁 여성에 대한 HRT군(CEE 0.625 mg + MPA 2.5 mg의 합제 연속 복용)과 대조군의 사이에서 대퇴골 경부 골절(상대위험도 0.66)과 대장암(0.63)이 HRT에서 낮고 침윤 유방암이 당초 설정 위험도보다 증가(1.26)하고 또한 관동맥질환(1.29), 뇌졸중(1.41),정맥혈전증(2.13)도 증가했다(그림 2). 이 시점에서 시험은 중지되었다.[24] 한편 무자궁 여성에 대한 CEE만을 따르면 ERT는 계속되어 조금 전 보고된 결과에서는 심혈관병의 증가는 없고 유방암도 증가하고 있지 않았다. 이 결과 CEE, MPA 병용 지속 요법의 HRT는 유자궁 여성에게는 관동맥질환 예방 목적으로는 시작해서는 안 된다고 여겨졌다. 그러나 CEE는 지금도 미국에서 가장 많이 처방되는 약제의 하나이다. 반향은 커서 미국에서는 HRT에 대한 자세가 일전했다고 듣는다. 일본에서도 신문 보도되고 진료현장에서의 당황스러움도 적지 않았다. 그러나 본 연구의 대상자의 BMI는 평균 27(155 cm에서 65 kg), 강압제 내복자가 30%, 항혈소판제 복용자가 20%로 관위험인자를 복수로 가진 환자, 일부 3차 예방으로 처방되고 있던 환자가 포함될 가능성도 지적해 두고 싶다. 일본에서도 갱년기 학회, Healthy Aging Projects for Women 등이 「일본인 여성의 프로필과는 꽤 달라 많은 에스트로겐의 심혈관기능에 대한 바람직한 결과를 나타내는 기초적, 임상적 연구로부터 향후 기타 제제를 이용한 HRT의 가능성은 기대할 수 있다. 그러나 현재는 심혈관병 예방을 주목적으로 해 HRT는 실시해서는 안 된다. 혈전증의 위험도가 높은 여성은 특히 유의가 필요하다」는 발언도 있다.

배경인자	HRT군	플라시보군
인원수(명)	8,506	8,102
연령(스크리닝, 세)	63.2	63.3
BMI(kg/m^2)	28.5	28.5
수축기 혈압(mmHg)	127.6	127.8
확장기 혈압(mmHg)	75.6	75.8
당뇨병 치료 중(%)	4.4	4.4
고혈압 치료 중(%)	35.7	36.4
스타틴 사용(%)	6.9	6.8
아스피린 사용(%)	19.1	20.1

1만 명당 발증 수	HRT군	플라시보군
관동맥질환 이벤트 (주로 비치사성 심근경색)	37	30
뇌졸중	29	21
심부정맥혈전증	34	16
유방암	38	30
대장암	10	16
대퇴골 경부 골절	10	15

Premalin: 임마뇨, 티 주체, 동일 요량

그림 2 WHI에서의 HRT군, 플라시보군의 비교 (문헌 24에서 변경 인용)

❖ 대규모 임상시험의 서브 해석 등

전술한 Nurse Health Study는 0.625 mg과 0.3 mg의 CEE를 비교해 0.3 mg에서도 거의 동등한 심혈관병 예방 효과가 얻어졌고 0.625 mg는 반대로 뇌혈관 장애가 증가해 효과를 상쇄할 가능성을 보고하였다.[25] 또한 HERS에서는 QOL에 관한 검토도 행해져 시작 시에 flushing이 있던 사람은 HRT에 의해 정신 건강이 개선되어 우울증 경향도 감소했지만 flushing이 없는 사람은 신체 활동성과 활력/피로도가 악화되었다.[26] WHI에서는 인지기능을 검토하여 알츠하이머 병 등의 치매 발증률은 HRT군에서 많았다.[27]

❖ Multiple Outcomes of Raloxifene Evaluation(MORE)

유망한 HRT 제제로 자궁이나 유선에 대해서는 항에스트로겐 작용을 갖고 뼈나 혈관에는 본래의 에스트로겐 작용을 가진 가능성이 시사된 선택적 에스트로겐 수용체 조절제(selective estrogen receptor modulator, SERM)이 주목받는다. 라록시펜(일본에서는 2004년 골다공증에 인가)은 골밀도증가, LDL-C 저하 작용, 유방암 발생 억제 작용이 보고되었다.[28] 세계 25개국의 폐경 후 2년 이상의 31~80세의 골다공증 여성 7,705명에 대해 라록시펜(60,120 mg) 또는 플라시보와 칼슘, 콜레칼시페롤과 함께 36개월 투여했다. 라록시펜군에서는 추체 골절은 감소(RR 0.5~0.7)했지만 대퇴골 골절에는 차이가 없고 정맥혈전은 증가하였다(3.1배). 자궁내막암, 유방암의 발생은 저하시켰다.

❖ The Raloxifene Use for The Heart(RUTH) Trial

라록시펜에 의한 허혈성 심질환의 1차 및 2차 예방에 대한 대규모 긍정적 임상시험에서 세계 26개국(한국, 중국, 싱가폴 등도 포함한다), 56세 이상의 폐경 후 여성(50%는 허혈성 심질환 환자, 나머지는 관위험인자 보유자, 당뇨병 이환자 44%, BMI 27 이상 66% 등) 10,101명을 등록해 5년간의 예정으로 행해졌다.[29)]

❖ 일본에서의 HRT에 관한 임상시험

후생노동성 장수 과학 종합 연구 사업은 1998~2000년 도쿄 대학 노인병과 大?尉義 교수, 2001~2003년 도쿄대학 산부인과 武谷雄二 교수가 반장을 역임하여 고령자에 대한 HRT의 가이드라인을 작성함과 동시에 장기 임상 연구를 시작했다. 현재 305명(그중 HRT가 246명)이 등록되어 있다(등록은 2004년까지). 2003년부터는 국립 장수의료센터의 장수의료수탁연구로 계속하고 있다. HRT의 시행 이유는 65세 미만은 갱년기 장애, 이상은 골다공증이 압도적으로 많다. 본 연구반이 추천하는 감량 CEE 투여가 935예, 다른 제제 투여에서는 E3 제제가 58예, E2 첨부제가 60예이다. 성기 출혈을 20%, 유방통을 16% 등으로 보였지만 평균 투여 기간이 아직 짧고(2년이 약간 안 됨) 심혈관병, 뇌혈관 장애, 자궁, 난소, 유선종양의 발증을 보이지 않았다. 40%가 등록 시 65세 이상이며 인지기능 등의 고령자 종합기능평가도 실시되었다.

고령자 종합기능 평가

노인과 영역에서 적극적으로 시행되고 있다. 신체적, 정신심리적, 사회적 3부문으로 이루어지며 구체적으로는 ADL(배변, 식사 섭취 등의 자립), instrumental(수단적) ADL(전화를 걸거나 쇼핑하러 가는 등), 인지기능 검사(MMSE 등을 이용한다), 정신 안정 상태(Geriatric Depression Scale 15 등을 이용한다), 커뮤니케이션 장애, 가족, 사회 상황 등의 파악이다. 간호보험에서는 ADL, IADL이 중시된다.

HRT와 악성종양

종래 HRT에는 심혈 관계나 골대사로의 장점이 있기 때문에 악성종양의 위험이 상승하더라도 그것을 웃도는 평균 여명은 연장한다고 보고되고 있었지만 WHI 등을 받아 재차 평가할 필요가 있다. 현재 각종 HRT에 대해 용량, 투여 경로, 생물 활성 및 조직 이행률에 관해서 과학적 검토에 근거한 성적은 아직 없다.[30] 에스트로겐은 세포 분열을 촉진해 에스트로겐 및 프로게스테론의 수용체 발현을 재촉하여 혈관 신생을 촉진해 종양의 발생, 진전에 관여한다.[31] 그러나 직접 DNA 분열 mutation를 일으키는 것이 아니라 세포 증식을 촉진하는 것으로 cDNA 복제 장애에 의한 수복 일탈의 빈도를 늘리는 것이어서 종양발생과의 관계도 향후 새로운 해명이 기대된다.

❖ 자궁내막암의 위험도

조직적으로 Type I, II가 존재하고 전자는 내막암의 80%를 차지해 폐경 전후에 발증이 많다. 또한 내막증식증과 관계하고 있지만 악성도는 비교적 낮고 예후는 좋은 편이라 에스트로겐만의 ERT를 받고 있는 사람에게 많다.[32] 위험의 정도는 기간, 사용량에 의존해 에스트로겐을 1년간 단독 사용하면 20~60%에 자궁내막증식증이 일어난다고 여겨진다. 프로게스테론은 자궁내막 분화 작용을 가지기 때문에 병용 시는 0.5~4%로 격감한다. ERT의 자궁내막암의 상대 위험도는 2.31이지만 8년 이상의 장기 복용자에서는 8.22로 상승한다.[33] 프로게스테론 병용에서는 1.00까지 감소시킨다. 통상의 1/2의 농도의 0.3 mg의 포합형 에스트로겐의 경우에서도 위험의 상승은 1/2이 되는 것도 역시 2배 이상이 된다.[34] E2 제제의 종류, 투여 경로에 대한 차이는 밝혀지지 않았다. E3 제제의 장기 사용 시의 위험에 대해서는 상승한다고 하는 것과 그렇지 않다고 하는 쌍방의 논의가 있다.[35,36] 프로게스테론은 병용 방법에 따라 차이가 생겨 매월 10일 이상 사용하면, 자궁내막암의 위험은 비복용자와 동일한 정도까지 저하한다고 보고되었지만 5년 이상의 사용 기간에서는 암의 위험은 증가한다고 여겨진다.[37] 합성 스테로이드인 Tibolone가 자궁내막에 안전하다는 보고도 있다.[38] 라록시펜은 타목시펜과 달리 내막암의 위험은 상승시키지 않는다(상대위험률 0.8)라고 보고되었다.[39] HRT 시행 중의 자궁내막암의 스크리닝에는 증상의 관찰과 동시에 경질초음파 검사가 유효하다. 자궁내막의 두께가 4 mm 이하인 경우에는 암 발생은 0.6%에서 보였지만 5 mm를 넘는 경우에는 18.7%이었다. 종래의 HRT 연구는 호르몬 농도를 측정하지 않는 것이 많지만 우리는 고령자에서는 동일 용량의 호르몬제를 투여하여도 혈중농도가 상당히 높아지는 것, 내막비후와 더불어 자궁 체적도 커지는 것을 관찰하였다.

❖ 유방암의 위험도

자궁내막암은 프로게스테론의 병용으로 암의 발생률을 억제할 수 있지만 유방암은 오히려 프로게스테론의 병용에 의해 증가한다고 한다(표 3). Schneider에 의하면 HRT 기간이 5년 미만이라면 유방암의 위험은 증대하지 않지만, 10년 이상에서는 1.46배로 증가했다.[40] 52,705명의 유방암 환자와 108,411명의 조절이라는 비교 조사에서는 HRT 시행에 의해 유방암 발생의 상대 위험도는 1년에 2.3%씩 증가하지만 멈추면 그 이상은 증가하지 않는다고 했다.[41] 에스트로겐 단독 사용의 경우에서는 비복용자에 대해서 상대 위험도는 1.06이었지만 프로게스테론 병용의 경우는 보다 높은 1.24였다. 또한 간헐적 병용법에서는 1.38, 지속 사용법에서는 1.09였지만 통계적으로는 상당한 차이는 없다고 여겨진다.[42] 다른 보고에서도 동일했다. 프로게스테론 병용에서는 lobular carcinoma가 특히 증가한다는 보고가 있다.[43] HRT 시행자에서는 종양경이 작다(<2 cm, HRT 77% vs non HRT 66%, p = 0.02), 동측에서의 재발이 많다(8% vs 2%, p = 0.02), 원격 전이가 적다(6% vs 17%, p=0.02), 10년 생존율이 높다(92% vs 86%)는 것을 발견했다. HRT 진찰자는 정기 검진을 받는 비율이 높은 것이 영향을 준다는 추론도 받아들여지고 있다. PEPI 연구, WHI 연구도 같은 결과이다.

표 3 건강한 폐경 후 여성에 있어서의 ERT/HRT에 의한 유방암 연구

연구	디자인	ERT/HRT에 의한 유방암 발생률의 증가	
		에스트로겐만	에스트로겐 + 프로게스테론
Nurse's Cohort Study (Colditz GA, et al: Am J Epidemiol 147:645, 1998.)	Cohort	3.3%	9%
스웨덴인 연구 (Persson I, et al: Cancer Causes Control 10:253-260, 1999.)	Cohort	0%	11.7%
Schairer 외 연구 (Schairer C, et al: JAMA 283:485-491, 2000.)	Cohort	1%	8%
Ross 외 연구 (Ross RK, et al: J Natl Cancer Inst 92:328-332, 2000.)	Case-control	1%	4%

❖ 난소암의 위험도

난소암의 90% 이상을 차지하는 상피 유래의 난소암은 부인과 영역의 종양 중에서도 가장 악성도가 높고 70% 이상은 발견 시에는 진행암이다.[44] 난소암에 관한 HRT의 영향에 관한 보고는 일정하지 않다. HRT 경험자의 난소암의 위험은 비복용자와 비교해 1.2~1.7배라고 보고된다.[45] 12의 연구의 메타분석에서는 병원 조사에서는 0.9배, 주민 조사에서는 1.1배가 되었다.[46] 미국의 211,581명의 10년 이상 ERT를 시행한 폐경 후 여성에 대한 연구에서는 난소암의 사망률은 1.59로 상승하였다.[47] 또한 ERT에서는 류내막암 및 clear cell carcinoma의 상대 위험도가 2.56이었다. 자궁내막증이 관계하고 있을 가능성이 시사된다. 프로게스테론 병용이 난소암을 감소시킬지 어떨지는 불명확하다. 난소암 및 유방암이 다발하는 가계가 있어 BRCA1 등의 관련 유전자가 보고되고 있다.

일본의 고령자에 대한 HRT

WHI의 결과는 갱년기 장애에 한정하지 않고 골다공증, 동맥경화의 예방, 일부의 치매 예방 등 다채로운 작용이 기대되기 때문에 HRT의 전국적인 보급을 목표로 하고 있던 관계자에게 있어서는 예상 이상으로 큰 영향을 받는 것이었다. 대규모 임상시험은 외국에서 이루어지는 것이 압도적으로 많아 그 결과를 충분히 인식함과 동시에 그 해석은 원저로 정확하게 실시할 필요가 있다. 미국에서는 CEE〔프레마린(premarin)®〕 0.625 mg + MPA 2.5 mg의 획일적인 투여가 이루어지고 있지만, CEE는 임신한 말에서 추출된 제제이다. 본래의 E2〔17β 에스트라디올(estradiol)〕는 제제화가 어려웠지만, 첨부제로 이용 가능하게 되었다. 또한 에스트로겐 작용이 약하다고 여겨지는 E3〔에스트리올(estriol)〕 제제 등도 이용할 수 있다. 필자는 상기의 어느 제제에서도 고령자에게 투여하면 종래의 HRT 상용량의 1/4~1/2에서도 자궁의 비대나 혈중 호르몬 농도의 상승을 보이는 것을 경험했다. 부작용의 발증에 관해서는 최근의 유전자 연구에서 인종간이 이혈전성의 차이도 보고되기 시작했다. 일본에서는 심부 정맥혈전의 빈도는 서양에 비해 적다고 여겨지고, 한국에서는 HRT는 종래대로 추천한다는 것이다. 에스트로겐의 응고계에의 영향에 관해서는 혈중 에스트로겐 농도, 응고 인자 등을 모니터 하면서 개인에 맞게 한 치밀한 치료가 유용하지 않을까 추측하고 있다. 당면의 임상 응용에는 신중할 필요가 있지만 전술한 것처럼 일본에서도 후생노동성반연구(반장 武谷雄二, 도쿄대학 교수)와 몇 가지의 관찰 연구 등이 기획되어 진행 중인 것을 덧붙여 쓴다.

앞으로는 보다 유효하면서 안전성의 높은 HRT의 본연의 자세, 방법을 목표로 하여 기초적, 과학적 연구 기반으로 사려깊은 접근이 필요하다고 생각된다.

【참고문헌】

1) 厚生統計協会 : 国民衛生の動向. 厚生の指標 45 : 37-88, 1998.
2) The Lipid Research Clinics Program Epidemiology : Circulation 60 : 427-434, 1979.
3) Hayashi T, Iguchi A , et al : Arterioscler Thromb Vasc Biol 20 : 1613-1621, 2000.
4) Hayashi T, Iguchi A, et al : Arterioscler Thromb Vasc Biol 20 : 782-792, 2000.
5) Hulley S, et al : JAMA 280 : 605-613, 1998.
6) Koh KK, et al : N Engl J Med 336 : 683-690, 1997.
7) Sekimoto H, et al : Jpn Circ J 47 : 1351-1358, 1983.
8) Kuzuya M, Iguchi A, et al : Atherosclerosis 163 : 313-320, 2002.
9) 厚生省第4次循環器疾患基礎調査, 1990.
10) Stampfer MJ, et al : N Engl J Med 325 : 756-762, 1991.
11) 高脂血症診療ガイドライン検討委員会 : 動脈硬化 25 : 1-35, 1997.
12) Forette B, et al : Lancet 1(8643) : 868-871, 1989.
13) Hayashi T, Ito I, Iguchi A, et al : J Am Geriatr Soc 50 : 777-778, 2002.
14) Hanes DS, et al : Am J Med 101 : 10s-21s, 1996.
15) Messerli VH, et al : Ann Intern Med 107 : 158-163, 1987.
16) Segusa T, Narama I, et al : Experimental Animals 41 : 481-489, 1992.
17) Grodstein F, Stampfer MJ, Colditz GA, et al : Postmenopausal hormone therapy and mortality. N Engl J Med 336 : 1769-1775, 1997.
18) Hu FB, Stampfer MJ, Manson JE, et al : Trends in the incidence of coronary heart disease and changes in diet and lifestyle in women. N Engl J Med 343 : 530-537, 2000.
19) American College of Physicains : Guidelines for counseling postmenopausal women about preventive hormone therapy. Ann Intern Med 117 : 1038-1041, 1992.
20) The Writing Group for the PEPI Trial : Effects of estrogen or estrogen/progestin regimens on heart disease risk factors in postmenopausal women : The Postmenopausal Estrogen/Progestin Interventions (PEPI) Trial. JAMA 273 : 199-208, 1995.
21) Grundy SM, Balady GJ, et al : Guide to primary prevention of cardiovascular diseases. A statement for healthcare professionals from the Task Force on Risk Reduction. American heart Association Science Asdvisory and Coordinationg Committee. Circulation 95 : 2329-2331, 1997.
22) Hulley S, Grady D, Bush T, et al : Randomized trial of estrogen plus progestin for secondary prevention of coronary heart disease in postmenopausal women. JAMA 280 : 605-613, 1998.
23) Grady D, Herrington D, Bittner V, et al : Cardiovascular disease outcomes during 6.8 years of hormone therapy. JAMA 288 : 49-57, 2002.
24) Writing Group for the Women's Health Initiative Investigators: Risks and benefits of estrogen plus progestin in healthy postmenopausal women: Principal results from the Women's health Initiative randomized controlled trial. JAMA 288 : 321-333, 2002.
25) Grodstein F, Manson JE, Stampfer MJ : Postmenopausal hormone use and secondary prevention of coronary events in the nurses' health study. a prospective, observational study. Ann Intern Med 135 : 1-8, 2001.
26) Hlatky MA, Boothroyd D, HERS research group : Quality of life and depressive symptoms in postmenopausal women after receiving hormone therapy: results from the Heart and Estrogen/Progestin Replacement Study (HERS) trial. JAMA 287 : 591-597, 2002.
27) Shumaker SA, Legault C, WHIMS Investigaters : Estrogen plus progestin and the incidence of dementia and mild cognitive impairment in potmenopausal women: the Women's Health Initiative Memory Study: a randomized controlled trial. JAMA 289 : 2651-2662, 2003.
28) Ettinger B, Black DM, et al : Reduction of vertebral fracture risk in postmenopausal women with osteoporosis treated with raloxifene: Results from a 3-year randomized clinical trial.

JAMA 282 : 637-646, 1999.

29) Wenger NK, Barrett-Connor E, Collins P, et al : Baseline characteristics of participants in the Raloxifene Use for The Heart (RUTH) trial. Am J Cardiol 90(11) : 1204-1210, 2002.

30) Gambacciani M, Monteleone P, et al : Hormone replacement therapy and endometrial, ovarian and colorectal cancer. Best Practice & Research Clinical Endocrinology & Metabolism 17 : 139-147, 2003.

31) Genazzani AR, Gambacciani M, et al : Controversial issues in climacteric medicine II. Hormone replacement therapy and cancer. Maturitas 40 : 117-130, 2001.

32) Shapiro S, Key JP, et al : Risk of localized and widespread endometrila cancer in relation to recent and discontinued use of conjugated estrogens. N Engl J Med 313 : 969-972, 1985.

33) Person I, Yuen J, et al : Cancer incidence and mortality in women receiving estrogen and estrogen-prgestin replacement therapy-long term follow up of a Swedish cohort. Int J Cancer 67 : 327-332 : 1996.

34) Cushing KL, Weiss NS, et al : Risk of endometrial cancer in relation to use of low-dose, unopposed estrogens. Obstetrics & Gnecology 91 : 79-82, 1998.

35) Granberg S, Eurenius K, Lindgren R, Wihelmsson L : The effects of oral estriol on the endometrium in post-menopausal women. Maturitas 42 : 149-156, 2002.

36) Weiderpass E, Baron JA, et al : Low-potency oestrogen and risk of endometrial cancer: a case-control study. Lancet 353 : 1824-1828, 1999.

37) Pike MC, Peters RK, et al : Estrogen-progestin replacement therapy and endometrial cancer. J the National Cancer Institute 89 : 1110-1116, 1997.

38) Koh KK, Ahn JY, et al : Significant differential effects of hormone therapy or tibolone on markers of cardiovascular disease in postmenopausal women: a randomized, double-blind, placebo-controlled, crossover study. Arterioscler Thromb Vasc Biol 23 : 1889-1894, 2003.

39) Cummings SR, Eckert S, et al : The effect of raloxifene in postmenopausal women: results from the MORE rancomized trial. Mltiple outcomeof raloxifene evaluation. J Am Medical Association 281 : 2189-2197, 1999.

40) Schneider HP : HRT and cancer risks. Maturitas 43 : S35-52, 2002.

41) Breast cancer and hormone replacement therapy: collaborative realalysis of data from 51 epdiemiological studies of 52,705 women with breast cancer and 108,411 women without breast cancer. Collaborative Group on Hormonal Factors in Breast Cancer. Lancet 350 : 1047-1059, 1997.

42) Ross RK, Paganini-Hill A, et al : Effect of hormone replacement therapy on breast cancer risk: estrogen versus estrogen plus progestin. J Natl Cancer Inst 92 : 328-332, 2000.

43) Li CL, Malone KE, Daling JR, et al : Relationship between long durations and different regimens of hormone therapy and risk of breast cancer. JAMA 289 : 3254-3263, 2003.

44) La Veccia C : Epidemiology of ovarian cancer: a summary review. European J Cancer Prevention 10 : 125-129, 2001.

45) Beral V, Banks E, et al : Use of HRT and the subsequent risk of cancer. J Epideioogy and Biostatistics 4 : 191-210, 1999.

46) Whittemore AS, Harris R. Itnyre J : Characteristics relating to ovarian cancer risk collaborative analysis of 12 US case-control studies. II. Invasive epithelial ovarian cancers in white women. Collaborative Ovarian Cancer group. American J Epidemiology 136 : 1184-1203, 1992.

47) Rodiguez C, patel AV, Calle EE, et al : Estrogen replacement therapy and ovarian cancer mortality in a large prospective study of US women. J Am Med Association 285 : 1460-1465, 2001.

CHAPTER 4

고령자 악성종양 약물 요법

PART 1

폐암

고령자의 개념은 고정된 것이 아니라 사회의 상황에 의해 변화할 수 있는 것이다. 후생 백서에서는 1950년부터 1965년까지는 60세 이상을 '노인 인구'로 하고 1965년 이후는 고용 대책의 관점에서 65세 이상 인구를 '고령자 인구'로 취급한다. 폐암의 임상시험에서는 보고에 따라 정의는 다르지만 70세 이상을 고령자, 80세 이상을 초고령자로 하는 경우가 많다. 후생노동성 데이터 베이스[1)]에 의하면 2002년도 폐의 악성 신생물에 의한 사망 수는 56,405명(남성 41,146명, 여성 15,259명)으로 그 중 70세 이상은 38,437명이 약 70%를, 80세 이상은 16,777명이 약 30%를 차지하고 있다. 원래 폐암은 고령자에게 많은 질환이지만 '고령자 · 초고령자의 폐암을 치료할 기회가 증가했다'라는 것을 실감한다.

폐암은 치료 방침의 차이에서 약제 감수성이 높은 소세포 폐암과 수술이 치료의 중심이 되는 비소세포 폐암으로 나눌 수 있다. 고령자라도 전신 상태가 양호하고 주요 장기의 기능 저하가 보이지 않으면 소세포 폐암에서는 적극적인 화학 요법이 가능하고, 비소세포 폐암에서도 절제 가능하면 외과 치료가 고려된다. 그렇지만 이러한 '폐암 이외에는 나쁜 곳이 발견되지 않는다'라는 경우가 고령자에게는 매우 적고, 실제로 조우하는 대다수의 증례에서는 여러 장기의 기능 저하나 고혈압, 당뇨병, 허혈성 심질환, 만성 폐쇄성 폐질환, 타장기의 악성종양 등 병존질환을 보이는 것이 대부분이다. 증거에 근거하는 의료(Evidence Based Medicine, EBM)가 바람직한 요즈음이지만 한정된 증례를 대상으로 한 임상시험의 결과를 그대로 적응할 수 있는 경우는 많지 않다. 고령자 · 초고령자라도 장년자처럼 치료가 가능한 군과 병존질환이나 주요 장기의 기능 저하가 있는 군으로 나누어 대처하는 것이 중요하다. 또한 여러 검사로 원질환 이외에 분명한 이상을 보이지 않는 경우에도 예상 외로 지체하는 혈액 독성(골수 억제)이나 입원 후 치매의 표면화, 가족의 수락 변경 등으로 치료 방침의 변경을 피할 수 없게 되는 일도 많이 경험하여 치료의 어려움을 통감하지 않을 수 없다. 고령자의 폐암의 약 사용법을 중심으로 개설한다.

소세포 폐암

폐암의 15~20%를 차지하는 소세포 폐암은 원래 고령자에게 많아 남성에서는 70~74세, 여성에서는 60~69세가 발증 연령의 피크이다.[2] 화학 요법이나 방사선 요법이 성공하기 쉬운 반면 진행이 빨라 종격 림프절 전이나 원격 전이를 일으키기 쉽다.

조기에 발견된 증례는 불과 5~10%로 수술 적응이 되는 경우는 적지만 고령자라도 Performance Status(PS: 표 1)가 양호한 임상병기 I기인 증례에서는 외과 치료의 적응이 될 수 있다. 많은 경우 수술 비적응이기 때문에 TNM 분류에 의한 병기 분류가 아니고 방사선 치료의 적응의 유무로 일측 흉곽 내에 병변이 국한하는 국한형(limited disease, LD: 대측 종격 림프절전이, 대측 쇄골상와 림프절 전이를 포함한다)과 진전형(extensive disease, ED)으로 분류된다.

55세 이하의 장년자 및 젊은층의 국한형 소세포 폐암(LD 증례)에서는 PS가 불량인 경우나 저폐기능 예, 흉수가 저류된 증례, 기타 금기가 있는 경우를 제외하고 화학 요법과 방사선 요법의 동시 병용 요법이 고려된다. 동시 조사를 위해 화학 요법으로는 시스플라틴(cisplatin)과 에토포시드(etoposide)에 의한 PE 요법(PVP 요법)

표 1 Performance Status(ECOG/Zubrod)

Grade	Performance Status
0	무증상으로 사회적 활동을 할 수 있고 제한받는 일 없이 발병 전과 동등하게 행동할 수 있다.
1	증상이 경도이고 육체 노동은 제한을 받지만 보행, 가벼운 노동이나 좌업은 할 수 있다. 예를 들면 가벼운 가사, 사무 등.
2	보행이나 몸 회전은 할 수 있지만, 가끔 도움이 필요한 때가 있다. 가벼운 노동은 할 수 없지만 하루 중 50% 이상은 일어나 있다.
3	몸 회전이 어느 정도는 가능하지만 자주 도움이 필요하고 하루 중 50% 이상은 누워있다.
4	몸 회전도 못하고 항상 도움이 필요하며 종일 누워 있어야 한다.

이나 카보플라틴(carboplatin)과 에토포시드에 의해(CE 요법, CBDCA-VP 요법)이 행해지는 것이 일반적이다. 일본에서는 시설의 형편상 1일 1회 1.8~2 Gy, 주 5회, 총 선량 40 Gy 이상(45~50 Gy)의 흉부 조사를 실시하는 경우가 많다. Turrisi 외는 PE 요법과 흉부 동시 조사의 비교 시험으로 1회 1.8 Gy, 1일 1회 총 선량 45 Gy의 군과 1회 1.5 Gy, 1일 2회 총 선량 45 Gy의 가속 분할 조사법을 이용한 군을 비교하여 2회 조사군이 생존 기간 중앙치(1회 조사군 19개월, 2회 조사군 23개월)와 5년 생존율(1회 조사군 16%, 2회 조사군 26%) 모두 상당히 우수했다고 보고되었다.[3)]

고령자에서 소세포 폐암의 표준적인 치료는 확립되어 있지 않다. PS 양호예에서는 CE 요법과 흉부 동시 조사가 가능하다는 보고[4)]나, 화학 요법의 횟수를 줄인 동시 조사가 유효하다는 보고[5)]도 있지만 현시점에서는 화학 요법과 방사선 요법의 동시 조사는 예후를 악화시킬 가능성이 있기 때문에 실시해서는 안 된다. 화학 요법에 대해서는 연령이 예후에 영향을 주지 않는다는 보고[6)]나 경구 에토포시드의 단제 투여가 다세 병용 요법과 비교해 뒤떨어진다는 보고[7,8)]로부터 고령자라도 주요 장기의 기능이 보관 유지되는 PS가 양호한 증례에서는 LD, ED를 불문하고 PE 요법이나 CE 요법, CAV 요법〔시클로포스파미드(cyclophosphamide), 독소루비신(doxorubicin), 빈크리스틴(vincristine)〕의 화학 요법이 고려된다. 심질환 등의 병존질환에 의해 수액이 제한되는 경우에는 CE 요법을 실시하거나 시스플라틴의 3분할 투여를 실시한다. 고령자에 있어서의 CE 요법의 인용성이나 유효성을 나타내는 보고에 의해[9,10)] 신기능 장애가 적고 Calvert식[11)]으로 사구체 여과율(GFR)에 의한 투여량의 보정이 가능한 것, 시스플라틴과 비교해 오심 · 구토 등의 자각 증상이 적기 때문에 카보플라틴(carboplatin)이 플라티눔 제제로 빈용되고 있다. 최근 시스플라틴의 재평가가 되고 있지만 서양에서는 통원 치료가 중심이기 때문에 대량의 수액을 필요로 하지 않는 카보플라틴이 많이 사용된다. 그렇지만 Cockroft-Gault식이나 Jelliffe식에서 산출된 크레아티닌제거율을 GFR의 대용으로 해도 좋은지 시스플라틴과 동등한 효과를 얻는 카보플라틴의 투여량을 어느 정도로 결정하는지 등에 대해서는 이전부터 논의되고 있다. 시스플라틴과 비교해 카보플라틴은 혈액 독성이 강하고 CE 요법 무효예에서 PE 요법에 의해 종양 축소를 보는 일도 경험했기 때문에 JCOG(Japan Clinical Oncology Group)의 비교 시험의 결과가 기다려진다. 초고령자에서는 혈액 독성 때문에 표준적 치료법을 완수하는 것이 어려운 경우도 많아 투여량의 감량이나 단제 투여가 경험적으로 이루어지고 있는 시설도 있고 고령자, 초고령자용 표준적인 화학 요법이 조기에 확립되는 것이 바람직하다.

LD 증례에서 치료에 의해 모든 표적 병변이 소실한 완전 성공(Complete Response, CR) 증례에서는 뇌전이의 예방과 예후의 개선을 목적으로 한 예방적 전뇌조사(Prophylactic Cranial Irradiation, PCI)의 추가가 고려되지만 고령자에서는 정신 신경 증상 등 만기 뇌장애가 높은 비율로 출현하기 때문에 적응은 신중해야 한다.

고령자 LD 증례에 대한 방사선 요법 단독의 보고는 없지만 화학 요법이 곤란한 증례에 대해서는 증상 완화 치료(best supportive care)와 함께 선택사항이 될 수 있다.

장년자 및 젊은층의 진전형 소세포 폐암에서는, PE 요법, CE 요법, CAV 요법이 표준적인 치료로 행해져 왔다. 약제비교차 내성을 고려한 CAV/PE 교체 요법이나 단위 시간에 약제 투여량(dose intensity)을 높인 CODE 요법(시스플라틴, 독소루비신, 빈크리스틴, 에토포시드)가 PE 요법에서 뚜렷하게 우수하다는 결과는 얻지 못했다. JCOG에서는 70세 이하의 ED 증례에 대해 시스플라틴과 신규 항암제인 염산 이리노테칸(irinotecan)의 병용 요법(IP 요법)과 PE 요법의 비교 시험을 실시했다.[12] 당초 등록 기간을 3년, 증례수를 230증례로 예정했었으나 중간 분석 시에 IP 요법군의 생존 기간이 PE 요법군을 크게 웃돌았기 때문에 윤리적 배려라는 점에서 154예의 시점에서 조기에 등록을 종료했다. 생존 기간 중앙치(Median Survival Time, MST)는 IP 요법군과 PE 요법군으로 12.8개월과 9.4개월, 2년 생존율은 19.5%과 5.2%과 IP 요법군에서 상당히 우수했다. IP 요법은 ED 증례의 차세대의 표준적 치료로 기대되어지고 있다. 이 보고를 받아 SWOG(South West Oncology Group) 등 복수의 대규모 임상시험이 행해지고 있다. 서양에서는 그 밖의 신항암제로 토포테칸(염산 노기테칸)이나 파클리탁셀, 염산 겜시타빈의 유효성을 지적한 보고도 있다(일본에서는 파클리탁셀과 겜시타빈은 보험 적응 외). 최근에는 일본에서 개발된 염산 암루비신이 소세포 폐암 및 비소세포 폐암에 사용 가능해졌다. 현 단계에서는 첫회 치료 후 6개월 이내에 재발한 소세포 폐암의 증례에 세컨드 라인으로 단제로 사용할 수 있다고 생각된다. 현재 ED 증례를 대상으로 시스플라틴과의 병용 요법의 임상시험이 진행 중이다.

소세포 폐암의 분자 표적 치료제로서는 티로신키나제 저해제인 메실산 이마티니브〔글리벡(glivec)®〕의 임상시험이 해외에서 행해지고 있다(일본에서는 만성 골수성 백혈병이나 CD117 양성 소화관 간질종양에 사용 가능).

비소세포 폐암

❖ 외과 치료

폐암의 약 80%를 차지하는 비소세포 폐암은 선평상피암, 선암, 대세포암으로 대별된다. 절제 가능한 I, II기의 비소세포 폐암에서는 외과 치료가 유일한 '치유'를 기대할 수 있는 것이라는 점은 현재도 변함없다. 최근에는 80세 이상의 초고령자라도 전신 상태가 양호하고 환자 본인과 가족의 희망이 있으면 외과 치료가 선택되는 일도 증가한다. 초고령자에서는 수술 후 합병증이 높은 비율로 생기는 것이나 평균여명과의 균형, 수술 후의 QOL(Quality of Life)의 관점에서 III기의 증례는 수술 적응으로 하지 않는 경향이 있다. I, II기의 증례에서는 축소 수술을 하는 시설도 많지만 표준 수술에 대한 축소 수술의 우위성을 나타내는 비교 시험은 없기 때문에 향후 충분한 검토를 거듭해 갈 필요가 있다. 또한 VATS(video assisted thoracic surgery: 비디오흉강경수술)에 의한 폐엽 절제술로 침습을 경감할 수 있다고 하는 점에서 기대되고 있지만 시술자마다 정의가 세각각이라서 개흉의 크기나 림프절 곽청의 범위도 다르기 때문에 현재로는 폐암의 표준 수술이라고는 할 수 없다. 그렇지만 증례의 선택을 적절히 실시하면 80세 이상의 초고령자라도 사용할 수 있다는 보고도 있다.[13)]

❖ 방사선 요법 및 입자선 치료

병존질환에 의해 수술 적응이 없는 경우나 수술을 희망하지 않는 증례에서 병변이 국한하고 있는 경우에는 방사선 요법을 고려하는 것이 일반적이다. 초고령자에서는 진구성 폐결핵이나 폐기종, 간질성 폐렴의 합병 예도 많아, 적응 결정은 신중해야 하지만 1일 1회 1.8~2 Gy, 총선량 60 Gy 상당의 근치 조사를 실시하는 것이 바람직하다.

고령자에 있어서의 화학 요법과 방사선 요법 병용(순차 조사, 동시 조사)의 유용성에 대해서는 의견 일치를 얻지 못했다. 2000년에 RTOG(Radiation Therapy Oncology Group), ECOG(Eastern Cooperative Oncology Group) 및 SWOG에 의해 절제 불능 비소세포 폐암 458예를 대상으로 화학 요법 방사선 요법 병용(순차 조사)군(CT군), 방사선 요법(1일 1회 조사)군(RT군) 및 분할 조사(1일 2회 조사)군(HFX군)의 제III비교시험의 최종보고가 이루어졌다.[14)] 이 보고의 연령에 의한 분석에서는 60세 미만의 172예에서는 CT군의 MST가 15.4개월로 방사선 요법 단독군(RT군 11.7개월, HFX 군 11.5개월)에 비해 상당히 우수했다. 그러나 71세 이상의 고령자 66예에서는 CT군의 MST는 10.9개월이었던 것에 비해 RT만의 군이 13.1개월로 매우 양호했다. JCOG에서는 흉부 방사선 단독 조사와 저용량 카보플라틴 연일 투여와 흉부 방사선 동시 조사의 비교 제III상 시험이 진행 중이다.

입자선 치료는 양자, 탄소, 네온 등의 정전하의 원자핵을 가속기로 가속하여 암 병소에 조사를 실시한다. 직진성이 높은 병소에 고선량을 집중할 수 있고 표적의 후방의 정상 조직에 영향을 미치지 않는다는 이점이 있어 고령자의 국한성 폐암의 치료에 기대되어지고 있다. 입자선 치료는 양자에 의한 양자선 치료와 양자보다 원자량의 큰 이온을 사용하는 중립자선 치료로 나뉜다. 현재 국내에서 입자선 치료를 하고 있는 시설은 6시설로, 탄소 이온을 이용한 중립자선 치료는 1994년부터 방사선 의학 종합 연구소에서 치험을 하고 있고 최근에는 효고현 입자선 치료 센터에서도 탄소선에 의한 중립자선 치료가 시작되었다. 그 외의 4시설(츠쿠바대학 양자선 의학이용 연구센터, 국립 암센터 동병원, 와카사만(若狭湾) 에너지연구센터, 시즈오카현립 암센터)에서는 양자선에 의한 치료를 하고 있다. 향후 화학 요법과 중립자선 치료의 병용에 대해서 임상시험이 거행되는 것이 예상된다. 치험이 중심인 것, 비용이 고액인 것, 치료할 수 있는 시설이 적은 것 때문에 현재 상태로서는 일반적인 치료라고는 할 수 없다.

❖ 화학 요법

수많은 임상시험이 거행되는 가운데 비소세포 폐암에 대한 표준적인 화학 요법은 확립되어 있지 않다. 비소세포 폐암에서는 화학 요법의 성공률이 30~40% 전후로 낮아, 화학 요법 단독으로는 치유를 바랄 수 없는 것, 장년자와 비교해 고령자에서는 독성이 높은 비율로 출현하기 때문에 긍정적인 보고[15,16]는 있으나 고령자의 화학 요법에 회의적인 입장을 취하는 사람은 적지 않다. 1990년대에 등장한 신규 항암제에 의해 예후는 개선되고 있지만 화학 요법 후에 외과 치료나 방사선 요법의 혜택을 받는 것은 소수의 증례뿐이다. 고령자라도 화학 요법과 방사선 동시 조사는 가능하다는 보고[17]도 있지만 방사선의 병용(동시 및 순차 조사)이 가능한 경우에서도 치료를 완수할 수 있는 증례는 많지 않다. 이 때문에 고령자에 있어 치료와 QOL 및 여생과의 밸런스가 특히 문제가 된다. 화학 요법을 실시하려면 치료 전에 환자 본인과 충분히 이야기를 하고 개개인의 환경이나 사고방식, 사생관(死生觀)에 따라 적절한 목표를 설정하는 것이 중요하다.

American Society of Clinical Oncology(ASCO)에서는 절제 불능 비소세포 폐암의 2003년 가이드라인을 제시했다.[18] 미국의 의료 사정은 일본과 다르기 때문에 이 가이드라인은 일본의 폐암을 둘러싼 현상과 완전하게 부합하는 것은 아니지만 비소세포 폐암을 치료하는 데 도움이 된다. 가이드라인에서는 화학 요법의 적응을 PS 양호한 절제 불능의 III기와 IV기의 증례로 한 III기 증례에서는 근치적인 방사선 요법과 화학 요법의 병용이 방사선 요법 단독보다 유효하다고 하고 있다. 약제로는 플라티눔 제제를 포함한 2제 병용 요법이 추천 되고, IV기 증례에서는 플라티눔 제제를 포함하지 않는 2제에 의한 화학 요법도 퍼스트 라인의 화학 요법 선택사항이 될 수 있는 것을 나타내고 있다. 플라티눔 제제에 의한 첫회 치료가 무효인 증례나 치료 후 재발한 예로 한편 PS 양호한 증례에서는 세컨드 라인으로서 도세탁셀(docetaxel) 단제로의 치료를 권장하고 있다. 고령자나 PS 불량 예(PS2)에서는 주석산 비노렐빈(vinorelbine)이나 도세탁셀, 파클리탁셀(paclitaxel)이라고 하는 신규 항암제를 이용한 단제에 의한 화학 요법이 지지를 받았다고 한다. 고령자의 단제 치료가 지지를 받는 근거로는 고령자라도 비노렐빈 단제 요법의 인용성이 높고 비노렐빈 단제 요법의 군이 증상 완화 요법만의 군보다 연명 효과와 QOL의 개선을 보였다는 보고[16]와 겜시타빈과 비노렐빈의 2제 병용 요법과 비노렐빈 단제 요법의 대규모 비교 시험[19]에서 겜시타빈과 비노렐빈의 2제 병용군과 비노렐빈 단제군에 생존 기간에 상당한 차이는 없고, 2제 병용군에 독성이 높았던 것을 들 수 있고 있다. 그렇지만 이 임상시험에서는 PS 불량 예(PS2)가 많이 포함되어 있었음에도 불구하고 PS에 의한 층별화가 되지 않아 새로운 검토가 필요하다. JCOG에서는 70세 이상의 PS 0~1의 III기, IV기의 증례에 대해 도세탁셀 단제와 도세탁셀과 시스플라틴 병용 요법의 비교 시험이 진행 중이다. 그 외의 신규 항암제로서는 2003년의 39th ASCO annual meeting에서 Hanna 외는 화학 요법 후의 비소세포 폐암 재발 증례에 대해 Pemetrexed 단제와 도세탁셀과 성공률, 무재발 생존 기간 및 생존 기간에서 동등했지만 혈액 독성은 Pemetrexed의 군으로 상당히 낮았다고 한다. 독성이 적은 치료를 선택하는 것은 고령자를 치료하는 데 가장 유의해야 하는 부분이며 고령자나 PS 불량 예를 대상으로 한 임상시험의 결과가 기다려진다.

고령자의 화학 요법 시에 첫 회량 투여 후에 골수 억제 등의 부작용이 강하게 발현한 증례에서 2회 이후의 투여량을 경험적으로 감량해 투여하고 있는 시설도 보여지지만 충분한 항종양 효과를 얻을 수 없을 가능성도 있기 때문에 적절한 임상시험을 밟아 감량을 실시할 필요가 있다. 감량이 필요한 증례에서는 화학 요법의 적응이 있는지 아닌지를 재검토해 증상 완화 요법이나 분자 표적 치료에의 변환을 고려하는 것이 중요하다. 고령자에서는 장기 입원이 되는 경우도 많지만 의료 제도의 개정으로 종래와 같이 입원을 계속하면서 화학 요법을 실시하는 것은 곤란하다. 경제면뿐만 아니라 QOL의 관점에서도 '통원 가능한 안전한 화학 요법'을 확립하는 것이 바람직하다.

❖ 수술 전 및 수술 후 화학 요법(neoadjuvant & adjuvant chemotherapy)

수술 후 재발의 상당 수는 원격 전이인 것부터 이전보다 수술 전에 화학 요법을 행하는 것이 검토되어 왔다. 그렇지만 I, II기의 증례에서는 화학 요법이 효과가 없었을 때는 수술 비적응이 될 가능성이 있고 또한 수술 후의 합병증이 증가한다는 보고 20)도 있기 때문에 현재 III A기의 증례를 대상으로 임상시험이 실시되었다. 수술 전 화학 요법의 이론적 근거는 ① 미소원격 전이를 조기에 막을 수 있다 ② 화학 요법이 유효한 증례에서는 다운스테이지가 가능하다 ③ 항암제의 충분량 투여가 가능하다 ④ 수술 시에 항암제의 효과의 확인이 가능하다 ⑤ 수술 시의 종양세포의 파종을 감소시킬 수 있는 가능성이 있다, 등을 들 수가 있다. Betticher 외[21)]는 III A기의 비소세포 폐암을 대상으로 시스플라틴과 도세탁셀에 의한 수술 전 화학 요법의 다시설 제II상 시험을 실시했다. 수술 전 화학 요법을 받은 90예 중 75예에서 종양절제가 시행되었다. 절제 단단 양성예는 16%, 종격 림프절 전이의 잔존은 35%에서 보이고 완전 성공률은 19%, MST는 33개월이었다. 다변량 분석의 결과 화학 요법에 의해 종격 림프절 전이가 소실 · 축소하는 것이 예후인자로서 중요하다고 한다. 수술 전 화학 요법의 유효성이나 인용성을 나타내는 대규모 임상시험의 보고[22)]도 있지만 고령자는 제외되는 경우가 많기 때문에 현 시점에서는 고령자에 있어서의 화학 요법 후의 수술 적응은 개개인의 증례마다 검토할 수밖에 없다.

비소세포 폐암의 수술 후 화학 요법에 대해서는 Niiranen 등의 매우 소수의 보고를 제외하면 부정적인 면이 대부분이다. 최근 IALT(the International Adjuvant Lung Cancer Trial Collaborative Group)에 의해 수술 후 화학 요법의 유효성을 나타낸 다시설 시험의 결과가 보고되었다.[29)] 대상은 임상병기 I~III기의 27세부터 77세까지의 1,867예에서 이 중 932예에 대해 시스플라틴을 포함한 2제에 의한 프로토콜로〔병용 약제는 이하의 4제: 비노렐빈(vinorelbine), 황산 빈블라스틴(vinblastine), 에토포시드(etoposide), 황산 빈데신(vindesine)〕, 완전 절제 후에 3~4 사이클의 화학 요법을 실시했다(폐엽 절제는 13예). 화학 요법 시행군에는 75세 이상의 증례가 4예 포함되어 있었다. 5년 생존율은 화학 요법 시행군에서 44.5%, 대조군에서 40.4%와 화학 요법군으로 매우 높았다. 장래적으로는 고령자에 대해서도 수술 후 화학 요법의 의의나 VATS 폐엽 절제 후 화학 요법, 축소 수술 후 화학 요법 등에 대해 검토될 것으로 생각된다.

❖ 분자 표적 요법

현재 일본에서 사용 가능한 분자 표적 치료제는 게피티닙(gefitinib)〔ZD1839 ;이렛사(iressa)®〕뿐이다. 이렛사®는 Epidermal Growth Factor(EGF) 수용체 티로신키나제의 ATP 결합 부위에 경합하여 티로신키나제의 자기 인산화의 억제에 의해 종양의 증식을 억제한다고 생각된다. 일본에서는 2002년 8월 말 세계 최초로 이렛사®가 시판되었다. 발매 당초 '급성 폐장애 · 간질성 폐렴' 이란 유해 사상은 예측하지 못하고 '외래로 치료 가능한 폐암의 특효약' 이라는 매스컴의 선행 보도와 지금까지의 절제 불능 비소세포 폐암에 대한 치료의 폐색감 때문에, 환자뿐만 아니라 의료 종사자의 사이에서도 과대한 기대 속에 맞이할 수 있었다. 발매로부터 불과 4개월의 단기간에 약 1만 9,000명의 증례에 처방되어 2002년 12월 13일까지의 시점에서 급성 폐장애 · 간질성 폐렴이 358명(약 1.9%)에게 보였고 이 중 114명(0.6%)이 사망하였다.[24] 단기간에 매우 많이 처방된 것과 발증 후의 사망률이 약 30%로 높았기 때문에 급성 폐장애에 의한 사망은 사회적으로도 대단한 충격을 주어 향후의 신규 약제의 승인과 시판 본연의 자세에 파장을 일으킨 결과가 되었다. 일본, 프랑스, 오스트레일리아 등 9개국에서 실시된 다국간 공동 무작위화 제II상 시험(the IDEAL 1 trial)[25]의 결과를 토대로 이렛사®의 지적투여량은 1일 1회 250 mg로 되어 있다. 이 비교 시험에서는 플라티눔 제제를 포함한 화학 요법에 의한 기치료예이며 한편 PS 0~2의 비소세포 폐암 210증례를 대상으로 250 mg/일과 500 mg/일의 유효성과 인용성이 평가되었다. 250 mg/일 투여군과 500 mg/일 투여군의 성공률(RR), MST 및 증상의 개선율(SIR)은 각각 18.4%과 19.0%(RR), 7.6개월과 8.0개월(MST), 40.3%과 37.0%(SIR)으로 상당한 차이는 인정받지 않았다. 독성 발현은 500 mg/일 투여군에서 매우 높았다. 등록 증례의 약 반수는 일본인이고 일본인의 증례만의 성공률은 27.5%으로 높고(선암에서 34.2%) 일본인 이외의 증례의 성공률은 10.4%였다(대차비 3.27, P = 0.0023). 다변량 분석에 의해 2개의 군의 성공률의 차이는 성차, 조직형, 면역 · 호르몬 요법의 기치료의 유무, PS라고 하는 환자 배경 인자에 기인한다고 추측되고 있다. '일본인에게 유효' 하다는 인상은 씻을 수 없지만 일본인 군과 일본인 이외의 군의 혈중 약물 동태에 상당한 차이는 없어 조직형, 성차를 포함해도 분자 수준의 분석이 기대된다. 일본의 보고에 있어서의 성공률은 13.3~35.2%로 폭이 있어 비흡연자의 선암, 여성에게 성취 예가 많은 것으로 알려져 있다. 현재까지 항암제와의 병용이 예후를 개선한다고 하는 보고는 없다.[26,27] 주요 부작용은 좌창형 피진 등의 피부 증상, 설사, 오심 및 탈수이고 그 외 간기능 장애, 결막염, 구내염 등을 들 수 있다. 특히 고령자의 화학 요법 시행 시에 문제가 되는 혈액 독성은 보이지지 않는다. 일본의 급성 폐장애 · 간질성 폐렴의 빈도는 약 3%로 생각되고 다변량 분석에 의한 예후 악화 인자로서는 특발성 간질성 폐렴 · 폐섬유증의 기존, PS 불량 예(PS 2 이상), 남성, 흡연력, 편평상피암 등이 추측되고 있다. 투여 전 기간에 주의가 필요하지만 투여 시작 후 2주 이내에 급성 폐장애를 보이는 조기 발증 예의 예후가 불량으로 되어 있다.

현 시점에서 얻을 수 있는 데이터는 PS 양호 예를 대상으로 한 세컨드 라인 및 서드 라인으로서의 단제 투여의 것이 중심이지만 장래적으로는 고령자나 PS 불량 예의 세컨드 라인 이후의 증례의 집적이 바람직하다(ASCO 가이드라인 상의 자리 매김은 세컨드 라인의 도세탁셀 단제 치료 무효예에 있어서의 서드 라인이다).

후생노동성의 지도에 의해 투여 시작 후 4주간의 입원이 필요했지만 혈액 독성이 없고 게다가 내복약이기 때문에 치료가 성공하는 증례에서는 '종말기를 조금이라도 집에서 보내고 싶다' 라는 희망을 충족시키는 선택사항이 되어 QOL 이후부터는 매력적인 약제인 것에는 변화는 없다. 투여 시에는 충분한 사전동의(informed consent)를 실시하여 주의 깊게 경과를 관찰하는 것이 중요하다.

● ○ ● ○

고령자의 폐암에 있어서의 약의 사용법을 중심으로 개설했다. 고령화나 사생관의 변용, 일본의 경제 상황의 영향을 받아 일본의 의료도 시시각각 변화하고 의료 종사자의 독선의 의료는 임종을 맞이하고 있다. 지금부터는 경제적으로 한정된 조건 아래에서 환자 편에서 최선의 의료를 모색해 나가는 것이 중요하다(본래 본연의 자세이긴 하지만…). EBM을 인식하는 것은 의료에 종사하는 사람으로서 최소한의 행실임은 말할 필요도 없지만 의사가 치료를 밀어붙이는 것은 엄중히 삼가야 한다. 다행스럽게도 본인이 고령자가 되었을 때 지금까지 자신이 행해 온 의료에 자긍심을 갖고 과거를 회상할 수 있는 의료를 남길 수 있기를 간절히 바란다.

[참고문헌]

1) http://wwwdbtk.mhlw.go.jp/toukei/youran/
2) Shanqutti AA, Kaplan C, Govindan R : Lung Cancer in "The Washington Manual of Oncology", Lippincott Williams & Wilkins, Philadelphia , 2002.
3) Turrisi A 3rd, Kim K, Blum R, et al : Twice-daily compared with once daily thoracic radiotherapy in limited small-cell lung cancer treated concurrently with cisplatin and etoposide. N Engl J Med 340(4) : 265-271, 1999.
4) Jeremic B, Shibamoto Y, Acimovic L, et al : Carboplatin, etoposide, and accelerated

hyperfractionated radiotherapy for elderly patients with limited small cell lung carcinoma. Cancer 82 : 836-841, 1998.

5) Murry N, Grafton C, Shah A, et al : Abbreviated treatment for elderly, infirm, or noncompliant patients with limited-stage small-cell lung cancer. J Clin Oncol 16(10) : 3323-3328, 1998.

6) Poplin E, Thompson B, Whitacre M, et al : Small cell carcinoma of the lung: Influence of age on treatment outcome. Cancer Treat Rep 71 : 291-296, 1987.

7) Souhami RL, Spiro SG, Rudd RM, et al : Five-day oral etoposide treatment for advanced small-cell lung cancer: randomized comparison with intravenous chemotherapy. J Natl Cancer Inst 89 : 577-580, 1997.

8) Girling DJ : Comparison of oral etoposide and standard intravenous multidrug chemotherapy for small-cell lung cancer: a stopped multicentre randomized trial. Medical Research Council Lung Cancer working Party. Lancet 348 : 563-566, 1996.

9) Okamoto H, Watanabe K, Nishiwaki Y, et al : Phase II study of area under the plasma-concentration-versus-time curve based carboplatin plus standard-dose intravenous etoposide in elderly patients with small-cell lung cancer. J Clin Oncol 17(11) : 3540-3545, 1999.

10) Quoix E, Breton JL, Daniel C, et al : Etoposide phosphate with carboplatin in the treatment of elderly patients with small-cell lung cancer: a phase II study. Ann Oncl 12(7) : 957-962, 2001.

11) Calvert AH, Newell DR, Gumbrell LA, et al : Carboplatin dosage: prospective evaluation of a simple formula based on renal function. J Clin Oncol 7(11) : 1748-1756, 1989.

12) Noda K, Nishiwaki Y, Kawahara M, et al : Irrinotecan plus cisplatin compared with etoposide plus cisplatin for extensive small-cell lung cancer. N Engl J Med 346(1) : 85-91, 2002.

13) Asamura H, Nakayama H, Kondo H, et al : Video-assisted lobectomy in the elderly. Chest 111(4) ; 1101-1105, 1997.

14) Sause W, Kolesar P, Taylor S IV, et al : Final results of phase III trial in regionally advanced unresectable non-small cell lung cancer: Radiation Therapy Oncology Group, Eastern Cooperative Oncology Group, and Southwest Oncology Group. Chest 117(2) : 358-364, 2000.

15) Eale CC, Tsai JS, Gelber RD, et al : Effectiveness of chemotherapy for advanced lung cancer in the elderly: instrumental variable and propensity analysis. J Clin Oncol 19(4) : 1064-1070, 2001.

16) Gridelli C : The ELVIS trial: a phase III study of single-agent vinorelbine as first-line treatment in elderly patients with advanced non-small cell lung cancer. Elderly Lung Cancer Vinorelbine Italian Study. Oncologist 6 Suppl 1 : 4-7, 2001.

17) Schild SE, Stella PJ, Geyer SM, et al : The outcome of combined-modality therapy for stage III non-small-cell lung cancer in the elderly. J Clin Oncol 21(17) : 3201-3206, 2003.

18) Pfister DG, Johnson DH, Azzoli CG, et al : American Society of Clinical Oncology treatment of unresectable non-small-cell lung cancer guideline: update 2003. J Clin Oncol 22(2) : 330-353, 2004.

19) Gridelli C, Perrone F, Gallo C, et al : Chemotherapy for elderly patients with advanced non-small-cell lung cancer: the Multicenter Italian Lung Cancer in the Elderly Study (MILES) phase III randomized trial. J Natl Cancer Inst 95(5) : 362-372, 2003.

20) Roberts JR, Eustis C, Devore R, et al : Induction chemotherapy increases perioperative complications in patients undergoing resection for non-small cell lung cancer. Ann Thorac Surg 72(3) : 885-888, 2001.

21) Betticher DC, Hsu Schmitz SF, Totsch M, et al : Mediastinal lymph node clearance after docetaxel-cisplatin neoadjuvant chemotherapy is prognostic of survival in patients with stage IIIA pN2 non-small-cell lung cancer: a multicenter phase II trial. J Clin Oncol 21(9) : 1752-1759, 2003.

22) Mattson KV, Abratt RP, ten Velde G, et al : Docetaxel as neoadjuvant therapy for radically treatable stage III non-small-cell lung cancer: a multinational randomised phase III study. Ann Oncol (1) :116-122, 2003.

23) Arriagada R, Bergman B, Dunant A, et al : Cisplatin-based adjuvant chemotherapy in patients with completely resected non-small-cell lung cancer. N Engl J Med 350(4) : 351-360, 2004.

24) Takeda K, Yamamoto N : An epidemiological survey for interstitial lung disease induced by gefitinib in patients with advanced non-small cell lung cancer. Lung Cancer 41 : S250, 2003.

25) Fukuoka M, Yano S, Giaccone G, et al : Multi-institutional randomized phase II trial of gefitinib for previously treated patients with advanced non-small-cell lung cancer. J Clin Oncol 21(12) : 2237-2246, 2003.

26) Giaccone G, Herbst RS, Manegold C, et al : Gefitinib in combination with gemcitabine and cisplatin in advanced non-small-cell lung cancer: a phase III trial-INTACT 1. J Clin Oncol 22(5) : 777-784, 2004.
27) Herbst RS, Giaccone G , Schiller JH, et al : Gefitinib in combination with paclitaxel and carboplatin in advanced non-small-cell lung cancer: a phase III trial-INTACT 2. J Clin Oncol 22(5) : 785-794, 2004.

PART 2

소화기암

소화기암의 약제에는 화학 요법으로 사용되는 약제와 supportive care에 사용되는 것이 있다.

화학 요법에 사용되는 약제

❖ 5-FU

소화기암의 화학 요법은 1960년대 이후로 현재에 이르기까지 5-Fluorouracil(5-FU)이 중심이다. 5-FU의 특징을 표 1에 나타낸다.

표 1 5-FU 제제의 특징

- 선암에 효과가 있고 그 밖의 암에는 효과가 약하다
- 부작용으로 구내염, 설사 등 점막 장애의 빈도가 높다
- 5-FU는 정주 또는 지속정주로 이용될 수 있다
- one shot 정주 때에 류코보린(LV)과 병용하면 항종양 효과가 높아진다(Biochemical modulation)
  (단, 5-FU 지속정주에서 LV를 병용하면 부작용이 강해지므로 권장되지는 않는다)
- 종래의 경구 5-FU 제제에서는 혈중농도가 복용 후에만 높아지고 일정하지 않은 점이 문제였다

【처방예】

- 대장암의 지속정주에 의한 화학 요법

  5-FU 250 mg/m²+ 5% 포도당액 500 mL, 24시간 지속정주(중심 정맥 라인이 바람직하다)

  *투여는 10~15일 정도 실시하고 부작용이 나타나면 휴약한다. 주요 부작용은 구내염, 설사이다. 지속정주용인 펌프(기계식인 것 · 고무공식인 것이 있다)가 있고 7일 정도 외래로 가져가게 할 수 있다.

- 대장암의 one shot의 화학 요법 ①+②

  ① 아이소보린®(levofolinate calcium) 250 mg/m² + 5% 포도당 주사액 500 mL, div.120분

  ② 5-FU 600 mg/m²를 아이소보린 투여 시작 후 1시간 정도 후에 3분 이내로 정주

  1주 마다 1~6회 반복한 후 2주간 휴약(1kur)

최근 5-FU의 경구제로 S-1(TS-1®)이 등장했다. 본제는 5-FU의 경구제인 테가프르(tegafur)에 5-FU분해 저해제인 기메라실과 소화기 독성의 경감화 작용을 가진 오테라실을 배합한 것이다. 이 때문에 1일 2회의 투여로도 혈중농도를 높게 유지할 수가 있어 종래의 5-FU제의 약점이었던 구내염 · 설사란 소화기 독성을 경감하는 것에 성공했다. 효과율은 단제에서도 40% 가까이에 달하여 다양한 항암제와의 병용하여 훨씬 양호한 성적을 얻었고 특히 시스플라틴(CDDP)과의 병용법이 좋은 성적을 올렸다. 경구제이며 외래 치료도 가능하기 때문에 환자의 QOL을 크게 향상시킬 수가 있다. 한편 종래의 5-FU계 제제에는 그다지 보여지지 않았던 백혈구 감소 등의 골수 억제가 부작용으로서 중요하고 고령자에게 투여할 때는 특별히 주의가 필요하다. S-1은 또한 수술 전 · 수술 후 보조 화학 요법에도 사용되어 양호한 성적을 얻었다.

【처방예】 S-1를 이용한 위암, 대장암의 화학 요법

- S-1 단독(위암 · 대장통)

  TS-1® 환자 체표 면적이 1.25 m² 미만: 80 mg, 2회 분복(20 mg 캡슐을 사용)

  1.25~1.50 m²: 100 mg, 2회 분복(25 mg 캡슐을 사용)

  1.50 m² 이상: 120 mg, 2회 분복(20 mg 캡슐을 사용)

  28일 간 투여 · 14일 간 휴약을 반복한다.

- S-1 + CDDP 병용 요법(위암) ①+②

  ① TS-1® 투여량은 상기와 동일

  day 1~21 투여, day 22~35 휴약, 이하 반복(5주를 1kur로 한다)

  ② 브리플라틴(briplatin)®(CDDP): 60 mg/m², day 8만(생식에 희석)

*S-1를 고령자에게 투여할 때에는 골수 억제에 특별히 주의한다. 외래에서도 주 1회의 혈액검사가 바람직하다. 혈구가 감소했을 때는 신속하게 휴약한다. 현저히 백혈구가 감소했을 때는 G-CSF를 투여하는 것도 검토한다.

❖ CPT-11〔염산 이리노테칸(irinotecan)〕

CPT-11는 위암 · 대장암에 효과가 있고 5-FU에 내성을 일으킨 암에 대해서도 효과를 보이는 매우 유용한 약제이다. 다만 부작용(특히 설사 · 골수 억제)에 주의가 필요하다.

【처방예】 CPT-11 단독 요법(위암 · 대장암)

트포테신(topotecin)®(CPT-11) 150 mg/m^2 + 생리식염수 500 mL, 3시간 이상 걸쳐 점적정주, 2~3주 마다 반복한다

*CPT-11의 설사는 종래의 항암제에 비해 매우 강하고, 탈수가 치명적일 때가 있다. 고령자에게 투여할 때는 설사의 정도에 신경을 쓰면서 보액을 충분히 해야 한다. 설사 자체에는 로페민(lopemin)®(loperamide: 로페라미드) 외에 반하사심탕®이 효과가 있다.

❖ Cisplatin(시스플라틴: CDDP)

CDDP는 고형종양에 항종양 효과가 보이는 약제로 5-FU에 이어 80년대부터 사용되게 되었다. 당초는 졸음 · 신 장애 · 골수 억제의 부작용이 강하여 사용에 주의가 필요했으나 최근에는 다양한 부작용 대책이 진행되고 있다. 신 장애는 불가역적이라서 사용량에 따라 누적되므로 주의가 필요하다. 투여 전 · 투여 후에 충분히 hydration(적어도 2 L 이상의 보액)을 실시할 필요가 있지만 고령자의 경우는 다량의 수액이 심부전 등의 유인이 될 우려가 있다.

【처방예】

- CDDP 투여 전 · 후의 hydration
  라크텍크 1,500 mL를 CDDP 투여 전에 4시간 이상으로 수액하고, CDDP 투여 시에 500 mL 이상의 배뇨가 없는 경우는 라식스® 10 mg를 정주하여 이뇨를 시킨다. 또한 CDDP 투여 직전에 부작용 대책(후술)인 제토제를 사용한다. CDDP 투여 후에 라크텍크 500 mL를 추가한다.
- CPT-11 + CDDP 병용 요법(위암)
  트포테신®(CPT-H): 70 mg/m^2+ 5% 포도당액 500 mL, div. day 1, 15
  브리플라틴®(CDDP): 80 mg/m^2 + 생식 500 mL, div. day 1만
  4주마다 반복한다. CDDP + CPT-11 투여 일은 입원하고 투여하는 것이 바람직하다.
- 5-FU + CDDP + 방사선 요법(식도암)
  식도암에서는 방사선에 5-FU · CDDP의 병용을 하는 것으로, 항종양 효과가 증강하는 것을 알 수 있어, 효과율 · 근치율은 외과 수술에 필적한다고 생각될 정도이다.
  5-FU 1,000 mg/m^2, 24시간 지속 div. day 1~4, 29~32, 50~53, 71~74
  시스플라틴®(CDDP): 75 mg/m^2, div. day 1, 29, 50, 71
  방사선 조사: 1.8 Gy, day 1~5, 8~12, 15~19, 22~26, 29~33, 36~38, 합계 50.4 Gy

❖ Taxane계 약제

원래 난소암 등의 부인과계의 악성종양에 효과가 있는 약이지만 위암에도 효과가 있는 것이 밝혀졌다. 단제에서의 효과율은 20% 전후와 다른 약제에 비해 높지는 않음에도 불구하고, 연명 효과가 있는 것이 밝혀졌다. 종양의 크기는 변함없지만, 그 이상 증대시키지 않는 'Tumor dormancy'의 효과로 생각된다. 부작용이 비교적 적고, 외래에서도 사용 가능한 약제로 유망한 약제의 하나이다.

【처방예】

- 위암 · 식도암
  탁소텔(taxotel)®(도세탁셀) 60 mg/m² + 5% 포도당액 500 mL, div. 2시간 이상 걸쳐 투여, 3~4주 마다 반복한다
- 위암
  탁솔(taxol)®(파클리탁셀) 210 mg/m² + 5% 포도당액 500 mL, div. 3시간 이상 걸쳐 투여, 3주 마다 반복한다
  투여 전에 ① 데카드론(decadron)®(덱사메타존) 20 mg + 생식 50 mL, div.
  ② 레스타민(restamin)®(디펜히드라민) 5T, 내복
  ③ 가스타(gaster)®(파모티딘) 20 mg + 생식 50 mL, div.
  모든 것을 30분 전까지 투여해 둘 것.

*탁소텔®과 탁솔®은 이름이 비슷해 혼동하는 것이 문제가 되는 약제이므로 주의한다. 탁솔®의 투여량은 탁소텔 투여량의 대략 3배가 되므로 탁소텔®을 탁솔®로 잘못 알아 투여하는 경우가 문제가 된다. 탁솔®은 아나필락시스를 일으키는 일이 있으므로 투여 전에 스테로이드, 항히스타민제, H_2 차단제의 투여가 필요하다. 이러한 약제는 양을 줄여 weekly 투여로 하는 편이 부작용 · 항종양 효과의 점에서 유리하다는 것이 최근의 연구로 밝혀졌다. 앞으로는 weekly 투여가 중심이 될 것으로 생각된다.

❖ 부작용 대책

화학 요법을 실시하는 경우 제토제도 중요하다. 최근에는 선택적 세로토닌 길항제의 출현으로 특히 CDDP나 CPT-11 등 최토성이 강한 약제 투여 시에 도움이 된다. 선택적 세로토닌 길항제는 졸음만을 억제하기 때문에 효과가 높고 부작용이 적은 장점이 있다. 스테로이드제도 유효하다.

【처방예】

1. CDDP나 CPT-11 등의 투여 전에 ①+②

① 데카드론®(dexamethasone) 8 mg + 생식 50 mL, div.(30분)

② 나제아®(ramosetron hydrochloride) 1A + 생식 50 mL, div.(30분)

투여 후에 토기가 있는 경우에 나제아®1A를 추가한다.

*고령자에서는 데카드론에 의한 혈당 상승에 주의한다.

2. 기타 항암제의 투여 전 또는 후에

프림페란®(metoclopramide)1A + 생식 50 mlL, div.(30분)

*세로토닌 길항제에 비하면 제토작용은 뒤떨어지지만 환자에 따라서는 이쪽이 유효한 사람도 있다.

골수 억제에 대해서: 과립구 수가 500 미만 때 혹은 과립구 수가 1,000 미만으로 발열이 있는 경우 G-CSF 제제를 투여하지만 대부분 입원이 필요하다.

Supportive care에 사용하는 약제

진행암에서 다양한 증상을 나타낼 때 대증 요법으로 다음과 같은 약제가 사용된다.

❖ 통증에 대한 처방예

통증에 대해서 다음의 순서로 사용한다. 통증이 강해지거나 약의 효용이 저하했을 때에 2배량으로 증량하더라도 통증이 남는 경우 레벨업을 한 다음 단계의 약제를 사용한다. 수준을 올리는 것은 빨리 실시하는 것이 통증 조절의 요령이다.

【처방예】

① 볼타렌®(디클로페낙): 25 mg, 좌약, 돈용

*NSAIDs에서 멈추는 통증은 의외로 많다. 내복약은 위 · 십이지장궤양을 일으키므로 좌약을 기본으로 한다. 마약을 사용하게 되어도 NSAIDs를 병용으로도 조절하기 쉬워지는 것이 많다.

② 펜타진®(염산 펜타조신): 15 mg, 내복, 돈용

③ 레페탄®(염산 부프레노르핀): 0.2 mg, 좌약, 돈용

④ 안펫크®(염산 모르핀): 10 mg, 돈용

*좌약은 비교적 단시간에 효과를 낸다는 점에서 유용하다. 다만 고령자에게 간호가 필요한 환자의 경우는 자력으로 좌약을 삽입하는 데 고생하는 환자도 있다는 것을 알아 둘 필요가 있다.

⑤ 경구 오피오이드 서방제 + 레스큐

서방제의 예: 옥시콘틴®(oxycodone hydorchloride): 5 mg를 2T, 2회 분복으로 시작한다. 제통이 불충분한 경우는 50% 증량을 반복하여 제통 가능한 양까지 늘린다.

*서방제는 진통제의 기본량이라고 생각해야 한다. 돌발적인 통증의 악화에 대해서는 서방제를 증량하는 것이 아니라 레스큐를 사용한다. 빈번하게 레스큐를 사용해야 한다면 서방제를 증량한다.

옥시콘틴®은 중등도에서의 암성통증에 사용 가능하고 신기능 저하예에도 사용하기 쉽다.
레스큐의 예: 오프소®: 5 mg, 10 mg 포(염산 모르핀 수용액)
레스큐는 1일 투여량(모르핀 환산)의 1/6을 기준으로 한다.
＊오프소는 매회 용량을 다 사용할 수 있다. 스틱 형식의 봉투에 들어간 약제이다.
⑥ 듀로텝®(fentanyl): 패치 2.5 mg, 3일에 1회 첨부
＊경구 복약이 곤란할 때 사용한다. 체온이 상승하면 약제는 피부로의 흡수가 증대하므로 주의한다.

❖ 변비에 대한 처방예

고령자에서는 특히 변비의 원인에 주의한다. 암의 진행에 수반하는 장폐쇄 등의 경우는 입원 · 절식이 필요한 경우가 많다.

마약계제는 변비를 일으키는 일이 많다. 완하제를 서둘러 투여한다.

【처방예】 ①~③ 중 하나

① 산화 마그네슘 MgO: 1.5 g 3회 분복(환자에 따라서는 3 g으로 증량)
＊산화 마그네슘은 흡수성이 높아 변을 부드럽게 하여 변비를 개선시키므로 통과 장애가 있는 경우는 오히려 악화된다. 고령자에서는 장관 운동이 저하하는 증례가 종종 있으므로 주의한다.
② 푸르제니드®: 1~2T, 1회 복용, 취침 전
③ 락소베론(laxoberon)®액: 10방울을 물 한 잔에 타서 복용(적당 증감한다)

❖ 구역 · 구토에 대한 처방예

고령자의 담낭암 환자에게는 구역은 잘 일어나지만 원인은 암의 증대에 의한 위 등의 통과 장애 · 확장 불량, 암의 복강신경절로의 진전, 복막 파종 · 복수에 의하는 것, 소위 「악액질(cachexia)」에 의하는 것 등 다양하다. 원인이 무엇인지를 조사하는 것이 가장 중요하다. 물리적인 통과 장애가 있는 경우는 약제에 의한 투여는 효과가 적기 때문에 장폐쇄 튜브나 바이패스 수술 등이 필요하다.

【처방예】

프림페란®(metoclopramide) 1A + 생식 50 mL, div.

❖ 식사부진

담낭암 환자에서의 식사부진에 대해서 약제로 개선시키는 것은 곤란하지만 데카

드론®(덱사메타손)의 소량 내복으로 식욕이 향상되는 경우가 있다. 또한 고령자의 담낭암 환자 상태인 경우도 많기 때문에 정신과 상담 후 항우울증제를 투여하면 개선되는 경우가 있다.

【참고문헌】

1) 国立がんセンター内科レジデント編 : がん診療レジデントマニュアル第3版, 医学書院, 東京, 2003.
2) 有吉　寛監修 : エビデンスに基づいた癌化学療法ハンドブック, メディカルレビュー社, 大阪, 2004.

PART 3

혈액계 종양

고령자의 QOL과 사전동의(informed consent)

고령자 조혈기 악성 질환의 화학 요법에 즈음하여 중요한 것은 화학 요법을 해야 하는가 아닌가 혹은 실시한다고 해도 화학 요법의 강도를 어느 정도로 할 것인가 하는 점이다. 고령자에 있어서의 화학 요법에서는 화학 요법 시의 위험이 청장년보다 높고 또한 관해는 얻었지만 현저한 ADL의 저하를 초래하는 경우가 있어 오히려 무치료 혹은 마일드한 화학 요법 쪽이 QOL을 유지할 수가 있다는 견해도 있다. 지금까지의 보고에서는 진단 시의 예후 인자가 불량군에 속하지 않는 예에 대해서는 화학 요법 실시에 의한 메리트가 크다는 것이 시사되었다. 일반적으로 75세 미만에서 PS(performance status)가 0~2, 와병생활이 아닌 PS 3의 증례에서는 적극적인 화학 요법을 선택한다. 75세 이상의 증례에서는 환자의 의사를 고려해 최적인 치료법을 선택한다. 고령자 조혈기 종양의 치료 시작에 즈음해서는 병명이나 화학 요법에 따르는 합병증 그리고 예상되는 예후를 포함해 환자 및 가족과 충분히 이야기를 하고, 치료 방침을 결정하는 것이 중요하다. 고령자에서는 다양한 원인으로 치매증을 합병하고 있는 경우도 자주 경험한다. 치매를 합병하는 증례에서는 병에 대한 이해를 얻을 수 없다. 이러한 환자라도 가족으로서는 하루라도 수명 연장을 강하게 바라기 경우가 많고, 환자 본인의 이해력의 정도, 가족이 환자 자신의 QOL을 어떻게 생각하는지 등 충분히 검토한 후에 치료 목표를 결정하는 것이 중요하다.[1)]

고령자 악성종양의 치료상의 문제점

❖ 장기 예비기능의 문제

고령자에 있어 노화에 의한 생리적 변화에 의해 신, 간, 폐, 골수 등 전신 장기의 예비기능이 저하된 경우가 많다. 항암제 투여에 있어서도 약물 대사에 대한 고려가 필요하다.[2)]

신기능 · 간기능

크레아티닌제거율(CrCl)은 노화에 수반해 감소한다. 메토트렉세이트(MTX), 블레오마이신(BLM) 등에서는 CrCl 10~50 mL/분에서 75%량, 10 mL/분 미만에서는 50%량으로 감량한다.

간혈류량은 65세에 25세 성인의 약 40~45%가 된다. 다우노르비신(DNR), 독소루비신(ADM), 시클로포스파미드(CPM), 메토트렉세이트(MTX), 빈크리스틴(VCR), 빈블라스틴(VBL), L-asparaginase, 6 MP 등의 사용에 있어서는 주의가 필요하다. 빌리루빈<1.5 mg/dL 혹은 GOT<60 IU에서는 약제의 통상량 투여가 가능하지만 이들 검사치의 상승에 수반해 투여량의 감량이 필요하다. 또한 간염 바이러스의 보유자 특히 HBV(hepatitis B virus) 보유자에 부신피질 스테로이드제를 사용해 중증 간염이 발병했다고 하는 보고는 많아 HCV(hepatitis C virus)에서도 동일하다고 생각되기 때문에 주의가 필요하다.

심근독성

고령자에 있어 심예비기능도 저하한 경우가 많아 초진 시에 빈혈의 합병이나 발열 때문에 심기능이 저하한 증례도 적지 않다. 특히 안트라사이클린계 약제 사용에 의한 심근 장애에 주의한다. 투여에 앞서 총투여량(상한치)을 파악해(DNR 25 mg/kg, ADR 500 mg/m^2, THP 950 mg/m^2, MIT 100 mg/m^2), 심기능의 평가를 실시한다. ① 심장 초음파 검사로 LVEF가 50% 이하 혹은 치료 전에 비해 10~20% 이상 감소한 경우 감량 혹은 중지를 고려 ② 경시적으로 natriuretic peptide(hANP, BNP)를 측정하여 심근 장애의 발생을 예지한다. 임상적 심기능 장애의 발현에 선행해 BNP의 상승이 보이고, 심기능 장애를 예지하는 데 중요한 지표가 된다 ③ 실제의 투여에서는 30~60분에 걸쳐 점적정주하는 등 주의가 필요하다.

소화기 증상의 부작용

항암제에 의한 구역 · 구토에 대해서는 5-hydroxytrytamine(5-HT$_3$) 수용체 길항제를 적극적으로 사용한다. 빈카알카로이드(특히 온코빈®)에서는 변비, 마비성 장폐쇄가 일어나기 쉽다. 변통을 조절하는 연구(산화 마그네슘 제제의 투여 등)가 필요하다.

기타

부신피질호르몬 투여에 의한 당뇨병, 골다공증의 악화, 인터페론에 의한 우울 상태 등을 들 수 있다. 최근 등장한 분자표적 요법, 항체 요법에 대해서는 장기 사용에 의한 부작용이 명확하지 않아 정보수집에 노력해야 한다. 고령자에서는 혈관의 취약성이 보여 항암제 투여 시의 혈관외 누출에 의한 피부 장애에 충분히 유의해야 한다.

❖ 고령자 조혈기 종양의 화학 요법에 있어서 지지 요법의 중요성

고령자에 있어도 강력한 화학 요법에 의해 치료 성적은 향상하고 있지만 치료 관련사가 문제가 되고 있다. 원인으로서는 감염증이 가장 많다. 또 고령자에서는 고혈압, 당뇨병 등의 만성 질환의 합병이 많아, 감염, 출혈, 다장기 장애의 위험 인자가 되어 치료 관련사의 유인이 된다. 이러한 관점에서 고령자에 있어 지지 요법이 중요하다.

① 감염 예방으로 무균공기층류 장치의 사용, 예방적 항균제의 내복이 필요하지만 충치, 치주염의 합병이 많은 구강내의 케어가 중요하다. 또한 치핵, 치루 등 항문 부위의 케어도 필요하다.
② 호중구감소 환자의 발열 시의 항균제의 사용에 대해서는 경험적 항균제 사용 가이드라인이 나타나 있고 조기에 투여를 시작한다. 또한 경과 중에 결핵증을 발병하는 일도 있어 주의가 필요하다.
③ 화학 요법에 의한 골수 억제에 수반하는 과립구감소에 대해서는 적극적으로 G-CSF를 사용한다.

표준적 화학 요법

❖ 급성 골수성 백혈병

다제 병용 요법

고령자 AML(FAB, M3에 대해서는 후술)의 치료에 있어서는 대사길항제인 Ara-C(cytosine arabinoside)와 DNR(daunorubicin)를 비롯하여 안트라사이클린계 약제를 중심으로 한 다제 병용 요법이 기본이지만 치료 관련사를 감소시키기 위해서 투여량의 조절이 필요하다. DNR + Ara-C 혹은 IDR(idarubicin) + Ara-C의 조합이 국제적으로 행해지고 있다.[3] 현재 도쿄 노인의료센터 혈액과가 사무국인 전국 약 160시설이 참가하는 고령자 혈액종양연구회(Japan Elderly Leukemia Lymphoma Study Group; JELLSG)에서 행해지고 있는 치료 프로토콜을 나타낸다.

(1) BHAC-DM 요법(individualized therapy)

【처방예】

감염증 등의 합병증이 없는 전신 상태가 양호한 65세 이상 75세 이하의 경우:
BHAC(behenoyl Ara-C, enositabine), 200 mg/m^2(DIV, 3h, day 1~7),
DNR 40 mg/m^2(DIV, 30~60 min, day 1~3),
6MP 90 mg/m^2(PO, 2회 분복, day 1~7)(Allopurinol 300 mg/day, day 1~7 병용)

76세 이상에서는 BHAC 150 mg/m^2, DNR 30 mg/m^{2}로 감량한다. 7일 째에 골수 천자를 실시하고 아구(芽球)가 15% 미만에 이르지 않은 때는 폐렴 등의 중증 감염증의 합병이 없고 전신 상태가 양호하면 BHAC, DNR를 1~2일 추가한다. 폐렴 등 합병증이 있으나 화학 요법을 시작하지 않을 수 없는 때는 투여량을 2/3 혹은 1/2를 감량해 실시한다. JELLSG에서 본 화학 요법을 시행된 65세 이상 75세 이하의 완전 관해율은 *de novo* AML에 있어 약 60%이며 MDS로 이행한 AML 증례를 합하면 56%로 많은 사람들의 보고에 비해 손색이 없는 성적이다. 76세 이상의 증례에서는 *de novo* AML에 대해 44%, MDS로부터 이행한 AML 증례를 합하면 39%였다.

(2) BHAC-IDR 요법(set therapy)

【처방예】

BRAC 200 mg/m^2(DIV, 3h, day 1~7)
IDR 10 mg/m^2(DIV, 30~60 min, day 1~3)

IDR는 골수 억제가 지연되는 경우가 있기 때문에 75세 이하이면서 치료 시작 시의 합병증이 없는 예에 대해 실시하는 것이 바람직하다. BHAC-DNR-6MP 요법과의 란드마이즈드스타디에 대해 관해율은 BHAC-DM와 같다.

상기 첫회 도입 요법으로 아구 5% 미만의 완전 관해에 도달하지 않고, 부분 관해(아구 5~20%)에 머물렀을 경우는 첫회와 같은 편성의 치료를 반복한다. 2번째의 치료에서도 관해에 도입할 수 없는 경우는 약제 내성 예로 치료 방침을 재검토한다.

(3) 관해 후 요법

완전 관해 후는 성인과 마찬가지로 기초 요법, 유지 요법을 실시한다. 기본적으로는 JALSG(Japan Adult Leukemia Study Group), AML-92 프로토콜에 준하는 증례, 연령에 의해 용량을 감량(85%~75%)한다. 중추신경 침윤 예방을 위한 MTX 15 mg, Ara-C 20 mg, PSL 20 mg의 골수강내 투여를 실시한다. 그 때 연령에 의한 감량은 하지 않는다. 고령자 AML의 관해 유지 요법의 유효성에 대한 일정한 견해는 없다. 75세를 웃도는 고령자에서는 유지 요법에 따라 몸으로의 침습도 무시하지 못하는 QOL의 저하가 현저한 증례도 있어 장기 관해예도 다소 있기 때문에 JELLSG에서는 유지 요법의 횟수와 예후와의 관계를 검토 중이다.

(4) 예후

우리의 검토에서는 초진 시 PS®2의 군으로 관해율 69%, 평균 생존 기간 22개월인 데 비해 PS맹 3의 군에서는 관해율 10%, 평균 생존 기간 4개월이었다. 초진 시의 염색체 분석에서 favorable type 또는 intermediate type군에서는 관해율 74%, 평균 생존 기간 32개월인 데 비해 unfavorable type군에서는 관해율 23%, 평균 생존 기간 5개월로 상당한 차가 보였다. MDS로부터 이행한 AML의 예후는 de novo AML에 비해 불량이었다. 60세 이상에서의 전체의 관해율은 20% 정도로 화학 요법을 한 증례군의 평균 생존 기간도 약 11개월로 짧다. 예후 인자로 추출되는 분명한 것은 없지만 화학 요법을 실시하지 않는 환자의 평균 생존기간이 약 3개월인 것을 생각하면 화학 요법의 실시는 생존 기간의 연장으로 이어진다.[3)]

소량 요법

(1) Ara-C 소량 요법

백혈병 세포의 분화 유도 효과를 노린 치료법으로 주로 저형성성 백혈병에 대해 실시된다.

【처방예】

Ara-C 10 mg/m^2/12 hr 마다, 피하주를 3주간 실시

관해를 얻을 수 없는 경우에는 8~15일간 휴약하고 재차 같은 치료를 실시한다. 고령자의 저형성성 백혈병 예에서는 대부분의 예에 강한 골수 억제가 생겨 치료를 3주간 지속할 수 없는 경우도 많다. 관해율은 고령자 AML로 약 30%이지만 부분 관해예를 합하면 50%를 웃돈다. 평균 생존 기간은 약 11개월이다. 일반적으로 저형성 백

혈병으로 성적이 양호하다.[4] 관해 후는 한달에 1~2주간 동량의 Ara-C를 주사한다. 즉 5번이나 7번 염색체에 이상이 있는 증례에서는 Ara-C에 대한 반응이 나쁘다.

(2) CAG 요법

G-CSF에서 휴지기인 백혈병 세포를 cell cycle에 넣어 Ara-C의 DNA에의 혼잡이나 활성형 Ara-CTP의 세포내 축적을 항진시키는 것으로 Ara-C의 세포 상해성을 선택적으로 증강한다는 in vitro에서의 지견에 근거하여 시도된 치료이다.

【처방예】

Ara-C 10 mg/m^2를 12시간마다를 원칙으로 14일 간 피하주

ACR 14 mg/m^2(65세 이상은 10 mg/m^2)(DIV, 30~60 min, day 1~4)

G-CSF(Filgrastim) 200 μg/m^2/day를 Ara-C의 첫회 피하주 직전에 시작하여 Ara-C의 최종 피하주의 12시간 전까지 투여한다.

齋藤 외는 재발 급성 골수성 백혈병 18예(18~74세, 중앙치 44세)에 대해 83%의 관해율에서 관해 지속 기간, 생존 기간의 중앙치는 각각 6개월, 15개월로 보고하고 있다.[5]

(3) 기타 소량 요법

SPAC + ETP 경구투여 요법: 예후 불량예에 대해 아구수를 감소시키고 환자의 QOL을 개선시키는 것을 목표로 해 행해진다. SPAC 200~300 mg/day 내복의 단독 혹은 ETP 25~50 mg/m^2 내복과의 병용으로 말초 혈액검사를 실시하면서 투여 날짜를 결정한다. 외래에서의 치료가 가능하고 단기간이지만 자택에서의 생활이 가능해진다.

이 외 Ara-C + ETP 요법, SPAC + G-CSF 요법 등이 있지만 치료 효과의 증거는 없다.

❖ 급성 림프구성 백혈병(ALL)

고령자에 있어서의 급성 림프구성 백혈병의 치료법은 확립되어 있지 않다. 치료는 아드리아마이신(ADM), VCR, PSL, L-asparaginase, CPM를 조합한 것이 국제적으로 행해지고 있지만 관해는 40~60%에 얻을 수 있다는 데 지나지 않다. 무병 생존 기간(DFS)의 중앙치는 7~12개월로 아주 짧다.[6] 우리의 시설에서는 JALSG ALL93 프로토콜[7]이나 AdVP 요법을 실시하고 있다. JALSG ALL 93 프로토콜은 70세 미만의 증례에 대해서는 전신 상태가 양호하면 감량하지 않고 실시하고, 70세 이상의 증례

에 대해서는 3/4 또는2/3로 감량한다.

AdVP 요법을 나타낸다.

【처방예】

ADR, 아드리아신 20 mg/m^2(DIV, 30~60 min, day 1~3)
VCR, 온코빈 1.4 mg/m^2(IV, day 1, 8, 15, 22)
PSL 40 mg/m^2(PO, day 1~28)

75세 이상의 증례가 3/4 또는 2/3로 감량한다. 당뇨병 혹은 내당능 이상이 있는 증례에서는 PSL 투여에 의해 내당능의 악화를 초래하기 때문에 적당한 인슐린 치료를 실시한다. 또한 PSL에 의한 정신 증상에 충분히 주의한다. 고령자에서는 L-aspaginase에 의한 위독한 부작용의 출현 빈도가 높아 투여 시는 주의를 필요로 한다.

❖ 만성 골수성 백혈병(CML)

병태에 관여하고 있는 BCR-ABL 유전자에 대한 분자 표적 요법이 현실의 것이 되어 CML의 치료는 크게 변모했다. BCR/ABL 티로신키나제의 선택적 저해제 메실산 이마티닙(Imatinib Mesilate, 글리벡®)이 인터페론(IFN)에 저항성의 만성기, 이행기, 급성기의 각 병기에 있어 뛰어난 세포 유전학적 치료 효과를 얻어졌던 것, 미치료 만성기에서의 제1선택제로서도 평가를 얻고 있는 현상에서 고령자라도 제1선택제로 여겨진다(후술할 분자 표적 요법의 항 참조). 이마티닙 치료 저항성이 된 시점에서 인터페론 요법을 선택하고 이것으로 효과 불충분한 경우 Ara-C 소량 요법 등을 병용한다.

하이드록시유레아(HU) · 인터페론(IFN) 요법[8)]

IFN-α 요법으로 많은 증례에서 혈액학적 관해를 얻을 수 있고 또한 세포 유전학적 효과를 얻을 수 있어 향후 이마티닙 치료 저항 예의 치료로 자리매김될 것으로 생각된다.

기본적으로 성인 예처럼 치료를 시작한다. 진단 시 말초 백혈구 수 10,000/mL 이상인 경우 HU 500~2,000 mg을 연일 경구투여하여 백혈구 수를 6,000/mL 미만으로 조절해 간다. 그 후 HU를 중지한다. 초진 시 백혈구 수가 적은 증례에서는 처음부터 IFN 투여를 시작한다.

【처방예】
IFN-α(천연형) 300~600만 단위, 또는
IFN-α2b(조체형) 300~1,000만 단위, 연일 피하주

백혈구 수를 3,000~5,000/mL로 유지하도록 한다. 외래에서의 치료 계속을 상정하고 환자 본인에게 자기 주사의 지도를 시작한다. 본인에 의한 자기 주사가 곤란한 경우 동거하는 가족에게 지도한다. 이러한 의미에서 첫회 치료는 입원으로 실시하는 것이 바람직하다.

부작용으로서 발열 및 인플루엔자와 같은 증상이 높은 빈도로 보이므로 IFN 투여 전에 비스테로이드계 소염 진통제의 내복을 실시한다. 또한 취침 시에 투여하는 등 노력이 필요하게 된다. 고령자에 있어 특히 불면, 불안감, 현기증, 우울증 경향, 치매 등의 중기 부작용으로서의 정신 신경 증상의 발현에 주의해야 한다. 또한 장기 투여로 심외막액저류, 신 장애, 괴사성 피부염 등의 부작용이 보고되고 있다.

다른 약물 요법

자기 주사가 불가능한 경우 대사길항제인 HU의 투여가 고려된다. 이전에 사용되어 온 부설판(BUS)은 간질성 폐렴, 골수 억제, 2차성 백혈병 발증 등 부작용 문제, BUS와 HU를 비교한 다른 시설 공동 연구의 결과, HU에서 보다 양호한 치료 성적을 얻었다는 점에서 현재는 BUS는 사용되지 않는 경향이 있다.

【처방예】
HU 500~3,000 mg, 1~3회 분복, 연일 경구투여

백혈구 수를 5,000/mL 전후로 조절한다. 골수 억제는 일반적으로 경도이고, 휴약으로 비교적 조기에 회복하므로 백혈구 조절이 용이하다. 최근 장기 투여로 인한 간질성 폐렴 발증의 보고예가 많아지고 있으므로 충분한 주의가 필요하다.

이행기, 급성 전화 시의 치료

이행기 CML의 약물 요법의 성적은 불량이지만 이마티닙의 등장으로 치료 성적의 개선을 기대할 수 있다. 이마티닙의 반응성을 보고 효과가 없으면 HU, 저용량 Ara-C의 피하주, 경구 Ara-C 투여, 6-MP의 경구투여 등을 시도하여 백혈구 수를 조절한다. 효과가 얻어지면 IFN 요법을 병용한다. 무효예에서 아구의 표면 지표 등을 참고로 급성 백혈병에 준거한 다제 병용 요법을 선택한다.

❖ 만성 림프구성 백혈병(CLL: B세포 CLL)

서양과 비교해 증례가 적어 일본에서는 전 백혈병의 몇 퍼센트에 지나지 않는다. B-CLL 환자를 치유하는 치료법은 확립되지 않고 고령자에게 많으며 일반적으로 경과가 서서히 이루어진다는 점에서 장기 종대, 골수기능부전이 현저하게 될 때까지는 치료하지 않는 것이 일반적이다.

진행기 B-CLL에 대해서는 알킬화제인 클로람부실이 표준적이지만 일본에서는 미승인된 약이며 엔독산 50~100 mg 연일 경구투여 혹은 3~4주에 1회 500 mg 정도의 점적정주가 이루어진다.

최근 증거로 치료 효과를 보인 것은 플루다라빈(fludarabine) 요법이다. 푸린 유도체인 인산 플루다라빈은 일본에서는 1999년 9월, 빈혈 또는 혈소판 감소증을 수반하는 만성 림프액성 백혈병에 적응이 인가되었다. 1일량 20 mg/m^2, 5일 동안 점적정주를 하고 23일 간 휴약하는 투여법을 반복한다. 신기능에 대응하는 투여량을 조정한다. 플루다라빈 요법에 비해, CHOP 요법을 비롯한 다제 병용 화학 요법이 유용하다는 증거는 없다.

❖ 비호지킨림프종(NHl)

중고악성도 비호지킨림프종

I기, II기의 한국기 증례에서는 CHOP 요법으로 involved-field radiotherapy(IF-RT)가 표준이고,[9] 고령자에서도 표준적 치료로서 유용성이 확인되고 있다. 일반적으로 진행기 aggressive NHL에서는 CHOP 요법 8코스가 표준 치료로 여겨져 란드마이즈드 스터디에서도 CHOP 요법을 웃도는 치료법은 증명되어 있지 않았다.[10] 고령자에 있어서의 II~IV기 중고악성도 림프종에 대해서도 CHOP 요법이 표준이다.[11] 최근 적응이 된 항 CD20 단일 클론 항체(rituximab) 요법에 대해서는 후술할 것이다.

1) 고령자 CHOP 요법의 실제

고령자에 있어서는 심근 독성이기 때문에 안트라사이클린계 약제를 사용하지 않는 프로토콜도 보여지지만 메타분석에 의하면 60세 이상의 고령자에서도 안트라사이클린을 포함한 치료 쪽이 치료 성적이 좋다고 말해지고 있다. 우리가 실시한 다른 시설에서의 임상 연구에서는 투여량을 가능한 한 많이 해, 3주간격으로 6코스 실시할 수 있는 투여량을 검토했다. 그 결과 70~79세에서는 성인 표준량의 5/6, 80세 이상에서는 7/12양 CHOP가 지적량이 되어, 완전 관해율은 전자가 79%, 후자가 46%로 양호한 성적을 얻었다. 프로토콜 실시 가능 증례는 전자가 70%, 후자가 46%이었다.[12] 예후 인자를 분석했는데 PS(0 or 1 vs 2 or 3), LDH(within normal range vs elevation), stage(I or II vs III or IV)과 더불어 혈청알부민치 3.5 g/dL 미만이 추출되었다. 이러한 결과를 근거로 해 현재 고령자 혈액종양연구회에서 실시되고 있는 프로토콜을 나타낸다. 또한 70세 미만의 증례에서는 성인 증례와 같은 투여량의 CHOP 요법을 최저 6코스 실시한다.

① CHOP 요법: stage II/III/IV에서 Working Formulation 중고도악성군에 대해:

【처방예】

A) PS 0~3 또는 알부민 3.0 g/dl 이상의 증례:

① 70~79세: 엔독산(CPA) 650 mg/m²(day 1)
아드리아신(ADR) 40 mg/m²
온코빈(VCR) 1 mg/m²(2 mg을 넘기지 않는다)(day 1)
프레드닌(PSL) 40 mg/m²(day 1~5)

가능한 한 3주간격으로 실시한다.

② 80세 이상의 증례에 내해서: CPA 400 mg/m²
ADR 30 mg/m²
VCR 1 mg/m²(1.5 mg을 넘기지 않는다)
PSL 30 mg/m²으로 감량한다

B) PS 4 또는 알부민 3.0 g/dL 미만의 증례:

① 70~79세: CPA 430 mg/m²(day 1)
THP-ADR(피라루비신) 26 mg/m²(day 1)
VCR 1 mg/m²(2 mg을 넘기지 않는다)(day 1)
PSL 40 mg/m²(day 1~5)

가능한 한 3주간격으로 실시한다.

② 80세 이상의 증례에 대해서: CPA 260 mg/m²
THP-ADR 20 mg/m²
VCR 1 mg/m²(1.5 mg을 넘기지 않는다)
PSL 30 mg/m²(day 1~5)로 감량한다

모두 최저 4코스 실시하여 완전 관해 예에 대해서는 6코스로 종료한다.

골수 억제가 강하고 과립구감소가 현저한 증례에서는 G-CSF를 적극적으로 이용한다.

② 예후 불량군: REAL 분류에서 peripheral T-cell lynphoma, mantle cell lymphoma, lymphoblastic lymphoma의 stage III/IV에 대해서 VDS, CY, VCR, 에토포시드(VP-16), 블레오마이신(BLM), PSL 등에 의한 다제 병용 요법이 고려된다.

(2) 저악성도군 비호지킨림프종의 화학 치료

고령자에 있어서도 표준적 치료는 확립되어 있지 않다. 여포성 림프종에서 stage I-II에 있는 경우 방사선 요법을 포함한 치료로 장기 생존을 기대할 수 있지만 대부분은 stage III-IV이며 치유는 기대할 수 없는 것이 현실이다. 엔독산 등의 알킬화제 혹은 이것들을 포함한 플루다라빈과의 다제 병용 요법, 엔키산, 온코빈, 프레드니조론에 의한 COP 요법이 선택된다. 완전 관해를 목표로 하는 것보다 QOL을 중시한 외래 치료를 기본으로 한다. 즉 종양량이 적고 범혈구 감소, 장기 장애가 없는 경우 watch and wait도 충분히 고려해야 한다. 최근 사람 · 마우스키메라형 단클론항체인 리툭시맙의 유용성이 증명되어 치료법이 크게 바뀌었다(후술).

❖ 다발성 골수종(MM)

다발성 골수종은 치유 곤란한 질환이며 무증후성, 잠복기형, 병기 I기의 경우 무치료에서의 관찰이 기본이다.[13] 화학 요법은 무증후성이나, 잠복기형인 병세 악화예, 병기 II, III에서 실시하는 것이 일반적이다.

표준 치료는 지금 아직 1960년대에 확립된 멜파란(L-PAM)과 PSL에 의한 MP 요법이다. 성공률은 40~60%, 2년 생존율 50~60%, 평균 생존 기간은 약 3 년이다. 여기에 사이메린(MCNU) 등의 니트로소우레아계 약제, 안스라사이클린계 약제가 병용된다. 메타분석의 결과 MP 요법과 다른 다제 병용 요법으로 생존 기간 연장에 차이는 없다고 여겨진다.[14] 최근 골병변의 개선과 동시에 항종양 효과를 노린 비스포스포네이트 제제가 주목받고 있다. 또 혈관 신생 억제 작용, 항골수종 작용을 가진 탈리도마이드의 유용성이 실증되었다(후술).

① MP 요법

【처방예】

L-PAM 6.5 mg/m^2(PO, day 1~4)
PSL 60 mg/m^2(day 1~4)
80세 이상의 증례에서는 전기 투여량의 2/3로 한다. 3~4주마다 실시.
M단백의 감소가 플래트에 달하면 무치료에서 경과 관찰로 하여 병세가 재발된 단계에서 재개한다.

② MCNU-VMP 요법

종양량이 많은 경우, 병상이 진행성인 경우 선택해야 할 치료법이다.

【처방예】

MCNU 70 mg/m²(DIV, 1h, day 1)
VDS 2.0 mg/m²(IV, day 1, 22)
L-PAM 6.5 mg/m²(PO, day 1~4, 22~25)
PSL 60 mg/m²(PO, day 1~4, 22~25)
6주마다 실시한다. 증례에 의해 골수 억제가 높아지므로 주의가 필요하다.

③ VAD 요법

재발 · 난치성 다발성 골수종에 대한 솔베이지 요법으로 고안되었다. 첫회 치료라 하더라도 실시되어 유효하다는 보고는 있지만, 최종적인 생존율은 MP 요법과 차이는 없다.

【치료예】

VCR 0.4 mg/body/day(continous DIV, day 1~4)
ADR 10 mg/m²/day(continous DIV, day 1~4)
DEX, 덱사메사존 40 mg/body의 내복 또는 점적을 4일 동안

④ 대량 요법

자기 조혈간세포 이식을 전제로 한 L-PAM 대량 요법의 유용성이 시사되고 있어 고령자에서의 표준 치료가 될 수 있을 가능성이 시사되고 있다. 또 면역 요법으로서 골수 비파괴적 전 치료에 의한 동종 말초혈간세포 이식도 검토되고 있지만 향후의 성과에 주시할 필요가 있다.

⑤ 지지 요법

초기 치료로 완전 관해에 들어가는 증례는 보기 드물고, 병세의 조절을 위해서 지지 요법이 유효한 경우가 있다. 특히 병기 III로 용해성 병변을 가진 경우, 병적 골절, 통증에 의해 QOL이 급속히 저하하는 경우가 있다. 비스포스포네이트 제제의 하나인 파미드론산(pamidronate) 90 mg 월 1회의 점적 투여가 진행기 골수종 증례의 병적 골절, 골통, 척수 압박 등의 골관련 사상을 상당히 감소시키는 것이 나타내었다.[15] 또한 비스포스포네이트 제제에는 골흡수 억제, 파골세포 세포사의 유도뿐만이 아니라, 골수종 세포 그 자체의 세포사도 유도한다고 전해진다.

❖ 골수이형성증후군(MDS)

골수이형성증후군(MDS)에 대해서 다양한 지지 요법, 면역 억제 요법, 화학 요법, 사이토카인에 의한 치료, 간세포 이식 등이 폭넓게 검토 되고 있지만[16,17] 유효한 치료법은 아직도 확립되어 있지 않은 것이 현실이다. 증례의 대부분이 고령 발증이기 때문에 완전 치유를 기대할 수 있는 조혈간세포 이식도 충분히 실시할 수 없는 것이 현실이다. 고위험도 진행기 MDS에 대한 화학 요법이 널리 행해지게 되었지만 장기 생존을 나타내는 증례는 적다. 현실에는 수혈 요법으로 QOL을 유지하면서 경과 관찰되는 경우가 많다. 그렇지만 적절한 화학 요법을 선택함으로 보다 좋은 QOL을 기대할 수가 있다. 고령자에게 적응이 가능할 수 있다고 여겨지는 지지 요법, 면역 요법, 항종양제를 이용한 저용량 화학 요법의 현황에 대해 나타낸다.[18]

저위험 MDS에 대한 지지 요법

저위험군에서 골수로 아구의 증다가 없고 범혈구 감소도 진행하지 않는 증례에서는 경과 관찰이 원칙이다. 빈혈이 고도가 된 단계에서 적혈구 수혈을 실시한다. 혈소판 수혈은 혈소판수가 2만 이하로 출혈 경향이 현저한 경우 고려한다. 조혈 인자의 투여도 경우에 따라 유효하다고 여겨지고 호중구감소에 의한 감염증을 병발한 증례에 대해서는 G-CSF 제제의 투여, 혈청 에리트로포에틴(EPO)이 500 mIU/mL 미만의 빈혈 증례에는 EPO를 투여한다. EPO 투여로 30-40%의 증례에서 개선이 나타났다.

단백 동화 스테로이드 요법

종래 MDS의 빈혈에 널리 이용되어 왔다.

【처방예】

프리모볼란(primobolan)®: 20 mg, 2회 분복, 매일 경구투여

아구 증가 증례에서의 유효성은 보이지 않았다. RA 증례에 대해서는 약 20~40%의 유효율을 나타내긴 했지만 생존 기간의 연장으로 이어지지 않는다.

면역 억제 요법

일반적으로 RA 증례에 대한 프레드니솔론 단독 투여로 유효성은 증명되어 있지 않지만 메틸프레드니솔론 단기 대량 요법이 RA 증례의 30~50%로 혈구 회복에 유용한다는 보고가 있다.[19]

시클로스포린 요법은 당초 재생 불량성 빈혈과의 유사성으로부터 저형성성 MDS에 대해서 이용되어 수혈 의존성 빈혈의 개선으로 이어졌다고 보고되었다. 일본에 있어서도 후생노동성 특발성 조혈 장애 조사 연구반의 검토 결과 약 60%의 MDS 증례에서 어떠한 혈구 회복이 관찰되어 효과의 지표로 예후 양호 염색체군, IPSS 점수 0 및 0.5, HLA-DRB1*1501을 가진 증례를 들 수 있다.[20]

항흉선 세포 글로불린(ATG)의 유효성도 최근 보고되어,[21] 일본에서도 후생노동성 특발성 조혈장애조사연구반을 중심으로 검증이 진행되고 있다.

분화 유도 요법

이전 분화 유도 효과 · 증식 제어를 기대해 ATRA, 비타민 D_3를 비롯해 다양한 분화 유도 요법이 시도되어 왔지만 유용성은 실증되지 않았다. 그렇지만 QOL을 유지하면서 안전하게 치료를 실시할 수 있다는 점에서는 개발의 의의는 있다고 생각된다. 항아포토시스(apoptosis) 효과를 노린 비타민 K2 요법이 최근 주목받아 아구의 감소 효과, 혈구 감소의 개선 효과가 보이고, 또한 분화 유도 효과와의 상승효과를 노린 비타민 K_2와 비타민 D_3와의 병용 요법도 현재 후생노동성 연구반을 중심으로 긍정적 임상시험이 진행 중이다.

고위험군에 대한 저용량 화학 요법의 의의

저용량 Ara-C(low-dose cytosine arabinoside, LDAC)가 백혈병 세포의 분화를 유도할 가능성이 시사되어 세포 독성도 낮고, 고령자에 대해에서도 안전하고 유효한 치료법이라는 기대가 높아졌다. 그 후 LDAC가 널리 실시되게 되었지만 저용량 요법의 의의가 재검토되고 있다. 최근의 MDS 가이드라인에 의하면 저용량 요법으로 유효한 약제는 현시점에서는 한정된 것 밖에 없는 것을 나타내고 있다.[18]

(1) Ara-C 저용량 요법

① 저용량 Ara-C 단제 요법

【처방예】

Ara-C 10 mg/m^2/12시간 마다 피하주, 14~21일 동안

작용 기전에 대해서는 현재 백혈병 세포의 아포토시스 유도가 중요한 작용임이 밝혀졌다. 지지 요법과의 무작위비교시험을 실시한 결과 LDAC 요법의 성공률은 32%(CR 11%, PR 21%)이며 반응 기간 중앙치는 5.9개월이었다. 지지 요법군과 비교한 결과 생존 기간, AML으로의 이행 비율에 유의한 차이는 보이지 않고 LDAC 요

법의 유용성에 대해 부정적인 결과가 되었다. 다만 RAEB-t에서 치료에 의한 골수 억제가 충분히 보이는 증례에서 CR 비율이 높은 일이 관찰되어 MDS의 서브타입에 따라서는 반응성을 얻을 수 있는 것이 나타났다. 그 후 대규모 코호트 연구를 해 성공률은 MDS(RA, RARS, RAEB, CMMoL, RAEB-t)에서 28%(CR 11.4 %, PRI6.5%), MDS에서 이행한 AML 증례를 포함하면 전 102증례에서 성공률 29%란 결과를 얻을 수 있었다. 다른 시설에서의 결과와 합하면 LDAC에 의한 성공률은 30%로 생각된다. 치료에 의한 골수 억제가 고도인 경우도 있어, 치료 관련사는 7~19%라고 보고되고 있다.

② 저용량 Ara-C와 ACR(aclarubicin)의 병용 요법

古澤 외는 LDAC에 ACR, G-CSF 병용에 의해 MDS와 AML로 이행한 증례 13례 중 8예에 관해를 얻었다고 보고하고 있지만 증거는 확립되어 있지 않다. 일본에 있어서는 JALSG-MDS 200 프로토콜이 진행 중이다. 고위험 MDS에 대한 관해 도입요법으로 A 요법(통상 용량 IDR + Ara-C)과 B 요법(Ara-C 10 mg/m^2/12h, sc, day 1~14, ACR 14 mg/m^2/day, 30 min, iv, day 1~4에 의한 저용량 요법으로 G-CSF를 병용해도 좋다)에 의한 무작위비교시험이 디자인되어,[7)] 저용량 요법 CA(G)의 유용성이 증거로 나타나는지 어떤지가 주목받고 있다.

③ 저용량 Ara-C 요법과 사이토카인의 병용 요법

G-CSF 등의 조혈 인자에 백혈병 세포를 세포 주기에 도입시킴으로 항암제의 살세포 효과를 높이거나 항암제의 백혈병 세포 상해성이나 아포토시스 유도를 높이는 작용을 가지는 것이 시사되어 사이토카인과의 병용 요법이 시도되고 있다. Ara-C단독, Ara-C + GM-CSF, Ara-C + IL-3에 의한 무작위비교시험에서는 성공률은 각각 49, 28, 45%로 상당한 차이는 보이지 않았다.

④ 저용량 Ara-C와 분화 유도제의 병용 요법

분화 유도제인 레티노인산과의 병용 요법이 보고되고 있지만, 무작위비교시험은 행해지지 않았다. Venditti 등의 보고에서는 22예의 고위험 MDS에 대해서, ATRA 45 mg/m^2, PO와 Ara-C 20 mg/m^2/12h, sc, 10일간의 치료를 반복하여 실시하고 32%의 성공률(CR 23%, PR 9%)을 얻을 수 있었다고 한다.

(2) 그 밖의 항암제에 의한 치료의 시도

① 저용량 피리미딘 아날로그 요법

5-Aza-2'-deoxycytidine(DAC)는 피리미딘 아날로그에서 DNA의 메틸화(methylation)를 저해해, 저용량으로 세포의 분화를 유도한다고 여겨지고 있다. Wijermans 외는 DAC 45 mg/m^2/day, div, day 1~3투여를 6주 간격으로 실시하여 66예 중 성

공률 49%로 양호한 성적을 보고하였다. 특기할만한 것은 IPSS로 고위험에 들어가는 군이고, 64%의 성공률을 얻을 수 있었던 것이다. 고도의 골수 억제, 감염증의 발증을 문제점으로 들 수 있었다. 그렇지만 일본에서의 데이터는 없고 임상시험도 되어 있지 않다.

② 기타

저용량 멜팔란 요법, 저용량 아클라시노마이신(ACR) 요법 등이 시도되고 있지만 증거로의 유용성은 실증되지 않았다.[18]

MDS 속에서 만성 골수단구성 백혈병(CMMoL, 신WHO 분류에서는 골수 이형성/골수 증식성 질환)에 대한 치료로 유일 증거로 보이는 것은 하이드레아(EU)에 의한 치료이다.[22] 성공률은 60%로 높고, 비교 대조의 에토포시드에서의 성공률 36%를 크게 상회한다. 통상 500~1,500 mg, 1~3회 분복, 경구로 투여한다.

분자 표적 요법

각종 소혈기 악성종양의 발증 메커니즘이 밝혀짐에 따라 원인이 되는 분자 이상을 표적으로 한 근본적 치료의 개발이 진행되었다. 또한 종양세포의 증식을 제어하는 입장에서의 혈관 신생 억제를 겨냥한 치료법이 주목받고 있다.

❖ 급성 전골수구성 백혈병(APL, FAB M3, acute promyelocytic leukemia)에 대한 분자 표적 요법

레티노인산 요법

고령자 AML에 차지하는 APL의 비율은 적다고 여겨지고 있지만 전APL 증례의 약 25%가 60세 이상으로 되어 있다.[23] 병태는 청장년과 같고 약 90%에 t(15;17)(q22;q21)가 보인다. 이 염색체 비정상으로 PML-RARα의 융합 유전자를 형성하는 것이 병태로 생각되고 있다. 이 분자 이상을 표적으로 한 분자표적 요법이 all-trans retinoic acid(레티노인산) 요법이다.

【처방예】

베사노이드(vesanoid): 1일량 45 mg/m^2, 매일 경구투여

치료법은 청장년과 같이 말초 혈구가 회복할 때까지 내복한다. 노화에 의한 감량은 필요없다. 치료 전 말초혈백혈구 수 >3,000/μL의 예에 대해서는 DNR 40 mg/m^2

를 3일 동안 BHAC 200 mg/m^2를 5일 동안 병용한다. 76세 이상의 예에 대해서는 DNR, BHAC를 3/4 또는 2/3로 감량한다.

ATRA에 의한 분화 유도 요법을 하게 되어 고령자에 있어도 양호한 관해율을 얻었지만 J ALSG APL92의 보고에 의하면 50~69세의 완전 관해율이 90%인데 비해 70세 이상에서는 68%에 그쳤다.[24] 조기 사망률, 레티노인산증후군의 합병률은 젊은층과 비교해 차이는 없지만 ATRA 투여 중에 혈전증, 심근경색이나 협심증을 합병했다는 보고도 있기 때문에 동맥경화가 진행된 고령자에서는 주의가 필요하다.

일본에서 개발된 레티노인산 유도체 Am80는 ATRA를 가진 분화 유도 활성이 10배로 여겨진다. Am80는 RAR에는 결합하지 않기 때문에 부작용의 경감이 기대된다. 2004년 중의 약값 수재도 예정되어 있어 관해 도입, 유지 요법에 있어서의 ATRA와의 비교, 레티노인산 저항예에서의 치료 성적이 기대된다.

아비산(arsenic trioxide, As_2O_3)에 의한 치료

아비산은 옛부터 한방약으로 악성종양의 치료에 이용되어 왔지만 최근 APL 세포에 대한 분화 유도 · 아포토시스 유도가 주목을 끌어 미국에 있어서의 임상시험에 대해 재발, ATRA 내성이 된 APL에 유효(90% 이상의 관해율)인 것이 확인되었다. 방실블록, QT연장 등의 전도계 장애, 소화기 증상, 치통 등의 부작용이 보이기 때문에 고령자에게 적응 가능한지 어떤지는 향후의 검토 과제이다. 서양에서는 이미 많은 나라에서 시판되고 있다. 일본에서도 2004년 12월에 시판되었다. 증거가 나타날지 주목되고 있다.

❖ 급성 골수성 백혈병에 대한 단일 클론 항체 요법

CD33는 AML의 90% 이상의 증례로 백혈병아구에 발현이 보인다. 새로운 AML 치료제로 주목을 끌고 있는 것은 항종양제 혹은 방사선 동위원소를 결합한 항CD33 항체이다. calicheamicin 결합 CD33 항체(mylotarg) 투여에 의해 약 30%가 관해에 들어갔다는 보고도 있어, 향후의 임상치험의 결과를 기대된다.

❖ 만성 골수성 백혈병에 대한 티로신키나제 저해제 요법

CML에서는 9번과 22번 염색체의 상호전좌에 의해 BCR-ABL 융합 mRNA가 형성되어 그 유전자 산물인 티로신키나제 활성을 가지는 키메라 단백 발현이 CML 발증과 밀접한 관련을 가지고 있다. 이 BCR-ABL 효소 활성의 특이적 저해제(STI 571, imatinib mesilate, Glivec®(글리벡®)가 개발되어 필라델피아 염색체 양성 백혈병에 대한 분자 표적 요법으로 확립되고 있다. IFN 치료 무효의 만성기 CML, 골수 성급성 전화 CML에서의 임상시험에서 뛰어난 성적을 나타내었다.[25,26] 그 후 대규모 연구가 실시되어 1일 투여량 400 mg로, IFN 무효과의 후기 만성기 CML 환자의 95%에 혈액학적 관해 효과를 얻을 수 있고 60%에 세포 유전학적(major cytogenetic response, MCR)을 얻을 수 있었다. 복약의 순응도가 좋아서 IFN에 대신하는 고령자 CML의 표준 치료로 자리매김되었다. 2002년 ASCO 총회에서의 Druker 외는 CML의 첫회 치료에 대한 STI 571 단독 요법과 IFN-Ara C 병용 요법의 무작위시험의 제III상 시험의 보고를 실시해, MCR는 STI 571군에서 83%, IFN군 20%, 12개월에 있어서의 무진행성 생존율(PFS)은 STI 571군에서 97.2%, IFN군 80.3%으로 상당히 이마티닙의 유효성이 증명되었다. 다만 부작용의 발현도 많아, 오심 · 구토, 설사, 안면 · 하지 부종이 높은 비율로 보여져 장기 복용에 따른 부작용에 대해에서도 충분한 감시가 필요하다.

【처방예】

글리벡 ®: 400~600 mg, 1~2회 분할투여, 매일 경구투여

일본에서도 2001년 12월 보험 적응이 인정되어 만성기에 대해서 1일 400 mg(600 mg까지 증량 가능), 이행기, 급성 전화에 대해서 600 mg(800 mg까지 증량 가능)의 투여가 가능해졌다. 고령자에서의 투여에서는 자주 범혈구 감소의 부작용이 보인다. 일정기간의 휴약이 부득이한 경우가 있지만 세포 유전학적 관해 효과는 유지할 수 있는 경우가 많다. 세포 유전학적 관해를 얻을 수 있던 증례에서 언제까지 투여를 계속할지에 대해서는 향후의 검토 결과가 기다려진다.

❖ CD20 양성 비호지킨림프종에 대한 키메라형 항CD20 항체 리툭시맙에 의한 항체 요법

리툭시맙〔리툭산(rituxan)®〕은 CD20 양성종양, 특히 저악성군 B세포 림프종의 치료상 주목을 끌었다. 재발 · 재연 저악성군 B림프종에서의 대규모 제III상 시험에서 뛰어난 성적(성공률 48%)을 나타내어,[27] 일본에 있어서도 국립 암센터가 중심이 되어 유용성이 검증되어 2001년 9월 저악성군 B림프종, 맨틀세포림프종에 대해 보험 적응이 되었다. 또한 중악성도 B림프종에 대해서도 단독 투여에서의 항종양 효과(성공률 31%)가 확인되어,[28] CHOP 요법과의 병용의 유용성도 나타내었다.[29]

고령자에 있어서의 중악성도 B림프종(diffuse large B-cell lymphoma, DLBL)에 대한 리툭시맙-CHOP 병용은 CHOP 단독과 비교해 상당히 완전 관해율, event-free survivial, 생존이 매우 높은 것이 증명되었다. 즉 60~80세의 고령자 미치료 진행기 DLBL399예에 대해 CHOP 요법(197예)과 CHOP의 day 1에 리툭시맙 병용(202예)이라는 비교 시험에서 CHOP군, 리툭시맙 병용 CHOP군의 완전 관해율은 각각 63%, 76%, 2년 event free survival가 각각 38%, 57%, 2년생존율이 각각 57%, 70%로 상당한 차이를 가져 리툭시맙-CHOP군이 우수했다고 보고되었다.[30] 또한 treatment failure 및 사망 위험도에 상당한 저하를 보였다. 부작용은 양군에서 상당한 차이는 보이지 않았다. 일본에서도 중고악성도 B세포성 비호지킨림프종에 대해에서도 적응 확대가 이루어졌다.

【처방예】

리툭산®: 375 mg/m², DIV, 10 mg/mL의 농도로 조정한다

infusion reaction를 경감시키기 위해 투여 30분 전에 항히스타민제, 해열 진통제 등의 전 투여를 실시하고 첫회 투여 시는 투여 속도를 처음의 1시간은 25 mg/시로 시작하고 환자 상태를 관찰하면서 다음의 1시간은 100 mg/시, 또한 200 mg/시까지 속도를 올릴 수 있다. Coiffier 외의 보고에서는 리툭시맙-CHOP 치료군 중 19예(9%)로 호흡기 증상, 전률, 발열, 저혈압 등의 그레이드 3/4의 infusion reaction가 관찰되었지만 점적의 속도를 늦추거나 휴지하는 것으로 전례 증상의 회복이 보여졌다. 첫회 투여 시의 infusion reaction는 투여 횟수를 거듭함에 따라 경감한다.

❖ 다발성 골수종에 대한 탈리도마이드 요법

최근 탈리도마이드가 가지는 혈관 신생 억제 작용이 각광을 받아 항종양제로 주목 받게 되었다.[31] 최근의 임상시험에 따르면 치료 저항성예에 대한 단제효과는 2년생존율 48%, 2년 무병 생존률 20%이다. 또한 미치료예에 대해서 덱사메타손과의 병용으로 64%의 증례에서 50% 이상의 M단백의 감소가 관찰되었다. 현재 상태로는 미승인 의약품이기 때문에 의사에 의한 개인 수입이라는 형태를 취하지 않을 수 없어 엄중한 약제 관리가 필요하고, 최근 일본 임상 혈액 학회에서의 사용 시의 지침이 만들어졌다. 통상 탈리도마이드 1일 100~200 mg의 내복으로 시작해, 400 mg정도까지 증량 가능하다. 2~3개월 투여하는 것이 일반적이지만 지적투여량, 투여 스케줄에 대해서는 또한 검토를 필요로 한다. 또한 탈리도마이드의 작용을 증강시켜 부작용을

경감시키기 위해서 유도체가 개발되어 그 중에서도 immunomodulatory derivatives of thalidomide(IMiDs)가 주목받아 일본에서도 IMiD3(CC-5013, Revimid)에 의한 임상시험이 진행 중이다. 또한 ADCC(antibody-dependent cell-mediated cytotoxicity)를 통해 항종양 활성을 나타내는 골수종 세포에 대한 단일 클론 항체가 개발되고 있어 그 임상 효과에도 기대하고 싶다.

【참고문헌】

1) 老年者のターミナルケアと生命倫理. 老年医学テキスト. 日本老年医学会編, メジカルビュー社, 東京, 1997, p110.
2) 小川一誠編 : 抗癌剤の選び方と使い方. 南江堂, 東京, 1999.
3) Iwakiri R, Ohta M, Mori M, et al : Prognostic of elderly patients with acute myelogenous leukemia: analysis of 126 AML Cases. Int J Hematol 75 : 45-50, 2002.
4) Tilly H, Castaige S, Bordessoule D, et al : Low dose cytarabine versus intensive chemotherapy in the treatment of acute nonlymphocytic leukemia in elderly. J Clin Oncol 8 : 272-279, 1990.
5) 斉藤憲治, 古沢新平, 山田圭志, ほか : 再発急性骨髄性白血病に対するAra-C少量, aclarubicin, G-CSF併用療法の有用性の検討—AraC 中等量, mitoxantrone併用療法との比較—. 臨床血液 36(3) : 165-174, 1995.
6) Thomas X, Olteanu N, Charrin C, et al : Acute lymphocytic leukemia in elderly: the Edouard Herriot Hospital experience. Am J Hematol 67 : 73-83, 2001.
7) 大野竜三編 : 白血病, 悪性リンパ腫プロトコール集. 改訂版. 医薬ジャーナル社, 大阪, 2003.
8) Sawayers C, et al : Chronic myeloid leukemia. N Engl J Med 340 : 1330-1340, 1999.
9) Miller TP, et al : Chemotherapy alone compared with chemotherapy plus radiotherapy for localized intermediate-and high-grade non-Hodgkin's lymphoma. N Engl J Med 339 : 21-26, 1998.
10) Fisher RI, Gaynor ER, Dahlberg S, et al : Comparison of a standard regimen (CHOP) with three intensive chemotherapy regimens for advanced non-Hodgkin's lymphoma. N Engl J Med 328 : 1002-1006, 1993.
11) Tirelli U, Errante D, Van Glabbeke M, et al : CHOP is the standard regimen in patients≧70 years of age with intermediate-grade and high-grade non-Hodgkin's lymphoma: Results of a randomized study of the european organization for research and treatment of cancer lymphoma cooperatice study group. J Clin Oncol 16 : 27-34, 1998.
12) Mori M, et al : Reduced-dose CHOPtherapy for elderly patients with non-Hodgkin's lymphoma. Leukemia Lymphoma 41 : 359-366, 2001.
13) Alexanian R, et al : Prognosis of asymptomatic multiple myeloma. Arch Intern Med 148 : 1963, 1988.
14) Myeloma trialists' collaborative group : Combination chemotherapy versus melphalan plus predonisone as treatment for multiple myeloma: an overview of 6,633 patients form 27 randomized trials. J Clin Oncol 16 : 3832-3842, 1998.
15) Berenson JR, et al : Long-term pamidronate treatment of advanced multiple myeloma patients reduces skeletal events. J Clin Oncol 16 : 593, 1998.
16) Hellstrom-Lindberg E : Treatment of adult myelodysplastic syndromes. Int J Hematol 70 : 141-154, 1999.
17) Cheson BD : Standard and low-dose chemotherapy for the treatment of myelodysplastic syndromes. Leuk Res 22 : S17-S21, 1998.
18) Guidelines for the diagnosis and therapy of adult myelodysplastic syndromes. Br J Haematol 120 : 187-200, 2003.
19) Motomura S, et al : Successful treatment of refractory anemia by high-dose methypredonisorone associated with an increment in CD68-positive cells in bone marrow. Am J Hematol 66 : 80-84, 2001.
20) Shimamoto Y, et al : Cyclosporin A therapy for patients with myelodysplastic syndrome: multicenter pilot studies in Japan. Leuk Res 27 : 783-788, 2003.

21) Molldrem J, et al : Antithymocyte globulin for patients with myelodysplastic syndromes. Br J Haematol 99 : 699-705, 1997.
22) Wattel E, et al : A randomized trial of hydroxyurea versus VP16 in adult chronic myelomonocytic leukemia. Blood 88 : 2480-2487, 1996.
23) Latagliata R, Avvisati G, Lo Coco F, et al : The role of all-trans-retinoic acid (ATRA) treatment in newly-diagnosed acute promyelocytic leukemia patients aged >60 years. Ann Oncol 8 (12) : 1273-1275, 1997.
24) Asou N, Adachi K, Tamura J, et al : Analysis of prognostic factors in newly diagnosed patients with acute promyelocytic leukemia: the APL92 study of Japan adult leukemia study group (JALSG). Cancer Chemother Pharmacol 48(Suppl 1) : S65-S71, 2001.
25) Druker BJ, et al : Efficacy and safety of a specific inhibitor of the BCR-ABL tyrosine kinase in chronic myeloid leukemia. N Engl J Med 344 : 1031-1037, 2001.
26) Druker BJ, et al : Activity of a specific inhibitor of the BCR-ABL tyrosine kinase in the blast crisis of chronic myeloid leukmeia and acute lymphoblastic leukemia with the Philadelphia chromosome. N Engl J Med 344 : 1038-1042, 2001.
27) McLaughlin P, et al : Rituximab chimeric anti-CD20 monoclonal antibody therapy for relapsed indolent lymphoma: Half of patients respond to a four-dose treatment program. J Clin Oncol 16 : 2825–2833, 1998.
28) Coiffier B, Haioun C, Ketterer N, et al : Rituximab (anti-CD20 monoclonal antibody) for the treatment of patients with relapsing or refractory aggressive lymphoma: A multicenter phase II study. Blood 92 : 1927-1932, 1998.
29) Vose JM, Link BK, Grossbard ML, et al : Phase II study of rituximab in combination with CHOP chemotherapy in patients with previously untreated aggressive non-Hodgkin's lymphoma. J Clin Oncol 19 : 389-397, 2001.
30) Coiffier B, Lepage E, Briere J, et al : CHOP chemotherapy plus rituximab compared with CHOP alone in elderly patients with diffuse large-B-cell lymphoma. N Engl J Med 346 : 235-242, 2002.
31) 村上博和, 児玉知子 : 骨髄腫に対するthalidomide治療. 血液フロンティア 12 : 641-650, 2002.

PART 4

전립선암

최근 일본에 있어서의 전립선암 환자의 증가가 두드러져 가까운 장래의 증가율은 전체 악성종양 중에서 1위가 될 것으로 예상된다.[1] 최근에는 배뇨 장애나 골통에 의한 진찰에서 전립선암으로 진단되는 사람은 감소하는 경향이고, 암에 의한 증상이 없고, 직장 진찰이나 전립선 특이 항원(prostate specific antigen, PSA)에 의해 암이 의심되어 진단되는 환자가 대부분을 차지한다. 종래의 내분비 요법 일변도로부터 수술 요법, 방사선 요법 등이 치료의 선택사항으로 적극적으로 받아들여지게 되었다. 조기암에서는 젊은층에서는 전립선전적출술이 주요하지만 고령자에서는 내분비 요법이 중심이 된다. 또한 내분비 요법은 전립선전적출술, 방사선 요법 전후의 보조 요법으로서의 사용이 증가하였다. 따라서 내분비 요법이 제1선택으로 여겨지는 것은 진행암, 고령자를 비롯하여 근치 요법을 할 수 없는 증례나 근치 요법 전으로 사용이 중심이 된다.

전립선암에 있어서의 남성호르몬(안드로겐)의 작용

뇌의 시상하부로부터 황체호르몬 자극호르몬(LH-RH)이 분비되어 하수체에 작용해 LH가 분비된다. 그리고 LH는 정소에서의 테스토스테론의 분비를 재촉한다. 이 정소 유래의 테스토스테론이 안드로겐의 95%를 차지하고 있다. 나머지 5%는 부신 유래의 안드로겐이다. 전립선 세포 내에 받아들여진 테스토스테론은 5α-환원 효소에 의해 내분비 활성을 가지는 디히드로테스토스테론(DHT)으로 변환된다. DHT는 안드로겐 수용체와 결합해 복합체를 형성하여 핵내에 침입하여 단백 합성이 진행되어 전립선 암 세포가 증식하는 한편 시상하부로부터 분비된 CRH는 하수체에 작용하여 부신피질자극호르몬(ACTH)이 분비한다. 그리고 ACTH는 부신으로 안드로스텐디온, 디히드로에피안드로스테론의 분비를 촉진한다. 전립선 세포 내에 받아들여진 안드로스텐디온, 디히드로에피안드로스테론은 효소에 의해 테스토스테론으로 변환된다(그림 1).

내분비 요법의 종류

전립선암은 안드로겐 의존성 종양이기 때문에 내분비 요법이 전립선암에 대한 보조 요법의 중심이 된다. 내분비 요법으로서는 혈중 안드로겐을 제거하는 방법과 비록 안드로겐이 존재하더라도 표적 장기인 전립선에의 혼잡을 저해하는 방법이 있다. 전자는 거세라고 부르고 후자는 항안드로겐 요법이라고 부른다(표 1).

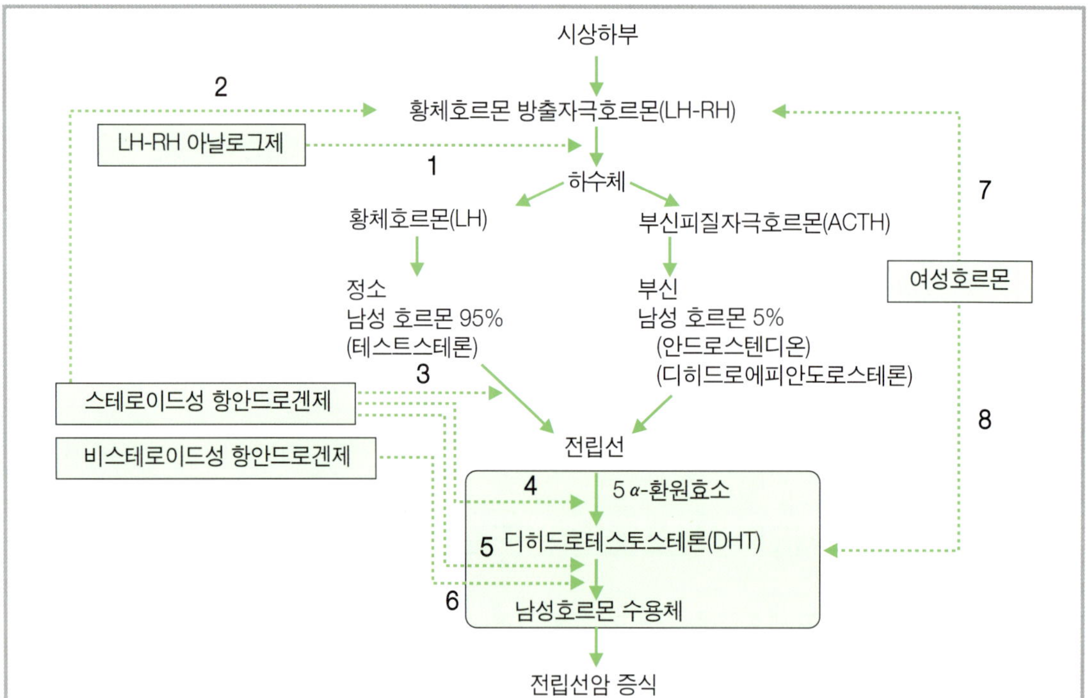

1. LH-RH 수용체를 연속 자극하여 수용체 수를 감소시켜 LH의 분비기능 저하
2. 음성 피드백 기구에 의한 LH의 저하
3. 정소 유래의 테스토스테론의 분비 억제
4. 테스토스테론의 받아들여 저해. 5 α-환원 효소 저해
5. 남성호르몬 수용체 결합 저해
6. 남성호르몬 수용체 결합 저해
7. 음성 피드백 기구에 의한 LH의 저하
8. 직접 작용

그림 1 내분비 요법의 작용 기전

표 1 보험 적용이 되는 내분비 요법제와 화학 요법제

내분비 요법	약제(상품명)	사용 방법*
정소적출술		
LH-RH 아날로그제:	초산 고세레린〔조라덱스(zoladex)〕	4 혹은 12주마다 주사 투여
	초산 류프로레린〔류프린(leuplin)〕	4 혹은 12주마다 주사 투여
항안드로겐제:	초산 클로르마디논〔프로스탈(prostal)〕	1일 200 mg를 2회에 나누어 경구투여
스테로이드성:	비칼루타미드〔카소덱스(casodex)〕	1일 80 mg를 1회 경구투여
비스테로이드성:	플루타마이드〔오다인(odyne)〕	1일 375 mg를 3회 분할 경구투여
여성호르몬:	에티닐에스트라디올〔프로세키솔(prosexol)〕	1일 1.5~3.0 mg를 3회 분할 경구투여
	포스페스트롤〔혼반(honvan)〕	1일 300~1,200 mg를 3회 분할 경구투여, 증상 안정 후 1일 100~200 mg를 3회 분할 경구투여 1일 250 mg를 10~20일간 연속 점적 투여 또는 1일 250 mg를 주3~4회, 1~2개월 점적 투여
화학 요법	인산에스트람스틴나트륨〔에스트라사이트(estracyt)〕	1일 560 mg를 2회로 나누어 경구투여
	이포스파미드〔이포마이드(ifomide)〕	1회 1.5~3 g를 3~5일간 연속 점적 투여해, 3~4주마다 반복한다
	시스플라틴〔란다(randa), 브리프라틴(briplatin)〕	1회 75~150 mg를 3주마다 점적 투여, 또는 15~30 m를 5일 동안 연속 투여하고 3주마다 반복한다
	황산페프로마이신〔페프레오(pepleo)〕	1일 5~10 mg를 점적 혹은 근육주사로, 1주 동안에 20~30 mg
	테가풀 · 우라실 배합체(UFT)	1일 테가풀로 300~600 mg를 2~3회 분할 경구투여

*최근의 첨부 문서로 용법 용량 및 사용상의 주의를 확인하고 사용할 것.

❖ 거세술

양측의 정소를 적출하는 것으로 정소 유래의 안드로겐을 완전하게 소실시킨다. 지속적인 약제 투여가 불가능한 증례에는 적합하다. 비교적 간단한 수술이지만 정소가 없어지는 것에 대해 정신적 저항이 있는 것은 부정할 수 없다. 유해 사상은 수술에

수반하는 경도의 국소 합병증(감염 등)과, 다른 치료와 마찬가지로 성욕이나 발기력의 저하, 안면 홍조 등이 있다.

❖ LH-RH 요법

LH-RH의 고활성 작용을 연일 계속 투여하면 LH의 분비 억제가 고도로 발생한다. 그 결과 정소에서 테스토스테론 분비가 억제되고 거세 수준까지 저하한다. 이 약물적 거세 효과로 호르몬 감수성 전립선암에 유효성을 발휘한다. 초기의 혈중 테스토스테론의 증가에 의해 원발소나 전이소가 일시적으로 커지고 골통이 증가하거나 신경 압박에 의한 증상이 나타나기도 하지만(flare-up 현상) 이것은 항안드로겐제를 동시 혹은 선행해서 투여함으로써 막을 수가 있다. 이 요법은 암 재연까지의 기간이나 생존률은 거세술과 동일하다고 보고되어 있다.[2)] 유해 사상은 외과적 거세처럼 성욕이나 발기력의 저하, 안면 홍조나 열감(hot flash) 등이 있다.

❖ 항안드로겐 요법

안드로겐 수용체에 경합적으로 작용하여 표적 세포에서의 안드로겐 작용을 무효화한다. 스테로이드 골격을 갖지 않는 약제와 스테로이드 골격도 약제가 있다. 비스테로이드 항안드로겐제는 간뇌 · 하수체에 대한 음성 피드백은 없고, 따라서 혈청 테스토스테론치는 정상 혹은 약간 증가하여 성욕이나 발기기능은 유지된다. 유해 사상으로 간기능 장애의 가능성이 있다. 스테로이드항 안드로겐제는 간뇌 · 하수체에 대한 음성 피드백 작용을 가져, LH의 분비를 억제하기 위해서 정소 유래의 테스토스테론도 경도이면서 감소시킨다. 따라서 성욕이나 발기기능은 피할 수 없다. LH-RH 요법인 flare-up 현상의 예방에 이용되거나 후술하는 maximal androgen blockade 요법으로 이용되는 경우가 많다.

❖ 여성호르몬제(에스트로겐 요법)

에스트로겐은 간뇌 · 하수체를 억제해 LH의 방출을 저하시켜 정소기능을 저하시킨다. 또한 전립선의 간질 증식 효과나, 전립선 암세포에의 직접적인 cytotoxic 작용이 있다는 보고가 있다. 유해 사상으로 부종이나 여성화 유방의 고율 발현, 응고계의 항진에 의한 뇌 및 심혈관 장애의 가능성이 지적되어 제1선택제로 되어 있지 않다.

내분비 요법의 실제

내분비 요법은 전립선암의 90%에서 자・타각소견을 개선하는 치료법으로 근치 요법은 아니다. 기본적으로는 진행성 전립선암, 근치적 전립선적출술이나 방사선 요법 후의 재연 암에 대해서는 내분비 요법이 기본이 된다. 또한 75세 이상의 고령자나 병존질환 등으로 다른 치료가 곤란한 경우는 국한성 전립선암에서도 내분비 요법이 적응이 되는 경우가 있다.

❖ Maximal androgen blockade(MAB) 요법

LH-RH 요법 또는 거세술과 항안드로겐 요법을 병용하여 정소와 부신에서의 안드로겐을 양자 모두 억제하려고 하는 것이 MAB이다. 유효성에는 논의가 있지만 현재의 평가로는 다른 호르몬 요법과 비교해서 유효하다는 것이 일반적이다. 덧붙여 MAB 요법 중에 PSA치가 상승하거나 증상이 진행했을 때에 그 투여를 중지하면 경쾌해진 것을 경험한다.[3] 이것은 항남성호르몬투여중단증후군(antiandrogen withdrawal syndrome)이라고 불리며 암 세포의 수용체에 유전자적 변이가 생기고 항안드로겐제 자체가 암세포에 대해서 촉진적으로 작용하게 되는 것은 아닐까 생각된다.

❖ 수술 전 호르몬 요법(neoadjuvant hormonal therapy)

수술 전에 호르몬 요법을 함으로써 수술의 근치성을 높이려고 하는 것이 수술 전 호르몬 요법이다. 이것에 의해 암 병소가 축소하여 단단양성률 및 림프절 전이 양성률은 감소하지만 장기의 비재발률이나 생존율의 향상은 확인되지 않았다.

화학 요법의 종류

진행성 전립선암의 치료는 내분비 요법이 제1선택이 되지만 많은 증례는 수년에서 그때까지 효과가 뚜렷했던 내분비 요법에 저항성을 나타내어 다시 병상이 진행하여 재연 암이 된다. 저항성 혹은 재연 전립선암은 개개인의 증례에 따라 병세의 진행도가 다르므로 각 증례에 내응하는 치료법을 선택한다. 또한 재연암에 대한 치료는 화학 요법 등을 포함해 확립되어 있지 않다.

일본에서 전립선암의 치료에 보험 적용이 되는 화학 요법에는 인산 에스트람스틴나트륨, 이포스파미드, 시스플라틴, 황산 페프로마이신, 테가풀・우라실 배합체가 있다(표 1).

❖ 인산 에스트람스틴 나트륨

인산 에스트람스틴 나트륨은 난포 호르몬제인 에스트라디올(estradiol)과 알킬화제인 나이트로젠마스타드를 화학적으로 결합시킨 화합물이다. 전립선암 조직에 특이적으로 존재하는 estoramustine binding protein에 의해 암조직에 집적되어 마이크로튜불의 합성을 저해하는 것으로 살세포 작용을 나타낸다. 재연 전립선암에 대한 유효율은 약 20%라고 보고되고 있다.[4] 유해 사상으로 소화기 증상으로 식욕 부진, 오심, 구토 등이 있다. 또한 심혈관계의 부작용도 있어 색전증, 관혈관질환 등이 출현한다. 여성화 유방, 부종, 간기능 장애 등도 보이는 경우가 있다.

❖ 이포스파미드(IFM)

알킬제이며 세포의 DNA 합성을 저해한다. 전립선암의 유효율은 약 25%라고 보고되고 있지만 내분비 치료 저항성암에 대해서의 유효성은 적다.[5] 유해 사상으로 소화기 증상의 빈도가 높다.

❖ 시스플라틴(CDDP)

암 세포 내의 DNA 사슬과 결합하여 DNA 합성 및 거기에 계속하는 암 세포의 분열을 저해하는 것이라고 생각되고 있다. 살세포 효과는 농도 의존성이다. 전립선암의 유효율은 약 20%라고 보고되고 있지만 내분비 치료 저항성 암에 대해서의 유효성은 좀 더 낮은 유효율이다.[5] 유해 사상으로 오심 · 구토 · 식욕 부진 등의 소화기 증상, 신 장애, 백혈구, 혈소판 감소가 있다.

❖ 황산 페프로마이신(PEP)

DNA의 합성 저해제 작용 및 DNA 사슬 절단 작용을 가지고 있다. 유해 사상은 간질성 폐렴, 폐섬유증이 중요하고, 치명적으로 되는 경우도 적지 않다.

❖ 테가풀(tegafur) · 우라실 배합체

테가풀과 우라실을 1:4로 포함한 배합제이다. 테가풀은 체내에서 5-플루오로우라실(5-FU)로 변화되어 DNA의 합성 저해, RNA의 기능 장애를 일으켜 항종양 효과를 발휘한다. 또한 우라실은 조직 내의 5-FU의 분해를 억제하여 5-FU의 효과를 높이는 작용이 있다. 전립선암의 유효율은 약 15%라고 보고되고 있지만 내분비 치료 저항성암으로의 유효성은 이에 뒤떨어진다.[5] 유해 사상으로 주로 간기능 장애가 있어 소화기 증상이나 골수 억제, 색소 침착이 출현하는 경우가 있다.

화학 요법의 유효성

다제 병용 요법에서의 국내외의 보고에서는 종양이 소실 혹은 축소한 비율은 0~30%이지만 생존 기간의 연장에는 이르지 않는다.[6,7] 화학 요법에 따라 통증의 경감은 약 60% 얻어졌다고 보고되어 QOL의 개선적인 면에서 유효성이 보였다.[8]

일본에서 전립선암의 치료에 보험 적응이 없지만, 임상 연구적인 이유로 사용이 시도되고 있는 약제가 있다. 에토포시드, 빈크리스틴, 시클로포스파미드, 메토트렉세이트, 아드리아신® 등 많은 약제가 검토되어 왔다. 그러나 단제 혹은 다재병용 어느쪽에서도 장기적인 효과는 보이지 않고, 생존 기간을 연장할 수 있을 정도의 유효한 약제는 보이지 않았다.

최근의 화학 요법

최근 행해지고 있는 화학 요법은 인산 에스트람스틴 나트륨과 다른 미소관에 작용하는 약제(빈크리스틴, 파클리탁셀, 도세탁셀)와의 병용이나 경구투여도 가능한 에트보시드와의 병용이 보고되고 있다.[9,10] 현재 보험 적응이 없지만 이러한 병용 요법의 유효성이 높아 기대되고 있다. 또한 인산 에스트람스틴 나트륨에 경구투여 가능한 테가풀 · 우라실 배합체와 시클로포스파미드와의 3자 병용 요법이나 덱사메사손, 테가풀 · 우라실 배합체와 시클로포스파미드의 3자 병용 요법의 유용성이 보고되고 있다.[9,10]

● ○ ● ○

전립선암의 화학 요법은 내분비 요법에 비해 유효율이 낮고 또한 고령자에게 실시되기 때문에 부작용도 많아 충분한 화학 요법의 시행이 곤란한 경우가 적지 않다. 예를 들면 골전이를 가진 80세 이상의 고령자에 대한 강력한 항암제의 투여는 일시적인 objective response를 얻을 수 있었다고 해도 QOL을 현저하게 해칠 우려가 있어, 신중하게 적응을 검토해야 한다. 고령자에게 실시하는 화학 요법은 극적인 항종양 효과보다 통증제거 등 QOL의 개선을 목표로 한 완화 요법으로서 행해지는 경우가 대부분이다.

【참고문헌】

1) 平尾佳彦, 趙順規 : 前立腺疾患の臨床-本邦における前立腺癌の臨床統計. 日本臨牀 60 : 53-58, 2002.
2) Peeling WB : Phase III studies to compare goserelin (Zoradex) with orchiectomy and diethylstilbestrol in treatment of prostatic carcinoma. Urology 33 : 45-52, 1989.
3) Kelly WK, Scher HI : prostate specific antigen decline after antiandrogen withdrawal: the flutamide withdrawal syndrome. J Urol 149 : 607-609, 1993.
4) Soloway MS, Beckley S, Brady MF, et al : A comparison of estramustine phosphate versus cisplatinum alone versus estramustine phosphate plus cisplatinum in patients with advanced hormone refractory cancer who have had extensive irradiation to the pelvic or lumboscral area. J Urol 129 : 56-61, 1983.
5) 布施秀樹 : 前立腺癌-治療法の選択と予後—化学療法のプロトコール. 臨床泌尿器科 50 : 203-208, 1996.
6) 津島知靖, 公文　裕 : 前立腺癌の治療；化学療法. 日本臨牀 58 : 228-236, 2000.
7) Eisenberger MA : Chemotherapy for hormone-resistant prostate cancer. Campbell's Urology, Saunders, 3209-3226, 2002.
8) 村井　勝 : 前立腺癌診療Q&A. Medical View, 東京, 2003, p102-110.
9) 野々村祝夫 : 前立腺癌－新しい化学療法. 臨床泌尿器科 57 : 239-243, 2003.
10) 西村和朗, 高原史郎, 野々村祝夫, ほか : 前立腺癌－再燃前立腺癌, 抵抗性前立腺癌の治療法. 臨床泌尿器科 60 : 266-271, 2002.

PART 5

난소암

난소암의 표준화학 요법

시스플라틴(cisplatic, CDDP)의 등장 이래 상피성 난소암에 대해서는 플라티늄(platinum, Pt)제가 가장 유효하고 중요한 약제이며, 그것은 파클리탁셀(paclitaxel) 등장 후의 현재에 있어도 변화는 없다. 따라서 난소암에 대한 first-line chemotherapy에 있어서는 Pt제를 베이스로 하는 것이 표준적이다. 1980~1990년대에는 CDDP에 시클로포스파미드(cyclophosphamide, CPM) 혹은 독소루비신(doxorubicin, ADM)을 병용하는 CP/CAP 요법이 표준 치료였다. 80년대 후반에는 CDDP의 신독성을 경감시킨 유도체 카보플라틴(carboplatin, CBDCA)이 개발되었지만 CDDP를 CBDCA로 바꿔도 유용성에 차이가 없는 것이 확인되었다.[1,2]

1996년에 발표된 GOG111의 보고는 종래의 항암제와 작용 기전의 완전히 다른 약제인 파클리탁셀과 CDDP와의 병용 요법(TP 요법)과 CP 요법과의 성적을 비교한 것이다. 그 결과는 성공률, 무악화 생존 기간, 생존 기간의 모두에 있어 TP 요법이 CP 요법을 매우 우수했다. 그 후의 OV-103[3]에 의한 추가시험에서도 같은 결론을 얻어져 Pt와 병용해야 할 약제가 파클리탁셀로 바뀌는 중요한 근거가 되었다. GOG158[4]에서는 파클리탁셀과 조합한 Pt제를 선택하기 위하여 CDDP와 CBDCA의 비교(TP vs TJ)가 이루어졌다. 양군의 무증악 생존 기간이나 생존 기간은 동등했지만 소화기 독성이나 백혈구 감소증에 관해서는 후자에게 이점이 보였다. 이 연구에서는 TP군의 파클리탁셀은 24시간에 투여되었기 때문에 양군의 신경 독성의 빈도에는 차이를 보이지 않았지만 AGO에서는 TP군, TJ군 모두 파클리탁셀을 3시간에 투여했는데 TP군에서 상당히 높은 신경 독성을 보였다.

파클리탁셀의 대표적인 유해 작용은 말초신경의 저림감으로 자각되는 신경 장애와 백혈구(과립구) 감소를 중심으로 하는 골수 억제이다. 신경 독성은 CDDP와의 병용으로 더욱 증강된다. 이 유해 작용은 한 번 출현하면 소실하기 매우 어려워 환자의 QOL을 장기에 걸쳐 해치는 원인이 되지만 골수 억제는 일과성 장애이며 G-CSF의 지지를 얻으면 대처하기 쉽다. 이 때문에 파클리탁셀과 병용하는 Pt제로는 CBDCA가 바람직하고 현재는 양자의 병용 요법(TJ 요법)이 난소암의 표준화학요법으로 되어 있다. 소화기 독성이 경도인 것이나 외래에서도 시행 가능한 치료법인 것 등 치료 순응도 면에서도 TJ 요법은 종래의 화학 요법이나 TP 요법보다 뛰어나다.

TJ 요법의 regimen

파클리탁셀은 24시간 점적정주법에 의한 임상시험의 결과를 근거로 하여 1992년에 미국과 캐나다에서 승인되었다. 신경 독성과는 대조적으로 골수 억제에 관해서는 단시간 투여가 유리하다는 것이 그 후 밝혀지게 되었다. 일정 이상의 혈중농도의 지속 시간이 길어질수록 골수 억제가 강하게 출현하기 때문이다. 따라서 TJ 요법에 있어서는 파클리탁셀의 투여는 당초 승인된 24시간이 아니라 3시간에서의 투여가 권장된다.

TJ 요법에 관한 유럽의 임상시험은 파클리탁셀 175 mg/m^2 3시간 + CBDCA AUC 5~7.5 정도에서 실시되는 경우가 많고 그 안전성을 믿는 데에는 이미 충분한 데이터가 존재한다. 우리도 4시설의 공동 연구[5)]로서 일본 여성을 대상으로 한 TJ 요법의 phase I study를 실시하였다. 그 결과에서는 step 4(파클리탁셀 180 mg/m^2, CBDCA AUC=7)에서 3례 중 2예에 grade 4 백혈구 감소가 출현했기 때문에, 추천용량을 step 3인 파클리탁셀 180 mg/m^2, CBDCA AUC = 6으로 결정하였다. 이상에서 첫회 화학 요법으로 TJ 요법을 시행하는 경우는 파클리탁셀 175(180) mg/m^2 3시간, CBDCA AUC 6~7.5가 표준 투여량이라고 생각된다. 다만 phase I, II 시험의 상당수는 대상에서 70세 또는 75세를 넘는 고령자가 제외되는 경우가 많고 그러한 고령자에게 이 용량을 그대로 안전하게 적응할 수 있는 논거로는 가능하지 않은 것을 인식해 둘 필요가 있다. 보조 화학 요법으로서는 본 치료를 3주마다 6코스 실시하는 것이 표준으로 여겨진다.

연령은 난소암의 예후 인자인가?

일반적으로는 고령의 암 환자의 예후는 젊은층보다 불량하다고 여겨진다. 난소암에 대해도 단순하게 연령만으로 구분했을 경우 젊은층에 비해 고령자의 예후는 불량이다.[6] 연령이 독립한 예후 인자라는 의견[7,8]도 있지만, 이 문제는 복잡하여 논의의 여지가 있다. 고령의 난소암 환자에서는 III, IV기의 진행암의 비율이 젊은층보다 높고[9] 이것이 예후를 나쁘게 하는 한 요인이다. 또한 III, IV기에서 검토하더라도 역시 고령자의 예후는 보다 불량하다는 보고도 있다.[10] 그 이유로 고령자에서는 전신 상태가 불량한 경우가 많기도 하고 높은 비율로 합병증을 가진 경우가 많기 때문에 젊은층과 동등한 적극성을 가진 수술이나 화학 요법을 시행할 수 없다는 요인도 생각할 수 있다. 이와 같이 연령과 관계가 있는 인자는 적지 않지만, 임상적으로 연령은 역시 난소암의 예후 인자의 하나로 이해해야 한다.

이러한 가운데 고령이더라도 내장 합병증이 없고 performance status(PS)가 양호한 때는 유해 사상의 출현 빈도나 그 중증도 및 항종양 효과 예후에 대해서도 젊은 사람과 손색없다는 보고도 있다.[11] 또한 Higgins 외[12]는 대상에 PS 0~2에서 정상적인 골수, 간, 신, 심 순환기능을 가져야 한다는 조건이 붙지만 cytoreductive surgery를 거친 II~IV기의 환자의 수술 후에 전술한 표준 투여량으로 TJ 요법을 6코스 시행했을 경우의 결과를 보고하였다. 그에 따르면 연령 60세 이상과 60세 미만의 2군 사이에 빈혈, 혈소판 감소의 출현 빈도나 G-CSF 사용 빈도에 차이는 없고, 호중구감소증의 빈도에 이르러서는 고령자군이 반대로 아주 적었다고 한다. 성공률에 관해서도 68% vs 74%로 차이를 보이지 않은 점에서 그들은 전신 상태가 양호한 고령자에 있어서는 TJ 요법에서는 약제의 투여량을 연령에 의해 감량시킬 필요는 없다고 주장하고 있다.

종래 화학 요법의 시행 곤란 혹은 대담한 감량이 필요라고 생각된 고령자에서도 이전의 CAP 요법 등과 비교하여 부담이 상당히 적은 화학 요법이 개발됨에 따라 화학 요법 완수의 가능성이 높아졌다고 말할 수 있다. 그 반면 고령자에 있어서는 각종 합병증이 병존하는 경우가 많아 그것이 치료에 대한 허용성을 규정하는 경우도 많다. 그러나 한마디로 고령자라고 해도 신체기능에 대해 개인차가 크고, 역연령과 생리학적 연령은 일치하지 않기 때문에 역연령에 의해 일률적으로 내용량을 정할 수는 없다. 각개인의 PS나 간기능, 신기능, 골수기능, 호흡기능, 순환기능 등의 생리학적인 지표를 중시해 개별적으로 치료 방침을 세우는 것이 필요하다. 고령자에 있어서도 가능한 한 적극적인 치료를 실시함에 따라 그 치료 예후는 개선되어 연령에 의한 치료 성적의 차이는 향후 줄어들 것으로 생각된다.

고령자의 화학 요법 시에는 항암제를 감량해야 하나?

노화에 수반해 체지방률의 증가와 상대적 수분의 감소가 일어난다. 이 신체 조성의 변화가 항암제의 효력 및 독성에 영향을 줄 수 있다. 즉 지용성이 높은 약제의 제거율은 저하하고 수용성 약제의 혈중농도가 높아지기 쉬워진다. 또한 혈장단백의 감소나 단백 결합률이 높은 병용제의 존재가 유리형 약제의 상대적 농도 상승을 불러, 독성을 증강시키는 경우가 있다. 그 밖에 노화에 수반하는 장기혈류량의 감소나 효소기능의 저하로 간, 신기능이 저하해 약물의 해독 · 배설이 지연되기 때문에 유해반응이 출현하기 쉬워진다. 이처럼 고령자에서는 생리적인 변화나 내장 예비기능의 저하가 일어나기 때문에 항암제의 독성이 강하게 발현하기 쉬워진다.

일반적으로 75세가 지나면 이런 생리기능의 저하가 현저하게 되어 가는 경향이 있기 때문에 이 연령대의 환자에게 화학 요법을 시행하는 경우에는 어느 정도의 약제의 감량을 고려할 필요가 있다. 반대로 75세 이하에서 각별한 합병증도 없는 PS도 양호하며 보통은 감량할 필요는 없다. 합병증의 상황을 평가해 기능 평가의 지표로 하려는 시도도 있지만[13] 연령 등과도 조합해 독성의 정도를 예지할 수 있는 신뢰 가능한 지표는 현재 없는 것 같다. 각 약제의 용량 규정 인자나 대사배설 메커니즘 등을 잘 이해하여 각 개인을 개별적으로 평가해 치료 계획을 세울 필요가 있다.

구체적인 문제로 고령의 진행 난소암 환자에게 TJ 요법을 실시하는 경우는 특히 간기능, 신기능에 유의할 필요가 있다. 파클리탁셀 등의 탁산(taxan)계 약물은 간에서의 대사가 대부분이기 때문에 간기능 장애자에서는 주의가 필요하다. 총 빌리루빈 1~3 mg/dL, AST 시설 기준치 2배 이내에서는 파클리탁셀의 50%의 감량, 그 이상의 기능 저하자는 75%의 감량이 추천된다.[14] CBDCA의 혈액 독성은 AVC와 상관하고, 같은 투여량이라도 AVC는 신기능에 의해 증감하는 것이 알려져 있다. 그런 이유로 CBDCA 투여 시는 우선 허용 가능한 AVC를 결정하여 CBDCA의 투여량을 Calvert식에서 산출한다(표 1). Calvert식을 이용하면 신기능 저하자에 있어서도 적절한 투여량을 결정할 수 있기 때문에 고령자의 화학 요법에 있어서도 안전성이 높다.

표 1 Calvert 식에 의한 calboplatin 투여량 계산

Calvert식 : CBDCA 투여량(mg/body) = AUC 목표치 x (GFR + 25)

GFR = {98 − 0.8 × (연령 − 20)} / s Cre × 체표 면적 / 1.73 × 0.9*(여성) (Jelliffe)
GFR = {(140 − 연령) × 체중} / (72 × s Cre) × 0.85*(여성) (Cockcroft)

GFR: 사구체여과량, s CRE: 혈청 크레아티닌, *: 남성의 경우는 1.0
GFR의 값에는 Jelliffe나 Cockcroft의 간편법으로 구한 값을 대입하는 경우가 많다.

고령(고위험) 난소암 환자 치료법의 궁리

난소암의 치료에 대해서는 화학 요법뿐만 아니라 수술의 완수도도 몹시 중요한 의의를 가진다. 잔존 종양의 크기가 그 후의 예후에 영향을 주기 때문이다. 따라서 원칙적으로는 첫 회의 수술로 가급적으로 병소를 절제하여 잔존종양을 가능한 한 작게 하는 것이 바람직하다(primary debulking surgery). 그러나 III, IV기 암에서는 대량의 흉복수의 저장이나 불량인 영양 상태 때문에 체력이 감약하는 경우가 많고 debulking에 일관되지 못할 경우도 많다. 더구나 생리기능이 저하한 고령자나 합병증을 가진 경우는 더욱 수술의 허용성이 저하하게 된다. 어느 정도의 수술로 그만두어야 할지는 환자의 전신 상태를 감안하여 판단할 수 밖에 없다. 그러나 축소 수술을 하지 않을 수 없는 경우에서도 수술 침습과 효과의 밸런스를 고려해 효율이 좋은 종양 감량을 꾀하는 것이 중요하다. 예를 들면, 종양 감량 효율이 높은 부속기 종양이나 대망 종양의 적출을 우선하여 침습이 큰 비교적 감량 효율이 낮은 자궁 적출이나 림프절 숙청은 생략하는 것도 한 방법이다. 또한 수술침습을 저감시킨다면 복강경하에 생검을 실시하고 수술 후 조기에 화학 요법으로 이행하는 방법도 있다.

마취 그 자체가 큰 위험이 될 것 같은 지극히 전신 상태가 나쁜 경우에는 화상 진단과 복수 세포진만으로 진단을 실시해 첫회 수술 그 자체를 생략하여 화학 요법으로 들어가는 순수한 neoadjuvant chemotherapy(NAC)도 하나의 선택사항이다. 현재 유럽에서 NAC의 유용성에 대해 복수의 무작위비교시험이 거행되고 있어 가까운 시일 내에 그 결과가 밝혀질 것이기는 하나 지금까지의 보고[15]에서는 NAC의 성적은 표준 치료에 거의 필적한다는 결과가 예상된다. 일본에서는 JCOG0206으로 진단학적 복강경을 이용한 NAC의 feasibility study를 실시해 등록이 종료했다. 이 연구에서는 임상적 완전 관해의 비율과 동시에 진단적 개복이나 진단적 복강경을 생략할 수 있는 대상을 결정하는 것을 endpoint로 하고 있다.[16]

NAC를 선행시키는 경우에서도 PS 3이나 합병증 등이 있어 전신 상태가 불량한 경우에는 TJ 요법을 표준량으로 시행하는 것은 일반적으로 곤란하다. 이 경우는 표준 레지멘에 집착하지 않고, 난소암 화학 요법의 key-drug인 Pt제를 축으로 해야 한다. CDDP단제에서의 소량 분할 투여(총량 100 mg/body 정도를 5~10일로 분할)나 CBDCA단제에서도 아주 분명하게 흉복수가 소실해 PS가 현저하게 개선하는 것은 자주 경험된다. 그런 후에 intensive인 치료가 실시된다면 고위험 환자의 예후가 개선되는 것이 기대된다.

또한 화학 요법에 수반하는 전신으로의 유해 사상을 저감시킬 수 있는 방법으로서 복강내 화학 요법이 있다. 생존율에 관한 지표에 대해서도 유리하다는 의견[17]과 의문시하는 의견이 있어 복강내 화학 요법의 의의에 대해서는 오랫동안 논의의 대상이 되고 있지만, 골수 억제나 신장 독성에 관해서는 정주법보다 유리하다는 견해가 주류이다. 그러한 관점에서 보면 고령자 등 고위험 환자에게 응용되어도 좋은 방법이다.

이 밖에 TJ 요법의 유해 작용을 경감시키는 방법으로 파클리탁셀을 1주 마다 투여하는 weekly 투여법(3투 1휴 또는 연속)이 최근 주목받고 있다. 표준 요법으로 나타낸 triweekly법에 비해 1회 투여량(50~80 mg/m^2)은 적어지지만 총 투여량은 등량 혹은 증량 가능하고 골수 억제나 신경 독성은 분명하게 triweekly법에 비해 경미하다. 난소암에 관해서는 response나 survival에 주어지는 impact는 양자 모두 동등[18]하다고 생각되고 있지만, 폐암이나 유방암에 대해서는 오히려 weekly법이 우수한다고 여겨지고 있다. 항종양 효과를 유지하면서도 유해 사상을 감약시키는 파클리탁셀의 weekly 투여법은 순응도가 뛰어나기 때문에 고령자에게 한정하지 않고, 최근 널리 시행되고 있는 투여 방법이다.

결말

최근 마취 기술의 진보나 독성의 낮은 화학 요법의 개발로 고령의 진행 난소암 환자에 대해에서도 적극적인 수술이나 화학 요법이 시행되게 되어 연령에 의한 치료 한계는 높아지고 있다. 난소암은 진행된 상태로 발견되는 것이 많은 질환이지만 치료 가능성이 있는 환자에게는 적극적인 치료를 실시해야 하며 연령을 이유로 소극적인 치료 방침에 의해 치유의 가능성을 포기해서는 안 된다. 반면 고령자의 전신 상태에는 개인차가 크기 때문에 유해 사상의 예방도 충분히 고려하여 치료의 개별화가 필요하다.

수술 요법에 대해 계통적 근치 수술에 구애되지 않고 개개인의 위험을 감안해 최소한의 부담으로 최대의 효과를 얻을 수 있는 수술 방법을 선택해야 한다.

화학 요법의 레지멘으로는 파클리탁셀과 카보플라틴의 병용 요법을 기본으로 하지만 PS나 합병증 상태에 상응하는 용량 조정이 필요하다. 개별화 치료로는 Pt 단독 요법이나 복강내 화학 요법, NAC도 선택사항이다. 파클리탁셀의 weekly 투여는 향후 표준화학 요법이 될 수 있는 치료법이며, 고령의 난소암 환자에게도 추천된다.

【참고문헌】

1) Alberts DS, Green S, Hannigan EV, et al : Improved therapeutic index of carboplatin plus cyclophosphamide versus cisplatin plus cyclophosphamide: Final report by the Southwest Oncology Group of a phase III randomized trial in stages III and IV ovarian cancer. J Clin Oncol 10(5) : 706-717, 1992.

2) Swenerton K, Jeffrey J, Stuart G, et al : Cisplatin-cyclophosphamide versus carboplatin-cyclophosphamide in advanced ovarian cancer: a randomized phase III study of the National Cancer Institute of Canada Clinical Trials Group. J Clin Oncol 10(5) : 718-726, 1992.

3) Piccart MJ, Bertelsen K, James K, et al : Randomized intergroup trial of cisplatin-paclitaxel versus cisplatin-cyclophosphamide in women with advanced epithelial ovarian cancer: three-year results. J Natl Cancer Inst 92(9) : 699-708, 2000.

4) Ozols RF, Bundy BN, Fowler J, et al : Randomized phase III study of cisplatin (CIS)/paclitaxel (PAC) versus carboplatin (CARBO)/PAC in optimal stage III epithelial ovarian cancer (OC): a Gynecologic Oncology Group trial (GOG 158). Proc Am Soc Clin Oncol 18 : A-1373, 356a, 1999.

5) 安田　允, 木村栄三, 落合和德, ほか : 卵巣癌に対するPaclitaxelとCarboplatinの併用化学療法のPilot-Phase I Study (JKTB). 癌と化学療法 28(4) : 493-498, 2001.

6) Ries LA : Ovarian cancer. Survival and treatment differences by age. Cancer 71(2 Suppl) : 524-529, 1993.

7) Thigpen T, Brady MF, Omura GA, et al : Age as a prognostic factor in ovarian carcinoma. The Gynecologic Oncology Group experience. Cancer 71(2 Suppl) : 606-614, 1993.

8) Chi DS, Liao JB, Leon LF, et al : Identification of prognostic factors in advanced epithelial ovarian carcinoma. Gynecol Oncol 82(3) : 532-537, 2001.

9) Markman N, Lewis JL, Saigo P, et al : Epithelial ovarian cancer in the elderly. The Memorial sloan-Kettering Cancer Center Experience. Cancer 41 : 634-637, 1993.

10) Marchetti DL, Lele SB, Priore RL, et al : Treatment of advanced ovarian carcinoma in the elderly. Gynecol Oncol 49(1) : 86-91,1993.

11) Begg CB, Carbone PP : Clinical trials and drug toxicity in the elderly. The experience of the Eastern Cooperative Oncology Group. Cancer 52 : 1986-1992, 1983.

12) Higgins RV, Naumann RW, Gardner J, Hall JB : Is age a barrier to the aggressive treatment of ovarian cancer with paclitaxel and carboplatin? Gynecol Oncol 75 : 464-457, 1999.

13) Extermann M : Studies of comprehensive geriatric assessment in patients with cancer. Cancer Control 10(6) : 463-468, 2003.

14) Kimmick GG, Fleming R, Muss HB, Lodovico B : Cancer chemotherapy in older adults. Drugs&Aging 10(1) : 34-49,1997.

15) Kuhn W, Rutke S, Spathe K, et al : Neoadjuvant chemotherapy followed by tumor debulking prolongs survival for patients with poor prognosis in International Federation of Gynecology and Obstetrics Stage IIIc ovarian carcinoma. Cancer 92(10) : 2585-2591, 2001.

16) Onda T,Kamura T,Yoshikawa H, et al : Feasibility study of neoadjuvant chemotherapy followed by interval cytoreductive surgery for stage III/IV ovarian, tubal and peritoneal cancers. Japan Clinical Oncology Group Study JCOG0206. Jpn J Clin Oncol 34(1) : 43-45, 2004.

17) Alberts DS, Liu PY, Hannigan EV, et al : Intraperitoneal cisplatin plus intravenous

cyclophosphamide versus intravenous cisplatin plus intravenous cyclophosphamide for stage III ovarian cancer. N Engl J Med 335(26) : 1950-1955, 1996.

18) Rosenberg P, Andersson H, Boman K, et al : Randomized trial of single agent paclitaxel given weekly versus every three weeks and with peroral versus intravenous steroid premedication to patients with ovarian cancer previously treated with platinum. Acta Oncol 41(5) : 418-424, 2002.

유방암

일본의 급속한 고령화와 유방암 이환율의 증가로 향후 고령자 유방암의 급증이 예상된다. 한편 고령자 유방암에서는 젊은층과 비교해 표준적 치료가 시행되지 않는 경향도 지적되고 있다. 미국에서 최고의 암전문 병원이라고 평가되는 M.D. 앤더슨 암센터에서조차도 고령자 유방암에서는 수술 후 화학 요법의 시행은 원내 가이드라인에 따라 행해지는 비율이 젊은층보다 상당히 낮은 비율이라고 보고되었다.[1] 반면 고령자는 약제를 가장 다량으로 사용하는 사용자이면서도 많은 임상시험은 비고령자를 대상으로 하는 것이 많아 고령자에 있어서의 증거는 부족하다. 암 약물 요법이 현재 직면한 긴급한 과제의 하나는 고령자에 있어서의 임상시험을 시급하게 추진하여 증거를 축적하여 추천 요법을 확립하는 것이다.

고령자 유방암, 고령자 약물 요법의 특성

❖ 고령자 유방암의 특성

어떤 종류의 암은 노화에 의해 악성도가 더욱 심해진다고 하지만 유방암에서는 고령자에서 보다 완만하게 진행될 가능성이 시사되고 있다.[2] 또한 호르몬 리셉터의 양성률은 고령자에게 보다 높은 비율로 나타나는 경향이 있어 고령자 유방암은 생물학적 악성도는 낮을 가능성이 있다고 생각되고 있다.

❖ 약물 동태(pharmacokinetics)

약제 흡수

소화기기능의 변화는 약제 흡수율의 감소를 초래하여 경구 항암제에 있어서의 중요한 문제가 된다.

약제 분포

약제 분포량은 체지방이나 혈청알부민, 적혈구 농도에 의존한다. 고령자에서는 체지방은 증가하고 세포 내의 수분이나 혈청알부민, 적혈구 농도는 감소하여 약제의 최고 혈중농도는 저하하고 반감기는 지체된다. 안스라사이클린, 탁산은 적혈구와 결합하기 때문에 빈혈의 존재는 이러한 약제의 효과에 영향을 미칠 가능성이 있다.

약제의 대사

간은 약제 대사의 중심에 있으나 약제 대사기능이 연령과 관계한다는 정설은 없다. 그러나 간의 크기가 노화에 의해 축소하는 것은 합의되었다. 또 간혈류량은 25세 이후는 해마다 감소하고 약제의 제거율 저하를 초래했을 가능성이 있다. 약제 동태의 제1상은 시토크롬 P450에 의존하고, 이것에는 많은 아이소자임이 존재하며 대부분은 간에 존재한다. 고령자에서는 다수의 약제를 사용하여 상호작용을 초래할 가능성이 높지만 CYP3A4는 많은 항암제의 대사에 관여하고 또한 일상에서 사용되는 약제로 저해된다. 이 효소계는 노화에 의해 저하하고 고령자에서는 제1상의 약제 대사의 저하를 초래할 가능성이 있다. 담도에서의 배설은 연령적 변화는 없는 것이 보여진다.

약제의 배설

약제배설능은 연령에 따라 변화한다. 노화에 의해 신장의 체적은 감소하고, 신기능은 저하한다. 주요 배설 경로가 신장인 항암제는 고령자에서는 특별히 주의해야 한다. 신기능의 저하에 수반하여 투여량의 조정이 필요하게 된다. 표 1에 간기능 장애 시와 신기능 저하 시의 항암제 투여량의 감량 기준을 나타낸다.[3)]

치료 시작 전의 평가

고령자에서는 치료법의 결정에 즈음하여 기대되는 여명, 병존증(comorbidity: 유방암과 직접적인 관계는 없지만 동시에 존재하는 다른 병적 상태), 각종의 신체적 ·

표 1 유방암에 사용되는 항암제의 간기능, 신기능 장애 시의 투여량 조정

약제	투여량의 조정(표준적 투여량에 대한 %)									
	간기능 테스트					신기능 테스트				
	빌리루빈 AST ALT	〈1.5 +1.5xN↑ +2.5xN↑	1.5~3 or +3.5xN↑ +6xN↑	3~5 Any Any	>5 Any Any	CCr (mL/ min)	>60	60~45	45~30	〈30
시클로포스파미드		100	100	75	투여금기		100	100	85	불명
5 FU		100	100	100	투여금기		100	100	100	100
메토트렉세이트		100	100	75	투여금기		100	75	50	투여금기
아드리아마이신		100	50	25	투여금기		100	100	100	100
에피루비신		100	50	25	투여금기		100	100	100	100
미트키산트론		100	50	25	투여금기		100	100	100	100
파클리탁셀		100	50	25	투여금기		100	100	100	100
도세탁셀		75	투여금기	투여금기	투여금기		100	100	100	100
빈크리스틴		100	50	25	투여금기		100	100	100	100

AST: aspartate aminotransferase, ALP: alkaline phosphatase, N: upper normal level

(문헌 3에서 인용, 일부 변경)

정신적, 사회적 기능 등의 평가가 중요하다. 2002년의 간이생명표에 의한 일본인 여성의 평균 여명은 60세: 27.49년, 65세: 23.04년, 70세: 18.75년, 75세: 14.72년, 80세: 11.04년, 85세: 17.95년, 90세: 5.57년이다. 고령자 유방암에 대해서는 유방암뿐만 아니라 병존증의 수나 정도가 여명에 영향을 주어 각 기능의 저하는 부작용의 증강의 위험성도 의미한다. 2004년의 National comprehensive cancer network(NCCN)의 가이드라인[2)]에서는 치료법 결정 전의 평가 항목으로 여명의 평가(심신의 각 기능, 병존증, 노인증후군 등의 유무), 화학 요법에 대한 인용성의 평가(심신의 각 기능, 병존증), 암에 의한 위험의 평가(병기, 재발 · 진행의 위험성, 암의 진행 속도), 암 치료에 지장이 될 수 있는 요인의 평가(영양 상태, 사용 중인 약제, 사회적 지지) 등을 들 수 있다.

고령자 유방암에 대한 약물 요법의 유효성

암 치료의 목적은 일반적으로 생존 기간의 연장(그 궁극이 치유)과 QOL이 개선되었다. 재발 · 진행 유방암에서는 완화 화학 요법도 포함해 QOL의 개선 효과를 기대

하는 약물 요법은 고려할 만한 제1 선택사항이지만, 보조 요법에 대해서는 무재발 생존율, 생존율 등의 개선 효과가 증명되지 않으면 현장 임상으로 추천하기 어렵다.

❖ 수술 후 보조 요법에 있어서의 약물 요법의 유효성

수술 후 호르몬 요법

호르몬 요법은 부작용이 경도이며 치료에 의한 이익은 불이익을 크게 웃돈다. 호르몬 감수성 예/불명 예에 대한 타목시펜(TAM)의 효과는 연령에 상관없이 재발의 상대 위험률을 약 50%, 사망의 상대 위험률을 약 30% 감소시키는 것이 EBCTCG에서 보고되었다.[4] 또한 근래에는 폐경 후 유방암에서는 아로마타제 저해제(AI)의 효과가 TAM보다 우수하다는 것이 보고되어 각종의 가이드라인에서도 consensus를 얻어 향후의 사용의 증가가 예상된다.

수술 후 화학 요법

2002년의 EBCTCG의 보고[5]에 의하면 어느 연령군에서도 보조 화학 요법은 재발, 사망의 위험률을 상당히 저하시켰다. 그러나 70세 이상의 집적 증례수는 소수이며 분석 대상이 아니다. 70세 이상의 증례에 대한 Kimmick 등은 추천 수술 후 보조 요법[6]을 표 2에 나타냈다. 70세 이상에서도 군에 따라서는 화학 요법이 추천된다.

표 2　70세 이상의 고령자 여성 유방암에 대한 추천 보조 요법

위험 분류	위험의 정의	치료법
림프절전이 음성		
최저/저위험	≦1 cm, ER 및/또는 PR 양성, grade 1	무치료 또는 호르몬 요법
중등도 위험	>1~≦2 cm, ER 및/또는 PR 양성, grade 1, 2	호르몬 요법 ± 화학 요법
고위험	>2 cm, ER 및/또는 PR 음성, 또는 grade 2, 3	호르몬 요법 ER, PR 음성은 화학 요법
림프절전이 양성		
ER 양성	모든 경우	호르몬 요법
ER 음성	모든 경우	화학 요법

grade: 조직학적 또는 핵이형도, 호르몬 요법: 타목시펜 또는 아나스트로졸 5년 투여

(문헌 6에서 인용)

❖ 재발 · 진행 유방암(Metastatic Breast Cancer, MBC)에 있어서의 약물 요법의 유효성

연령에 관계없이 MBC의 장기 예후는 여전히 불량인 반면 개인의 가치관은 다양해 MBC의 치료 목표도 다양하다. MBC의 치료 전략의 하나가 주지의 Hortobagyi의 알고리즘[7]이라고 생각된다. 즉 호르몬 요법 반응성으로 생명적 위험이 절박하지 않은 경우는 우선 호르몬 요법으로부터 시작하고 유효한 경우는 2차, 3차 호르몬 요법까지 실시하며 무효인 경우는 화학 요법으로 변경한다. 호르몬 불응성이나 생명적 위험이 절박한 경우는 화학 요법으로 시작한다는 양식이다. 이것은 치료 전략의 최대공약수적인 1 선택사항이지만 유일하고 절대적인 금과옥조는 아니며 Hortobagyi 자신이 다른 선택사항도 고려해야 한다고 말한다(ASCO Educational Book 2003: 112). 그러나 고령자에서는 그 특성에서 젊은층보다 화학 요법을 수행하기 어려워 Kimmick 외는 고령자 MBC에 대한 치료 전략으로 표 3에 나타내는 것 같은 추천을 하고 있다.[6]

MBC에 대하는 호르몬 요법

호르몬수용체가 양성에서도 음성에서도 생명적 위험이 절박하지 않으면 호르몬

표 3 고령자 여성 재발 · 진행 유방암의 치료 전략

1. 임상시험으로의 참가의 추천 · 검토
2. 임상시험을 희망하지 않거나 등록 기준에 합치하지 않는 경우
   (1) 호르몬 반응성
      ① 호르몬 요법으로 시작
      ② 호르몬 불응성이 될 때까지 순차적으로 호르몬 요법을 변경한다.
   (2) 호르몬 불응성
      ① 거의 무증상인 경우
         a. 호르몬 요법을 시도한다
         b. 호르몬 요법으로 불응성 또는 유증상이 되었을 경우는 화학 요법 또는 완화 요법을 검토
      ② 유증상인 경우
         화학 요법 또는 완화 요법을 검토(탁산, 안스라사이클린, 비노렐빈*, 겜시타빈*, 카페시타빈 등)
   (3) HER-2 양성 예
      화학 요법(탁산, 비노렐빈)과 트라스트주맙의 병용 또는 트라스트주맙 단독 투여로 시작
   (4) 용해성 골병변을 가진 경우는 비스포스포네이트 투여
   (5) 빈혈에 대해서는 에리스로포이에틴*을 검토

*일본에서는 보험 적용 외

(문헌 6에서 인용, 일부 변경)

요법으로 치료를 시작하는 것을 추천하는 의견도 보여진다(표 3). 고령자에 있어서의 약제 선택은 종래의 표준약인 TAM와 비교해 AI〔아나스트로졸(anastrozole), 엑세메스탄(exemestane) 등〕의 상당히 유용성이 증명되어 AI가 제1선택이 되고 있다. AI, TAM에 저항성이 되었을 경우는 그것들과 완전 교차 내성이 부족한 메드록시프로게스테론(medroxyprogesterone), 토레미펜(toremifene) 등이 사용된다.

MBC에 대한 화학 요법

종양 축소 효과는 호르몬 요법에 대한 것보다도 높은 비율이며, 보다 조기에 효과가 발현한다. 병존증 등이 없고 전신 상태가 양호한 고령자에서는 화학 요법의 약제 선택은 젊은층과 같지만 혈액 독성, 점막 장애, 말초신경 장애, 안스라사이크린의 심독성은 약간 증강할 가능성이 있다. 유효한 화학 요법제는 비교적 많지만(표 4), 탁산(특히 매주 투여법) , 비노렐빈, 카페시타빈 등은 고령자에게 비교적 적합한 약제라고 생각된다. 트라스트주맙은 HER2/neu의 과잉 발현예에서는 단제로도 유효하지만(효과율 약 15%), 탁산이나 비노렐빈(보험 적용 외)과의 병용으로 효과율, 생존율은 보다 개선하여 심기능에 대한 주의를 필요로 하지만 다른 부작용은 지극히 경

표 4 재발 · 진행 유방암에 대한 화학 요법제의 단제의 유효율

약물	반응 비율(%)	반응 범위
알킬화제		
BCNU	21	7~29
클로람부실	20	0~19
시스플라틴	21	0~54
카보플라틴	15	0~30
시클로포스파미드	34	11~59
이포사미드	27	15~40
멜팔란	23	0~23
니트로겐 머스타드	18	8~35
치오테파	29	8~37
대사길항제		
카페시타빈	27	20~36
5-플루오로우라실	26	0~68
메토트렉세이트	28	4~54
튜불린 활성제		
도세탁셀	41	29~68
파클리탁셀	35	18~62
빈블라스틴	20	0~45
빈크리스틴	20	0~40
빈데신	24	4~31
비노렐빈	43/27*	16~50
항생제		
독소루비신	35	0~87
에피루비신	39	16~71
미토마이신	22	5~37
미톡산트론	20	3~36

Abbreviation: BCNU, carmustine; 1,3-*bis*(2-chloroethyl)-1-nitrosourea.
*: First line/subsequent.

(Hortobagyi GN:ASCO 2003 Educational Book:112-118.에서 인용)

미하다.[6)]

지지 요법

QOL의 개선, 합병증 경감을 기대할 수 있는 방법은 모두 고려해야 한다. 골합병증의 경감을 위해서는 비스포스포네이트(파미드로네이트 등)나, 빈혈을 초래하는 예에 대해 erythropoietin(보험 적용 외)의 투여를 고려해야 한다.

대표적인 각 regimen, 약제의 특징

❖ CMF와 CAF양 regimen

표준적 CMF(경구 시클로포스파미드, 메토트렉세이트, 5 FU)도 고령자에게 반드시 부작용이 경미하다고는 할 수 없다. 65세 이상의 증례에서는 CMF의 부작용은 젊은층보다 높은 비율이었던 것,[8)] 고령자에서는 CMF 요법 중의 치료 관련 사망이 젊은층보다 상당히 증가하지만 CMF와 TAM의 병용으로 폐경색의 증가에 의한 가능성이 있음이 보고되었다.[9)] 따라서 심기능이 좋고 탈모 위험성이 없는 안스라사이클린을 기축으로 한 레지멘이 권장된다는 의견도 있다.[6)]

❖ 대사길항제

5-플루오로우라실(5 FU)

노화는 5-FU의 제거율에 영향을 주지 않지만 성차가 있어, 여성은 남성보다 5 FU의 분해율속효소(DPD)가 약 15% 적기 때문에 제거율이 낮으며 부작용이 강하다. 신장을 경유하지 않고 대사되어 신기능에 의한 투여량의 조정은 불필요하다. 백혈구 감소 이외에는 고령자에 의한 부작용의 증강은 보이지 않지만 고령자에서는 전신 상태나 투여 스케줄에 의한 부작용 증강의 가능성이 시사되고 있다.

카페시타빈은 경구의 전구약물이며 종양 내에서 5-FU로 변환된다. 수족증후군(약 40%로 발현) 이외에는 고령자라도 부작용은 최소이다. 연령, 성, 체표 면적, 간기능은 약물 동태에 상당한 영향을 미치지 않지만 고도의 신 장애(CCr < 30 mL/min)에서는 투여 금기이며, 중등도의 신 장애(CCr 30~50 mL/min)에서도 투여량을 감량해야 한다.

메토트렉세이트(methotrexate)

배설의 주요 경로는 신장이며 44~100%가 신장 경유로 미변화체인채로 배설된다. CCr의 저하예나 고령자에서는 상당한 부작용의 증강의 가능성이 있다. 흉복수가 있는 증례에서는 본제의 배설이 지연되어 혈중농도의 지연으로 부작용 증강의 가능성이 있다. 루코보린(leucovorin)에 의한 구원이 가능하다.

겜시타빈(gemcitabine)(현 시점에서는 보험 적용 외)

경도인 성, 연령에 따라 약리 동태의 차이가 보여진다. 65세 이상과 여성에서는 혈중반감기가 지연되고, 간 · 신기능에 의한 투여량 조정도 권장되고 있다(Venook: J Clin Oncol 18 : 2780-2787, 2000.).

❖ 안스라사이클린(anthracycline), 안스라퀴논(anthraquinone)

주로 담즙배설형이며 경도이더라도 고빌리루빈혈증이 보여질 때는 감량이 필요하다. 심독성은 고령자와 소아에서 증강한다. 좌심실기능에 주의하여 아드리아마이신은 누적 투여량 400~550 mg/m^2(최근 교과서는 400으로 한다)를 한도로 한다.

아드리아마이신(adriamycin, ADM)〔독소루비신(doxorubicin)〕

대사는 간장에서 이루어지고 40~50%는 담즙 · 변 속으로 배설되어 요중배설은 4~5%이다. 연령에 의한 제거율의 상이함은 보이지 않았다(표 1).

에피루비신(epirubicin)

ADM보다 소화기, 골수, 심독성이 경도라고 여겨지지만 투여량에 의존한다고 생각된다(표 1).

미톡산트론(mitoxantrone)

안스라사이클린보다 부작용이 경도이고 고령자에게 사용하기 쉬운 약제이다. 신배설은 10% 정도로 신기능 장애 시에도 투여량의 조정은 필요하지 않다고 한다. 간기능 장애나 고비릴루빈혈증에서는 혈중반감기는 고도로 지체되어 투여량의 조정을 필요로 한다(표 1).

❖ 탁산(taxane)

탁산은 간장에서 CYP P450에 의한 대사를 받아 간기능 장애나 약제의 상호작용은 본제의 약물 동태에 영향을 준다.

파클리탁셀(paclitaxel)

제거율은 연령에 따라 저하하지만 임상적인 부작용의 발현과의 관련성은 나타나지 않았다. 주요 부작용은 탈모, 말초 신경 장애, 골수 억제 등이다(표 1).

도세탁셀(docetaxel)

연령, 성별은 약물 동태에 영향을 미치지 않는다. 그러나 간기능 장애는 제거율을 저하시켜, 골수 독성을 증강한다. 간기능 장애 시에는 파클리탁셀처럼 투여량의 감량이 강하게 추천된다. 간전이에서만 투여량 감량이 필요하지 않다. 누적 투여량이 400 mg/m^2를 넘으면 덱사메사손의 예방 투여를 실시하지 않는 경우에는 액체 저장(부종, 흉수, 심낭수 등)이 보이기 시작한다(표 1).

❖ 빈카알칼로이드: 비노렐빈(vinorelbine)

다른 빈카알칼로이드제보다 신경 독성이 경도이고, 골수 독성이 투여 규제 인자가 된다. 부작용 면에서 보면 고령자에게 적합한 약제이다. 주로 담즙 · 변 속으로 배설되어 신배설은 11%이다. 따라서 간기 장애 시 특히 빌리루빈치 3.0 mg/dL 이상에서는 투여량의 감량을 필요로 한다. 65세 이상의 고령자라도 약리 동태는 젊은층과 같다는 것이 나타나 있다.[10)] 그러나 65세 이상에서는 노화에 의해 제거율이 저하하고 관련한 호중구가 저하한다는 보고도 있다. 이러한 변화에도 불구하고 임상적인 부작용의 발현은 드물고 노화에 의한 투여량의 조정은 필요하지 않다.

❖ 캡푸토테신: 이리노테칸(irinotecan)

본제의 주요 부작용은 지발성의 설사와 골수 억제이다. 70세 이상의 고령자에서는 grade 3, 4의 설사가 발현하기 쉽고, 첫 회 투여량은 감량 투여가 추천된다.

【참고문헌】

1) Giordano SH, Hortobagyi GN, Kau SWC, et al : Breast cancer treatment guidelines in older women. J Clin Oncol 23 : 783- 791, 2005.

2) National comprehensive cancer network : Senior adult oncology. in Clinical Practice Guidelines in Oncology,Version 1, 2004.

3) Graaf HD,Willemse PHB : Treatment of special breast cancer patients. in Textbook of breast cancer(2nd ed), (Bonadonna G, Hortobagyi GN, Gianni AM,ed) ,Martin Dunitz, London, 2001, p321-332.

4) Early Breast Cancer Trialists' Collaborative Group : Tamoxifen for early breast cancer: an overview of the randomised trials. Lancet 351 : 1451-1467, 1998.

5) Early Breast Cancer Trialists' Collaborative Group. Multi-agent chemotherapy for early breast cancer(Cochrane Review). In The Cochrhane Library, Issue 1, 2002. Oxford : Update Software.

6) Kimmick G, Muss HB : Breast cancer in older patients.Semin Oncol 31 : 234-248, 2004.
7) Hortobagyi GN : Treatment of breast cancer. N Engl J Med 339 : 974-984, 1998.
8) Crivellari D, et al : Burdens and benefits of adjuvant cyclophosphamide, methotrexate, and fluorouracil and tamoxifen for elderly patients with breast cancer: The International Breast Cancer Study Group Trial Ⅶ : J Clin Oncol 18 : 1412-1422, 2000.
9) Colleoni M : Mortality during adjuvant treatment of early breast cancer with cyclophosphamide, methotrexate, and fluorouracil . Lancet 354 : 130-131, 1999.
10) Sorio R, Robieux I, Galligioni E, al : Pharmacokinetics and tolerance of vinorelbine in elderly patients with metastatic breast cancer. Eur J Cancer 33 : 301-303, 1997.

- 본고의 집필 시 지면 · 인용 문헌 수의 제약으로 상세한 인용 문헌을 상세하게 명시할 수 없었지만, Cancer in the elderly. Semin Oncol 31(2), 2004. (문헌 6을 포함), 문헌 2,3)을 참고한 것을 양지해 주고, 한 번 읽어볼 것을 추천한다.

INDEX

한글 찾아보기

ㄱ · ㄴ

ㄷ · ㄹ

ㅁ · ㅂ

ㅅ · ㅇ

ㅈ · ㅊ

ㅋ · ㅌ

ㅍ · ㅎ

기 타

INDEX

영문 찾아보기

A · B · C

D · F · G

H · I · L

M · N · O